GRUNDRISS DER
AUGENHEILKUNDE

FÜR STUDIERENDE

BEGRÜNDET VON F. SCHIECK

FORTGEFÜHRT
UND VÖLLIG NEU BEARBEITET

VON

Dr. E. ENGELKING
O. PROFESSOR DER AUGENHEILKUNDE IN HEIDELBERG

DREIZEHNTE AUFLAGE
MIT 252 ZUM TEIL FARBIGEN ABBILDUNGEN

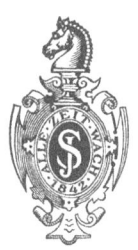

SPRINGER-VERLAG BERLIN HEIDELBERG GMBH 1960

ISBN 978-3-662-23609-3   ISBN 978-3-662-25688-6 (eBook)
DOI 10.1007/978-3-662-25688-6

© by Springer-Verlag Berlin Heidelberg 1960

Ursprünglich erschienen bei Springer-Verlag OHG Berlin · Göttingen · Heidelberg 1960

Softcover reprint of the hardcover 13th edition 1960

Vorwort zur dreizehnten Auflage

Die neue Auflage dieses „Grundrisses" ist wie die früheren nicht für den Spezialisten bestimmt. Sie will und kann nicht ein Lehrbuch der Augenheilkunde ersetzen. Der Zweck ist vielmehr, in erster Linie den Studierenden die Möglichkeit zu geben, den in Vorlesungen und Demonstrationen aufgenommenen Stoff zu einem abgerundeten Überblick über diejenigen Tatsachen, Methoden und Probleme der Augenheilkunde zu vertiefen und zu erweitern, die auch in der späteren Praxis für ihn von Bedeutung sind.

Auf die Wiedergabe spezialistischer Einzelheiten wurde deshalb absichtlich verzichtet. Der Text ist wie bisher so kurz und einfach wie möglich gehalten. Um so wichtiger schien uns ein sorgfältig ausgewähltes und verhältnismäßig reichhaltiges Abbildungsmaterial. Gute und charakteristische Bilder sagen oft mehr als eingehende Beschreibungen.

Unser Grundriß ist aber ferner auch für den praktischen Arzt gedacht, der sich in knapper Form mit den wichtigsten ihn interessierenden Fragen auf dem Gebiet der Augenheilkunde von neuem vertraut machen möchte.

Der Text dieser neuen Auflage wurde im ganzen sorgfältig durchgesehen und dem gegenwärtigen Stande unseres Wissens entsprechend verbessert. Der Fachmann wird die vorgenommenen Änderungen, z. B. bezüglich der modernen Anschauungen über die Behandlung des Begleitschielens, bei der Darstellung neuer Untersuchungsmethoden usw. unschwer erkennen.

Heidelberg 1960   ERNST ENGELKING

Inhaltsverzeichnis

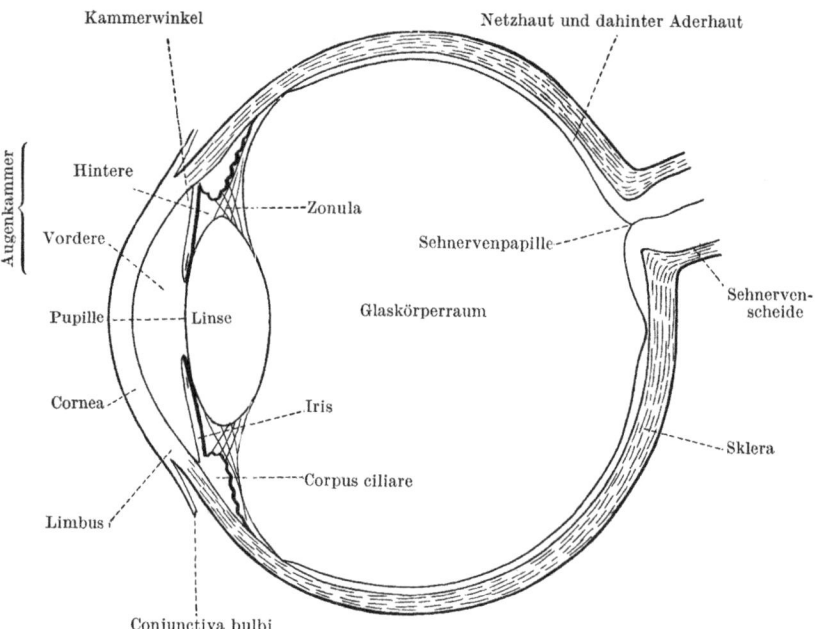

Abb. 1. Waagerechter schematischer Durchschnitt durch den linken Augapfel (von oben gesehen).
Die Fasern der Zonula Zinnii, welche die Linse halten, gehen von der Pars plana sowie von den
Tälern zwischen den Ciliarfortsätzen aus (s. auch Abb. 186, S. 189)

Das Sehorgan

Das Sehorgan besteht aus den beiden Augen mit ihren Schutz- und Hilfsapparaten, aus den Sehbahnen und Sehzentren. Der Augapfel schließt als wichtigsten Teil des Sehorgans die lichtempfindende Netzhaut

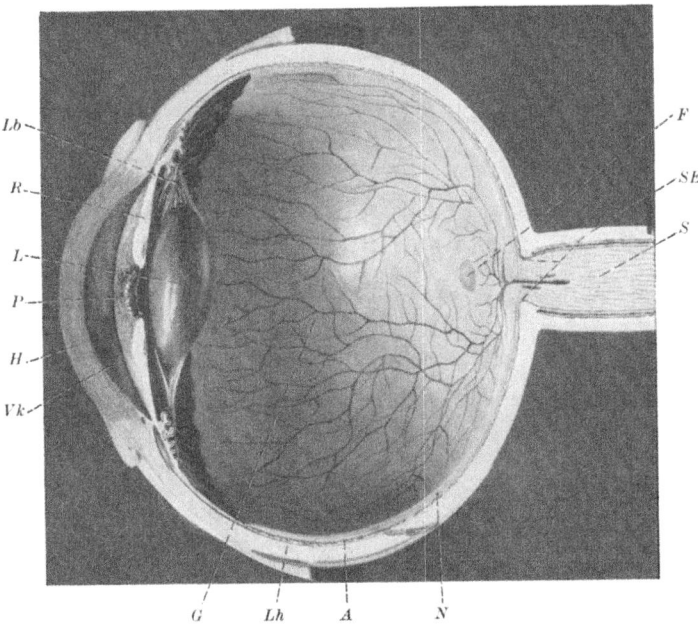

Abb. 2. Temporale Hälfte des rechten Augapfels (nach einem Lehrmodell; die Linse ist nicht durchschnitten). *Lb* Linsenaufhängebänder, zirkulär um den Linsenrand angeordnet; *R* Regenbogenhaut; *L* Linse; *P* Pupille; *H* Hornhaut; *Vk* vordere Augenkammer; *G* innerer, von Glaskörper ausgefüllter Hohlraum; *Lh* Lederhaut; *A* Aderhaut; *N* Netzhaut (dazwischen Pigmentschicht); *S* Sehnerv. *SE* Sehnerveneintritt; *F* Stelle des schärfsten Sehens (Fovea)

ein. Diese ist ein nach vorn geschobener Hirnteil mit mehreren hintereinandergeschalteten Neuronen; ihre Funktion ist an die unmittelbare Einwirkung elektromagnetischer Schwingungen gebunden.

Bei jeder Blickrichtung ist den einzelnen Netzhautstellen eine bestimmte Richtung in den Raum zugeordnet: sie haben einen *Raumwert*. Die räumliche Unterscheidung und Ordnung der durch das einfallende Licht bedingten Sinneseindrücke nennen wir *Sehen*.

Der Augapfel enthält bildentwerfende und bildaufnehmende Organe. Zu den ersteren rechnen die *brechenden Medien:* Hornhaut, Kammerwasser, Linse und Glaskörper. Das bildaufnehmende Organ ist die Netzhaut *(Retina)*. In ihr wird der *physikalische Reiz* vermittelst photo-

chemischer Prozesse in einen *nervösen* Reiz umgewandelt. Der ihn weiter-
leitende Sehnerv *(Nervus opticus Fasciculus opticus)*, das Chiasma nervo-

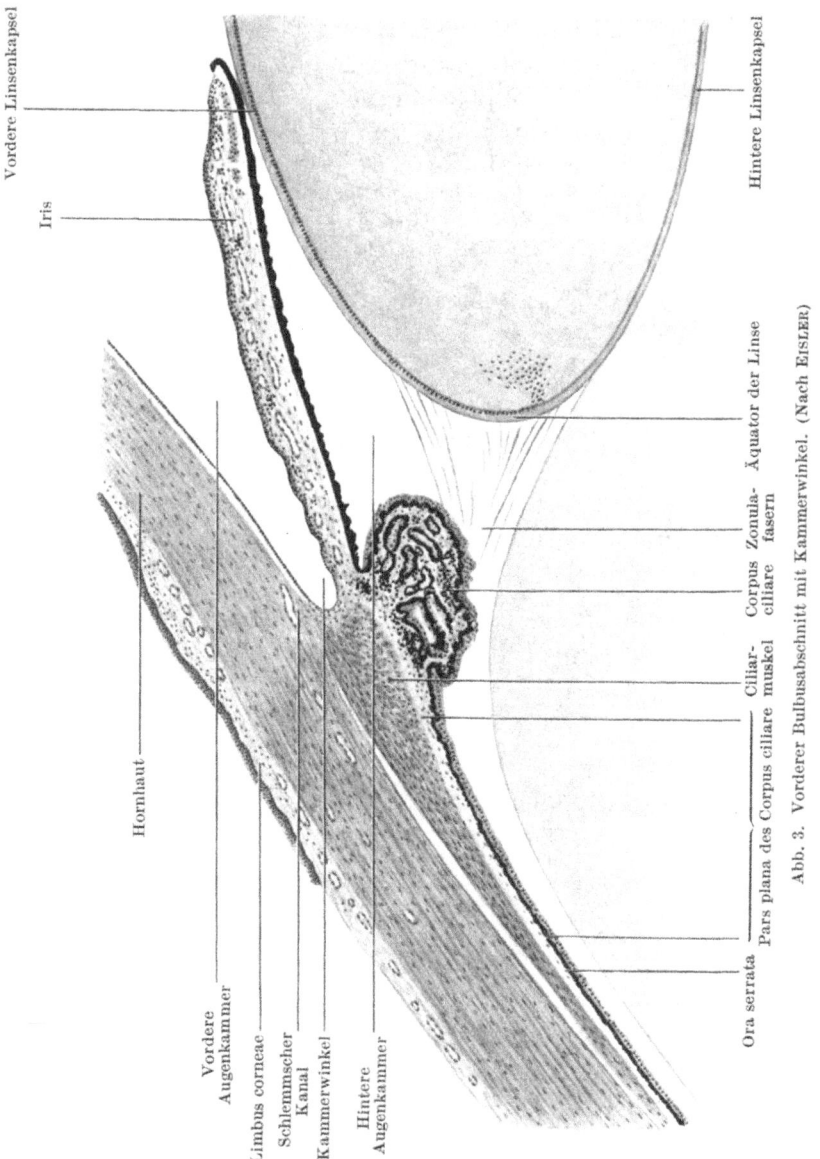

Abb. 3. Vorderer Bulbusabschnitt mit Kammerwinkel. (Nach Eisler)

Vordere Linsenkapsel

Iris

Hintere Linsenkapsel

Äquator der Linse

Corpus Zonula-
ciliare fasern

Ciliar-
muskel

Pars plana des Corpus ciliare

Ora serrata

Hornhaut

Vordere
Augenkammer

Limbus corneae

Schlemmscher
Kanal

Kammerwinkel

Hintere
Augenkammer

rum, die Tractus optici und intracerebralen Bahnen über den Thalamus
opticus und die Gratioletsche Sehstrahlung bis in die Hinterhauptsrinde
bilden die *nervöse Leitung.* Hier, im *Sehzentrum,* befinden sich die Substrate

der bewußten Lichtempfindung. Eine Anzahl übergeordneter Bahnen, die von hier ausgehen und das Sehzentrum mit anderen Hirnteilen verbinden, sorgen für die weitere Verarbeitung der optischen Eindrücke und ihre Einordnung in den Gesamtkomplex der Erfahrung *(psychische Leitung)*. Jeder überschwellige Lichtreiz, der zur Hirnrinde gelangt, hinterläßt wahrscheinlich in ihren Zentren gewisse dauernde Veränderungen (Engramme).

Der Augapfel erhält seine Gestalt durch eine kugelige Hülle festen Bindegewebes, die vorn von der durchsichtigen Hornhaut *(Cornea)*, weiter rückwärts von der weißen Lederhaut *(Sklera)* gebildet wird. Die Hornhautkrümmung hat einen etwas kürzeren Radius (8 mm = 42 Dioptrien) als die übrige Bulbuskapsel, so daß die Cornea wie ein Uhrglas der Bulbuswandung eingefügt ist. An ihrem Rand befindet sich deshalb eine seichte Rinne *(Limbus corneae)*. Der horizontale Durchmesser der durchsichtigen Hornhaut (nicht etwa mit dem Krümmungsdurchmesser zu verwechseln!) beträgt etwa 11,6 mm, die sagittale Achse des normalen Auges etwa 24 mm.

Das Auge des Neugeborenen, obwohl bereits relativ sehr weit entwickelt, ist gegenüber dem des Erwachsenen viel kürzer. Seine Achsenlänge beträgt nur etwa 17 mm. Hornhaut und Linse sind entsprechend stärker gewölbt. Trotzdem ist das Neugeborenenauge in der Regel hypermetrop, auch wenn es später emmetrop oder myop wird.

Hinter der Cornea liegt die *vordere Augenkammer*, die begrenzt wird von der Hornhauthinterfläche, dem Kammerwinkel, der Irisvorderfläche und, im Bereich der schwarzen Pupille, der Linsenvorderfläche (Abb. 1).

Der funktionell wichtige *Kammerwinkel* findet sich dort, wo die Hornhautrückfläche zur Iris umbiegt. Er ist unseren Blicken dadurch entzogen, daß die weiße Lederhaut vorn etwas auf Kosten der durchsichtigen Hornhautoberfläche übergreift und den Kammerwinkel verdeckt. Die Umschlagstelle der Hornhaut zur Iris wird vom *Ligamentum pectinatum* gebildet. Dem Kammerwinkel entlang und von diesem durch das genannte Ligament und einige Lagen Bindegewebszüge getrennt zieht in den tieferen Lagen der Hornhaut-Lederhautlamellen der *Schlemm-sche Kanal*. Er bildet einen ringförmigen Sinus. In ihn tritt das durch die Bälkchen des Ligamentum pectinatum abgefilterte Kammerwasser ein, um auf der Bahn der Venen das Auge zu verlassen (Abb. 3).

Irishinterfläche, Processus ciliares, Zonula Zinnii und Linsenvorderfläche begrenzen die hinter der Ebene der Regenbogenhaut gelegene *hintere Augenkammer*. Vordere und hintere Augenkammer sind mit durchsichtigem Kammerwasser gefüllt, das durch die Pupille von hinten in die vordere Augenkammer übertreten kann; denn die Irisrückfläche liegt der Linsenkapsel nur ganz lose auf. Der Pupillenrand gleitet beim Pupillenspiel auf der Linsenvorderfläche hin und her.

Die *Linse* selbst liegt hinter der Pupille in der tellerförmigen Grube des Glaskörpers und ist durch die zarten Fasern der Zonula Zinnii an den Ciliarfortsätzen des Corpus ciliare befestigt. Die Zonulafasern gehen von der Pars plana sowie von den Tälern zwischen den Ciliarfortsätzen aus (s. auch Abb. 244, S. 244). Die Linse stellt einen kristallklaren Körper dar, dessen Brechungsindex größer ist als der des Kammerwassers und des Glaskörpers und überdies von außen nach innen zunimmt. Läßt durch Kontraktion des Ciliarmuskels der Zug der Zonulafasern auf die Linse nach, dann wölbt sich diese, und ihre Brechkraft wird vermehrt. Linse und Zonula bilden die Scheidewand zwischen Glaskörperraum und Augenkammer.

Der Raum hinter der Linse wird vom festflüssigen Gel des *Glaskörpers* eingenommen, das in ein feines Gerüstwerk eingebettet ist. Der Brechungsindex des Glaskörpers entspricht ungefähr dem des Vorderkammerwassers(1,3). Der *Glaskörper* (Corpus vitreum) hat folgende Begrenzungen: vorn die Linsenhinterfläche und die rückwärtigen Fasern des Aufhängebandes der Linse, weiter nach hinten zunächst ein schmales Stück Corpus ciliare, das von rudimentärer Netzhaut überzogen ist, und dann die Innenfläche der Netzhaut samt Sehnervenscheibe.

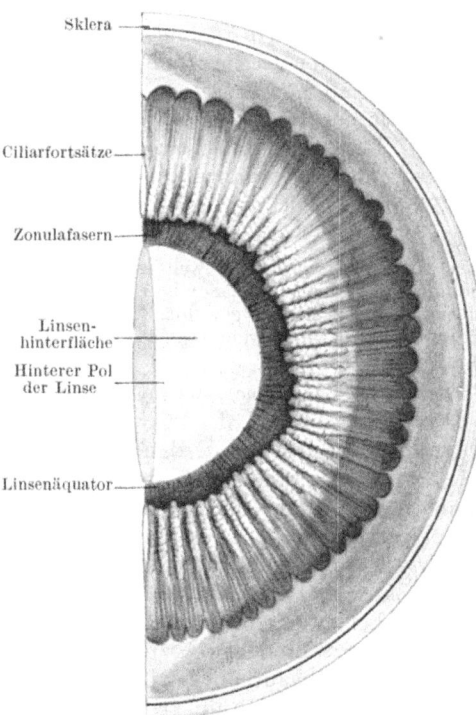

Sklera

Ciliarfortsätze

Zonulafasern

Linsenhinterfläche

Hinterer Pol der Linse

Linsenäquator

Abb. 4. Corpus ciliare und Linse von rückwärts.
(Nach EISLER)

Die *Netzhaut* (Retina) ist entwicklungsgeschichtlich als eine bläschenförmige Ausstülpung des Gehirns angelegt (primäre Augenblase), die dann von vorn her einsinkt und somit zu einer Duplikatur (Augenbecher) wird. Die innere Zellage bildet später die eigentliche *Netzhaut*, die äußere das *Pigmentepithel* (Abb. 184, S. 188). Jene entwickelt sich zu einem vielzelligen komplizierten Organ, das der Aufnahme der Lichtreize dient, dieses bleibt einschichtig und gewinnt als Pigmentzellenbelag festen Anschluß an die Innenfläche der zwischen Netzhaut und Lederhaut liegen den Aderhaut. Die beiden Blätter der Duplikatur, Netzhaut und Pigmentepithel, verwachsen nicht miteinander, sondern liegen einander lose auf. Nur nahe dem Corpus ciliare, wo die lichtempfindliche Partie der Netzhaut aufhört *(Ora serrata)*, verschmelzen beide Blätter miteinander, indem auch die Netzhaut zu einer einschichtigen Epithellage wird, die sich mit dem Pigmentepithel verbindet. So überzieht die rudimentäre Netzhaut in doppelter Epithellage im vorderen Augenabschnitt die ganze Innenoberfläche des Corpus ciliare (Pars ciliaris retinae) und die Rückfläche der Iris (Pars iridica retinae). Im Gebiete des Corpus ciliare ist die als Fortsetzung der Netzhaut geltende innere Epithellage unpigmentiert, an der Irisrückfläche dagegen pigmentiert, so daß hier also zwei pigmentierte Zellagen aufeinander liegen (von Pigment durchsetzte rudimentäre Netzhaut und Netzhautpigmentepithel); sie enthalten die radiär verlaufenden Fasern des M. dilatator iridis.

Die Netzhautnervenfasern fließen auf der *Sehnervenscheibe* (Papilla nervi optici) zum *Sehnerven* zusammen, welcher durch die Löcher der *Siebplatte* (Lamina cribrosa sclerae) den Augapfel verläßt (s. Abb. 7, S. 8).

Regenbogenhaut (Iris), *Strahlenkörper* (Corpus ciliare) und *Aderhaut* (Chorioidea) bilden eine zusammenhängende Haut (Tunica vasculosa oder Tractus uvealis, kurz: Uvea). Am weitesten nach vorn liegt die aus Vorder- und Hinterblatt zusammengesetzte *Iris*; sie scheidet die vordere Augenkammer von der hinteren und bildet als Umgrenzung der Pupille die Blende des optischen Systems. Mit ihrem *Pupillenrand* schleift sie auf der Linsenvorderfläche, mit ihrer Wurzel, die den Kammerwinkel begrenzt, geht sie ohne scharfe Absetzung in den *Strahlenkörper* über. Dieser hat auf dem Durchschnitt annähernd dreieckige Gestalt, welche sich bei eintretender Akkommodationsanspannung ändert. Seine Fortsätze *(Processus ciliares)* sind Erhebungen, welche an der Rückfläche des Organs speichenartig angeordnet sind und nach der Linse zu vorspringen (Abb. 4). Von ihnen spannt sich das *Linsenaufhängeband*, die *Zonula*, hinüber zur Linsenkapsel, auf welcher es sich mit einer Faserreihe vorn, mit einer anderen hinten anheftet (s. auch Abb. 1, 3; Abb. 186, S. 189, und Abb. 244, S. 244). Treten durch die Kontraktion der an der Basis des Dreiecks liegenden Muskulatur des Corpus ciliare die Fortsätze mit ihren Kuppen näher an den Linsenäquator heran, dann erschlafft das Aufhängeband und wölbt sich die Linse stärker (s. Abb. 47, S. 46). Die vordere Kammer wird dabei etwas flacher. Gleichzeitig zieht sich die Pupille zusammen (Naheinstellungsreaktion), und endlich werden durch die meridionalen Fasern des Ciliarmuskels auch die vorderen Teile der Aderhaut angespannt und etwas nach vorn gezogen. Außerdem sondern die Epithelzellen des Strahlenkörpers (also die Zellen der rudimentären Netzhaut) das Kammerwasser ab (s. S. 9). Weiter rückwärts wird das Corpus ciliare flacher; seine Pars plana geht ganz allmählich in die Aderhaut über.

Die *Iris* dient vorwiegend als Blende, aber auch als Resorptionsorgan des Kammerwassers, der *Strahlenkörper* als Träger des Akkommodationsapparates sowie als Quelle des Kammerwassers.

Auch die *Aderhaut* hat eine komplizierte Funktion, die man aus ihrem Bau leicht verstehen kann. Innen, nach der Netzhaut zu, ist sie von einem straffen Häutchen, der *Lamina vitrea*, begrenzt, der das Pigmentepithel der Retina aufsitzt. An die Lamina vitrea schließt sich nach außen hin zunächst die *Choriocapillaris* an, welcher die eigentliche Aufgabe der Netzhauternährung zufällt, sodann die *Schicht der mittleren und größeren Gefäße*. Durch die Zellagen der *Suprachorioidea* mit ihren Lymphräumen ist die Aderhaut mit der Lederhaut verbunden. Die

Aderhaut als Ganzes stellt mit ihrem Gefäßreichtum eine Art Schwellkörper dar, dessen Umfang durch hormonale und nervöse Einflüsse reguliert wird. Bei Verengerung der Aderhautgefäße vermindert sich die Blutmenge, damit zugleich die intraokulare Masse und demzufolge auch der intraokulare Druck; bei Erweiterung steigt er an. So nimmt die Aderhaut an der Regulierung der intraokularen Spannung teil.

Die *Linse* ist zwischen hinterer Augenkammer und Glaskörper in ihrem an die Fortsätze des Strahlenkörpers angehefteten Aufhängebande dadurch befestigt, daß dieses mit seinen Fasern in die Linsenkapsel übergeht. Linse samt Zonula bilden daher die Scheidewand zwischen Augenkammer und Glaskörperraum (s. Abb. 1, 2, 3 und 186, S. 189).

Der Augapfel ist in das orbitale Fettgewebe eingebettet, das von den Augenmuskeln und einem System feiner Bindegewebsstränge durchsetzt wird: letzteres umgibt insbesondere die Lederhaut mit einer zarten Fascienhülle, die sich von der Duralscheide des Sehnerven aus als eine Art Kapsel *(Tenonsche Kapsel)* nach vorn erstreckt. Hier geht sie in die Muskelscheiden über, sendet aber auch Fasern bis in die Conjunctiva bulbi, zur Fascia tarso-orbitalis und — als *Ligamenta capsularia* oder Retinacula oculi — zur Periorbita. Muskulatur, Fascienapparat und orbitales Fett halten den Bulbus schwebend und beweglich in seiner Lage. Während hinten und seitlich die Schädelknochen den Raum der Orbita begrenzen, findet der Abschluß nach vorn durch die Lider, insbesondere die Tarsusknorpel und das von ihnen zum knöchernen Orbitalrande ziehende *Septum orbitale* statt.

Über die Lage der Tränenorgane wird S. 59 berichtet.

Das Blutgefäßsystem (Abb. 5). *Die arterielle Gefäßversorgung der Orbita* und besonders des Augapfels geschieht durch die Äste der A. ophthalmica, die aus der Carotis interna stammt und mit dem N. opticus durch das Foramen opticum des Keilbeins die Augenhöhle betritt.

Das venöse Blut des Augapfels und der Augenhöhle wird im wesentlichen durch die *V. ophthalmica* abgeführt, die durch die Fissura orbitalis superior mit dem Sinus cavernosus in Verbindung steht. Nach vorn hin bestehen Anastomosen zur *V. facialis anterior, posterior* usw.

Am Augapfel selbst unterscheiden wir die Bindehaut-, Ciliar- und Netzhautgefäße. Das *Bindehautgefäßsystem* liegt ganz oberflächlich; schon am ungereizten Auge sind einzelne kleine Äderchen auf der weißen Lederhaut sichtbar. Sie lassen sich mitsamt der Conjunctiva bulbi auf der Lederhaut leicht verschieben.

Demgegenüber stellt der *Ciliarkreislauf* dasjenige Netz dar, welches die tieferen Teile des Auges, vorzüglich die Uvea, versorgt. Die vorderen Ciliararterien und -venen durchbrechen die Sklera in der Höhe des Ansatzes der geraden Augenmuskeln, mit denen sie an das Auge herankommen. Sie verzweigen sich innerhalb der Iris und des Corpus ciliare. Vielfache Anastomosen bestehen zwischen ihnen und den hinteren Ciliargefäßen. Diese gliedern sich in kurze und lange Äste. Die Aa. ciliares posteriores breves (*Arteriae chorioideae*, 4—6 Stück) und longae (2 Stück, *Arteria iridis nasalis* und *temporalis*) treten an der Hinterfläche des

Augapfels in der Umgebung des Sehnerven durch die Sklera hindurch. Von hier aus verästeln sich die kurzen Arterien unmittelbar in die Aderhaut, in deren Schicht der größeren Gefäße sie übergehen. Die zwei langen Arterien ziehen jedoch ziemlich genau medial und lateral vorerst ungeteilt nach vorn, um sich an der Versorgung der Iris und des Corpus ciliare zu beteiligen, indem sie die schon erwähnten Verbindungen mit den vorderen

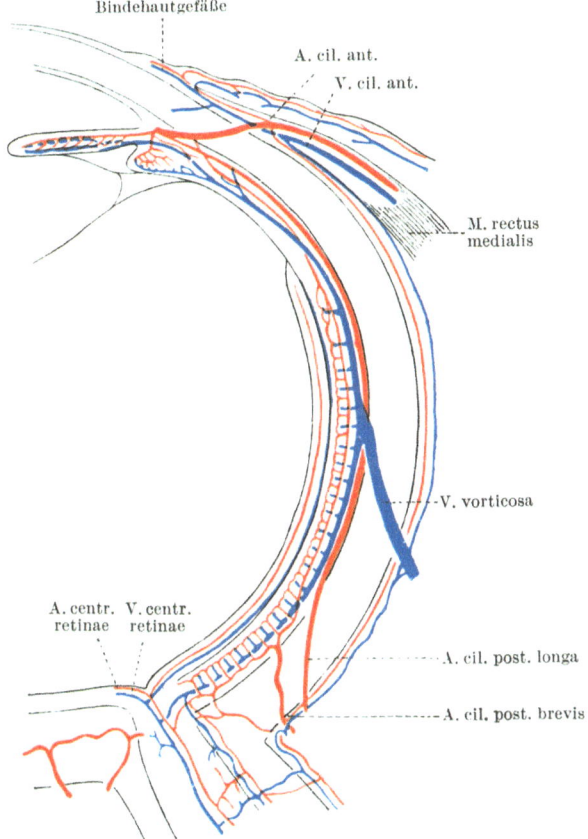

Abb. 5. Blutgefäßsystem des Auges. (Nach TH. LEBER)

Ciliargefäßen eingehen. Das venöse Blut der Aderhaut hingegen sammelt sich in den *Wirbelvenen* (Vv. vorticosae), deren es am oberen und unteren Augapfelumfange je 2 gibt. Sie werden von den einzelnen Stämmchen in der Schicht der größeren Aderhautgefäße so gespeist, daß überall dort, wo eine Wirbelvene die Sklera durchbohrt, sich ein radiär verlaufender Strahlenstern von zahlreichen Venen in das Hauptgefäß (s. Abb. 6) ergießt. Der Durchtritt der Wirbelvenen durch die Lederhaut erfolgt in ganz schräger Richtung (s. Abb. 5, S. 7).

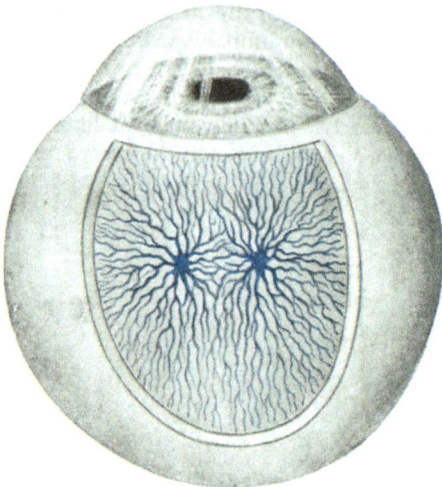

Wir haben oben gesehen,
daß die äußeren Netzhaut-
schichten ihr Ernährungs-
material von der Capillarschicht der Aderhaut zugeführt
erhalten. Die inneren Schichten dagegen, insonderheit die
Lage der Nervenfasern und
Ganglienzellen, haben ein
eigenes Gefäßsystem (Abb. 5).
Ungefähr 6 mm vor Eintritt
des Sehnerven in den Augapfel
dringen in seinen Stamm von
unten her die Zentralarterie
und Zentralvene ein, um durch
die Mitte der Siebplatte hin-
durchzubrechen und sich nun
vom Gefäßtrichter der Seh-

Abb. 6. 2 Vortexvenen. Die Sklera ist zum Teil
entfernt, so daß man die schematisch wiedergegebenen
Wirbelvenen an der Außenfläche der Aderhaut sehen
kann

nervenscheibe aus auf der
Innenfläche der Netzhaut zu
verästeln. Die Netzhautzen-
tralgefäße sind sog. Endgefäße, d. h. sie haben keineKollateralen mit
anderen Gefäßsystemen. Ihre Verstopfung bringt daher die Funktion
des ganzen versorgten Gebietes sofort zum Erliegen.

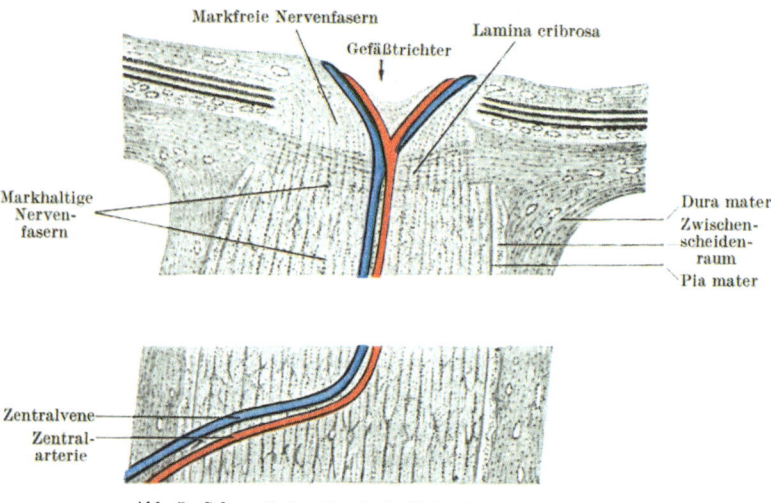

Abb. 7. Schematischer Durchschnitt durch Sehnerv und Papille

Die Nerven des Sehorgans. *Der Sehnerv* (Fasciculus oder Nervus
opticus) ist nicht eigentlich ein Nerv, sondern wie die Netzhaut ein
vorgeschobener Gehirnteil. Durch die Lamina cribrosa der Sklera das

Auge verlassend, zieht er, von Dura und Pia umgeben, in einer leichten Windung zum Foramen opticum und betritt hier das Schädelinnere, um im *Chiasma nervorum* aufzugehen. (Weiterer Verlauf s. S. 180.)

Motorische Nerven. Der *N. oculomotorius* innerviert von den äußeren Augenmuskeln den M. rectus superior, rect. inf., rect. med., obliquus inf., außerdem den Levator palpebrae superioris; von den inneren Augenmuskeln über die motorische Wurzel des Ganglion ciliare den M. sphincter iridis und den Ciliarmuskel (der M. dilatator iridis wird vom Sympathicus innerviert). Der *N. abducens* innerviert den M. rect. lat., der *N. trochlearis* den M. obliquus superior.

Sensible Nerven. Die sensible Versorgung des Sehorgans geschieht durch den *N. trigeminus.* Der erste Ast desselben *(Ramus ophthalmicus)* betritt durch die Fissura orbitalis superior die Orbita und versorgt die Haut des Oberlides, der Stirn und des behaarten Kopfes dahinter, ferner die Bindehaut und — über das Ganglion ciliare — den Ciliarkörper, die Iris und Cornea. Der zweite Ast kommt aus der Fossa pterygopalatina und betritt die Orbita durch das Foramen rotundum; sein Hauptast, der *N. infraorbitalis*, zieht von dort aus am Boden der Orbita im Sulcus infraorbitalis nach vorn zum Foramen infraorbitale. Er versorgt die Haut des Unterlides und der Wange, der dritte die Mundpartie usw.

Sympathische Nerven. Sie stammen aus dem *Ganglion cervicale supremum* und dem *Plexus cavernosus des Sympathicus.* Der Sympathicus innerviert den zwischen den Fasern des Levator palpebrae superioris eingelagerten Müllerschen *Lidheber* und entsprechende Muskelfasern am Unterlid (M. capsulo-palpebralis, Pars superior und inferior), ferner über die sympathische Wurzel des Ganglion ciliare den in der Pars iridica retinae verborgenen M. dilatator iridis.

Das *Ganglion ciliare* liegt hinter dem Augapfel zwischen dem M. rect. lat. und dem Sehnerven im Orbitalfettgewebe. Es empfängt eine *lange sensible* Wurzel aus dem Nasociliaris des ersten Trigeminusastes, eine *kurze motorische* aus dem den M. obliquus inf. innervierenden Aste des Oculomotorius und eine *sympathische* aus dem Plexus cavernosus des Sympathicus, der mit dem Ganglion cervicale supremum in Verbindung steht. Vom Ganglion ciliare und vom Trigeminus unmittelbar (2 lange Ciliarnerven) ziehen die feinen N. ciliares zum Bulbus, in den sie ähnlich wie die Ciliararterien in der Umgebung des Sehnerven eintreten.

Der *N. facialis* innerviert den M. orbicularis oculi, den Schließmuskel der Augenlider.

Der intraokulare Flüssigkeitswechsel. Die intraokulare Flüssigkeit des Glaskörpers, der hinteren und vorderen Kammer stammt aus Geweben des Tractus uvealis. Aus der Chorio-capillaris treten ernährende Substanzen in die äußeren Schichten der Netzhaut über. Die Ciliarfortsätze sondern durch Filtration oder Sekretion Flüssigkeit ab, die in sehr langsamer Bewegung Glaskörper, hintere und vordere Kammer durchströmen und vor allem durch den Schlemmschen Kanal und die Irisvorderfläche, aber auch durch mannigfache andere Lymphwege das Auge wieder verlassen.

Da der örtliche arterielle Blutdruck höher als der Augendruck und dieser höher als der in den feinsten Venen ist, besteht also ein *hydrostatisches Druckgefälle* als physikalische Grundlage für einen Flüssigkeitswechsel im Auge. Daneben aber findet sich in den verschiedenen Augengeweben auch ein unterschiedlicher *kolloid-osmotischer Druck*. Dieser

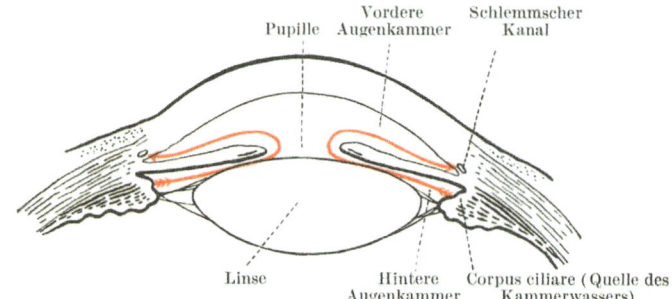

Abb. 8. Weg des Kammerwassers aus der hinteren Kammer durch die Pupille nach dem Schlemmschen Kanal (rot)

wirkt sich in der Regel in entgegengesetzter Richtung aus wie das hydrostatische Druckgefälle, so daß *der intraokulare Druck gleich der Differenz aus hydrostatischem und kolloid-osmotischem Druck* gefunden wird. Die *Regulierung* des intraokularen Druckes ist von sehr verschiedenen Komponenten abhängig, z. B. auch von der Tätigkeit des Gefäßnervensystems (Sympathicus) und von hormonalen Einflüssen (Einzelheiten s. S. 232).

Die Untersuchungsmethoden des Auges

Die *objektiven* Untersuchungsmethoden betrachten das Auge als Teil des Körpers, die *subjektiven* als Sinnesorgan, dessen Funktionen unter Mithilfe des Patienten geprüft werden.

Objektive Untersuchungsmethoden

Die Untersuchung des Auges beginnt mit einer allgemeinen Inspektion. Die Umgebung des Auges wird gemustert, besonders auch die Gegend der Fossa lacrimalis, am Auge das Verhalten der Lider (z. B. die Weite der Lidspalte, die Stellung der Lider und Tränenpünktchen, die Häufigkeit des Lidschlages), die Lage des Auges in der Orbita (exorbitale Prominenz, Verdrängung nach den Seiten, Zurückdrängbarkeit), ferner Größe und Gestalt des Bulbus, Geräumigkeit des Bindehautsackes, Farbe der Bindehaut, etwaige Sekretion, Größe, Form und Durchsichtigkeit der Hornhaut, das Verhalten der Vorderkammer, Iris und Pupille (s. S. 112). Mit einem spitz gedrehten Wattebausch, mit dem wir die Hornhaut zart berühren, prüfen wir in verdächtigen Fällen ihre Sensibilität. Endlich werden wir auch sogleich darauf achten, ob die beiden Augen die richtige Stellung zueinander und freie, koordinierte Beweglichkeit besitzen.

Über die Stellung orientiert am einfachsten eine kleine elektrische Taschenlampe, indem man das Purkinjesche Hornhautspiegelbildchen auf der Hornhautmitte erzeugt. Diese fällt zwar nicht ganz genau mit der Visierlinie des Auges
zusammen, aber doch annähernd (die Abweichung beträgt in der Regel nicht mehr
als 2—4 Winkelgrade = Winkel γ), so daß man schnell einen Überblick gewinnt,
ob und in welcher Richtung evtl. eine Abweichung vom normalen Zustande besteht.
(Über die Prüfung auf Doppelbilder s. S. 228.)

Nach Untersuchung bei Tageslicht schreitet man im verdunkelten
Raum zur Untersuchung des vorderen Bulbusabschnittes bei fokaler

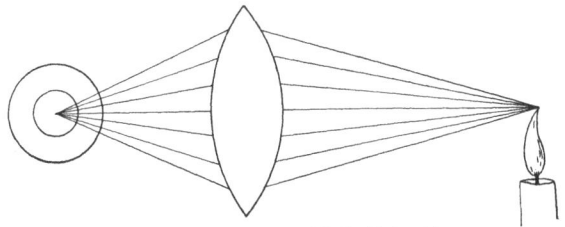

Abb. 9. Strahlengang bei fokaler Beleuchtung

Beleuchtung sowie mit der Spaltlampe. Mit der *fokalen Beleuchtung*
werden feinere Trübungen der Hornhaut, des Kammerwassers und der
Linse sowie Einzelheiten der Iriszeichnung entschleiert.

Eine Lichtquelle (Abb. 9) steht seitlich vorn vor dem Patienten in ungefähr
$1/_2$ m Abstand; ihr Licht wird mit Hilfe einer Lupenlinse von $+ 20{,}0$ D in einen
annähernd 5 cm langen Strahlenkegel verwandelt. Richten wir nun die Spitze
dieses Kegels auf die zu untersuchende Stelle, so erstrahlt sie in hellem Lichte,
während die Umgebung dunkel bleibt. Durch Verschieben des Strahlenkegels von
vorn nach hinten kann man die einzelnen Ebenen des vorderen Augenabschnittes
nacheinander ableuchten und zuerst die Hornhaut, dann das Gebiet der Vorderkammer, die Oberfläche der Iris und schräg durch die Pupille hindurch die Linse
absuchen. Mittels der fokalen Beleuchtung kann man auch das Purkinjesche
Spiegelbildchen (vgl. S. 87) der Hornhaut untersuchen. Es erlaubt uns, wenn wir es
über die Oberfläche der Hornhaut hingleiten lassen, zu erkennen, ob diese regelmäßig gewölbt, spiegelnd, glatt und glänzend ist oder krankhaft verändert. Die
gleiche Untersuchung ist auch, wenn der Patient einem Fenster gegenüber sitzt,
mit dem Bilde des Fensterkreuzes möglich. Auch die hintere Linsenfläche gibt
ein (umgekehrtes), ziemlich lichtstarkes Spiegelbildchen, so daß aus der Beobachtung desselben die Anwesenheit der Linse und evtl. ihre Lageveränderung
diagnostiziert werden kann.

Heute verwendet man neben der fokalen Beleuchtung stets auch das
Hornhautmikroskop mit Spaltlampe (Abb. 10). Dieses von GULLSTRAND
in Gemeinschaft mit der Firma Zeiss geschaffene Instrument ist nächst
dem von HELMHOLTZ erfundenen Augenspiegel das wichtigste Hilfsmittel
des Augenarztes überhaupt. Durch ein Binokularmikroskop beobachtet
man die vorderen Bulbusabschnitte bei 10—40facher Vergrößerung. Die
an einem zweiten Arm angebrachte elektrische Beleuchtung kann so
reguliert werden, daß nur ein schmaler Lichtspalt auf den zu untersuchenden Augenteil fällt. Überall, wo der Lichtspalt auf ein Medium
anderer optischer Dichte fällt, entsteht ein Spaltbild und, „wo das
betreffende Medium in sich ungleiche Dichte aufweist, also nicht „optisch
leer" ist, ein Lichtband nach Art des Tyndallschen Phänomens. Auf

diese Weise können Hornhaut, Vorderkammer, Iris, Linse und die vorderen Teile des Glaskörpers ohne weiteres im „optischen Schnitt", der durch das Lichtband zustande kommt, ihrer feineren Struktur sowie ihrer relativen Lage nach beurteilt werden. Durch Vorschalten einer besonders starken Zerstreuungslinse (Hruby-Linse) vor das Auge des Pa-

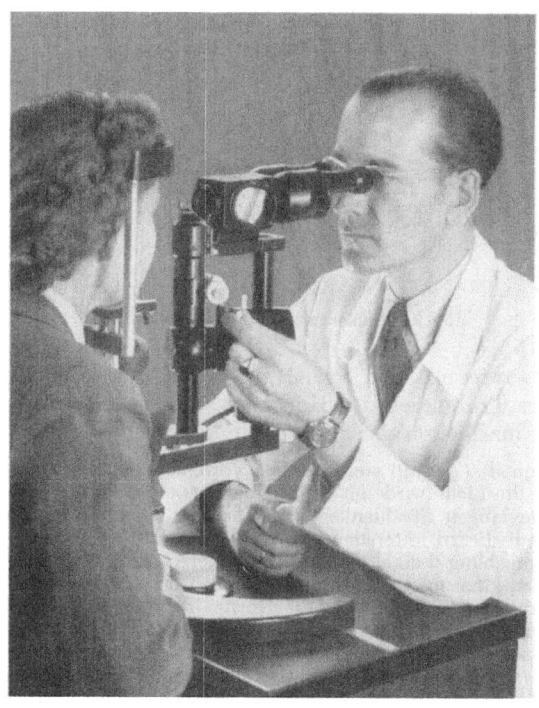

Abb. 10. Hornhautmikroskop und Spaltlampe. Die rechte Hand des Arztes steuert den Abstand des Instrumentes von der Hornhaut des Patienten, während die linke am Beleuchtungsarm die Breite des Lichtspaltes reguliert

tienten können sogar auch die hinteren Teile des Glaskörpers in ihrer Form, Begrenzung, Lage und Struktur sowie der Augenhintergrund mit Papille und Macula sichtbar gemacht werden.

Selbstverständlich werden diese an eine komplizierte Apparatur geknüpften Untersuchungen dem Augenarzte vorbehalten bleiben; die hier errungenen Einblicke aber in die feineren Zusammenhänge der bei der gewöhnlichen fokalen Beleuchtung bereits sichtbar werdenden Veränderungen haben die Lehre von den Augenkrankheiten so gefördert und zum Teil verändert, daß schon die einfachste Darstellung derselben auf Schritt und Tritt von derartigen Ergebnissen Gebrauch machen muß.

Die Augenspiegeluntersuchung (Ophthalmoskopie) hat die früher aufgestellte Behauptung, daß die Pupille schwarz aussähe, weil das retinale Pigment des Augenhintergrundes das eingetretene Licht verschlucke und durch die Pupille nicht wieder aus dem Auge herauskommen lasse, als irrig erwiesen. Tatsächlich wird das ins Augeninnere fallende Licht als ein schmales Strahlenbündel jederzeit aus der Pupille wieder in den Außenraum zurückgestrahlt. Wir können dieses nur nicht in unser eigenes Auge fallen lassen, weil wir mit unserem Kopfe die Pupille des Gegenübers selbst beschatten.

v. HELMHOLTZ erkannte diesen Zusammenhang und umging die Beschattung der Pupille dadurch, daß er die von einer Lichtquelle seitlich hinter dem Patienten

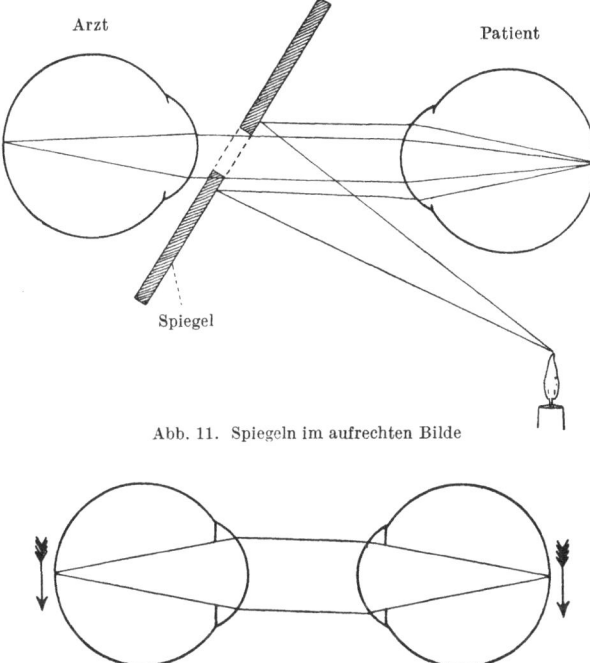

Abb. 11. Spiegeln im aufrechten Bilde

Abb. 12. Spiegeln im aufrechten Bilde. Arzt und Patient sind emmetrop.
(Der Spiegel selbst ist in der Zeichnung weggelassen)

ausgehenden Strahlen mit einem Spiegel (Abb. 11) auffing, den er vor sein Auge hielt und vermittelst einer besonderen Vorrichtung durch den Spiegel hindurch die Pupille des Patienten während ihres Aufleuchtens beobachtete. Die von ihm angegebene Technik ist das *Spiegeln im aufrechten Bilde*. Wir gehen dabei mit dem Augenspiegel so nahe an das Auge des Patienten heran, als ob wir durch seine Pupille wie durch ein Schlüsselloch hindurchsehen wollten. Dem Augenhintergrunde ist aber das brechende System des zu untersuchenden Auges in Gestalt der Hornhaut, des Kammerwassers und der Linse vorgeschaltet, das als Vergrößerungslupe wirkt und den Augenhintergrund in ungefähr 16facher Vergrößerung erkennen läßt.

Wie aus Abb. 12 ersichtlich ist, treten die aus dem Auge des (normalsichtigen) Patienten herauskommenden Strahlen im parallelen Bündel aus. Dieses parallelstrahlige Licht gilt es in unserem eigenen Auge zu einem scharfen Bild auf der Netzhaut zu vereinigen. Sind wir selbst auch normalsichtig, so gelingt dies nur dann, wenn wir unsere Akkommodation ganz ausschalten; denn nur so werden die parallel einfallenden Strahlen auf unserer Netzhaut vereinigt und geben ein deutliches Bild.

Erhöht das Auge aber seine Brechkraft willkürlich durch Akkommodation, dann schneiden sich die Strahlen nicht auf seiner Netzhaut, sondern im Glaskörperraum, und die Netzhaut erhält nur entsprechende Zerstreuungskreise.

Dem Anfänger macht die Gewinnung eines deutlichen Bildes meist deshalb Schwierigkeiten, weil er erst lernen muß, in das unmittelbar vor dem Spiegel befindliche Patientenauge hineinzusehen, ohne sein Auge auf die Nähe einzustellen. Er muß aber durch die Pupille hindurchblicken, als wenn er einen Gegenstand in unendlicher Entfernung anstarren wollte. Ist der Patient oder der Arzt nicht normalsichtig, so muß dem Spiegel eine die Ametropie auskorrigierende Linse hinterlegt werden. Die neueren Modelle der Augenspiegel sind deshalb allgemein mit einem Satz verschieden starker Linsen sowie mit elektrischer Beleuchtung ausgestattet (Abb. 13). Besitzt man ein derartiges Instrument, so vermag man den Augenhintergrund in etwa 14—16facher Vergrößerung zu sehen. Zugleich aber kann man diesen Spiegel auch zur Feststellung der Refraktion des Patienten (s. S. 41) benutzen, sofern man seine eigene Refraktion kennt und mit verrechnet. Ist der Arzt normalsichtig, und wird weder von ihm noch vom Patienten akkommodiert (Homatropinmydriasis!), so entspricht das zur deutlichen Besichtigung des Augenhintergrundes erforderliche Glas der Refraktionsanomalie des Patienten.

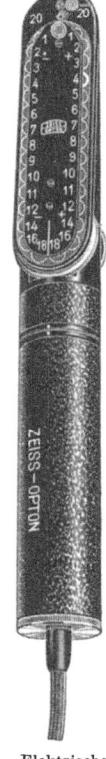

Abb. 13. Elektrischer Augenspiegel. Im Inneren des Instrumentes befindet sich die elektrische Lichtquelle, die vermittelst eines spiegelnden Prismas das Augeninnere des Patienten beleuchtet. Der Arzt beobachtet durch das zwischen den Zahlen − 1 und + 1 befindliche kreisrunde Loch und kann nach Belieben die auf dem Instrument angegebenen Linsen vorschalten

Das Spiegeln im **umgekehrten Bilde** (Abb. 4) wird so ausgeführt, daß man mit seinem Kopfe ungefähr 45—50 cm von dem Auge des Patienten abbleibt und die aus dem Auge des Gegenübers austretenden Strahlen zuerst einmal durch eine vorgehaltene Sammellinse von 13 bis 15 D zu einem in der Luft schwebenden umgekehrten Bilde vereinigt. Auf dieses zwischen uns und dem Patienten liegende Bild stellen wir unser Auge ein. Bei dieser Anordnung erscheint der Augenhintergrund zwar nur 4fach vergrößert, dafür ist das Bild aber lichtstärker und umfangreicher, zumal wenn man, wie das gewöhnlich geschieht, einen Hohlspiegel benutzt. Der Gang der Untersuchung ist daher gemeinhin der, daß man sich zunächst im umgekehrten Bilde den Augenhintergrund ansieht und erst, wenn irgend etwas Auffallendes sichtbar ist, diesen Bezirk nun im aufrechten Bilde bei 16facher Vergrößerung betrachtet.

Ferner kann man den Augenspiegel dazu benutzen, um Trübungen in den brechenden Medien aufzudecken und ihre Lage zu bestimmen. Wir setzen hinter das Loch des Spiegels ein Glas von 10 D konvex und nähern uns dem Auge des Patienten auf ungefähr 10 cm, indem wir Licht in die Pupille werfen. Dann sind wir mit dem vorgesetzten Lupenglase gerade so eingestellt, daß wir in der

Brennweite der 10 D-Linse das Auge, vorzüglich den Pupillarrand der Iris, bei mäßiger Vergrößerung scharf beobachten können. In der rot aufleuchtenden Pupille heben sich alle Trübungen, seien sie nun in der Hornhaut, der vorderen Kammer, in der Linse oder im Glaskörper gelegen, deutlich sichtbar als graue oder schwarze Schatten ab. Mit einem kleinen Kunstgriff können wir auch sofort feststellen, in welchem der genannten Teile des Auges die Trübung liegt. Wir benutzen dabei die Ebene der Pupille als Grundlage für unsere Untersuchung und fordern den Patienten auf, das Auge nach oben oder unten zu drehen, indem wir mit dem „Lupenspiegel" die Pupille und die von ihrem roten Grunde sich

Patient Arzt

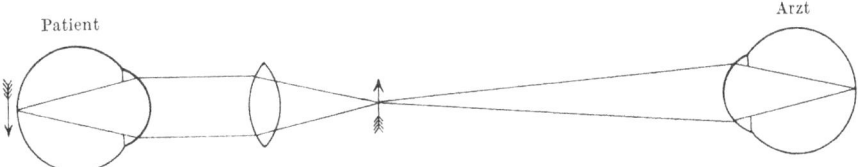

Abb. 14. Spiegeln im umgekehrten Bilde

abhebenden Trübungen genau beobachten. Wir sehen dann bei Bewegungen des Augapfels, daß die in den einzelnen Ebenen liegenden Flecke sich ganz verschieden verhalten. Nehmen wir z. B. an, daß ein Auge auf der Hornhaut einen Fleck A, auf der vorderen Linsenkapsel eine Trübung B, nahe der hinteren Kapsel innerhalb der Linsenfasermasse eine Trübung C und im Glaskörper eine vierte, und zwar D, hat (Abb. 15), so kann es vorkommen, daß alle diese Anomalien bei geradeaus gerichtetem Blick nur als ein einziger Schatten erscheinen, wenn wir mit dem Lupenspiegel hineinleuchten. Alle Trübungen decken sich. Sobald wir aber nun dem Patienten die Weisung geben, nach oben zu blicken, dann werden wir sehen, daß in der rot aufleuchtenden Pupille jetzt 4 Trübungen erkennbar sind. Und zwar ist die Trübung A (Hornhaut) als am weitesten nach vorn von

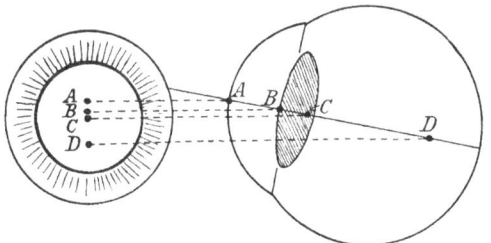

Abb. 15. Verschiebung von Trübungen bei Beobachtung mit dem Lupenspiegel

der Pupillenebene gelegene nach oben gegangen, die in der Pupillenebene liegende Trübung B hat ihren Ort im Verhältnis zum Pupillarrande nicht verändert, die hinter der Pupillenebene gelegene Trübung C ist ein wenig nach unten gesunken, und noch weiter nach unten ist die im Glaskörperraum befindliche Trübung D gewandert. Wir bemerken also, daß die Trübungen sich um so weiter verschieben, je weiter sie von der Gegend der Pupillenebene entfernt sind, und daß alle *vor* ihr befindlichen Schatten mit der Bewegung des Auges gleichsinnig gehen, die *hinter* ihr liegenden entgegengesetzt. Glaskörpertrübungen können überdies noch eine Eigenbewegung gegenüber der Pupille aufweisen, wenn das Auge bereits wieder zur Ruhe gekommen ist.

Die **Skiaskopie** oder **Schattenprobe** ist eine Methode der objektiven Refraktionsbestimmung mit Hilfe eines durchlochten Planspiegels. Man beobachtet den Patienten mit dem Planspiegel wie beim Augenspiegeln, nur ohne Linse und aus einer Entfernung von etwas mehr als 1 m. Dann leuchtet die Pupille zunächst rot auf. Dreht man aber den Spiegel z. B. um seine vertikale Achse, so verschwindet seitlich der rote Schein, und es folgt ihm ein Schatten. Wandern Licht und Schatten im gleichen

Sinne, wie die Drehung des Spiegels geschah, so ist damit bewiesen, daß die aus dem Auge des Patienten austretenden Strahlen sich vor dem Eintritt in das Auge des Arztes nicht gekreuzt haben. Der Fernpunkt (s. S. 31 und 36) des untersuchten Auges liegt also mehr als 1 m von ihm entfernt. Wandern Licht und Schatten aber entgegengesetzt der Drehungsrichtung des Spiegels, so muß man sich dem Patienten so weit nähern, bis eben der „Umschlag" des „Wanderns" erfolgt. Diese Entfernung gibt die Lage des Fernpunktes des untersuchten Auges und damit den Grad seiner Kurzsichtigkeit an (z. B. bei „Umschlag" in 25 cm Abstand eine Myopie von $100:25 = 4$ D. Natürlich läßt sich mit der Schattenprobe so auch ein Astigmatismus (s. S. 38) feststellen, wenn nämlich das Wandern des Schattens bei vertikaler und horizontaler Spiegelbewegung in unterschiedlicher Weise erfolgt. Bei übersichtigen Augen (s. S. 36) ist das „Mitwandern" besonders energisch (vgl. auch S. 205).

Unter *diaskleraler Durchleuchtung* versteht man eine Methode, bei welcher das Licht mit einer besonderen Apparatur durch die Sklera ins Auge geworfen wird. Bei intraokularen Geschwülsten, bei Blutungen im Glaskörper usw. treten am Sitz krankhafter Prozesse Verschattungen auf, die man durch die Pupille beobachten kann.

Ferner gehört zur objektiven Untersuchung des Auges noch die Messung des intraokularen Druckes mit Hilfe des Tonometers, die sog. *Tonometrie,* einschließlich der sog. *Applanationstonometrie* nach GOLDMANN und der Messung des „Abflußvermögens" des Kammerwassers durch die als „*Tonographie*" bezeichnete besondere Methode (S. 234).

Bei Anwendung besonderer optischer Hilfsmittel, sog. Gonioskope, kann an der Spaltlampe die Struktur des Kammerwinkels bereits am lebenden Patienten mikroskopisch untersucht werden: „*Gonioskopie*".

Durch Ableitung von Aktionsströmen aus der Netzhaut lassen sich — analog den Methoden der Elektroencephalographie in der Neurologie — die Funktionen der Netzhaut genauer studieren: *Elektroretinographie.* Für die Frühdiagnose der Pigmentdegeneration der Netzhaut z. B. (s. S. 153) ist die Veränderung bzw. die Auslöschung des Elektroretinogramms von klinischer Bedeutung.

Subjektive Untersuchungsmethoden

Hier muß der Patient durch Angaben mitwirken. Sie betreffen Prüfung der zentralen Sehschärfe, des Gesichtsfeldes, des Farbensinnes, des Lichtsinnes. (Bezüglich Prüfung der Augenbewegungen und Doppelbilder s. S. 229.)

Die Sehschärfe. Wir verstehen darunter das Auflösungsvermögen der Netzhaut und messen es durch den kleinsten Winkel, unter dem zwei Lichtpunkte eben noch getrennt wahrgenommen werden (Minimum separabile). Infolge verschiedener physikalischer Momente wie Pupillenweite, sphärische Aberration, Astigmatismus schiefer Büschel, chromatische Aberration, Randbeugung und Tyndall-Beugung wird ein leuchtender Punkt auf der Netzhaut nicht punktförmig, sondern stets als Fläche abgebildet *(Erregungsfläche).* Dieser entspricht eine *Empfindungsfläche,* die aber nicht immer von genau der gleichen Größe wie jene ist. (Dabei spielt auch die Leuchtstärke eine Rolle.)

Die Zapfen bilden am Augenhintergrund, besonders an der Stelle des deutlichsten Sehens, einen aus 6seitig begrenzten Elementen recht regelmäßig zusammengesetzten „Raster". Obwohl die einzelnen Zapfen fast völlig gleich aussehen, stellen sie funktionell vielleicht (!) drei ganz verschiedene Arten von Sinneselementen dar. Man spricht deshalb auch von einem *Dreifachraster*. Nach neueren Untersuchungen werden nun immer mindestens ein Zentralzapfen und die ihn umgebenden 6 Randzapfen gleichzeitig gereizt (Abb. 16). Durch die erwähnte Abbildungsweise würde also, auch wenn die einzelnen Zapfen funktionell verschieden sein sollten, trotzdem erreicht werden, daß jeder „Lichtpunkt" unter allen Umständen farbrichtig erkannt wird.

Nach anderen Forschern hat die optimale Erregungsfläche nur einen Durchmesser von etwa 0,0005 mm. Diese Größe entspricht nach REIN ungefähr dem Abstande zweier Zapfen im Gebiete der Fovea centralis. Danach wären Größe und Abstand der Zapfen ziemlich genau dem optimalen Auflösungsvermögen des dioptrischen Apparates angepaßt.

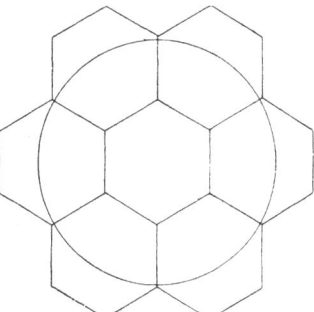

Abb. 16. Zapfenraster und Erregungsfläche (Kreis)

Wie dem auch sei, zwei Lichtpunkte werden jedenfalls als getrennt erkannt, wenn sich die Empfindungsflächen eben berühren. Das ist im allgemeinen der Fall, wenn die Punkte um mindestens *eine Winkelminute* voneinander entfernt sind.

Unsere Sehproben (Abb. 17) bestehen deshalb aus Zahlen, Buchstaben oder ähnlichen Figuren, deren einzelne Teile bei einer bestimmten Entfernung unter dem *Sehwinkel* von *einer* Winkelminute erscheinen (SNELLENS Prinzip). Neben den Figuren ist stets die Entfernung angegeben, in welcher sie gelesen werden müssen. Die Untersuchung wird auf eine Entfernung von 5 oder 6 m durchgeführt, damit der Patient mit akkommodationslosem Auge liest. Wird nun ein Zeichen, das auf 10 m erkannt werden sollte, nur in einem Abstand von 5 m gelesen, so besteht eine Sehschärfe von 5/10 = 0,5. Wird aber in diesem Abstande die für 5 m bestimmte Reihe gelesen, so beträgt der Visus 5/5 = 1,0 (Visus = 5/5 oder S = 5/5). Bei Sehschärfen unter 5/50, d. h. also, wenn auch die 50 m-Reihe nicht entziffert wird, muß man die Sehprobe näher heranführen, z. B. auf 3 m (S = 3/50, S = 3,36 usw.). Oder man prüft, in welchem Abstande ausgebreitete Finger gezählt werden, z. B. „Finger in 2 m" oder „Handbewegung in 1/2 m" usw. Wird nur noch das Auftauchen von Licht bemerkt, das im Dunkelzimmer mit dem Spiegel ins Auge geworfen wird, so sprechen wir von „Lichtschein" und, falls die Richtung des einfallenden Lichtes erkannt wird, von „richtiger Projektion".

Gewöhnlich prüfen wir mit den Leseproben die Sehschärfe der Fovea centralis: also die *zentrale Sehschärfe*. In vielen Fällen aber, z. B. bei einem Ausfall der Stelle des deutlichsten Sehens, ist auch die Leistung exzentrischer Netzhautteile von Interesse; wir sprechen dann von *peripherer Sehschärfe*. Diese sinkt schon normalerweise mit zunehmendem Abstande von der Netzhautmitte schnell, weil in der Peripherie für mehrere Sehelemente immer nur *eine* gemeinsame Nervenfaser zur Fortleitung des Lichtreizes zur Verfügung steht, während in der Fovea centralis jeder Zapfen seine eigene Ableitung in einer besonderen Faser besitzt („Vertikalableitung", s. S. 140). Überdies vergrößert sich der Zapfenraster anatomisch und funktionell nach der Netzhautperipherie zu, und endlich enthält die Netzhaut bekanntlich in diesen Teilen auch nicht mehr nur Zapfen, sondern in wechselndem Ausmaß auch Stäbchen, also Elemente, die am Tagessehen nicht teilnehmen, sondern erst mit Eintritt der Dämmerung ihre Funktion aufnehmen können.

Für die Nähe benutzt man Drucksätze, die angenähert nach demselben Prinzip gearbeitet sind. Die gebräuchlichsten sind die von BIRKHÄUSER und die von

NIEDEN. Ein gesundes Auge muß die Probe NIEDEN Nr. 1 in 40 cm Abstand lesen können, NIEDEN Nr. 7 in 100 cm Abstand.

Das Gesichtsfeld stellt den Umfang desjenigen Bezirkes der Außenwelt dar, welcher sich bei ruhig gehaltener Blickrichtung auf dem Augenhintergrund so abbildet, daß er zum Bewußtsein des Patienten gelangt. Die Untersuchung geschieht mit Hilfe des sog. Perimeters (Abb. 18). Der Patient fixiert die in der Mitte des Perimeterbogens angebrachte Marke. Der Arzt führt dann von der Peripherie her das weiße oder farbige Objekt langsam nach dem Zentrum zu heran, bis der Kranke die Qualität der Probe, z. B. „Rot" oder „Weiß", erkennt. Hier befindet sich die Außengrenze des Gesichtsfeldes für die betreffende Marke. Wird die Untersuchung in verschiedenen Meridianen durchgeführt, so erhält man einen Überblick über das ganze Gesichtsfeld. Natürlich darf man sich

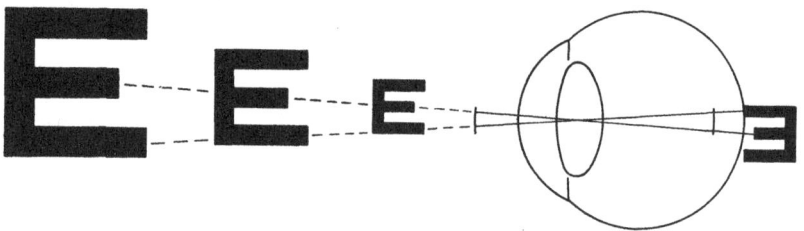

Abb. 17. Konstruktion der Sehproben

nicht auf die Feststellung der Außengrenzen beschränken, da an allen Stellen des Gesichtsfeldes, sogar in den zentralen Bezirken, Ausfälle vorkommen können (Skotome). Würde das Auge durch seine Umgebung nicht behindert sein, so würde es ein kreisförmiges Gesichtsfeld haben. So aber wird beim Blick geradeaus ein Teil des Gesichtsfeldes von dem Orbitalrand und der Nase abgeblendet. Ein normales Gesichtsfeld gestaltet sich daher in der Form der Abb. 19 und 20 (S. 20).

Wie man sieht, deckt sich das Gesichtsfeld beider Augen zum größten Teil, nur temporal bleibt ein sichelförmiger Bezirk übrig, den jedes Auge allein zu bestreiten hat. Um diesen ist also das Gesichtsfeld eines einseitig Erblindeten enger. Mit den Außengrenzen meint man das Gesichtsfeld für Weiß. Das Gesichtsfeld für Blau und Gelb endet nasal zwischen 40 und 50°, temporal zwischen 50 und 70°; das für Rot und Grün nasal zwischen 25 und 35°, temporal zwischen 30 und 50°. Benutzt man Farben verschiedener Sättigung, z. B. ein Grün, das weniger gesättigt ist als das Rot, dann erscheint die Grüngrenze natürlich entsprechend enger als die Rotgrenze des Gesichtsfeldes.

Über die Grenzen können wir uns grob orientieren, wenn wir dem Patienten ein Auge zubinden und mit dem anderen Auge unser Auge gegenüber in einem ungefähren Abstande von 30 cm fixieren lassen. Wir nähern dann irgendwelche Objekte größerer oder kleinerer Art von der Peripherie aus zwischen dem Auge des Patienten und unserem eigenen, von dem Patienten fixierten Auge und fordern ihn auf zu sagen, wann er den Gegenstand erscheinen sieht (Kontrollgesichtsfeld).

Der Farbensinn. Wir unterscheiden an jeder Farbe: Ton, Sättigung und Helligkeit. Die Zahl der vom normalen Auge wahrnehmbaren

Farben beträgt mehrere Tausend. Die wichtigsten Farben sind Rot,
Grün, Gelb, Blau, Weiß und Schwarz. Rotsinn und Grünsinn erscheinen
in eigenartiger Weise miteinander verkoppelt, ebenso der Blau- und Gelb-
sinn und der Schwarz- und Weißsinn. Betrachten wir ein prismatisches
Spektrum, das uns ein System derjenigen elektromagnetischen Schwin-

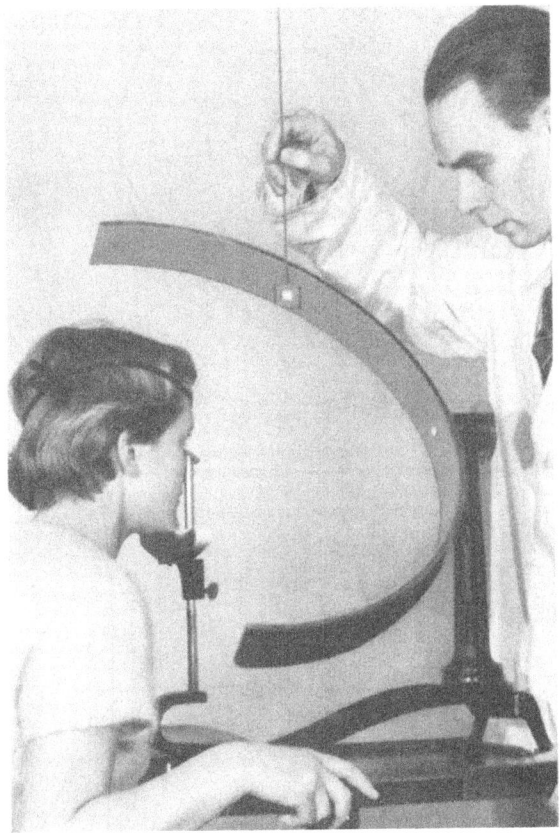

Abb. 18. Gesichtsfeldprüfung mit dem einfachen klinischen Perimeter. Der Halbkreisbogen ist um
den Fixierpunkt drehbar

gungen verschiedener Wellenlänge vermittelt, die unser Auge sehen kann
(etwa von 800—400 $\mu\mu$), so können wir darin etwa 130 verschiedene Töne
wahrnehmen, deren Unterschiede vor allem von der Wellenlänge ab-
hängen. Die meisten dieser Farbentöne können nicht nur durch Licht
einer bestimmten Wellenlänge (homogenes Licht), sondern auch durch
eine *Mischung von Lichtern* mehrerer unterschiedlicher Wellenlängen
erzeugt werden. Der Versuch zeigt nun, daß dabei zur Herstellung *aller*
Töne des Spektrums die Mischung von drei passend gewählten Lichtern
erforderlich, aber auch ausreichend ist, je eines langwelligen, mittleren
nnd kurzwelligen Lichtes: z. B. „rot", „gelbgrün", „blau". Wir sprechen

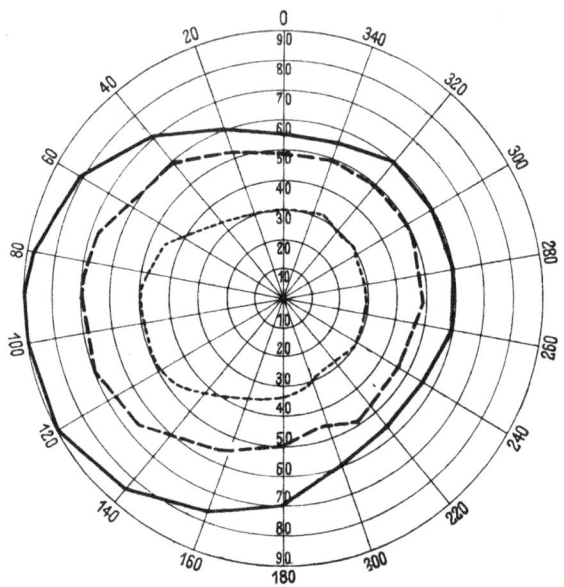

Abb. 19. Gesichtsfeld des linken Auges.
———— Schwarzweißgrenze, ———— Blaugelbgrenze, - - - - - Rotgrüngrenze.
Auch bei allen folgenden Gesichtsfeldabbildungen dieses Buches sind die Farbgrenzen durch die gleiche Zeichengebung gekennzeichnet

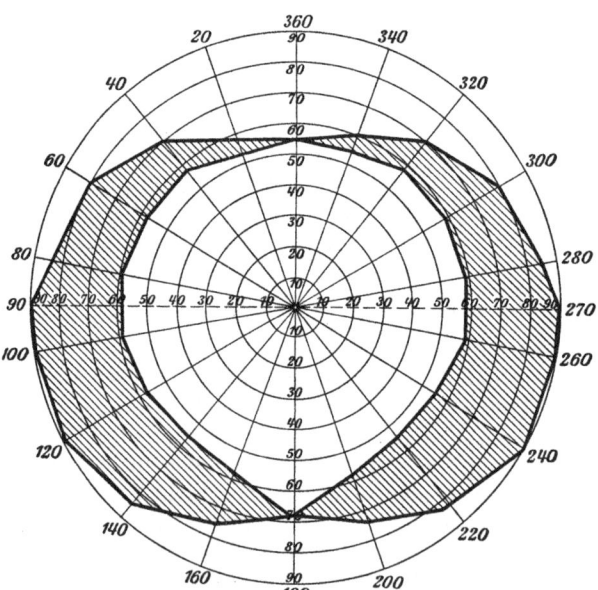

Abb. 20. Binokulares Gesichtsfeld. Die schraffierten Teile werden jeweils nur von *einem* Auge gesehen, links vom linken, rechts vom rechten Auge

deshalb von einer dreikomponentigen Gliederung des Sehorgans bzw. von einem trichromatischen Farbensystem.

Es gibt nun aber auch Augen, bei welchen angeboren alle Töne des Spektrums bereits durch eine Mischung von nur *zwei* Lichtern, einem langwelligen und einem kurzwelligen, hergestellt werden können. Das wäre dann ein dichromatisches System. In diesen Fällen liegt durch Ausfall einer der drei Komponenten eine Reduktion des Farbensinnes, eine sog. partielle Farbenblindheit vor (Reduktionssystem). Je nachdem, ob die erste, langwellige, die zweite, mittlere oder die dritte, kurzwellige

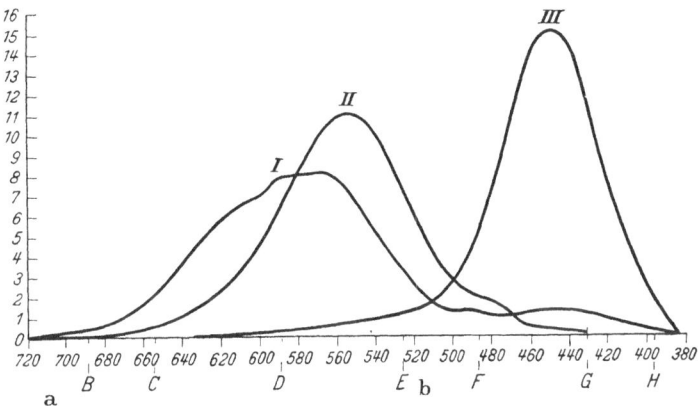

Abb. 21. Die Eichwertkurven des normalen trichromatischen Sehorgans. Durch Mischung dreier homogener Lichter, eines langwelligen (z. B. „roten"), eines Lichtes mittlerer Wellenlänge (z. B. „grünen") und eines kurzwelligen Lichtes (z. B. „violetten") lassen sich alle Farbentöne des Spektrums erzeugen. Trägt man die für eine Gleichung mit einem beliebigen Vergleichslichte (die Wellenlängen der hier gewählten Vergleichslichter sind auf der Abszisse eingetragen) erforderlichen Mengen der drei Versuchs- oder „Eichlichter" als Ordinaten ein, so entstehen drei Kurven (*I, II, III*), die sog. Eichwertkurven. Sie charakterisieren das normale, *trichromatische* Sehorgan. Beim Protanopen fehlt die erste Komponente (*I*), beim Deuteranopen die zweite (*II*), so daß jeweils nur zwei Komponenten übrig bleiben. Hier spricht man deshalb von *dichromatischen* Sehorganen oder „Zweifarbensystemen"

Komponente fehlt, sprechen wir von *Protanopie, Deuteranopie* oder *Tritanopie*. Alle drei Gruppen von Farbenblinden können im Spektrum nur 2 bunte Töne unterscheiden, die erste und zweite Gruppe nur Gelb und Blau — sie sind also *rotgrünblind*, die dritte nur Rot und Grün, diese ist also *blaugelbblind*. Protanope und deuteranope *Rotgrünblindheit* unterscheiden sich unter anderem dadurch, daß vom Protanopen das langwellige (für uns „rote") Ende des Spektrums viel dunkler gesehen wird als vom Deuteranopen oder Normalen. Beide Formen der Rotgrünblindheit verwechseln Rot, Orange, Gelb und Gelbgrün miteinander und „Urrot" und „Urgrün" mit Grau.

Wir kennen außer diesen dichromaten Farbenblinden auch Personen, die zwar wie die Normalen 3 Lichter nötig haben, um lückenlos eine Gleichung mit allen Tönen des Spektrums herzustellen, aber dazu ein *anderes Mischungsverhältnis* der verschiedenen Lichter fordern. Wir sprechen dann von *anomaler Trichromasie*, denn auch diese Augen haben keinen normalen Farbensinn, sondern einen *andersartigen* (Alterationssystem), der in der Regel zugleich unterwertig ist. Je nachdem, welche der drei Komponenten die Anomalie aufweist, handelt es sich um *protanomale*, *deuteranomale* oder (sehr selten!) *tritanomale Trichromasie.* Die Protanomalie wird auch als ,,Rotschwäche", die Deuteranomalie als ,,Grünschwäche" bezeichnet.

Endlich gibt es noch Sehorgane, die im Spektrum nur *einen* Farbenton verschiedener Helligkeit unterscheiden: *Monochromasie.* Diese Augen sind *total farbenblind.* Bei den angeborenen Formen handelt es sich um einen Ausfall der Zapfenfunktion. Sie weisen deshalb meist noch andere Störungen auf: ,,Tagblindheit" (Nyktalopie) bei normaler Dunkelanpassung (vgl. Abb. 22, S. 23), Lichtscheu, Herabsetzung der Sehschärfe auf 5/50 bis 5/20, Zentralskotom, Augenzittern. Die Helligkeitsverteilung im Spektrum gleicht der beim normalen Nachtsehen (d. h. Rot wird dunkel, Blau aber hell gesehen).

Übersicht über die *angeborenen* Formen des Farbensinnes:
1. Normale Trichromasie, normaler Farbensinn.
2. Anomale Trichromasien:
   a) Protanomalie, ,,Rotschwäche",
   b) Deuteranomalie, ,,Grünschwäche",
   c) Tritanomalie, ,,Blauschwäche", sehr selten.
3. Dichromasien:
   a) Protanopie, Rotgrünblindheit, 1. Form,
   b) Deuteranopie, Rotgrünblindheit, 2. Form,
   c) Tritanopie, Blaugelbblindheit.
4. Monochromasie, angeborene totale Farbenblindheit.

Außer den *angeborenen* Störungen des Farbensinnes, die etwa 8% der Männer und 1% der Frauen betreffen, kommen bei vielen Erkrankungen, vor allem des Sehnerven und der Netzhaut, *Farbensinnstörungen erworben* vor. Sie können am Perimeter das ganze Gesichtsfeld oder nur umschriebene Teile desselben betreffen. Im klinischen Teil sind derartige Gesichtsfelder abgebildet. Der *Art* nach handelt es sich entweder um *Reduktionsformen* der normalen Funktion (,,Reduktionssysteme"), um *Alterationen* (,,Alterationssysteme", z. B. bei Netzhauterkrankungen) oder um *pathologische Absorption* bestimmter Lichter, wodurch dann auch ein abnormes Farbensehen zustande kommt (,,Absorptionssysteme", bei Gelbfärbung der Linse, bei sog. Farbigsehen = Chromatopsie usw.).

Die Untersuchung des Farbensinnes geschieht bei *angeborenen* Störungen mit Verwechslungsfarben, meist in Form der ,,pseudoisochromatischen Tafeln" (NAGELS, STILLINGS, ISHIHARAs Tafeln).

Aus einem scheinbar regellosen Gemisch farbiger Flecke heben sich bei diesen Proben für den Farbtüchtigen Zahlen in einer bestimmten Farbe von einem andersfarbigen Grunde ab. Da aber die verschiedenen Farbflecke so gewählt sind, daß sie den Farbenblinden *gleich hell* erscheinen, kann dieser die Zahlen nicht lesen, da er den Unterschied der *Farben* nicht wahrnimmt (daher: *pseudo-isochromatische* Tafeln).

Viele Patienten dieser Art haben von ihrem Fehler keine Ahnung und lassen sich oft nur schwer davon überzeugen; andere versuchen ihn zu verbergen (Dissimulation). Wer die Proben nicht richtig lesen kann, ist aber ,,*farbenuntüchtig*", d. h. ungeeignet für Berufe, die einen normalen Farbensinn verlangen (Lokomotivführer, Bahnbeamte, Seeleute, Flieger usw.). Die genauere Diagnose wird vom Fachmann mit Hilfe eines besonderen Spektralapparates (NAGELs Anomaloskop) ermittelt.

Die für den Arzt wichtigeren *erworbenen* Farbensinnstörungen zeichnen sich meistens dadurch aus, daß sie entsprechend dem Sitz der Erkrankung regionäre Unterschiede im Gesichtsfeld aufweisen. Man prüft sie deshalb durch Untersuchung des Gesichtsfeldes. Dabei gilt es zunächst, die Außengrenzen für Weiß, Blau-Gelb und Rot-Grün festzu-

stellen, die nicht immer gleichmäßig verändert zu sein brauchen, sodann
aber auch Ausfälle *innerhalb* des Gesichtsfeldes, sog. *Skotome* (s. z. B.
S. 133, 170, 238 usw.).

Unter **Lichtsinn** verstehen wir die Empfindlichkeit des Sehorgans in
bezug auf Erkennung von Hell und Dunkel. Hierfür gibt es kein absolutes Maß; denn die Höhe der Lichtempfindlichkeit der Netzhaut ist

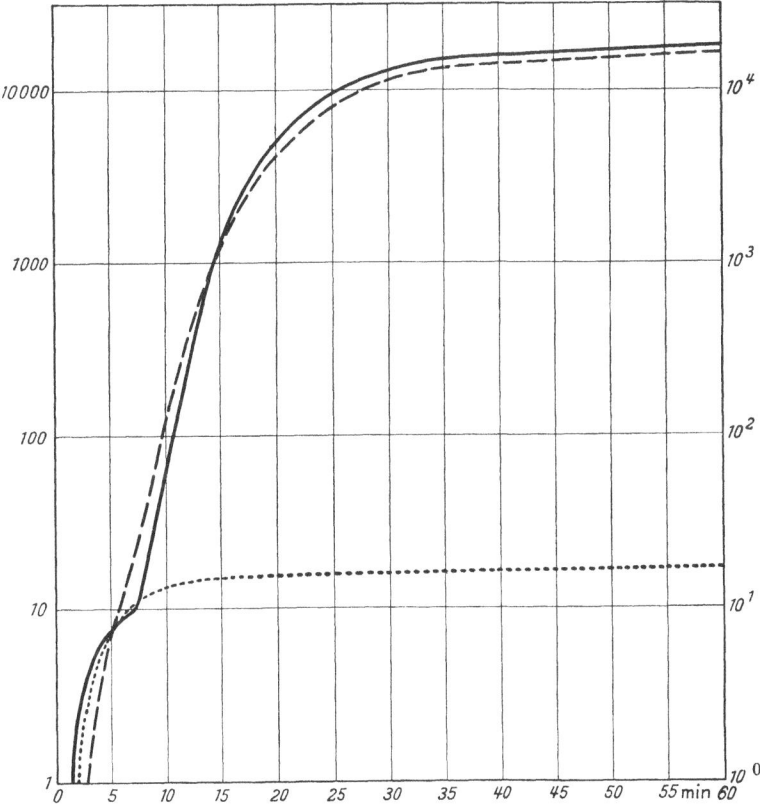

Abb. 22. Der Verlauf der Dunkeladaptation beim Normalen (———), bei der angeborenen totalen
Farbenblindheit (— — —) und bei der angeborenen Hemeralopie (- - - - -). Die Abszisse gibt die
Dauer der Adaptation in Minuten, die Ordinate die Empfindlichkeit an. Je höher die Empfindlichkeit,
desto niederer die Schwelle

fortgesetzten Schwankungen unterworfen, weil das Auge sich ununter-
brochen an das ihm dargebotene Licht anpaßt (adaptiert). So spricht
man von *Helladaptation* und andererseits von *Dunkeladaptation*.

Bietet man einem Auge, das längere Zeit grellem Licht ausgesetzt war, im
Dunkelzimmer matt beleuchtete Flächen zur Erkennung dar, dann wird ein solches
Auge zunächst versagen. Es war helladaptiert und muß sich zuvor an das Dunkel
gewöhnen. Seine Reizschwelle, d. h. die zur Erregung seiner Netzhaut nötige
Lichtintensität, ist hoch. Andererseits ist ein im Dunkeln gehaltenes Auge kraft
seiner Dunkeladaptation fähig, schon ganz schwaches Licht zu unterscheiden.
Seine Reizschwelle ist niedrig. Zwischen der höchsten Reizschwelle nach Hell-

adaptation und der niedersten nach Dunkeladaptation durchläuft das Auge alle Phasen der Adaptation. Man kann sie mit Hilfe besonderer Apparate (Adaptometer) messen, indem man in zeitlichen Intervallen den Lichtsinn des in Adaptation befindlichen Auges prüft (Abb. 24). Das Prinzip ist stets das gleiche: Eine in der Leuchtkraft stark variable Lichtquelle beleuchtet eine Fläche bestimmter Größe. Zunächst wird sehr schwaches Licht benutzt; dieses wird dann allmählich so lange verstärkt, bis der Patient den Lichtschimmer der beleuchteten Fläche erkennt;

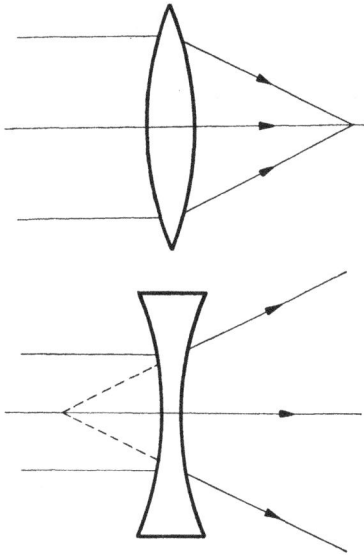

diese Lichtstärke wird an einer Skala abgelesen. Wiederholt man die Prüfung des Schwellenwertes in regelmäßigen Abständen, so erhält man durch Eintragung in ein graduiertes Schema die sog. *Adaptationskurve* (Abb. 22).

Auf S. 25 ist ein sehr einfacher Apparat abgebildet, der auf die gewöhnlichen klinischen Verhältnisse abgestimmt ist. Für genauere Untersuchungen für wissenschaftliche Beobachtungen und solche unter besonderen Bedingungen bedient sich der Fachmann sehr komplizierter (und teurer!) Apparaturen, z. B. des Adaptometers von GOLDMANN-WEEKERS der Firma *Haag-Streit* (Abb. 25).

Auf eine genaue Beschreibung dieses sehr wertvollen Apparates muß hier verzichtet werden, zumal er nur größeren Augenkliniken zur Verfügung steht. Nur das Wesentlichste sei zum Verständnis der Abb. 25 hier zugefügt: Der Apparat besteht aus einer innen weißgestrichenen Hohlkugel, die nach rechts (im Bilde) offen ist. Sie dient als Reizfeld, und vor ihr sitzt der Patient und blickt, in der Regel nach vorheriger Helladaptation, in das Innere hinein. Die Kugelinnenfläche kann vom Versuchsleiter in verschiedener Weise erleuchtet werden, sowohl im ganzen als auch, je nach Art der Fragestellung, in einzelnen, bestimmten Teilen und in

Abb. 23. Strahlengang beim Sammelglas: Parallel einfallende Strahlen vereinigen sich im Brennpunkt. Strahlengang beim Zerstreuungsglas: Parallel einfallende Strahlen zerstreuen sich so, als ob sie aus einem vor der Linse gelegenen Punkte (dem Brennpunkte) kämen

allen gewünschten Intensitäten. Es können also dem Patienten sehr mannigfaltige Variationen von Lichtreizen dargeboten werden.

Die linke Hälfte der Abbildung enthält die ganze — auch wiederum sehr komplizierte — Apparatur, um die jeweils gewählten Reizlichter darzubieten sowie insbesondere auch oben die Registriertrommel, auf der das Ergebnis der einzelnen Prüfungen und auch fortlaufend z. B. der Verlauf der Dunkeladaptation graphisch aufgezeichnet werden kann.

Mit diesem Apparat, der alle nur wünschenswerten Versuchsbedingungen herzustellen erlaubt, kann man nun, *unter anderem*, die absolute Schwellenempfindlichkeit eines bestimmten Netzhautbezirkes oder auch des ganzen Netzhaut im Verlaufe der Dunkeladaptation messen; ferner auch die *Adaptation des Zapfenapparates* (des Tagesapparates der Netzhaut also) unter verschiedenen Bedingungen usw. Der Apparat gestattet aber auch eine *Beurteilung der Blendungsempfindlichkeit* (Minderung der Sehschärfe bei herabgesetzter Beleuchtung durch Blendung), die für die Begutachtung der Leistungsfähigkeit der Kraftfahrer bei Nacht sehr wichtig ist.

Die Netzhaut weist zwei getrennte Lichtsinnorgane auf, den Tages- oder Zapfenapparat, der zugleich das Farbensehen vollzieht, und den farbenblinden Dämmerungs- oder Stäbchenapparat. Der erstere stellt seine Funktion ein, wenn die Beleuchtung unter 1/20—1/50 Lux sinkt. Der Dämmerungsapparat ist in seiner Empfindlichkeit von der Regeneration des bei Helligkeit zerstörten Sehpurpurs

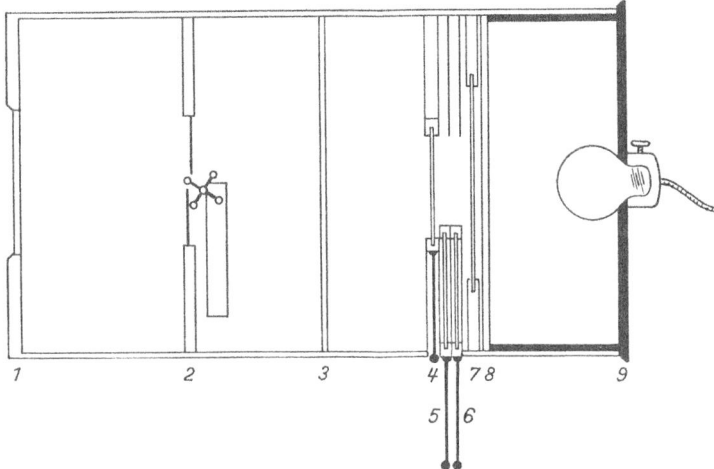

Abb. 24. Querschnitt durch ein einfaches klinisches Adaptometer (ENGELKING und HARTUNG).
1 Leuchtfläche; *2* verstellbare Blende; *3* Milchglasscheibe; *4—5* Graufilter; *6* Metallblende; *7* Blaufilter; *8* Milchglasscheibe; *9* Glühbirne im Einsatz

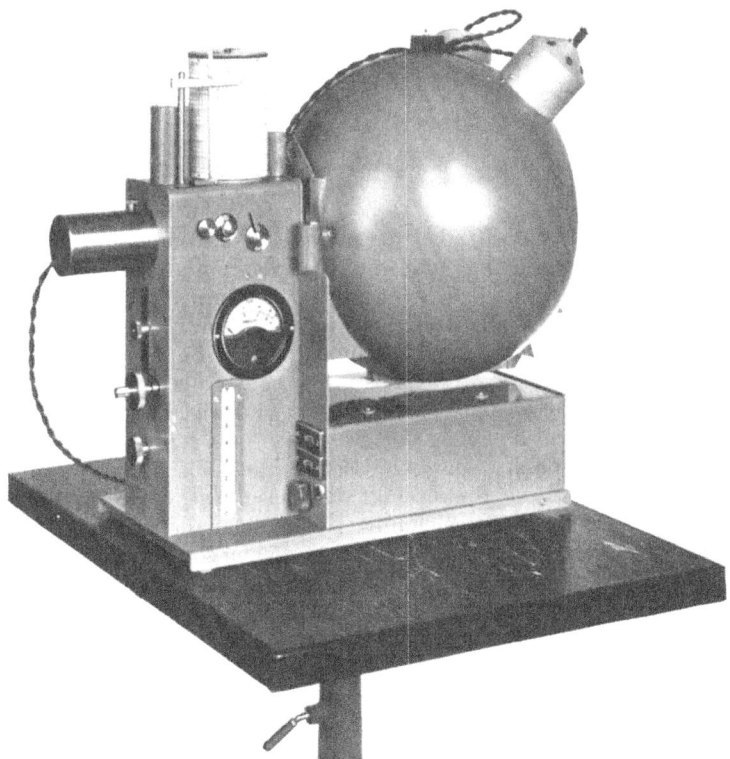

Abb. 25. Adaptometer von GOLDMANN-WEEKERS (Beschreibung im Text)

abhängig. In der Dunkelheit geschieht die Regeneration des Sehpurpurs — und die ihr entsprechende Dunkeladaptation der Netzhaut in ungefähr 50 min. Da die Fovea centralis keine Stäbchen besitzt, hat die Netzhaut im Dunkeln zentral einen blinden Fleck (außer dem durch den Sehnerveneintritt bedingten). Die Lichtempfindlichkeit des dunkeladaptierten Auges ist peripher größer als parazentral. Erkrankungen der Netzhautperipherie sind deshalb oft mit Nachtblindheit verknüpft (*Hemeralopie*, s. z. B. Pigmentdegeneration der Netzhaut, S. 153 und 249).

Refraktion und Akkommodation

Die **Brechkraft (Refraktion)** eines optischen Systems, einer Linse, einer Linsenkombination und also auch des menschlichen Auges wird in Dioptrien angegeben. Als Einheit derselben (= 1 Dioptrie) bezeichnen

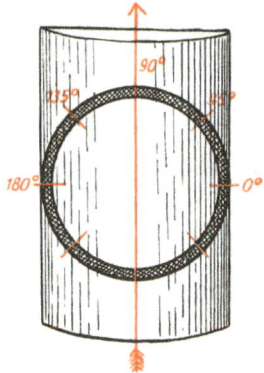
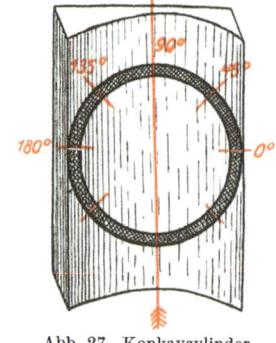

Abb. 26. Konvexzylinder   Abb. 27. Konkavzylinder

Roter Pfeil: Achse des Zylinderglases. Eine Brillenglasfassung ist auf die Zylinder gelegt. Die Zahlen geben die Grade der Fassung an. Die Gläser würden in der Richtung von 90° gefaßt sein

wir diejenige Brechkraft, bei der parallel einfallende Strahlen in 1 m Abstand zur Vereinigung gelangen, der Brennpunkt also in 100 cm Abstand liegt. Beträgt die Brennweite einer Linse 50 cm, so besitzt sie eine Stärke von 100:50 = 2 D, beträgt sie 25 cm, so 100:25 = 4 D usw. Bei *konvexen Linsen* (Abb. 23) sammeln sich die Strahlen hinter der Linse im Brennpunkt. Solche Linsen heißen deshalb Sammelgläser oder Plusgläser. Bei den *Konkavgläsern* wird das Licht zerstreut, und zwar so, als ob es von einem vor der Linse — in negativer Richtung — gelegenen Brennpunkte ausginge: Zerstreuungslinsen oder Minusgläser. Je näher der negative Brennpunkt der Linse liegt, desto stärker ist das Zerstreuungsglas; die Bezeichnung findet ebenfalls in Dioptrien statt, z. B. —4 D sph., wenn der Brennpunkt 25 cm vor der Linse liegt.

Außer den Sammel- und Zerstreuungslinsen, die als sphärische Gläser bezeichnet werden, benutzt der Augenarzt noch *Zylindergläser*. Das sphärische Glas bricht in jeder Achse gleich, es ist achsensymmetrisch. Das zylindrische ist so geschliffen, daß es nur in *einer* Achse bricht, während die darauf senkrechte (in den Probiergläsern durch eine strichförmige Marke bezeichnet) die Strahlen ungebrochen durchläßt. Zum Beispiel bricht ein Zylinderglas von 2 D konvex, wenn es mit seiner Achse auf das Zifferblatt einer Uhr in der Richtung der 12 zur 6 gelegt wird, in dieser Richtung die Strahlen nicht, wohl aber die Strahlen, die in der Richtung der 3 zur 9 durchgehen; ein sphärisches Glas bricht aber die Strahlen gleichmäßig, mögen sie durchgehen, in welcher Richtung sie wollen.

Die Abb. 26 und 27 zeigen die von Brillengläserfassungen umgrenzten Ausschnitte eines Konvexzylinders und Konkavzylinders. Die Brillengläserrahmen sind so auf die Zylindergläser gelegt, daß die (nicht brechende) Achse senkrecht, auf 90°, steht. Soll die Achse in schräger oder in horizontaler Richtung vom Optiker gefaßt werden, dann gibt man die Winkelgrade an, rechts (vom Arzt aus) mit 0° beginnend und über den oberen Kreisbogen weiterzählend links mit 180° endend. Dieses Berechnungsschema wird als „Tabo"-Schema bezeichnet (auch „Oca" genannt).

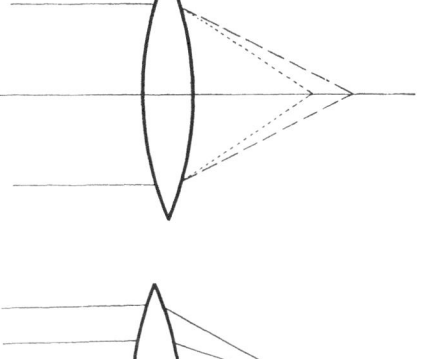

Früher verwendete man *in den Brillen* allgemein Gläser, die ding- und augenseitig ganz symmetrisch geformt waren, sog. Bigläser (vgl. Abb. 29, S. 28). Diese weisen aber viele Unvollkommenheiten auf, z. B. achromatische Aberration (früher auch als sphaerische Aberration bezeichnet), chromatische Aberration (Abb. 28) und den „Astigmatismus der schiefen Büschel". Das Auge ist ja beim Sehen in dauernder Bewegung, soll aber dennoch auch bei seitlichen Blickrichtungen die Gegenstände deutlich wahrnehmen. Eine gute Brille muß all diesen komplizierten Verhältnissen Rechnung tragen. Aus diesem Grunde werden die neueren Brillengläser meist durchgebogen. Man unterscheidet (in steigender Quali-

Abb. 28. Chromatische Aberration: Wird gemischtes „weißes" Licht durch eine Sammellinse gebrochen, so vereinigen sich die kurzwelligen (z. B. blauen ······) Strahlen eher als die langwelligen (z. B. roten — — —). Der Brennpunkt beider Strahlenarten liegt also an verschiedenen Stellen der optischen Achse — chromatische Aberration. — Achromatische Aberration: Die Randstrahlen des gewöhnlichen Sammelglases werden stärker gebrochen, vereinigen sich eher auf der optischen Achse als die achsennahen Strahlen. Die Brennpunkte beider liegen also an verschiedenen Stellen — achromatische Aberration

tät): *Bigläser, perioskopische Gläser, Menisken* und *punktuell abbildende Gläser.* Perioskopische Gläser sind schwach durchgebogen, bei Sammelgläsern z. B. mit einer einheitlichen Innenkurve von —1,25 Dioptrien, bei den Menisken ist die Durchbiegung stärker, nämlich für Sammelgläser einheitlich mit einer Innenkurve von —6,0 D. Im Gegensatz dazu haben die punktuell abbildenden Gläser für jede Wirkung eine besondere Durchbiegung. Zylinderflächen werden nach Möglichkeit als Außenkurve aufgeschliffen. Komplizierte Gläser, Stargläser usw. folgen komplizierteren Regeln.

Endlich benutzt der Augenarzt auch noch *Prismengläser*, die das Bild lediglich nach der brechenden Kante zu ablenken, sowie Kombinationen der erwähnten Gläser.

Neuerdings sind auch Gläser konstruiert worden, die man unmittelbar auf das Auge legen kann, sog. Haftschalen. Die Abb. 30 zeigt eine Auswahl der wichtigsten

Formen. Derartige Gläser können bei gewissen Augenkrankheiten, wie z. B. unregelmäßigem Astigmatismus des Keratoconus (S. 100) von Vorteil sein oder für Gelegen-
heiten, wo das Tragen einer Brille nicht möglich ist, z. B. auf der Bühne. Haftgläser
oder Haftschalen aus Kunststoff werden aber keineswegs von allen Augen vertragen.

Bei dieser Gelegenheit sollen auch sogleich die wichtigsten *Schutzbrillen* genannt
werden. Wir unterscheiden:

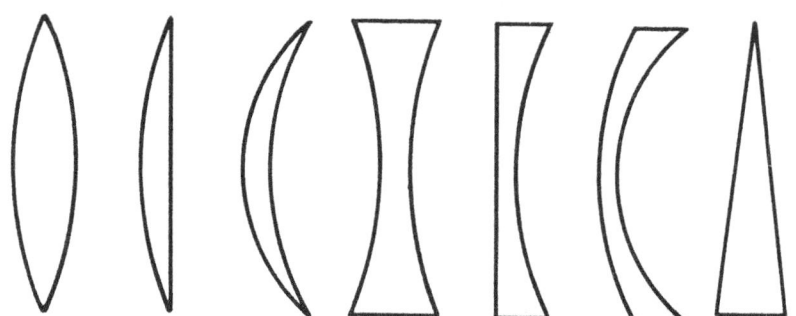

Abb. 29. Verschiedene Arten von Brillengläsern. Von links nach rechts: Bikonvexglas, Plan-
konvexglas, konkavkonvexes Glas, Bikonkavglas, Plankonkavglas, konvexkonkaves Glas,
Prismenglas

1. Gläser zur Abblendung des gewöhnlichen (gemischten) Tageslichtes: Braune,
graue, grüne Gläser verschiedener Absorptionsstärke und verschiedener Tönung.
2. Ultraviolette Strahlen absorbierend: z. B. Perfa-Rogal (leicht rosa getönt).
3. Ultraviolettes und gemischtes Licht gleichzeitig absorbierend: Zeiss-Umbral-
gläser (65% abs.; ohne optische Wirkung: auch 85% abs.). Perfa-Colorgläser (25%,
50%, 75% abs.).
4. Ultraviolettes Licht und gleichzeitig ultrarotes Licht absorbierend: Uropal-
gläser.
5. Gläser zur Benutzung am Fernsehapparat: Telecolorgläser.

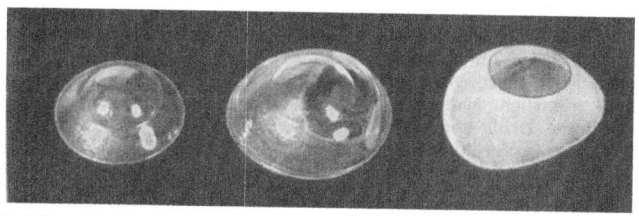

Abb. 30. Drei Formen von Haftschalen. Links: geschliffenes Haftglas der Firma Zeiss. Mitte:
Haftschale aus Kunststoff von MÜLLER-WELT. Rechts: Haftglas von MÜLLER, Wiesbaden

Die Refraktion des menschlichen Auges (sein Brechungszustand)
ist ein Ausdruck für seine Gestalt als optischer Apparat. Das Auge wird
dabei als im Ruhezustand befindlich betrachtet, also unter Ausschaltung
der Akkommodation.

Für die Wirkung parallel einfallender Strahlen ergeben sich dann von
vornherein 3 Möglichkeiten (Abb. 31): Entweder ist das Auge so geformt,
daß parallel einfallende Strahlen sich auf der Netzhaut vereinigen. Dann
liegt diese also in der Hauptbrennebene des von Hornhaut, Kammerwasser und Linse gebildeten optischen Systems *(Emmetropie, Normal-*

sichtigkeit). Oder die Strahlen vereinigen sich vor der Netzhaut *(Myopie, Kurzsichtigkeit),* oder sie gelangen im Auge überhaupt nicht zur Vereinigung, weil die Netzhaut vor der Hauptbrennebene liegt *(Hypermetropie, Übersichtigkeit).*

Soll auf der Netzhaut ein klares Bild weit entfernter (Abstand > 6 m) Gegenstände entstehen, dann muß die Netzhaut in der Hauptbrennebene des optischen Systems liegen. Abweichungen von diesem Zustande, der im mathematisch-physikalischen Sinne als normal gilt, können bedingt sein durch zu schwache oder zu starke Brechkraft des Systems *(Brechungsametropien)* oder dadurch, daß die Achse des Auges zu lang (Langbau oder *Achsenmyopie)* oder zu kurz (Kurzbau oder *Achsenhypermetropie)* ist. Im allgemeinen sind die letzteren Zustände schuld an der Anomalie. Die durchschnitt-
liche Achsenlänge des nor-
malen Auges beträgt 24mm.
Aber auch wenn das Auge
den physikalischen An-
sprüchen nicht genau ent-
spricht, kann es klinisch
völlig gesund sein. Ein
großer Teil der Refraktionsanomalien, vor allem die
geringeren Grade der Myo-
pie und Hypermetropie

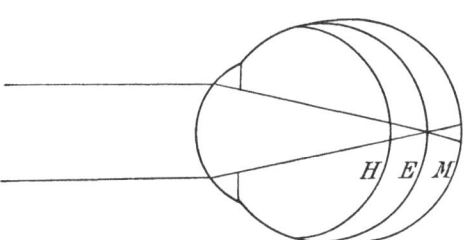

Abb. 31. Brechung parallelstrahligen Lichtes im hypermetropen, emmetropen und myopen Auge.
H Hypermetropie; *E* Emmetropie; *M* Myopie

können noch als „normale Zustände" anerkannt werden, wenn sie auch für bestimmte Zwecke das Tragen von Brillen bedingen. Kurven, die die Häufigkeitsverteilung dieser beiden Brechungszustände wiedergeben, lassen das ohne weiteres erkennen (Abb. 34, S. 32). Man sieht nämlich, daß die Fälle von Hypermetropie und Myopie ohne sonstige organische Veränderungen sich symmetrisch um den idealen Brechungszustand einer Hypermetropie von 0,5 D gruppieren und also gleich häufig vorkommen. Sie stellen vererbbare Abweichungen vom Idealzustande dar, Anomalien, aber keine Krankheiten. Anders liegen die Verhältnisse, wenn man auch diejenigen Formen von Kurzsichtigkeit hinzunimmt, die myopische Augenhintergrundsveränderungen wie Conus myopicus (s. S. 34) u. dgl. aufweisen (diese Gruppe ist in der Abbildung durch Schraffierung kenntlich gemacht). Dann ist die Myopie häufiger als die Hypermetropie. Bei diesen überzähligen Fällen handelt es sich also offenbar um etwas Besonderes, nämlich um Myopie als Krankheit (s. S. 32).

Der Grad einer Brechungsanomalie wird ebenso wie die Stärke einer Glaslinse in Dioptrien angegeben. Grobschematisch kann man sagen: Wir bezeichnen den Grad der Ametropie nach der Dioptrienzahl des vollkorrigierenden Glases (vgl. auch S. 33 u. 34).

Die einzelnen Refraktionsarten

Emmetropie. Parallel einfallende Strahlen vereinigen sich auf der Netzhaut und liefern so scharfe Bilder. Der weiteste Punkt, der bei akkommodationslosem Auge noch deutlich erkannt werden kann, wird als *Fernpunkt* bezeichnet. Beim Emmetropen liegt er im Unendlichen. Das Auge taugt vorzüglich zum Sehen in die Ferne (Abb. 32). Zum Sehen in die Nähe bedarf es der Anspannung der inneren Augenmuskeln,

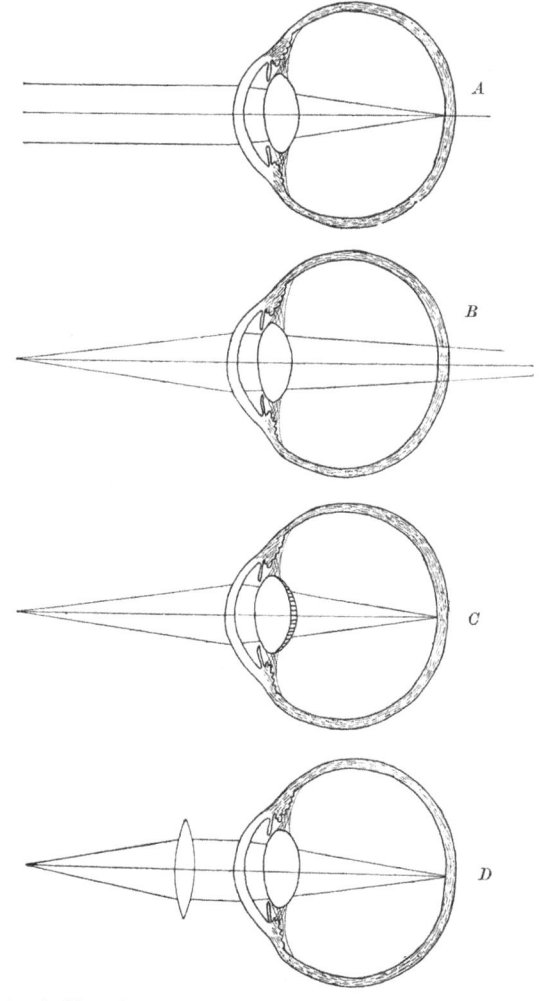

Abb. 32. Emmetropie (Normalsichtigkeit). *A* parallel einfallende Strahlen vereinigen sich auf der Netzhaut. Netzhaut in der Brennebene. Fernpunkt im Unendlichen; *B* aus endlichem Abstand einfallende Strahlen bilden auf der Netzhaut Zerstreuungskreise (Vereinigungspunkt hinter der Netzhaut); *C* durch stärkere Wölbung der Linse (Akkommodation) können auch aus endlichem Abstand einfallende Strahlen auf der Netzhaut vereinigt werden; *D* bei fehlender Akkommodation kann diese durch ein entsprechendes Sammelglas vor dem Auge ersetzt werden

durch welche eine stärkere Wölbung und damit Erhöhung der Brechkraft der Linse herbeigeführt wird (Akkommodation, S. 44). Das Auge braucht nur im Alter (wegen der Presbyopie s. S. 46) ein Hilfsglas, und zwar zum Nahesehen.

Myopie. Das Auge ist im Verhältnis zur Brechkraft der Medien zu lang, sei es, daß tatsächlich die Achse übernormal lang (Achsenmyopie) oder die Brechkraft des Systems bei normaler Achsenlänge zu groß ist (Brechungsmyopie). Parallel einfallende Strahlen werden jedenfalls *vor* der Netzhaut im Glaskörper zu einem scharfen Bilde vereinigt. Verfolgt man den Strahlengang in umgekehrter Richtung, so ergibt sich

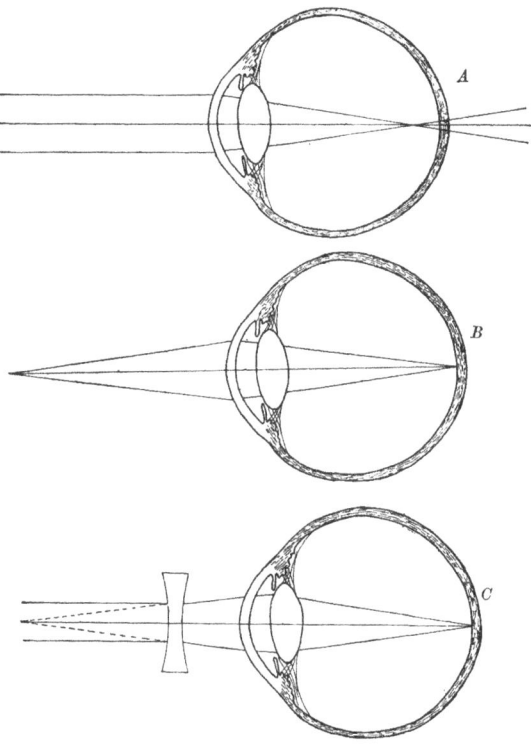

Abb. 33. Myopie (Kurzsichtigkeit). *A* parallel einfallende Strahlen vereinigen sich vor der Netzhaut. Die Netzhaut liegt hinter der Brennebene; *B* von der Netzhaut nach außen geleitete Strahlen vereinigen sich in endlichem Abstand vor dem Auge im Fernpunkt; *C* durch ein Konkavglas vor dem Auge, dessen (negativer) Brennpunkt im Fernpunkt gelegen ist, werden parallel einfallende Strahlen so gebrochen, daß sie sich auf der Netzhaut vereinigen (Korrektion der Myopie durch Zerstreuungsglas)

sinngemäß, daß die von der Netzhaut zurückgeworfenen Strahlen sich vor der Hornhaut in einem endlichen Abstande vereinigen (Abb. 33, *B*), und zwar um so näher vor dem Auge, je länger dieses ist. Dieser Punkt ist also der fernste Punkt, den das kurzsichtige Auge eben noch deutlich sieht: *Der Fernpunkt des myopischen Auges liegt in endlichem Abstande!* Alle jenseits dieses Punktes gelegenen Gegenstände werden sich auf der Netzhaut nur in Zerstreuungskreisen abbilden können. Nach der Lage des Fernpunktes wird deshalb auch der Grad der Myopie bezeichnet. Vereinigen sich z. B. die von der Netzhaut zurückgeworfenen und aus dem Auge austretenden Strahlen in 25 cm Abstand — Fern-

punkt —, so besitzt dieses eine Myopie von 4 D (bei einer Lage des Fernpunktes in 10 cm Abstand = 10 D usw.). Andererseits: Werden bei einer
Myopie aus der Ferne parallel ankommende Strahlen durch ein vor dem
Auge befindliches Zerstreuungsglas von 4 D gerade so zerstreut, als ob
sie aus dem Fernpunkt des Auges kämen, so geben sie auf der Netzhaut
ein scharfes Bild, und das Auge besitzt also eine Myopie von 4 D
(Abb. 33, *C*). Der Myope verfügt beim Sehen in die Ferne ohne Glas

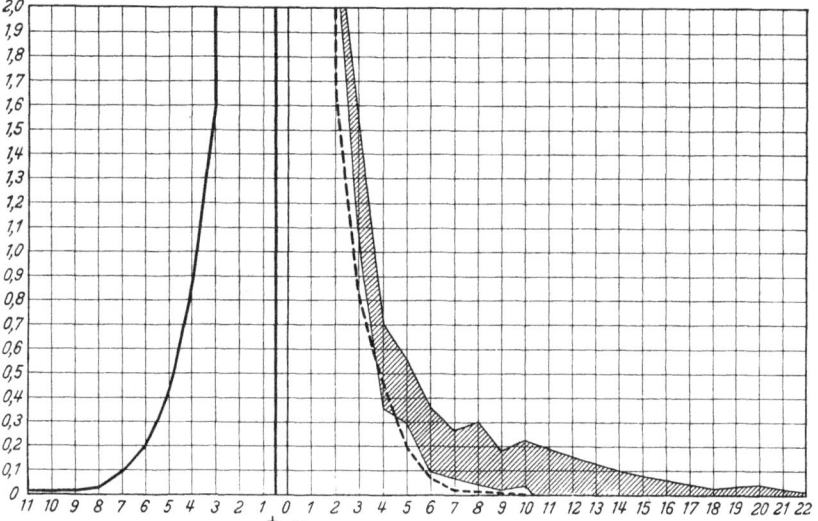

Abb. 34. Häufigkeit der Hyperopie (+) und der Myopie (—) (nach BETSCH und SCHEERER).
Myopie ist häufiger als Hyperopie. Zieht man jedoch von der Gesamtzahl der Fälle von Kurz-
sichtigkeit diejenigen ab, bei denen sich Augenhintergrundsveränderungen wie Conus usw. finden
(schraffierte Zone), so deckt sich die entstehende Kurve (untere ausgezogene Linie) fast genau mit
dem Spiegelbilde der für die Hyperopie geltenden Linie (gestrichelte Kurve), d. h. Hyperopie und
Myopie ohne Komplikationen sind gleich häufig, wenn man sich die Symmetrieachse nicht bei 0
(= Emmetropie), sondern bei + 0,5 D denkt. „Normal" ist also strenggenommen dieser geringe
Grad von Hyperopie. Der schraffierte Bezirk bezeichnet die Häufigkeit der Fälle von Myopia maligna

meist nur über eine bedeutend herabgesetzte Sehschärfe, und der Versuch zu akkommodieren würde die Myopie natürlich noch verstärken;
er kann aber in der Nähe, genauer: in der Fernpunktsebene ohne Akkommodation lesen und braucht dann also auch im Alter kein Leseglas.

Die *Korrektion der Myopie* erfolgt durch Konkavgläser, da wir den
Patienten in die Lage bringen wollen, in die Ferne deutlich sehen, d. h.
parallele Strahlen zu einem scharfen Bilde auf seiner Netzhaut vereinigen
zu können. Diese Anforderung ist dann erfüllt, wenn man dem Auge ein
Zerstreuungsglas vorsetzt, welches die Parallelstrahlen so auseinander-
bricht, als ob sie aus der Fernpunktebene des Auges herkämen.

Kehren wir wieder zu unserem Beispiel des Auges von 4 D Myopie zurück
(Abb. 33, *C*). Wir sahen, daß sein Fernpunkt in 25 cm Abstand vor dem Auge liegt.
Jetzt setzen wir dem Patienten zunächst 1 D konkav vor; das Glas bricht die
parallelen Strahlen so auseinander, als wenn sie aus 1 m Entfernung herkämen.
Damit kann der Patient noch nicht viel besser sehen; denn er behält noch 3 D
Myopie übrig. Sein Fernpunkt rückt von 25 cm in 33,3 cm Abstand. Ein Glas

von 2 D konkav verschafft ihm schon bessere Bilder aus der Ferne. Sein Fernpunkt rückt weiter ab in 50 cm Abstand; denn noch sind ihm 2 D Myopie un-
korrigiert geblieben. Mit 3 D bessert sich seine Sehschärfe weiter; er vermag nun
schon in 1 m Abstand alles deutlich zu sehen. Mit 4 D ist sein korrigierendes Glas
erreicht. Seine ganze Myopie ist ausgeglichen; er ist in die Lage des Emmetropen
versetzt, dessen Fernpunkt in unendlicher Ferne liegt. Würden wir einem Myopen
ein stärkeres Minusglas vorsetzen, als es dem Grade seiner Myopie entspricht, in
unserem Falle also etwa ein Glas von 5 Dioptrien, so wäre das Auge damit über-
korrigiert. Die Wirkung der zu starken Gläser kann der Patient zwar ausgleichen,
indem er durch Akkommodation seine Linsenbrechkraft entsprechend steigert, doch
würde damit der Akkommodationsmuskel des Kurzsichtigen dauernd belastet, was
zu Ermüdungserscheinungen Anlaß gibt (akkommodative Asthenopie).

*Man muß also bei Korrektion der Myopie stets das schwächste Glas
wählen, mit dem der Patient eben noch deutlich in die Ferne sehen kann.*

Die höheren Grade der Myopie über ungefähr 15 D hinaus kann man
nur selten voll auskorrigieren. Erstens werden die Gläser zu schwer,
und zweitens geben sie an den Rändern infolge der prismatischen Wirkung
Zerstreuung des Lichtes in Regenbogenfarben, was störende Sensationen
zur Folge haben kann. Wenn angängig, korrigiere man jedoch eine
Kurzsichtigkeit voll aus, auch unter Berücksichtigung eines etwaigen
Astigmatismus (s. S. 39). Ob, wie behauptet worden ist, eine zur Schul-
und Naharbeit verschriebene voll korrigierende Brille in der Lage ist,
das Weiterschreiten der Myopie zu verhindern oder in Schranken zu
halten, ist zweifelhaft.

Myopia simplex und Myopia maligna. Wir unterscheiden zwei Formen
der Achsenmyopie: die *Myopia simplex* oder „Streuungsmyopie" und
die *Myopia maligna* oder „progressive Myopie". Bei der ersten Form
handelt es sich ganz analog wie auch bei der Hypermetropie nicht um
eine Krankheit, sondern um eine individuelle, vom Normalzustand ab-
weichende Gestaltungsform: Die verschiedenen Achsenlängen des Auges
(Kurz- und Langbau) verteilen sich über die Bevölkerung nach den
allgemeinen Gesetzen der Variabilität, denen zufolge die Extreme am
seltensten auftreten (vgl. Abb. 32).

Die Anlage zur *Myopia simplex* ist also meist angeboren und von
hereditären Einflüssen abhängig, obwohl auch das später myope Auge
bei der Geburt zunächst übersichtig zu sein pflegt. Ob diese Disposition
noch durch äußere Bedingungen wie angestrengte Naharbeit in ihren
Auswirkungen begünstigt wird, ist fraglich. Jedenfalls ist die Lehre
von der „Schulmyopie", d. h. der Entwicklung der Myopie *durch* die
mit den Schuljahren verknüpfte Naharbeit in ihrer ursprünglichen Form
nicht aufrechtzuerhalten.

Die Kurzsichtigkeit geringen Grades, die keine Augenhintergrundsveränderungen oder Dehnungserscheinungen erkennen läßt, bedeutet wie
gesagt als solche noch keine Erkrankung. Mit Vollendung der körperlichen
Entwicklung, also mit dem Beginne der zwanziger Jahre, pflegt sie zum
Stillstande zu kommen (daher auch „stationäre Myopie" genannt). Trotzdem kann dieses Erscheinungsbild ohne scharfe Grenzen in diejenigen
Zustände übergehen, welche das Eintreten gewisser Augenleiden (z. B.
zentrale Aderhautveränderungen, Netzhautablösung usw.) entschieden
begünstigen, nämlich in die progressive Form, die *Myopia maligna*,

die zwar nicht nach Maßgabe der Dioptrienzahl, aber doch generell von der einfachen Myopie zu trennen ist.

Bei der *progressiven Myopie* oder *Myopia maligna* liegt wahrscheinlich eine erhöhte Dehnbarkeit des Augapfels vor, jedenfalls schreitet sie ganz unabhängig von aller Naharbeit und unter Umständen während des ganzen Lebens unaufhaltsam fort. In der Mehrzahl der Fälle erreicht

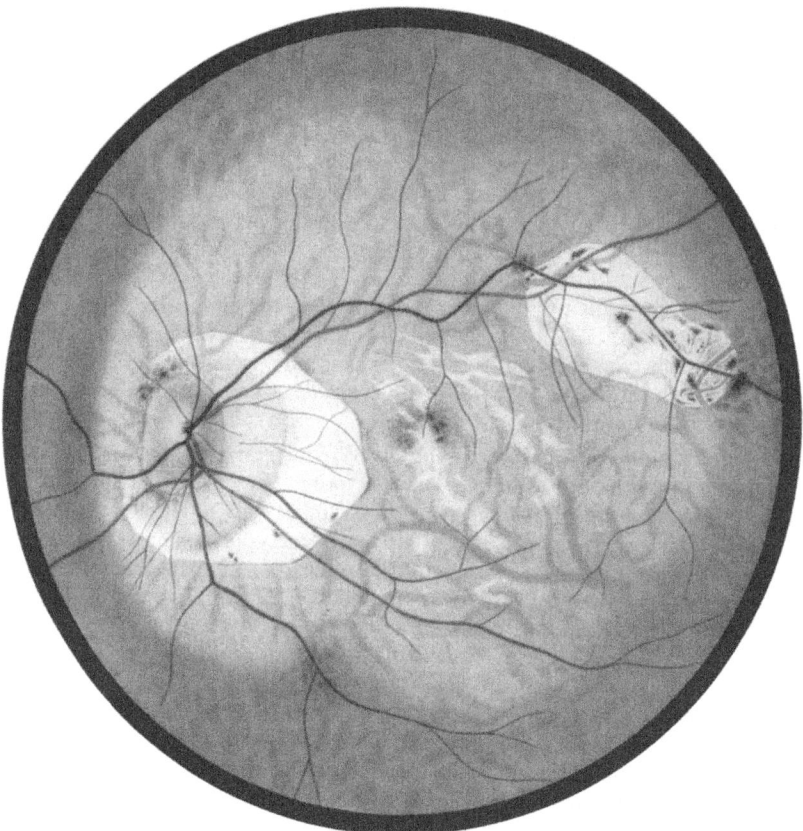

Abb. 35. Myopia maligna (linkes Auge). Conus temporalis, peripapilläre, besonders temporal ausgedehnte Aderhautatrophie. Rarefikation des Fundus am ganzen hinteren Pol. Myopisches Maculaleiden. Temporal-oben von der Macula ein umschriebener chorioidealatrophischer Herd mit Pigmentverschiebungen

diese Form der Myopie schließlich hohe Grade (15 D und mehr — excessive Myopie). Fast stets ist sie mit objektiv nachweisbaren *Augenhintergrundsveränderungen*, oft auch mit anderen ernsten Begleiterscheinungen verknüpft, die bei fortschreitender Streckung der Augenachse mit der Zeit zunehmen.

Zunächst rückt die Umgrenzung der Aderhaut von dem temporalen Umfange der Sehnervenscheibe ab. Dadurch wird eine weiße Sichelbildung schläfenwärts von der Papille *(temporaler Conus)* zwischen dieser und dem Beginn des roten Aderhautfundus sichtbar (Abb. 35). Bei weiterer Dehnung des hinteren Augenpoles greift die Zurückziehung der Aderhaut ringförmig um die Papille herum (ringförmiger Conus). Schließlich können ausgedehnte weiße Flächen rings um die Papille dem Bild das Gepräge geben (*peripapilläre Aderhautatrophie*, fälschlich Staphyloma posticum genannt). Vielfach ist der ganze Fundus mehr oder weniger

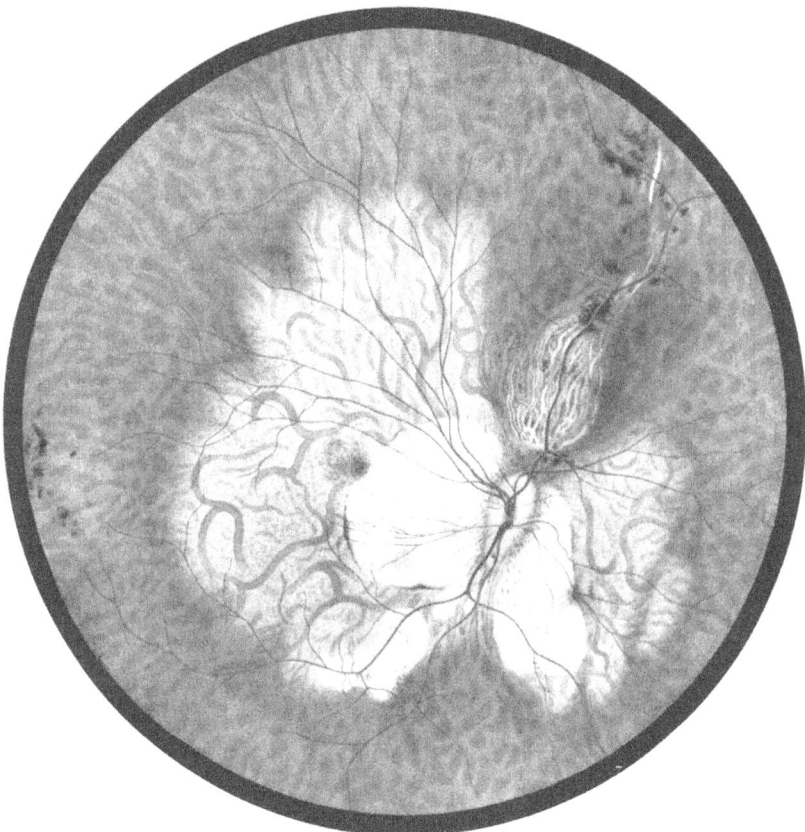

Abb. 36. Myopia maligna (rechtes Auge). Senkrecht gestellte, deformierte Papille. Temporale und nasale Aderhautatrophie. Sklerose der Aderhautgefäße beiderseits der Papille

aufgehellt, myopische *Rarefikation der Aderhaut*. Kommt es zu einer wirklichen Ausbuchtung des Auges am hinteren Pol, so spricht man von einem *Staphyloma post. verum*.

Ferner können Einrisse in der gedehnten Aderhaut zwischen Papille und Hintergrundsmitte auftreten. Besonders häufig ist die Stelle des deutlichsten Sehens von den Dehnungsvorgängen betroffen, Blutungen in der Aderhaut, unter und in die Netzhaut stellen sich ein. Manchmal bildet sich dann in der Macula eine derbe schwarze Pigmentwucherung aus *(Fuchsscher Fleck)*; endlich entstehen mehr oder weniger aus-

gebreitete atrophische, unregelmäßig begrenzte Herde (myopisch-atro-
phische Aderhaut).

Selbstverständlich wird dadurch die davorliegende Netzhaut in ihrer
Ernährung geschädigt. Infolgedessen schließt sich eine Degeneration
der Sinnesepithelien der Maculagegend an, die das zentrale Sehen beeinträchtigt (*myopisches Macularleiden*, Abb. 35). Eine andere Gefahr droht
der Netzhaut durch die Möglichkeit einer Ablösung (s. Abb. 159). Eine
verhängnisvolle Rolle spielt dabei die Streckung der Augenachse, insofern
dadurch einerseits das Glaskörpergerüst zerstört wird und eine mit dem
Auftreten von Trübungen verbundene Verflüssigung des normalerweise
gallertigen Glaskörpers zustande kommt, andererseits in der Peripherie
der Netzhaut cystoide und andere Degenerationsherde entstehen.

Eine eigentliche Heilung der Myopia maligna gibt es nicht. Das
Macularleiden und die sonstigen Fundusveränderungen kann man mit
Kurzwellen, die Glaskörpertrübungen außerdem mit subconjunctivalen
Kochsalzinjektionen (2%) sowie örtlichen und allgemeinen Jodgaben
behandeln.

Viel seltener als die Achsenmyopie ist die Brechungsmyopie. Diese kommt
zustande, wenn sich, z. B. durch Stoffwechselstörungen, die Brechkraft der Linse
vermehrt. Auch eine Verlagerung der Linse nach vorn bedingt eine Brechungsmyopie.

Hypermetropie. Die Längsachse ist im Verhältnis zur Brechkraft
der brechenden Medien zu kurz. Kurzbau des Auges. Parallele Strahlen
kommen auf der Netzhaut nicht zur Vereinigung, weil ihr Schnittpunkt
erst hinter die Netzhaut fallen würde (Abb. 37, *A*). Das hypermetrope
Auge ist auf Strahlen eingestellt, welche konvergent auf das Auge fallen
(Abb. 37, *B*), als wenn sie sich in einem Punkte vereinigen wollten, der
sich hinter dem Auge befindet. Der Fernpunkt des übersichtigen Auges
liegt also in negativer Richtung. Wählen wir ein Sammelglas, welches
die parallelen Strahlen so zusammenbricht, daß sie diesem Fernpunkte
zustreben, dann werden parallel auf das Auge gerichtete Strahlen sich
auf der Netzhaut vereinigen, d. h. das hypermetrope Auge ist genau auskorrigiert (Abb. 37, *D*).

In jugendlichen Jahren, solange die Linse noch genügend nachgiebig
ist, kann der Patient die im Verhältnis zur Länge der Augenachse zu
schwache Leistung der brechenden Medien dadurch wettmachen, daß er
das brechende System durch Akkommodieren verstärkt. Ja, er ist an
diese Notwendigkeit so gewöhnt, daß er davon gar nicht lassen kann,
wenn man ihm auch die passenden Konvexlinsen vorsetzt. Hat z. B.
ein Zehnjähriger eine Hypermetropie von 4 D, so wird er mit Leichtigkeit
seine Linse um 4 D mehr wölben können. Für die Nähe braucht er dann
allerdings schon 7 D (s. Akkommodation S. 45) und wird unter Umständen dabei bereits Schwierigkeiten bekommen (akkommodative
Asthenopie).

Wenn wir jetzt daran gehen, die Übersichtigkeit des 10jährigen Patienten mit
Gläsern auszukorrigieren, so beginnen wir wieder mit Vorsetzen von 1 D, und zwar
konvex. Der Übersichtige, der unter Umständen schon ohne Glas in die Ferne
deutlich sieht, wird auch mit diesem Glase gut sehen können; auch ein Glas von
2 D nimmt er vielleicht an, ein Glas von 3 D jedoch meistens nicht mehr. Er

verwirft das Glas und erklärt, daß er mit diesem Glase nicht mehr die Sehproben erkennen könne. Die Ursache liegt in der dauernden Anspannung der Akkommodation, von der er sich als von einer Gewohnheit nicht freimachen kann. Als

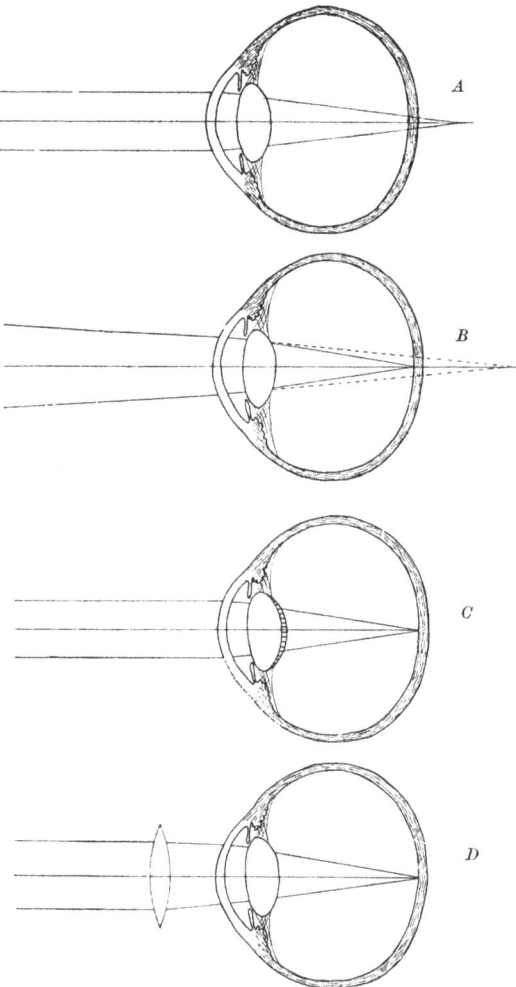

Abb. 37. Hypermetropie (Übersichtigkeit). *A* parallel einfallende Strahlen vereinigen sich hinter der Netzhaut. Die Netzhaut liegt vor der Brennebene; ferne Gegenstände werden vom ruhenden Auge unscharf gesehen; *B* von der Netzhaut nach außen geleitete Strahlen verlassen das Auge divergent. Fernpunkt „jenseits des Unendlichen", gleichsam hinter dem Auge; *C* parallel einfallende Strahlen können durch stärkere Wölbung der Linse (Akkommodation) auf der Netzhaut vereinigt werden; *D* bei fehlender Akkommodation kann diese durch Vorsetzen eines entsprechenden Sammelglases ersetzt werden (Korrektion der Hypermetropie durch Konvexglas)

wir ihm 2 D vorsetzten, vermochte er zwar seine Akkommodationsspannung um 2 D herabzusetzen, ein Glas von 3 D hätte aber eine weitere Entspannung um 1 D gefordert, und hierzu war er nicht fähig. Erst wenn wir die Akkommodation durch Atropin oder Homatropin lähmen, wird der Patient seine vollen 4 D angeben.

Bei Jugendlichen tritt also nur ein Teilwert der Hypermetropie mit Hilfe der Brillenuntersuchung in Erscheinung, während ein anderer Teilwert verborgen bleibt (latente Hypermetropie). Wir müssen deshalb beim Jugendlichen unterscheiden zwischen dem ohne weiteres erkennbaren Teil der vorliegenden Refraktionsanomalie, den man *manifeste Hypermetropie* nennt, dem ohne Lähmung der Akkommodation nicht in die Erscheinung tretenden, der *latenten Hypermetropie* und dem aus der Summe beider sich ergebenden *totalen* oder *absoluten Wert der Hypermetropie.*

Je älter der Patient wird, desto geringer wird infolge Abnahme der Akkommodationsfähigkeit der latente Wert, bis schließlich mit vorgeschrittenem Alter der manifeste Wert gleich dem absoluten wird (etwa im 3. Lebensjahrzehnt), der Patient also seine Hypermetropie bei Vorsetzen von Brillengläsern voll angibt.

Gesetzt den Fall, unser Patient mit 4 D Hypermetropie wäre ungefähr 45 Jahre alt, so daß ihm das Akkommodieren schon etwas schwer fiele, so würden wir wahrscheinlich finden, daß der Patient ohne Glas nicht wie der 10jährige für die Ferne volle Sehschärfe hat, sondern höchstens halbe. Ihm sind die vorgesetzten 4 D eine willkommene Hilfe; nun hat er volle Sehschärfe. Nehmen wir jetzt ein Glas von 5 D, so wird der Patient dieses verweigern; denn wir haben ihn durch Überkorrektion seiner Hypermetropie um 1 D zu einem Myopen von 1 D gemacht, und ein Myop hat eben nicht die Möglichkeit, in die Ferne deutlich zu sehen.

Aus alledem ergibt sich, daß wir *dem Übersichtigen im Gegensatz zum Kurzsichtigen nie schaden können, wenn wir ihm das höchste Glas geben, welches er für die Ferne annimmt; im Gegenteil, das höchste Glas ist das richtige, weil es ihm den Zwang nimmt, seine Akkommodation übermäßig anzustrengen.* Das hindert nicht, daß wir jugendlichen Hypermetropen bisweilen zunächst nur die manifeste Übersichtigkeit auskorrigieren, damit sie ohne Mühe Naharbeit verrichten können; denn wir müssen eben mit dem Akkommodationstonus rechnen. Etwas ganz anderes ist es allerdings, wenn es z. B. gilt, durch Auskorrektion der Hypermetropie auf das Einwärtsschielen bessernd einzuwirken. Dann gleichen wir den totalen unter Atropin bestimmten Wert aus (s. S. 218).

Die Hypermetropie, die in ähnlicher Weise wie die gewöhnliche Myopie auf einer vererbbaren Anlage beruht (Abb. 34), macht in niederen Graden keine Augenhintergrundsveränderungen; bei höherer Übersichtigkeit jedoch kommen oft Bilder zustande, die eine Neuritis nervi optici, ja sogar eine geringe Stauungspapille vortäuschen können, *Pseudoneuritis hypermetropica.*

Die häufigste Form der Hypermetropie ist die Achsenhypermetropie. In selteneren Fällen kommt es jedoch, z. B. im höheren Alter, zu einer Abflachung der Linse und Homogenisierung ihrer Brechkraft, die dadurch im ganzen geringer werden kann; dann tritt eine *Brechungshypermetropie* auf, die als *senile Hypermetropie* bezeichnet wird. Auch durch Verlagerung der Linse kann eine Brechungshypermetropie entstehen.

Der Astigmatismus. Bislang wurde nur die Möglichkeit erörtert, daß das Auge im Verhältnis zur Brechkraft seines optischen Systems zu lang oder zu kurz gebaut ist. Es ist aber noch denkbar, daß das optische System in sich fehlerhaft gebaut ist, so daß eine punktförmige Vereinigung parallel einfallender Strahlen überhaupt nicht zustande kommt. Das System hat also keinen Brennpunkt bzw. eine geordnete Brennebene. Wir sprechen deshalb von *Astigmatismus* (= Brennpunktlosigkeit).

Dieser Zustand kann auf verschiedene Weise zustande kommen. Erstens durch eine ganz unregelmäßige Form der Hornhautwölbung, z. B. nach Hornhautgeschwüren oder Hornhautverletzungen sowie beim Keratoconus (s. S. 99). Dann zeigt die Hornhaut schon in dem einzelnen durch ihre Mitte und durch die optische Achse gehenden Schnitt (Normalschnitt) Abweichungen von der Kreislinie; der Hornhautradius ändert sich fortgesetzt in ein und demselben Meridian, und so erfolgt eine unregelmäßige Brechkraft des Systems: *unregelmäßiger Astigmatismus.*

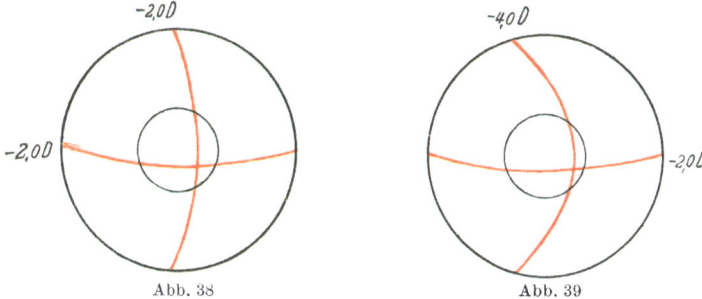

Abb. 38   Abb. 39

Abb. 38. Achsensymmetrisch gewölbte Hornhaut eines Auges von 2,0 D Kurzsichtigkeit. Die Krümmung des vertikalen und horizontalen Meridians ist gleich. Ein sphärisches Glas von − 2,0 D behebt den Fehler

Abb. 39. Astigmatisch gewölbte Hornhaut. Der vertikale Meridian ist stärker gekrümmt als der horizontale. Der Brechungszustand beträgt in der Vertikalen − 4,0 D, in der Horizontalen −2,0 D. Es besteht ein zusammengesetzter myopischer Astigmatismus (S. 40). Das ausgleichende Glas ist: − 2,0 D sphärisch kombiniert mit − 2,0 D zylindrisch, Achse horizontal (0⁰)

Auch fehlerhafte Wölbung der Linsenflächen oder Lageveränderungen der Linse *(Linsenastigmatismus)*, ja sogar Unregelmäßigkeiten der Gestaltung des hinteren Augenpols, also der Sklera und der Retina *(Astigmatismus fundi)*, können zu ähnlichen optischen Folgeerscheinungen führen. Der *Astigmatismus irregularis* ist durch Gläser meist nicht oder jedenfalls nicht ideal auszugleichen. In manchen Fällen ergibt die Verordnung von Haftschalen eine brauchbare Sehschärfe. In anderen Fällen wird neuerdings der Ersatz der kranken Hornhautteile durch Überpflanzung von entsprechenden Teilen einer durchsichtigen und gut gebauten Leichenhornhaut vorgenommen (Hornhauttransplantation).

Bei der zweiten Form, dem *regelmäßigen Astigmatismus*, herrscht insofern Regelmäßigkeit, als die Hornhaut in jedem einzelnen Normalschnitt (unter Normalschnitt versteht man jeden ebenen Schnitt, der den Mittelpunkt der Hornhaut und die optische Achse des Auges enthält) eine kreisförmige Wölbung aufweist. Das gilt wenigstens für die optisch allein wichtigen mittleren Teile. Zwei verschiedene, aufeinander senkrecht stehende Normalschnitte aber, z. B. der horizontale und der vertikale Normalschnitt, haben verschieden große Radien (Abb. 38 und 39).

Legt man vor eine solche Hornhaut eine spaltförmige Blende, so daß die einzelnen Normalschnitte gesondert untersucht werden können, und dreht den Spalt in den einzelnen Richtungen wie eine Kompaßnadel, dann wird man ganz verschiedene Refraktionszustände feststellen, z. B. in vertikaler Richtung eine Myopie von — 4,0 D, in horizontaler eine solche von nur — 2,0 D (Abb. 39). Die Differenz der Refraktion beider Normalschnitte zeigt den Grad des Astigmatismus an, also hier einen solchen von 2 D.

Ein astigmatisches Auge vermag weder fern noch nahe gelegene Gegenstände völlig deutlich zu erkennen, denn das astigmatische Auge hat in zwei zueinander senkrechten Normalschnitten ganz verschiedene Brennweiten, und in allen anderen Normalschnitten kommt es überhaupt nicht zur Vereinigung der Lichtstrahlen. So würde in dem gewählten Beispiel (Abb. 39) der vertikale Normalschnitt geeignet sein, Objekte in 25 cm Entfernung (Myopie 4 D) scharf abzubilden, während der horizontale (Myopie 2 D) auf eine Ebene eingestellt ist, die einen Abstand von 50 cm hat. Ein Gegenstandspunkt wird von einem astigmatischen Auge je nach Lage des Gegenstandes als scharfer Strich oder als unscharfer Lichtfleck auf der Netzhaut abgebildet.

Im Gegensatz zum *unregelmäßigen* Astigmatismus ist der *regelmäßige* leicht korrigierbar.

Dazu sind aber Zylindergläser nötig, die die Eigenschaft haben, nur in einer Achse zu brechen (s. S. 28). Bewaffnen wir das z. B. gewählte Auge (Abb. 39) zunächst mit einem sphärischen Glase von — 2,0 D, so wird die falsche Brechung im horizontalen Schnitt ganz, die im vertikalen aber bis auf einen Rest von — 2,0 D ausgeglichen. Legen wir noch ein Zylinderglas von — 2,0 D hinzu und drehen seine Achse (s. Abb. 39, S. 39) so, daß sie horizontal (0⁰) zu liegen kommt, dann bleibt der horizontale Meridian mit — 2,0 D auskorrigiert, und dazu ist der vertikale mit — 4,0 D versehen, also ebenfalls ausgeglichen. Zur Zylinderkorrektion gehört eine gründliche Erfahrung. Sie wird deshalb in der Regel dem Augenarzt vorbehalten bleiben.

Wir unterscheiden: 1. den einfachen — myopen oder hypermetropen — Astigmatismus. Typus: Eine Achse emmetrop, die darauf senkrechte myop oder hypermetrop. Der Ausgleich erfolgt durch ein einfaches Zylinderglas ohne Zuhilfenahme anderer Gläser. Weist der vertikale Meridian die stärkere Wölbung auf, was die Regel ist, so spricht man von einem Astigmatismus regularis „nach der Regel", ist der horizontale Meridian stärker gewölbt, von einem Astigmatismus regularis „gegen die Regel".

2. den zusammengesetzten — myopen oder hypermetropen — Astigmatismus. Typus: Beide Achsen sind verschiedengradig myop oder hypermetrop. Der Ausgleich erfolgt durch ein sphärisches Glas und einen dazu geschliffenen Zylinder im Sinne der Myopie oder Hypermetropie (z. B. — 2,0 D sph kombiniert mit zyl. — 2,0 D Achse 0⁰).

3. den gemischten Astigmatismus (Astigmatismus mixtus). Typus: Eine Achse bricht myop, die andere hypermetrop. Der Ausgleich kann durch ein Glas erfolgen, das auf der einen Fläche einen hypermetrop-zylindrischen, auf der rückwärtigen einen myop-zylindrischen Schliff hat. Die Achsen beider Zylinder stehen senkrecht aufeinander.

Anisometropie. Wenn die Brechkraft auf beiden Augen verschieden ist, z. B. bei verschiedenen Myopiegraden auf beiden Augen, so spricht man von *Anisometropie*; bei geringen Unterschieden der Refraktion kann man trotzdem jedes Auge für sich korrigieren; stärkere Unterschiede

der beiden Brillengläser jedoch, die dann auch verschieden große Netz-
hautbilder zur Folge haben, werden meist nicht vertragen. Man muß
dann das stärker ametrope Auge unterkorrigieren. Der Unterschied der
verordneten Brillengläser soll im allgemeinen 3—4 Dioptrien nicht überschreiten.

Die objektive Refraktionsbestimmung

Hat man die Refraktion mit Hilfe von Leseproben und Gläsern
ermittelt, so war das eine „subjektive" Refraktionsbestimmung. Man
kann aber auch ohne Beihilfe des Patienten den Brechungszustand

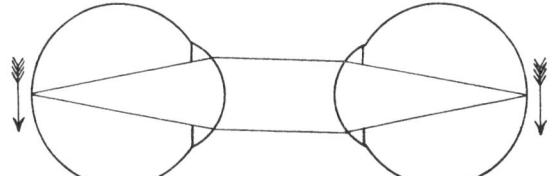

Abb. 40. Spiegeln im aufrechten Bilde. Arzt und Patient sind emmetrop

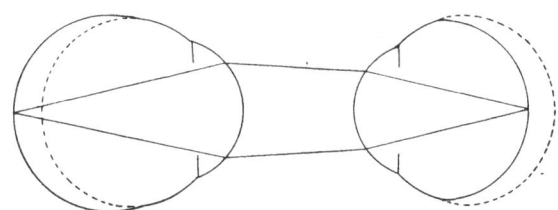

Abb. 41. Spiegeln im aufrechten Bilde, wenn der Arzt hypermetrop und der Patient in gleichem
Maße myop ist (Patient links)

objektiv feststellen. Wir besitzen dafür mehrere Methoden. Die wichtigste ist die mit Hilfe des Augenspiegels. Die Untersuchung kann im
aufrechten Bilde mit dem Refraktionsspiegel (Abb. 13) oder als Schattenprobe (Skiaskopie) mit dem Planspiegel vorgenommen werden.

Die erste Methode erfordert große Übung im Spiegeln und wird deshalb dem
Augenarzt vorbehalten bleiben. Ihr Prinzip beruht darauf, daß man nur dann ein
scharfes Bild des Augenhintergrundes der untersuchten Person erlangen kann,
wenn man im *aufrechten Bilde* spiegelnd die aus der Pupille des Patienten heraus-
tretenden Strahlen zu einem scharfen Bilde auf dem eigenen Augenhintergrund
vereinigen kann (Abb. 40). Ist der Untersuchte normalsichtig, dann treten die
Strahlen parallel aus. Wenn der Arzt ebenfalls normalsichtig ist und beide Personen
nicht akkommodieren, so sind die Bedingungen für das Zustandekommen des
deutlichen Bildes gegeben. Ist der Patient jedoch kurzsichtig (Abb. 41), dann
kommen die Strahlen von dem beleuchteten, nun als Lichtquelle selbst wirkenden
Augenhintergrundbezirk des Patienten in einem konvergenten Lichtkegel heraus,
mit dem der Normalsichtige nichts anfangen kann; denn dieser Lichtkegel entwirft
ein Bild im Glaskörper und nicht auf der Retina des Arztes. Sobald aber nun der
Arzt (mit Hilfe eines Augenspiegels, der die Vorschaltung verschieden starker Linsen
ermöglicht, Abb. 41) Konkavgläser vor seinen Spiegel setzt, wird er schließlich
ein Glas finden, welches den konvergenten Strahlenkegel des kurzsichtigen Pa-
tientenauges so auseinander bricht, daß der Strahlengang parallel wird. Jetzt ist
wieder die Möglichkeit gegeben, daß der Arzt ein scharfes Bild des Augenhinter-

grundes des Patienten erhält. Er braucht nun bloß die Nummer des vorgesetzten (und zwar schwächsten!) Glases abzulesen, mit dem er den Augenhintergrund des Patienten deutlich sah, und hat dadurch die Refraktion des Patienten bestimmt und das Glas gefunden, welches ihn für die Ferne auskorrigiert und ihm verschrieben werden kann. Handelt es sich hingegen um ein übersichtiges Patientenauge, so verlassen die Strahlen dieses wiederum nicht parallel, dieses Mal aber divergent. Divergente Strahlen schneiden sich aber überhaupt nicht im Auge eines emmetropen Arztes, sondern liefern ein Bild, das hinter seiner Netzhaut liegt. Nunmehr setzt der Arzt so lange an Brechkraft zunehmende Sammellinsen vor, bis er ein deutliches Bild bekommt, und zwar gilt die höchste Dioptrienzahl; denn es liegt ja Hypermetropie vor (s. S. 36). Hat der Arzt allerdings selbst eine Refraktionsanomalie (Abb. 41), so muß er den Grad seiner Kurzsichtigkeit oder Übersichtigkeit mit umgekehrtem Vorzeichen dem Patienten anrechnen. Ist der Arzt

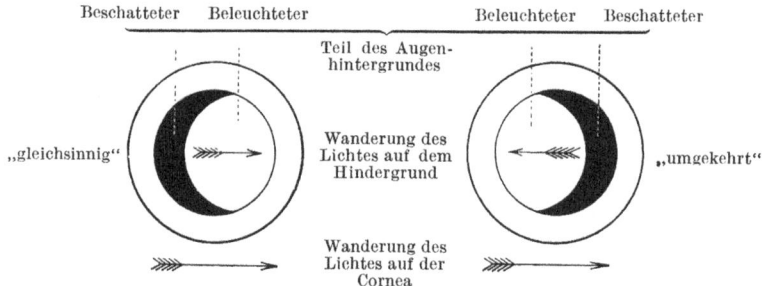

Abb. 42. Schattenprobe (Skiaskopie)

z. B. 3 D übersichtig und erhält er von dem Augenhintergrund des Untersuchten trotzdem ein deutliches Bild, dann weiß er, daß der Patient eine Kurzsichtigkeit von 3 D hat usw.

Leichter zu erlernen ist die Methode der *Skiaskopie* (Schattenprobe, vgl. auch S. 15). Ich gebe im folgenden die einfachste Deutung, indem ich gleichzeitig auf die Schilderung der einzelnen Refraktionszustände S. 29 verweise.

Man prüft dabei, wie schon S. 15 dargetan, ob bei Drehung des Spiegels um seine vertikale Achse das Licht auf dem roten Fundus in derselben Richtung wie auf der Hornhaut wandert oder entgegengesetzt (Abb. 42). Man beobachtet dazu am besten, an welcher Seite der Pupille zuerst der rote Augenhintergrundreflex erlischt, die Pupille wieder schwarz wird und somit ein Schatten auftritt. Nimmt man als Beispiel eine Myopie von 2 Dioptrien, so liegt der Fernpunkt dieses Auges ja in einem Abstande von 50 cm vor dem Auge. Es ist dieses der Punkt, der die Spitze des aus dem kurzsichtigen Auge konvergent austretenden Strahlenkegels bildet; hier schneiden sich die aus der Pupille kommenden Strahlen. Skiaskopiert man nun in einem Abstande von mehr als 50 cm, so wird der beschriebene Schatten entgegengesetzt wandern, in einem Abstande von z. B. 40 cm aber gleichsinnig. Man kann also im besagten Falle tatsächlich so vorgehen, daß man sich dem Auge aus einem größeren Abstande allmählich so lange nähert, bis der Umschlag vom entgegengesetzten Wandern zum Mitwandern erfolgt und die Distanz mißt, in welcher der Wechsel auftrat. Dann hat man den Fernpunkt des Auges und gleichzeitig die Höhe der Myopie festgestellt, in unserem Falle 50 cm, d. h. 100:50 = 2 D. Man kann aber genau so gut in einer gleichbleibenden Entfernung von 1 m untersuchen und durch Vorhalten von Gläsern vor das Auge des Patienten seine Refraktion so lange beeinflussen, bis der Wechsel im Strahlengang gerade in 1 m vor ihm statthat. Die Nummer dieses Glases stellen wir fest und müssen nun nur noch die willkürlich eingenommene Untersuchungsentfernung von 1 m in Anrechnung bringen; denn wir wollen den Patienten nicht auf eine Sehentfernung von 1 m, sondern für das Sehen in weite Fernen auskorrigieren. So müssen wir die willkürlich eingeführte Distanz von 1 m Fernpunkt (= Fernpunkt eines kurzsichtigen

Auges von 1 D) dadurch in Anrechnung bringen, daß wir zu dem gefundenen Wert des vorgesetzten Glases den Wert von —1,0 D hinzufügen. War das gefundene Glas in unserem Falle —1,0 D, so ist eben die wirkliche Kurzsichtigkeit —2,0 D.

Trat der Wechsel in der Wanderung des Schattens erst ein, wenn man die Refraktion des Auges um 4 D konvex verstärkte, dann handelt es sich um eine Übersichtigkeit, und zwar von $+4—1 = +3$ D.

Auch den Astigmatismus (s. S. 39) kann man mit der Skiaskopie bestimmen, indem man die aufeinander senkrecht stehenden, voneinander in der Brechkraft abweichenden Hornhautmeridiane mit der Spiegeldrehung einzeln ableuchtet.

Wenn es sich nur um die Feststellung des Hornhautastigmatismus handelt, so bedient man sich im allgemeinen der Untersuchung der Hornhautspiegelbilder. Für die Beurtei-

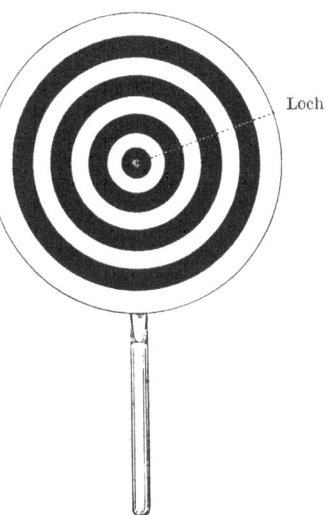

Loch

Abb. 43. Scheibe von PLACIDO

lung des *unregelmäßigen Astigmatismus* ist der einfachste Apparat die Scheibe von PLACIDO (Abb. 43). Eine von schwarzen und weißen Ringen eingenommene

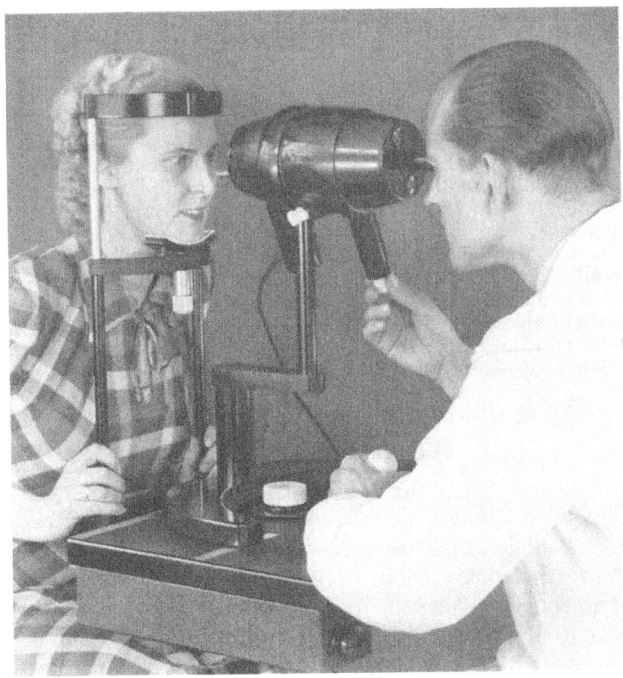

Abb. 44. Ophthalmometer (Zeiss) zur Messung des Hornhautastigmatismus. Die Linke reguliert den Abstand des Instrumentes vom Patientenauge, die Rechte stellt den zu untersuchenden Hornhautmeridian ein und fügt durch Drehung an der weißen Schraube die Hornhautspiegelbildchen aneinander (vgl. Abb. 45)

Scheibe von ungefähr 20 cm Durchmesser trägt wie der Augenspiegel in der Mitte ein Loch, durch welches der Arzt hindurch sieht. Man stellt nun den Patienten mit dem Rücken nach dem Fenster auf und nähert sich mit der Scheibe der Hornhaut des Auges so, daß die Kreise auf der Hornhaut ein verkleinertes Spiegelbild geben. Hat die Hornhaut keinen Astigmatismus, so ist das Spiegelbild der Kreise völlig rund, andernfalls bei regelmäßigem Astigmatismus oval, bei unregelmäßigem verzerrt.

Für den *regelmäßigen* Astigmatismus benutzt der Augenarzt meistens einen komplizierteren Apparat, das sog. Ophthalmometer (HELMHOLTZ). Dieses Instrument (Abb. 44) ermöglicht es, die Brechkraft der Hornhautoberfläche in den verschiedenen Meridianen zu messen. Dazu werden von zwei beleuchteten Figuren die Spiegelbildchen auf der Hornhaut erzeugt. Je größer ihr Abstand voneinander,

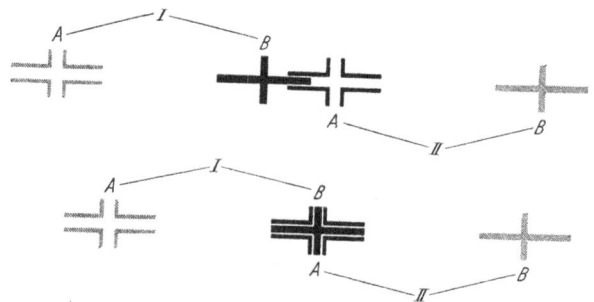

Abb. 45. Die Hornhautbildchen, deren Größe zur Messung der Hornhautbrechkraft benutzt wird. Je 2 Figuren, ein Hohlkreuz (*A*) und ein Strichkreuz (*B*), bilden gemeinsam *ein* Hornhautbildchen (*A* + *B*), das durch halbdurchlässige Spiegel und Prismenkombinationen verdoppelt gesehen wird: *I* und *II*. Durch die am Handgriff des Ophthalmometers befindliche weiße Schraube (in Abb. 44 von der rechten Hand bedient) kann das Strichkreuz des Bildes *I* mit dem Hohlkreuz des Bildes *II* genau zur Deckung gebracht werden (Abb. 45). Je stärker die Hornhautwölbung, desto kleiner das Hornhautbildchen (*A* + *B*). Für jede Größe des Hornhautbildchens ist die zugehörige Hornhautbrechkraft in Dioptrien unmittelbar am Instrument ablesbar

desto geringer die Wölbung der Hornhaut. Das aus den *beiden* Figuren bestehende „Bild" (Abb. 45) zeigt sich dem Beobachter durch eine sinnreiche Kombination von Prismen und halbdurchlässigen Spiegeln verdoppelt. Der Apparat gestattet nun durch Bedienung des Handgriffes, die beiden „Bilder" (I und II) so gegeneinander zu verschieben, daß die benachbarten Figuren der beiden Bilder zur Deckung gebracht werden (Abb. 45). Die Größe der Hornhautbrechkraft des betreffenden Meridians kann dann am Ophthalmometer ohne weiteres zahlenmäßig abgelesen werden. Prüft man so die Hornhautbrechkraft in zwei aufeinander senkrecht stehenden Meridianen, so ergibt sich die Größe des Hornhautastigmatismus, der sich an einer Skala in Dioptrien ebenfalls ablesen läßt. Das Ophthalmometer ist nächst dem Augenspiegel und der Spaltlampe das wichtigste Hilfsmittel des Augenarztes.

Die Akkommodation

Ein emmetropes Auge ist, wie wir gesehen haben, in der Lage, parallelstrahliges Licht zu einem scharfen Bilde auf der Netzhaut zu vereinigen. Paralleles Licht entsenden *die einzelnen Punkte* der Sonne und der von ihr beleuchteten, in weiter Entfernung (d. h. mehr als 6 m) liegenden Dinge der Außenwelt. Soll ein emmetropes Auge aber Gegenstände betrachten, die in endlicher Entfernung vor ihm liegen, so würden diese kein scharfes Bild auf der Netzhaut erzeugen; denn *jeder einzelne Punkt eines Gegenstandes* in endlichem Abstande entsendet divergente Strahlenkegel, welche das optische System des Auges nicht genügend

stark bricht; die Strahlen würden erst hinter der Netzhaut zur Vereinigung kommen und daher in der Netzhautebene nur Zerstreuungskreise
abbilden (Abb. 46). Der Anforderung, das optische System entsprechend
der Nähe des fixierten Gegenstandes in der Wirkung zu verstärken, dient
der Akkommodationsmechanismus, indem er eine stärkere Krümmung
der Linsenflächen herbeiführt.

Die Linse ist in der Jugend ein elastischer Körper, welcher die Tendenz hat, sich der Kugelgestalt zu nähern. Mit zunehmendem Alter
nimmt diese Fähigkeit allmählich ab, der Kern wird mehr und mehr
sklerotisch, und endlich, etwa vom 60. Lebensjahre an, kann die Linse
ihre Form nicht mehr selbständig ändern. Aber auch solange die Linse

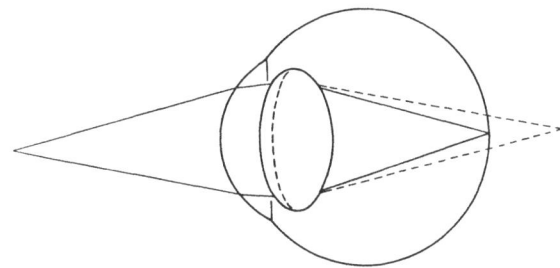

Abb. 46. Akkommodation. Punktiert: Strahlengang bei ruhender, ausgezogen: Strahlengang bei
angespannter Akkommodation

noch elastisch ist, wird sie im Ruhezustand des Auges an einer Formveränderung durch die sie einschließende Linsenkapsel gehindert, welche
durch ihr Aufhängeband, die Zonula, zwischen den Fortsätzen des
Corpus ciliare so in Spannung gehalten wird, daß sie vorn und hinten
die Linse abplattet (s. die Ansicht der Linse und des Corpus ciliare von
rückwärts auf Abb. 4, S. 4 sowie das plastische Bild der Linse mit der
Zonula auf Abb. 2, S. 1). Und zwar hängt die Spannung der Linsenkapsel davon ab, ob die Fortsätze des Corpus ciliare einen erweiterten
oder verengerten Ring miteinander bilden. Im Ruhezustand ist der Ring
weit und dadurch die Spannung der Kapsel straff, die Linsenwölbung
entsprechend flach, die Brechkraft der Linse gering. Im Corpus ciliare
ist aber eine doppelte Muskulatur vorhanden. Ein sphincterartig wir-
kender Ringmuskel verengert die Weite des von den Fortsätzen umschriebenen Kreises, und gleichzeitig sorgt eine am Kammerwinkel ent-
springende und in der Aderhaut inserierende Längsmuskulatur dafür,
daß durch Verschmälerung der sagittalen Fläche an der Wurzel des
Corpus ciliare die Fortsätze sich strecken und ihre Spitzen sich gegen-
seitig nähern. Durch Erschlaffen des Aufhängebandes bekommt die Linse
etwas Spielraum (Abb. 47). Hintere und vordere Linsenfläche wölben
sich stärker. Da die Linse wegen des gallertartigen Glaskörpers nach
hinten nicht Raum gewinnen kann, so tritt ihre Vorderfläche etwas nach
vorn, die vordere Augenkammer wird also flacher. Die vermehrte Linsenwölbung hat eine erhöhte Brechkraft zur Folge. Dadurch wird das Auge
für die Nähe eingestellt. Gleichzeitig zieht sich die Pupille etwas

zusammen (Naheinstellungsreaktion), wodurch die Tiefenschärfe vermehrt und die deutliche Abbildung naher Gegenstände erleichtert wird. Die Ciliarmuskulatur wird vom Oculomotorius innerviert. Somit kann ein Versagen des Akkommodationsmechanismus zwei verschiedene Gründe haben: Lähmung des zum Ciliarmuskel gehörenden Astes des Oculomotorius und Erstarrung der Linse.

Die letztere Ursache tritt mit fortschreitendem Alter schon physiologisch in Erscheinung. Wir sprechen deshalb von *Alterssichtigkeit* oder *Presbyopie*. Diese ist also nichts anderes als die Folge der zunehmenden Verhärtung der Linse, welche mit dem Verlust der nötigen Elastizität verknüpft ist. Die Kontraktionsfähigkeit der Ciliarmuskulatur und die

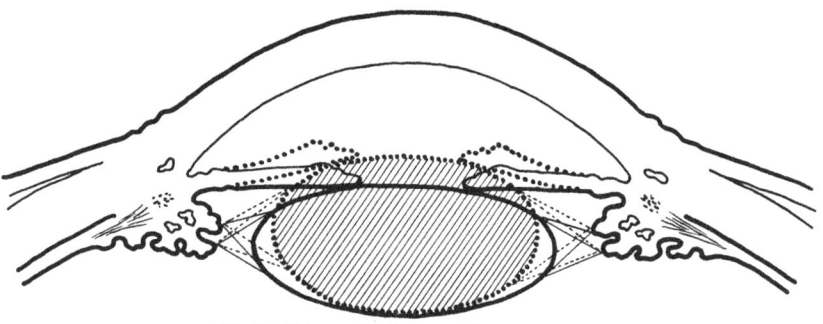

Abb. 47. Schema des Akkommodationsvorgangs.
Ausgezogene Linien: ruhendes Auge. Punktiert: akkommodierendes Auge

Funktion des Oculomotorius bleiben auch im alternden Auge normal; aber die Linse kann auch beim Schlaffwerden der Kapsel im Aufhängebande ihre Wölbung nicht mehr vermehren, weil sie einen immer größer werdenden harten Kern in sich schließt (s. S. 188).

Dieser Sklerosierungsprozeß der Linse, der in jedem Auge bereits seit den ersten Lebensjahrzehnten nachweisbar ist, pflegt sich beim Normalsichtigen ungefähr mit dem 45. Lebensjahre störend bemerkbar zu machen. Er kann die beim Lesen in 33 cm Abstand um 3 Dioptrien zu verstärkende Wölbung der Linse zwar gerade noch aufbringen, bekommt aber bei längerer Naharbeit ein dumpfes Druckgefühl in der Stirn und in den Augen, weil er die Linse nur bei sehr angestrengter Kontraktion des Ciliarmuskels noch zur Naheinstellung zwingen kann (akkommodative Asthenopie). Man muß daher ungefähr mit dem 45. Lebensjahre denjenigen emmetropen Patienten, die viel Naharbeit leisten müssen, durch eine „Lesebrille" helfen; und zwar gibt man einem Patienten von 45 Jahren etwa 0,75 D konvex, mit 50 Jahren +1,5 D, mit 55 Jahren +2,0 bis +2,5 D und mit 60 Jahren und mehr +3,0 D. Mit +3,0 D kann der Normalsichtige auch ohne Zuhilfenahme der Akkommodation in 33 cm Entfernung scharf sehen; mithin ist dann der höchste Wert der Altersbrille gewöhnlich erreicht. Bei manchen Patienten tritt aber im 7. Lebensjahrzehnt eine weitere Veränderung der Linse ein, durch die deren Brechkraft etwas vermindert wird (Abflachung und Homogenisierung der Brechkraft), so daß das Auge, auch wenn es vorher normal war, jetzt hypermetrop wird (senile Hypermetropie). In solchen Fällen muß dann natürlich auch das Nahglas weiter verstärkt werden.

Der Übersichtige, welcher schon für die Ferne akkommodieren muß, um deutlich sehen zu können (s. S. 37), muß natürlich viel früher als der Normalsichtige zur Lesebrille greifen, wohingegen der Kurzsichtige auch im Alter seinem in endlicher Entfernung vor dem Auge liegenden Fernpunkte entsprechend keiner Lesebrille bedarf, sofern seine Kurzsichtigkeit 3 D und mehr beträgt.

Das Versagen des Ciliarmuskels, die *Akkommodationslähmung*, kann zentralen oder peripheren Ursprungs sein. Eine Störung in der Kernregion des Oculomotorius, wie sie infolge von Tabes oder Lues cerebri, seltener infolge anderer Leiden des Zentralnervensystems beobachtet wird, macht zumeist nur eine einseitige Akkommodationsparese. Sie kann isoliert oder mit einer Lähmung des Sphincter pupillae oder mit Paresen der äußeren, vom Oculomotorius versorgten Augenmuskeln (Levator palpebrae sup., Rectus medialis, superior, inferior, Obliquus inferior) kompliziert auftreten.

Eine doppelseitige Akkommodationsparese tritt hie und da etwa 4 Wochen *nach überstandener Diphtherie* auf. Der Sphincter pupillae pflegt dabei nicht gelähmt zu sein *(isolierte postdiphtherische Akkommodationslähmung)*. Die Lähmung verschwindet meist, ohne ernstliche Folgezustände zu hinterlassen. Therapeutisch verordnet man für einige Wochen eine Lesebrille. Ähnliche Lähmungen beobachtet man auch im Verlaufe der Encephalitis lethargica.

Auch bei Botulismus (Fleischvergiftung) wird eine Lähmung der Akkommodation gefunden, dann gewöhnlich verbunden mit einer gleichen Störung seitens des Sphincter pupillae.

Periphere Akkommodationsparesen entstehen durch Erkrankungen des Corpus ciliare und des Oculomotorius sowie durch Tollkirschenvergiftung (Atropa belladonna) oder örtliche Anwendung von Atropin usw. Endlich auch durch Verletzungen, z. B. Kontusionen des Bulbus, wobei auch die Pupille mehr oder weniger gelähmt sein kann.

Asthenopie. Beschwerden, die durch *erhöhte Erdmüdbarkeit* bei Naharbeit auftreten, bezeichnen wir als *Asthenopie* (im Gegensatz zu *Amblyopie*, unter der man Sehschwäche durch herabgesetzte Sehschärfe versteht. Nach den verschiedenen Ursachen, durch die sie zustande kommt, unterscheiden wir folgende Formen:

1. Akkommodative Asthenopie. Hier ist der Akkommodationsmechanismus aus einem der oben erwähnten Gründe unzulänglich.

2. Muskuläre Asthenopie. Für die Naharbeit ist nicht nur eine ausreichende Akkommodation erforderlich, sondern auch eine dem Abstand des fixierten Gegenstandes entsprechende Konvergenz. Beim Gesunden besteht eine gut dosierte Verknüpfung von Akkommodation und Konvergenz. Bei Heterophorien (s. S. 213), Refraktionsanomalien, bei allgemeinen Erschöpfungszuständen, in der Rekonvaleszenz, aber auch ohne erkennbare Ursachen kann eine erhöhte Ermüdbarkeit des Konvergenzaktes auftreten, die durch Verschwommensehen oder Doppelbilder sehr störend wirken kann. Richtige Gläserkorrektion, *richtige Zentrierung der Gläser* (sehr wichtig!), nötigenfalls Prismenverordnung sind Vorbedingung der Heilung. Diese ganze Therapie muß dem Augenarzt vorbehalten bleiben.

3. Nervöse Asthenopie. Auch Neurastheniker, Hysteriker und sonstige Psychopathen klagen über quälende Beschwerden bei Naharbeit, die sich aber nicht aus den unter 1. und 2. beschriebenen Veränderungen herleiten lassen. Vielmehr bestehen organisch völlig normale Verhältnisse. Hier dürfen wir eine nervöse Erschöpfbarkeit der Funktion des Nahsehens annehmen. Die Behandlung muß — nach sorgfältiger Normalisierung der akkommodativen und muskulären Verhältnisse — auf den Allgemeinzustand des Kranken eingehen.

Die Erkrankungen der Lider

Die Lider enthalten von vorn nach hinten folgende Schichten: die äußere Haut mit ihren Hautdrüsen (Schweißdrüsen und Talgdrüsen) und

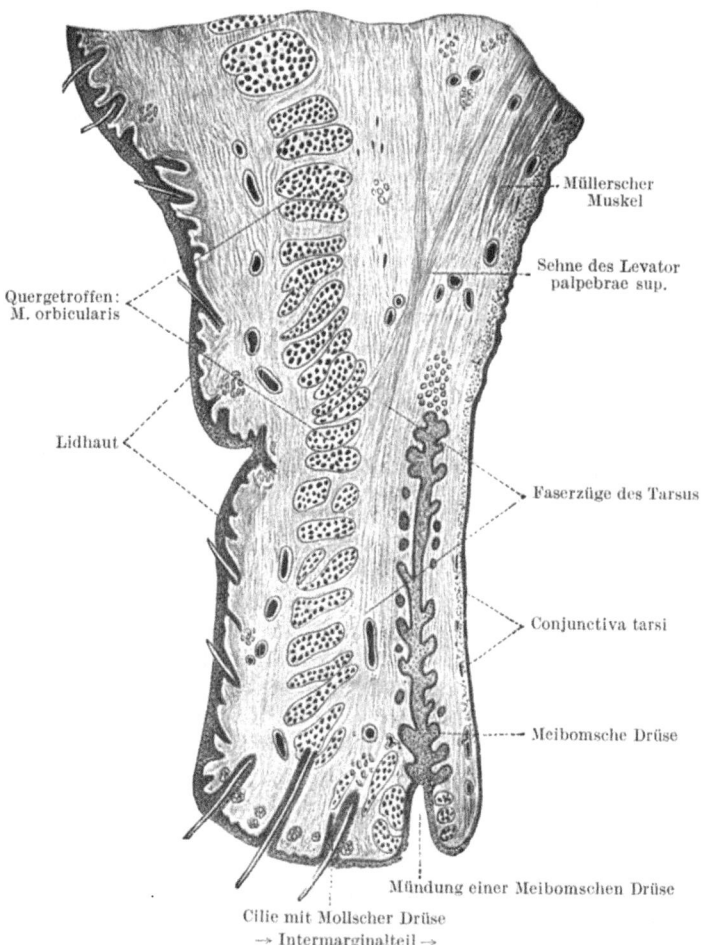

Abb. 48. Schnitt durch das Oberlid. (Nach H. SATTLER)

Härchen, den ringförmigen Schließmuskel (Orbicularis oculi), die leicht gewölbte Platte des Tarsusknorpels mit den acinösen Meibomschen Talgdrüsen und endlich innen die mit dem Lidknorpel fest verwachsene Lidbindehaut (Conjunctiva tarsi). Aus dem vorderen Teile des Lidrandes ragen die *Cilien* hervor, mit modifizierten Schweißdrüsen (Mollsche Drüsen) sowie Talgdrüsen (Zeisssche Drüsen) in ihrer Nachbarschaft. Zwischen Orbitalrand und Lidknorpel spannt sich die Fascie des Septum orbitale aus, welches das orbitale Fettgewebe zurückhält und schützt. Am oberen Rande des Oberlidknorpels inseriert mit breiter Sehne der vom Oculomotorius innervierte Heber des Oberlides (Levator palpebrae superioris), der über dem Rectus superior durch die Orbita nach hinten zum knöchernen Rande des Canalis opticus zieht.

Im Ober- und Unterlid findet sich ferner je ein vom Sympathicus innervierter glatter Muskel (M. capsulo-palpebralis, Pars superior und inferior), der im Oberlid als *Müllerscher Lidmuskel* bekannt ist (Abb. 48). Seine zarten Bündel folgen hier dem Verlaufe des Levator.

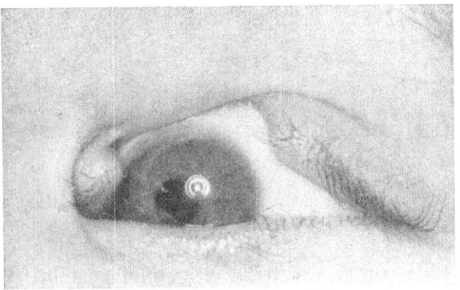

Abb. 49. Kongenitales Klobom des Oberlides

Diesen glatten Muskeln liegt die Offenhaltung der Lidspalte ob. Bei Lähmung des Halssympathicus ist deshalb die betreffende Lidspalte enger (Ptosis). Gleichzeitig besteht Pupillenverengerung (Miosis), und das Auge ist durch Lähmung der glatten Muskulatur der Orbita etwas nach hinten gesunken (Enophthalmus). *Ptosis, Miosis* und *Enophthalmus* bilden den *Hornerschen Symptomenkomplex*.

Der Levator palpebrae superioris ist der aktive Lidheber. Bei Lähmung dieses Muskels hängt das Oberlid noch stärker herab als bei Schädigung nur des Müllerschen Muskels. Die durch Lähmung der Lidheber bedingte Ptosis (Abb. 51) kann angeboren oder erworben sein. Die Beseitigung geschieht durch Operation, am besten, indem man von der Bindehaut aus die Sehne des Levator palpebrae aufsucht und verkürzt (Levatorvorlagerung nach v. BLASKOVICS). Man kann aber auch von einem Schnitt in der Augenbrauengegend aus eine narbige Verbindung zwischen Lidhaut und M. frontalis anzulegen versuchen (Ptosisoperation nach HESS).

Als Schließmuskel der Lider wirkt der vom Facialis innervierte M. orbicularis oculi. Lähmung bewirkt Klaffen der Lidspalte und Schlußunfähigkeit der Lider *(Lagophthalmus)*. Dabei hängt das Unterlid nicht nur herab, sondern ist oft auch nach außen gekippt (schlaffes Ectropium). Die Beseitigung ist wegen des mangelnden Schutzes der Hornhaut vor Fremdkörpereinwirkung und Austrocknung, die zu einer schweren Entzündung der Hornhaut führen kann (*Keratitis e Lagophthalmo*, s. S. 110), nötig. Sie geschieht durch Verengerung der Lidspalte mittels Tarsorrhaphie (s. S. 56). Normalerweise wandern die Bulbi bei Schluß der Lider nach oben (Bellsches Phänomen). Hierdurch wird die Hornhaut bisweilen beim Lagophthalmus im Schlafe bedeckt und so geschützt.

Durch den eigentümlichen Bau der Lider können sowohl Haut-
erkrankungen als auch Bindehauterkrankungen auf das Lid übergehen.

Ein besonders wichtiger Teil des Lides ist sein freier Rand, vorzüglich
als Begrenzung der Lidspalte und als Träger der Wimpern (Abb. 48).
Seine vordere Kante ist leicht abgerundet und bildet den Übergang in die

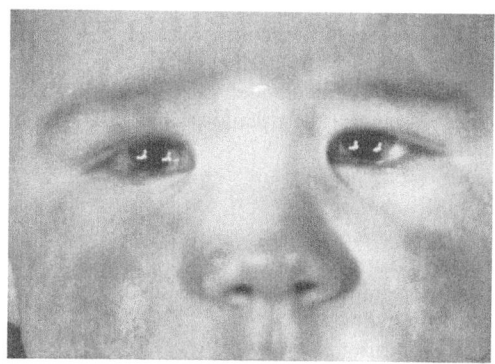

Abb. 50. Kongenitaler Epicanthus medialis, sog. Mongolenfalte

Lidhaut, die hintere ist scharf geschnitten und legt sich beim Lidschluß
fest auf die Kante des anderen Lides. Zwischen vorderer und hinterer
Lidkante erstreckt sich der schmale *intermarginale Teil*, dessen völlig
ebene Beschaffenheit das Dichthalten des Lidschlusses gegenüber der

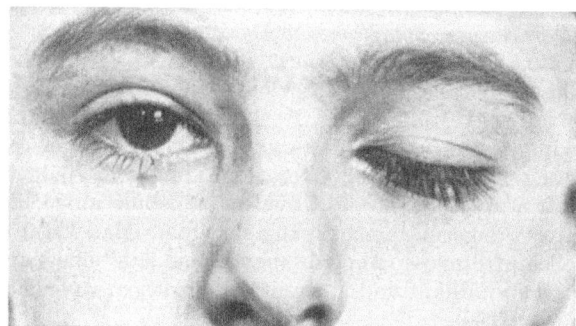

Abb. 51. Kongenitale Ptosis des linken Oberlides mit vollständigem Ausfall der Funktion des Levator
palpebrae superioris

Tränenflüssigkeit gewährleistet. Obendrein wird dieser Teil von dem
Sekret der *Meibomschen Drüsen* eingefettet, deren Ausführungsgänge hier
münden, und die beim umgeklappten Lide als gelbe Striche durch die
Bindehaut und den Tarsus hindurchschimmern.

Bisweilen findet man am nasalen Lidwinkel eine senkrechte Hautfalte,
die, den inneren Lidwinkel mehr oder weniger überdeckend, bogenförmig
von oben nach unten streicht (Abb. 50) als eine Art *Epicanthus medialis*.
Es handelt sich um eine harmlose Anomalie, die manchmal mit fortschreitender Entwicklung des Kindes etwas verstreicht. Man bezeichnet
sie als *Mongolenfalte* (Plica palpebro-nasalis).

Wesentlich unangenehmer, weil unter Umständen geradezu den Lidschluß verhindernd, ist das *angeborene Kolobom des Oberlides* (Abb. 48). Hier ist natürlich eine operative Behandlung erforderlich.

Die *Erkrankungen der Lidhaut* weichen nicht besonders von denjenigen der Gesichtshaut ab; nur ist bemerkenswert, daß dank der losen Anheftung der Haut auf der Oberfläche des Tarsus schon harmlose Entzündungen auffallende Ödeme hervorrufen können. Wir beobachten *Hautausschläge*, sog. „*Ekzeme*", und Dermatitiden auf dem Boden der Seborrhoe (Abb. 85 u. 86), der exsudativen Diathese, allergischer Prozesse, ferner Exantheme, Erysipele, Lupus, luische Primäraffekte (Abb. 52). Durch zufällige Übertragung von Impfstellen aus entstehen bei Säuglingen, aber auch bei Erwachsenen, Vaccinepusteln, die genau denen am Arm gleichen; bevorzugt ist der

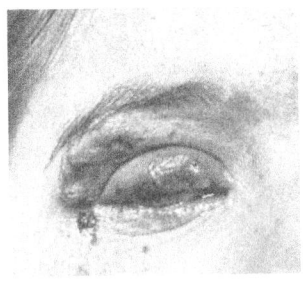

Abb. 52. Luischer Primäraffekt am Oberlid

Lidrand (Abb. 53). Aber auch die Hornhaut kann in Form bösartiger Geschwüre beteiligt werden. Am Lidrande finden sich hie und da kleine, bis hanfkorngroße ziemlich derbe gelbliche Knötchen, die durch eine Virusinfektion entstehen, das *Molluscum contagiosum* (Abb. 54). Heilung durch Auskratzen der Knötchen mit dem scharfen Löffel.

Im Zusammenhang mit einer herpetischen Erkrankung des ganzen ersten Trigeminusastes kommt es auch auf der Haut des Oberlides zu den typischen Erscheinungen des *Herpes zoster*, des „Zoster ophthalmicus" der Dermatologen (vgl. S. 104). Entsprechend der Ausbreitung des Nerven bestehen Sensibilitätsstörungen. Im Bereich des Oberlides, der Stirnhaut und weiter nach hinten bis in die behaarte Kopfhaut hinein zeigen sich

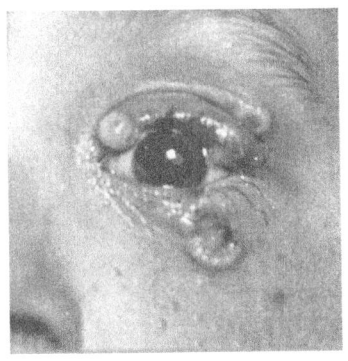

Abb. 53. Vaccinepusteln beider Lider, von Impfstellen am Arm übertragen

bläschenförmige Hautabhebungen, die bald eintrocknen und sich mit Krusten bedecken, aber auch gangränös werden können. Nicht selten ist auch die Hornhaut in Form einer *Keratitis herpetica* beteiligt *(Herpes zoster ophthalmicus)*. Bei Ergriffensein des 2. Astes finden sich die Veränderungen auf Unterlid und Wange. Therapeutisch sorgt man für Einpuderung oder Salbenbedeckung und Warmhaltung der erkrankten Hautstellen. Innerlich Antineuralgica (Aspirin, Gardan, Antibiotica usw.).

Sekretverhaltungen der Meibomschen Drüsen erzeugen als Resorptionsgranulom das *Hagelkorn (Chalazion)*. Dieses lagert als chronischentzündlicher harter indolenter Knoten im Tarsus, ohne äußerlich erkennbare Entzündungserscheinungen zu machen. Es entwickelt sich im Laufe von Monaten unter Umständen bis zu Haselnußgröße und kann manchmal nach dem Bindehautsack durchbrechen, wo dann granulierende Wucherungen entstehen. Die Behandlung besteht in Ausschälung mit-

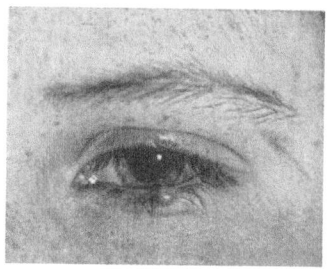

samt dem Drüsenbalg von der Bindehaut aus.ʹ Gleichzeitig empfiehlt sich mechanisches Ausmelken der übrigen Meibom-Drüsen.

Im Gegensatz zum Chalazion entsteht das *Gerstenkorn (Hordeolum)* als eine akute Entzündung einer Hautdrüse, z. B. der Mollschen oder Zeissschen Drüsen infolge Infektion mit Streptokokken oder Staphylokokken. Es ist von heftigen und schmerzhaften Anschwellungen begleitet, das ganze Lid ist gerötet, ödematös und am Ort der Infektion sehr berührungsempfind

Abb. 54. Molluscum contagiosum des Unter- und Oberlides, eine Viruserkrankung, die auch an anderen Stellen der Lidhaut vorkommt

lich. Bald erfolgt eitrige Einschmelzung und Entleerung, meist nach der äußeren Haut zu: *Hordeolum externum.* Entwickelt sich der entzündliche Prozeß, z. B. bei Ausbreitung in einer Meibomschen Drüse,

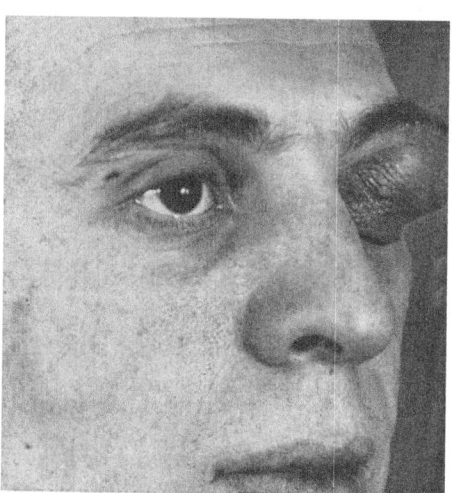

mehr nach der Bindehaut zu, so spricht man von einem *Hordeolum internum.* Die Erweichung kann durch heiße Umschläge beschleunigt werden; dann Incision. Nachbehandlung zur Verhütung neuer Infektionen mit gelber Augensalbe. Nächstverwandt mit dem Hordeolum, aber von größerer Ausdehnung und tiefergreifenden Veränderungen sind der *Lidfurunkel* und *Lidabsceß* (Abb. 55).

Entzündliche Anschwellungen des Oberlides nahe dem oberen äußeren Umfange der Augenhöhle erwecken den Verdacht auf

Abb. 55. Oberlidabsceß links

eine *Affektion der Tränendrüse,* solche unterhalb des inneren Lidwinkels auf *Tränensackphlegmone* (S. 62).

Chronisch entzündliche Veränderungen des Lidrandes treten besonders auf dem Boden der Seborrhoe, der Skrofulose oder bei Refraktionsanomalien auf. Im Gefolge chronischer Entzündungen der Bindehaut, besonders bei jenen Formen, die durch den Bacillus Morax-Axenfeld verursacht sind (s. S. 67), beobachten wir eine Rötung der Lidhaut am äußeren und inneren Winkel *(Blepharitis angularis).*

Sehr häufig ist eine chronische Entzündung des Lidrandes, die außer einer leichten Rötung nur kleine abschilfernde Schüppchen zwischen den Cilien erkennen läßt: *Blepharitis squamosa*. Als Ursache kommt vor allem eine Seborrhoe in Betracht.

In anderen Fällen ist der Lidrand verdickt, teilweise mit eingetrockneten Borken belegt, die Wimpern sind miteinander verklebt: *Blepharitis ciliaris* oder, wenn die Borken kleinen Geschwürchen um den Austritt der Cilien entsprechen: *Blepharitis ulcerosa*. Bei längerem Bestehen kommt es zu teilweisem Verlust der Wimpern *(Madarosis)* und zu einer Abrundung der hinteren Lidkante, wodurch der Lidschluß unvollkommen wird und Tränenträufeln eintritt *(Epiphora)*. Die Tränen können dann nicht mehr durch die Tränenpünktchen (s. S. 60) abgeführt werden, sie stauen sich hinter dem Unterlide und bewirken mit der Zeit ein Nachgeben und Auswärtskehren desselben *(Ectropium)*. Außerdem begünstigen Lidrandentzündungen das Auftreten von Hordeolum und Chalazion.

Auch *falsche Stellung der Wimpern* ist oft Folge von Entzündungen der intermarginalen Teile des Lides. Abgesehen davon, daß durch Erkrankung der Haarbälge die Wimpern verkümmern und ausfallen, bekommen sie auch leicht eine falsche Richtung. Diesen Mißwuchs der Cilien bezeichnen wir als *Trichiasis*. An

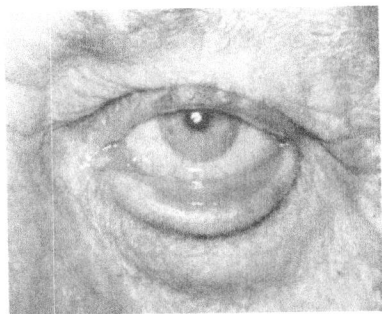

Abb. 56. Seniles Ectropium des Unterlides

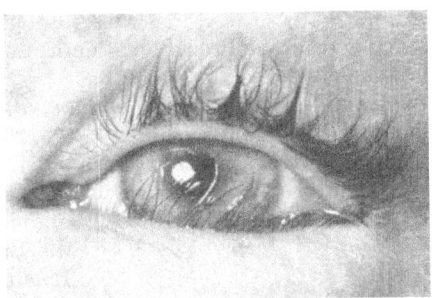

Abb. 57. Entropium spasticum des Unterlides. Die Wimpern schleifen auf der Hornhaut und erzeugen eine zarte Hornhauttrübung

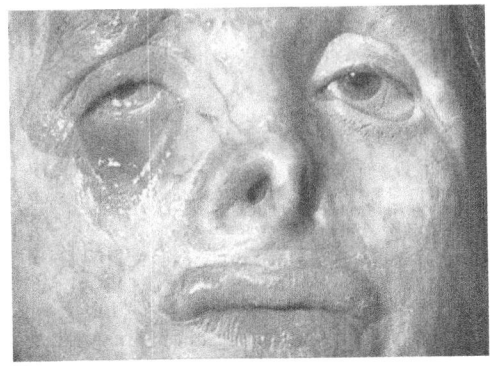

Abb. 58. Narbenectropium beider Unterlider bei Lupus vulgaris

Stelle nach außen gekehrt einen Schutz für die Hornhaut zu bilden, erscheinen sie nach einwärts gerichtet, so daß sie auf der Hornhaut schleifen und hier Substanzverluste erzeugen können. Manchmal finden wir auch angeboren die Wimpern in mehreren Reihen hintereinander angeordnet vor *(Distichiasis congenita)*, wobei die rückwärtigen ebenfalls auf der Cornea kratzen.

Als Behandlung der Blepharitis ciliaris empfiehlt sich peinliche Pflege des Haarbodens durch sorgfältiges Entfernen der an den Wimpern haftenden eingetrockneten Sekretkrusten und Einsalben mit gelber

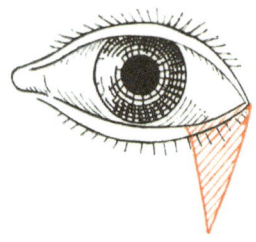

Abb. 59. Ectropiumoperation durch keilförmige Excision

Augensalbe (Hydr. praecip. flav. 0,2 — Vaselin. american. alb. ad 10,0) oder mit Noviformsalbe (Noviform. 0,5 — Paraff. liquid. 0,5 — Vaselin. ad 10,0). Ist der Haarbalg krank, was man an einem lockeren Sitzen der Wimpern und schwarzen Kolben am Wurzelende erkennt, dann werden die Cilien mit der Pinzette herausgezogen, damit die Salbeneinwirkung auf dem Haarboden besser zur Geltung kommt. Auch eine trachomatöse Bindehauterkrankung kann auf den Lidrand insofern übergreifen, als der in den Tarsus einwuchernde Prozeß eine Verkrümmung und Abrundung des intermarginalen Teiles zur Folge hat.

Wir unterscheiden zwei *Stellungsanomalien der Lider:* das Ectropium und das Entropium.

Ectropium des unteren Lides. Bei alten Leuten sinkt das Unterlid häufig infolge der Schlaffheit der Haut und der Muskulatur herab (Ectropium senile, Abb. 56). Ebensogut kann aber eine Facialisparese

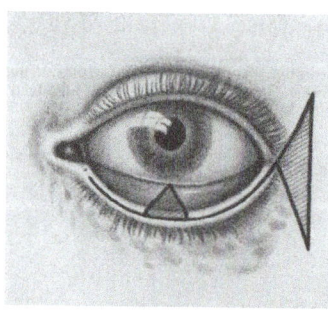

Abb. 60. Ectropiumoperation (nach SZYMANOWSKY-KUHNT). Intermarginaler Schnitt. Keilexcision aus der Mitte des Innenblattes, dann am äußeren Lidwinkel aus dem Hautblatte, das zur Deckung des Hautdefektes nach oben und temporal gerafft wird

die Schuld am Zustandekommen der Lidauswärtskehrung tragen (s. S. 49 und 110). Dann fehlt dem Auge durch Lähmung des Orbicularis oculi die Schlußfähigkeit, den Lidern die Straffheit, und die angesammelten Tränen bewirken ein Umkippen. Das fortwährende Herablaufen der Tränen verursacht eine Reizdermatitis der Haut des Lides und der Wange. Die den Unbilden der Luft ausgesetzte Bindehaut des Unterlides zeigt nicht allein starke Rötung, sondern auch auffallende Verdickung und rauhe Beschaffenheit. Sie ähnelt mehr und mehr der äußeren Haut, wird spröde und rissig.

Die bisher erwähnten Formen sind *schlaffe* Ektropien. Durch vernarbenden Lupus (Abb. 58), durch Verbrennungen und Verätzungen der Gesichtshaut entstehen ausgedehnte Hautnarben mit Verlängerungen und Auswärtswendung der Lider *(Narbenectropium)*.

Den Gegensatz zum Ectropium bildet die *Einwärtskehrung des Lidrandes (Entropium)*. Sie kommt am unteren wie am oberen Lide vor und ist immer mit Reiben der Cilien verbunden, weshalb die Hornhaut im Bereiche der schleifenden Wimpern Trübungen und oberflächliche Substanzverluste, ja Geschwürsbildungen davonträgt. Dem senilen Ectropium entspricht ein aus gleichen Ursachen entstehendes Umkippen der Lider nach innen, das jetzt aber zu Krampfzuständen im M. orbicularis führt *(Entropium spasticum)* (Abb. 57). Ein *Narbenentropium* kommt zustande, wenn sich die dem Tarsus fest verbundene tarsale

Bindehaut narbig verkürzt. Dann krümmt sich der Tarsus nußschalenförmig nach innen, und die Cilien reiben auf der Cornea. Dies geschieht z. B. im Verlaufe des Trachoms, nach Diphtherie der Bindehaut, Verbrennungen und Verätzungen.

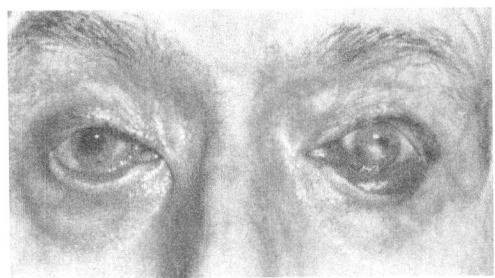

Abb. 61. Doppelseitiges Narbenectropium nach Verbrennung. Links besteht gleichzeitig ein Leucoma corneae

Ectropium und Entropium lassen sich zumeist nur durch operative Eingriffe zurückbringen. Beim schlaffen Ectropium fußen die Methoden auf dem Plane, durch Verkürzung des Lides in der Horizontalen eine bessere Straffung des Lides zu erreichen. Die einfachste Operation ist die dreieckige Excision am äußeren Lidwinkel. Besser ist es, wenn man

nach SZYMANOWSKY-KUHNT die Lidhaut dadurch spannt, daß man sie durch einen intermarginal geführten Lanzenschnitt am temporalen Lidwinkel vom Tarsus abpräpariert und in einen temporal geschaffenen Hautdefekt einnäht. Gleichzeitig wird dann zur Verkürzung des Tarsusblattes aus diesem an der Mitte des Unterlides eine entsprechende

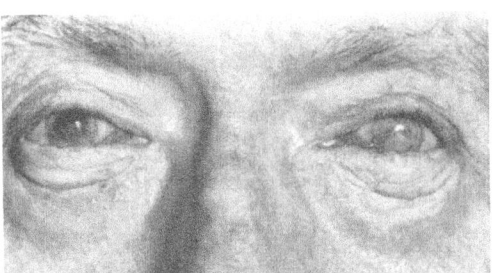

Abb. 62. Der gleiche Fall ein Jahr nach therapeutischer Epidermisüberpflanzung nach THIERSCH. Die Stellung der Lider ist wieder normal

Keilexcision vorgenommen (Abb. 60). Liegt ein Narbenectropium vor, so müssen zunächst die Narben gelöst und abpräpariert werden. Das Lid wird dann ausgebreitet und der entstehende Hautdefekt plastisch gedeckt, z. B. durch Epidermisübertragung nach THIERSCH (Abb. 61 und 62).

Das senile, spastische Entropium wird durch die Ausschneidung eines je nach Schwere der Stellungsanomalie breiter oder schmäler gewählten Hautbezirks längs des freien Lidrandes unter Mitnahme der Orbicularisfasern beseitigt. Die vertikal liegenden Nähte verkürzen das Lid in der Senkrechten und richten es dadurch auf. Vielfach wird auch eine Entfernung des Cilienbodens (nach FLARER) vorgenommen oder, bei einzelnen reibenden Cilien, die elektrolytische Entfernung derselben. Beruht

das Entropium auf dem Vorhandensein von Narbensträngen in der
Bindehaut, so müssen diese Narben (evtl. unter Implantation von
Lippenschleimhaut) beseitigt werden. Beim trachomatösen Narbenentropium wird auch die Entfernung des verkrümmten Tarsusknorpels
geübt.

Im Laufe von Lidranderkankungen kann es auch zu *abnormer Ver-
längerung oder Verkürzung der Lidspalte* kommen. Im ersten Falle klafft

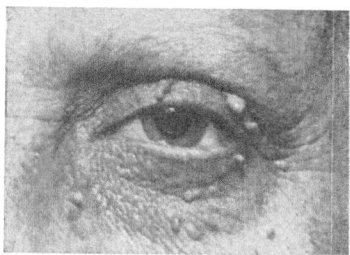

die Lidspalte übermäßig, so daß leicht
Fremdkörper hineingeraten, im zweiten ist die Spalte zu einem schmalen
Schlitz verengt *(Blepharophimose)*,
so daß man den dann meist vorhandenen Bindehautkatarrhen nicht
erfolgreich beikommen kann. Der
Zustand kann sich bei Kindern im
Anschluß an lange anhaltenden Lid-
krampf ausbilden. Häufig wird er
aber auch als angeborene Mißbildung
beobachtet. Eine *zu weite Lidspalte*

Abb. 63. Multiple Fibrome und Fibroma
pendulans beider Lider

wird auf das normale Maß zurückgeführt, indem man am äußeren
Lidwinkel vom oberen und unteren Lidrande ein der zu großen Weite
der Lidspalte entsprechendes Gewebsstückchen wegnimmt und die gegenüberliegenden Wundflächen durch Suturen vereinigt: *Tarsorrhaphie.*

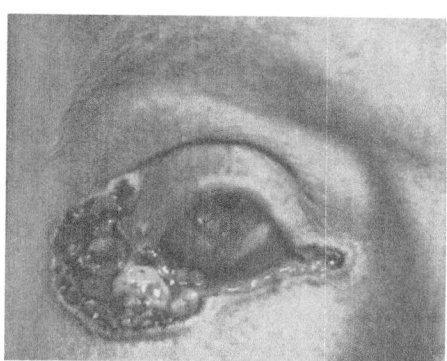

Bei der Operation gegen die
Blepharophimose *(Verenge-
rung)* wird durch einen
Scherenschlag die äußere
Lidcommissur durchtrennt;
die Bindehaut wird darauf-
hin so mit der zugehörigen
Haut des Lides vernäht, daß
eine Wiedervereinigung der
Wundränder unmöglich ist
(Canthoplastik).

Geschwülste der Lider. Es
kommen mannigfaltige *gutartige und bösartige Geschwülste* vor. Unter den *gutartigen*
sei das *Xanthelasma* genannt,

Abb. 64. Basaliom des rechten Unterlides, ausgehend
vom äußeren Winkel, aber bereits bis zum Canthus
internus weitergewuchert

strenggenommen *keine Geschwulst*, sondern eine lokale Lipoidose. Das
Xanthelasma tritt vor allem bei Frauen in den mittleren Jahren in
Form symmetrisch angeordneter, leicht prominenter, landkartenförmig
begrenzter, gelber Flecke am Ober- und Unterlid auf. Durch oberflächliche Exstirpation kann diese kosmetisch störende „Geschwulst"
leicht bekämpft werden. Doch können sich gleiche Herde an benachbarten Stellen der Haut neu bilden und große Ausdehnung erreichen.

Häufig sind auch *Angiome.* Die Hämangiome, die durch ihre bläuliche
Färbung meist leicht diagnostiziert werden können, sind oft recht schwer

zu beseitigen. Diathermiestichelung, Vereisung mit Kohlensäureschnee, unter Umständen auch Strahlenbehandlung oder Exstirpation kommen therapeutisch in Betracht.

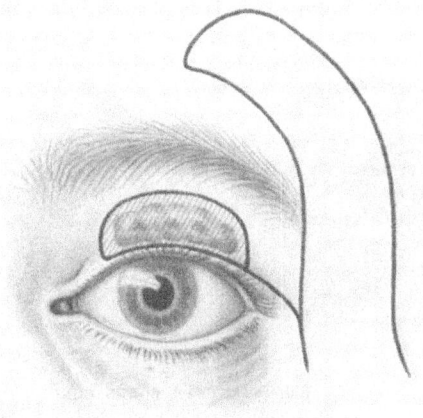

Abb. 65. Lidplastik nach FRICKE. Partieller Ersatz des äußeren Lidblattes durch einen gestielten Lappen aus der Stirnhaut

Endlich sind Fibrome (Abb. 63), Milien, Atherome und *Dermoidcysten* zu erwähnen. Letztere sind unter der Lidhaut verschieblich als derbe,

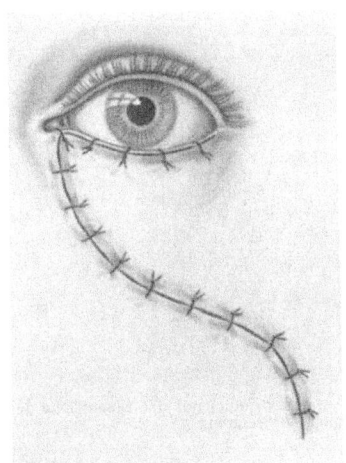
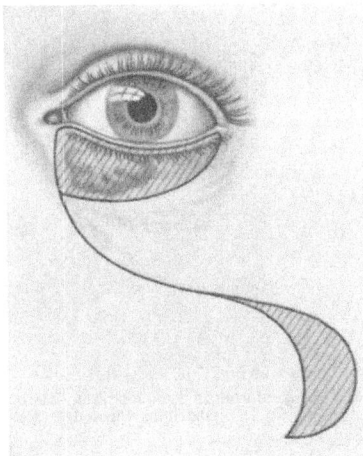

Abb. 66. Lidplastik nach IMRE, bei Carcinom des Unterlides. Links: Schnittführung, rechts nach Verschiebung des Hauptlappens

plastische, scharf begrenzte Tumoren tastbar. Meist können diese leicht unter Lokalanaesthesie entfernt werden.

Bösartige Geschwülste entwickeln sich mit Vorliebe an der Lidkante oder auf der Haut der Lider selbst. Es handelt sich meistens um langsam wachsende *Basaliome*, die zu Ausdehnung und Zerfall neigen, aber keine Metastasen machen.

Sie erfordern stets eine sorgfältige operative Entfernung. Lag der Tumor nur im Hautblatte, so können die dabei entstehenden Haut-defekte durch Verschiebungen von Hautpartien aus der Nachbarschaft

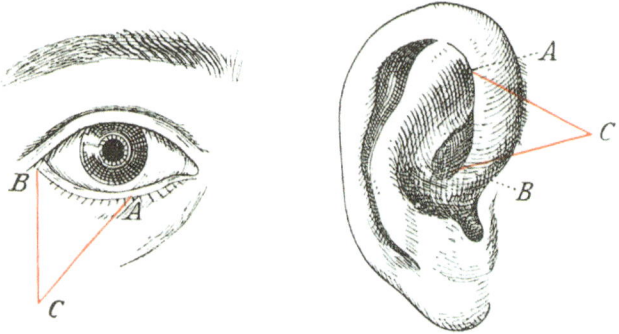

Abb. 67. Lidplastik. (Nach LÖWENSTEIN)

gedeckt werden (*fingerförmiger Lappen* nach FRICKE oder *Bogenlappen* nach IMRE, Abb. 65 und 66). Bisweilen aber müssen auch ganze Lidteile ersetzt werden. Dann ist auch ein Ersatz der Lidplatte erfor-

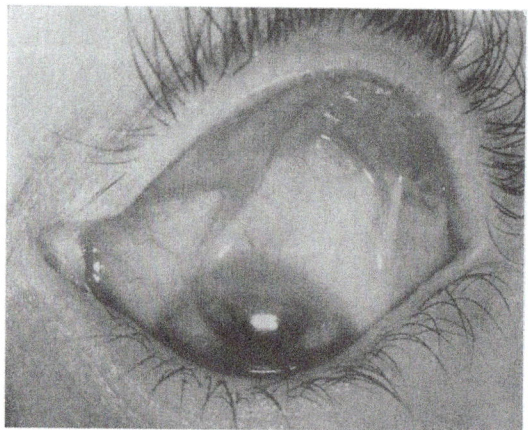

Abb. 68. Spangenförmiges Symblepharon, das oben die Conjunctiva bulbi mit der Innenfläche des Oberlides verbindet. Narbenzug nach Verbrennung

derlich, welche dem Lide erst seinen Halt gibt. Zweckmäßig ist da die *Implantation von Ohrknorpel*, wobei sich z. B. die Methode von LÖWEN-STEIN bewährt hat. Man schneidet aus dem vorderen Helix einen drei-eckigen Lappen heraus, der aus Kopfhaut der Ohrwurzel, Ohrknorpel und Innenhaut des Helix besteht und herausgenommen wie ein Stück Unterlid aussieht. Der Lappen wird so eingenäht (s. Abb. 67, *A*, *B*, *C*), daß die Kopfhaut die äußere Lidhaut, die Ohrinnenhaut die Bindehaut bildet. In anderen Fällen wird das *Vorderblatt* des neu zu bildenden Lidteiles durch Verwendung des Imre-Lappens gewonnen, während ein aus der Hinterfläche der Ohrmuschel entnommenes Knorpelstück, das nur einseitig mit zarter Haut bedeckt ist, als *Hinterblatt* und Bindehautersatz dient.

Im Anschluß an Verbrennungen und Verätzungen und überhaupt dann, wenn die Conjunctiva bulbi und die gegenüberliegende Conjunctiva tarsi granulierende Wundflächen tragen, kommt es leicht zu Verwachsungen beider Bindehautblätter *(Symblepharon)*. Die Folge ist die Bildung von brückenförmigen Strängen, welche die Bindehauttasche durchziehen und die Beweglichkeit des Augapfels mehr oder weniger behindern (Abb. 68 und 69). Ist nur die Gegend der Lidkante mit der gegenüberliegenden Bindehaut verwachsen, so spricht man von einem *vorderen Symblepharon*, bei

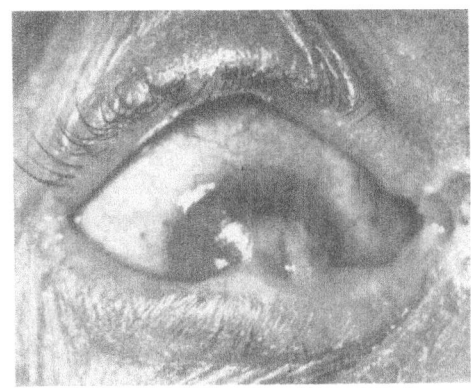

Abb. 69. Breitbasig der unteren Hornhauthälfte aufsitzendes Symblepharon (nach einer Verätzung)

Verwachsung der der Übergangsfalte entsprechenden Bindehaut von *hinteren*, bei ausgedehnteren Flächen evtl. von *totalem Symblepharon* (Abb. 69). Die Beseitigung erfordert plastische Operationen, oftmals unter Verwendung von Lippenschleimhaut.

Die Erkrankungen der Tränenorgane

Die Tränen werden von den (tubulösen) *Tränendrüsen* geliefert, beim Lidschlag nach dem inneren Lidwinkel hin gespült, hier von den am oberen und unteren Lide gelegenen Tränenpünktchen aufgenommen und durch die Tränenkanälchen in den in der Fossa lacrimalis gelegenen *Tränensack* weitergeleitet, der mit dem Ductus naso-lacrimalis unter der unteren Muschel in die Nase mündet (Abb. 70). Die Beförderung der Tränenflüssigkeit geschieht wohl zum Teil durch Capillarattraktion von seiten der Tränenpünktchen, vor allem aber durch eine Art Pumpmechanismus, der überwiegend von den Tränenkanälchen bestritten wird (vgl. Abb. 70). Mit Beginn des Lidschlages kontrahieren sich nämlich die vertikalen Teile der Tränenkanälchen, während die horizontalen sich erweitern; dadurch entsteht ein Unterdruck, der, wenn die vertikalen Teile sich bei der Lidöffnung wieder öffnen, zur Ansaugung von Tränenflüssigkeit führt, die dann mit dem neuen Lidschlage durch Druckwirkung in den Tränensack befördert wird. „Der Anfangsteil der Tränenwege wirkt also als Druck- und Saugpumpe" (ROHEN). Gleichzeitig wird wahrscheinlich durch Kontraktion des Orbicularis oculi das mediale

Lidbändchen, das vor dem Tränensack am Knochen inseriert, in einer Weise angespannt, daß sich der Tränensack ein wenig erweitert und ebenfalls Tränenflüssigkeit ansaugt.

Zwei Tränendrüsen sind jederseits vorhanden. Die eine (orbitale) liegt unmittelbar hinter und unter dem äußeren oberen knöchernen Rande der Augenhöhle. Sie ist haselnußgroß, während die palpebrale Drüse sich aus mehreren kleinen Läppchen zusammensetzt, die als Buckelchen hinter dem oberen Rande der Lidplatte des Oberlides sichtbar werden,

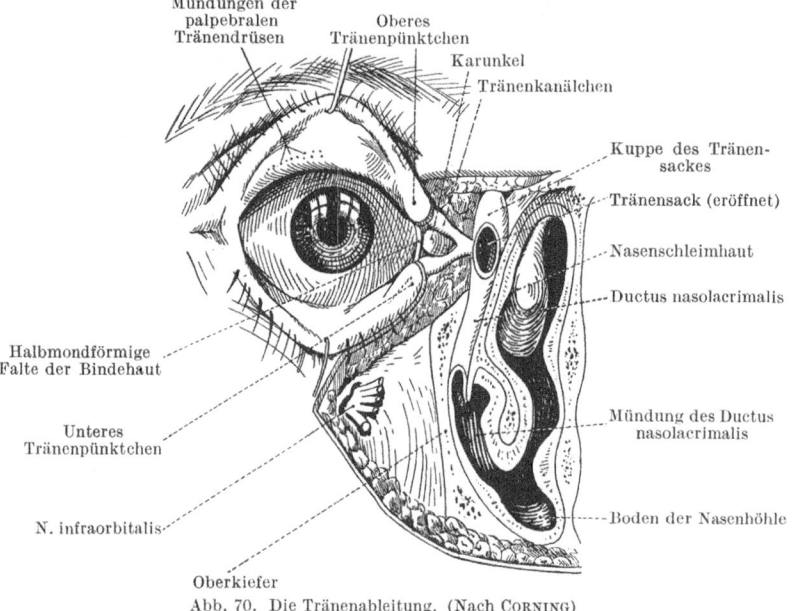

Abb. 70. Die Tränenableitung. (Nach CORNING)

wenn man das Lid stark umstülpt und mit einer Pinzette die Übergangsfalte etwas vorzieht. Innerviert werden die Drüsen von Zweigen des Facialis, die sich dem Trigeminus beigesellen. Außerdem verfügt der Bindehautsack noch über vereinzelte kleine akzessorische Tränendrüschen in der oberen und unteren Übergangsfalte, so daß selbst die Wegnahme der beiden größeren Drüsen die Feuchtigkeit des Auges nicht völlig zum Versiegen bringt. Man kann daher in Fällen von sehr lästigem Tränen unter Umständen erst die Exstirpation der palpebralen und, wenn dies nichts nützt, auch der orbitalen Drüse vornehmen.

Tränenträufeln (Epiphora) tritt ein, wenn unter psychischem oder örtlichem Reize mehr Tränen abgesondert werden, als abgeführt werden können. (Psychisches Weinen, Epiphora bei Bindehautentzündung, bei Erkrankungen des Bulbus, bei Blendung, bei Hornhautfremdkörpern usw.) Außerdem kommt aber auch bei nicht gesteigerter Tränensekretion eine Epiphora zustande, wenn ein Hindernis in der Tränenabfuhr vorliegt. Als solches kennen wir Stellungsanomalien des unteren Lides derart, daß der untere Tränenpunkt nicht mehr dem Augapfel zugekehrt ist, sondern nach auswärts sieht. Dann häufen sich die Tränen hinter dem unteren Lidrand an und perlen über die Wange. Ihre Schwere bringt schließlich das untere Lid zur Auswärtskehrung (Ectropium s. S. 55, Abb. 56), wodurch das Übel noch verstärkt wird. Ferner können Verschlüsse der Tränenpünktchen, Stenosen, Verwachsungen, Fremdkörper oder sonstige Weghindernisse in den Tränenkanälchen vorhanden sein. Die häufigste Ursache der Behinderung der Abfuhr der Tränen in die Nase sind indessen Strikturen im Ductus nasolacrimalis. Sie kommen bei Erkrankungen der Nase und ihrer Nebenhöhlen sowie bei entzündlichen Prozessen im Periost der Wandung zustande.

Normal ist die Tränenabfuhr nur, wenn sie ganz gleichmäßig von selbst erfolgt. Spontane Durchgängigkeit der Tränenwege ist daran erkennbar, daß ein in den Bindehautsack verbrachter Tropfen Fluorescein später in der Nase nachweisbar ist. Geringe Weghindernisse lassen sich beim Durchspülen mit der stumpfen Spritze überwinden. Erscheint trotz Stempeldruck keine Flüssigkeit in der Nase, so besteht eine *absolute Stenose*. Meist sind entzündliche oder narbige Prozesse an der Nasenschleimhaut die Ursache der Stenose, wenn diese im Ductus nasolacrimalis gelegen ist. Es gibt aber auch *angeborene Verschlüsse der Tränenwege*. In der Regel bildet hier nur ein zartes Häutchen am unteren Ausgang des

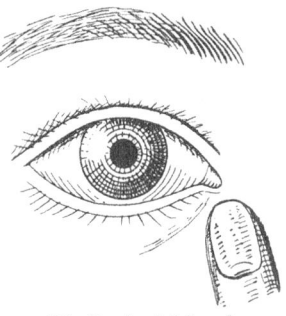

Abb. 71. Ausdrücken des Tränensackes

Ductus nasolacrimalis das Hindernis, das mit der Sonde leicht endgültig gesprengt werden kann, wenn es sich in den ersten Lebensmonaten des Säuglings nicht von selbst öffnet.

Verwachsungen im Tränenkanälchen zwischen Tränenpünktchen und Sack werden durch Sondieren oder Schlitzen der Röhrchen beseitigt. Ebenso können manche Strikturen im Tränennasengang mit der stumpfen Sonde oder einem dreikantigen Messerchen überwunden werden. Lange fortgesetzte regelmäßige Sondierungen müssen dann aber den geschaffenen Weg offenhalten.

Entleert sich beim Druck auf die Fossa lacrimalis bzw. den Tränensack (am inneren unteren Umfange des Orbitalrandes unmittelbar unter dem inneren Lidwinkel, Abb. 71) Eiter, so liegt eine Tränensackeiterung vor *(Dakryocystitis purulenta, Dakryocystoblennorrhoe)*. Der mit angestautem Inhalt gefüllte Tränensack hebt sich manchmal auch als ein Buckelchen in der Haut ab. Entweder ist das infolge einer Striktur des Tränennasenganges im Sack zurückgehaltene Tränensekret mit der Zeit infiziert worden, oder eine primäre Entzündung der Wandungen des Sackes ist die eigentliche Ursache gewesen. Bei der chronischen Tränensackentzündung findet man im Eiter fast ausnahmslos *Pneumokokken,* jene der Hornhaut und bei perforierenden Wunden dem Augeninnern so sehr gefährlichen Keime (Abb. 77, S. 69). Die Möglichkeit einer

Schädigung schwerster Art liegt also stets vor und erfordert unser Ein-
greifen. Drängt die Gefahr (bei Ulcus corneae serpens, s. S. 93, oder
vor intraokularen operativen Eingriffen), so erreichen wir die schnellste
Ausrottung der Pneumokokkenquelle durch die Exstirpation des
Tränensackes.

Mit diesem Eingriff ist natürlich der Verzicht verbunden, daß die Tränen in die
Nase abgeleitet werden. Bessere Erfolge erzielt man in dieser Hinsicht durch das
Anlegen einer neuen Verbindung zwischen Tränensack und Nase unter Durch-
bohrung des Knochens zwischen Tränensack und Nasenraum *(Dakryocystorhino-
stomie)*. Dadurch wird der Ductus nasolacrimalis umgangen. Man kann diese
Operation von der äußeren Haut (TOTI) oder von der Nasenschleimhaut aus
(HALLER, WEST) ausführen.

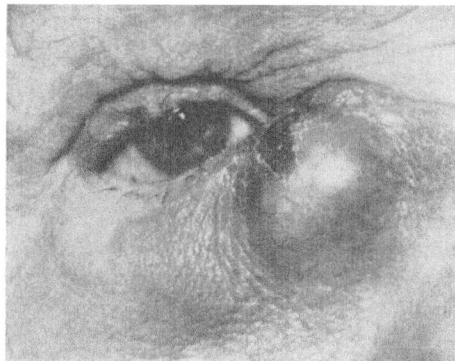

Leider verlegt sich der neugeschaffene Abflußweg des
Tränensackinhaltes ab und zu
wieder durch Granulationsgewebe.

Geht die Erkrankung
des Tränensacks von seiner
Umgebung aus, dann muß
unter Umständen eine Aus-
räumung der vorderen
Siebbeinzellen, Abmeiße-
lung cariöser Knochenstel-
len usw. Platz greifen.

Die gewöhnliche Trä-
nensackeiterung ist eine
chronische Erkrankung, die

Abb. 72. Tränensackphlegmone mit Tränensackfistel

keine äußerlich sichtbaren Entzündungserscheinungen erkennen läßt
und den Patienten zwar durch die Eiterung und das Tränenträufeln,
nicht aber durch Schmerzen belästigt. Bisweilen kommt es jedoch zu
einer akuten Entzündung und zum Übergreifen der Erkrankung der
Tränensackwandung auf die Umgebung: Eine schmerzhafte hochrote
entzündliche Erhebung der Haut in der Gegend des Tränensackes kündet
dann die *Tränensackphlegmone* an. Warme Umschläge bringen sie zurück;
allerdings schließt sich eine evtl. schon eingetretene Durchbruchsstelle
des Eiters durch die äußere Haut *(Tränensackfistel)* kaum von selbst
(Abb. 72). Auch bleibt nach Rückgang der Phlegmone immer die zugrunde liegende Tränensackeiterung weiterbestehen. Wir müssen daher
nach geschehener Abschwellung für Behebung der Dakryocystoblennorrhoe, nötigenfalls mit gleichzeitiger Excision der Fistel Sorge tragen.

Die Tränensackeiterung ist vorwiegend eine Erkrankung der älteren
Leute. Findet man sie bei Jugendlichen, so muß immer auch an eine
tuberkulöse Ätiologie gedacht werden.

Die Erkrankungen der Tränendrüse sind viel seltener als die des
Sackes. Die *akute Dakryoadenitis*, die meist metastatisch bedingt ist,
zeigt eine gerötete Vorwölbung der Haut über der Tränendrüse; läßt
man den Kranken nach unten-innen blicken und zieht das Oberlid hoch,
so erkennt man auch hier die Schwellung der Drüse. Eine Verwechslung
mit entzündlichen Prozessen der Orbita ist möglich. Nicht selten tritt

Abscedierung ein. *Chronische* Dakryoadenitis, oft tuberkulöser Natur, kann tumorähnlich aussehen, auch symmetrisch auftreten.

Bei mangelhafter Tränensekretion und damit verbundener ungenügender Befeuchtung der Cornea findet man bisweilen feine punktförmige Trübungen der Hornhaut sowie bläschenförmige Abschilferungen des Epithels. Beim Lidschlag können sich daraus feine Fädchen bilden (Keratitis sicca; Fädchenkeratitis).

Eine gleichzeitige Verringerung der Sekretion der Tränendrüsen und der Speicheldrüsen, eventuell von Schleimdrüsen der Nase usw., wird als *Sjögrensches Syndrom* bezeichnet.

Als *Mikuliczsche Erkrankung* ist eine gleichzeitige Anschwellung der

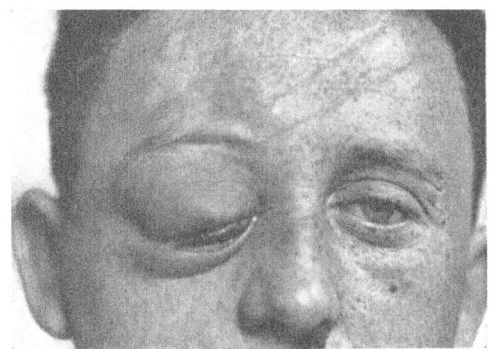

Abb. 73. Akute metastatische Dakryoadenitis

Tränendrüsen und der Speicheldrüsen auf beiden Seiten bekannt. Die Lider sind dann in der Gegend des oberen äußeren Augenhöhlenrandes vorgewölbt (vgl. auch Abb. 219). Die Lidhaut ist über den nicht geröteten, weichen Anschwellungen verschieblich. Es handelt sich um relativ gutartige lymphomatöse Geschwülste, manchmal auch um chronisch entzündliche Prozesse. Behandlung mit Röntgenstrahlen führt meist zur Heilung.

Sonst sind Tumoren der Tränendrüsen und des Tränensackes außerordentlich selten.

Die Erkrankungen der Bindehaut

Normale Anatomie. Die Bindehaut ist die Fortsetzung der Haut des Gesichtes und der Lider. Man versteht ihre Bedeutung, wenn man die Entwicklungsgeschichte der Augenlider kennt. Diese werden aus zwei Ektodermwülsten gebildet, welche von der Stirn- und Wangengegend her aufeinander zuwachsen und in der späteren Lidspaltenzone mit ihren Kuppen ineinanderfließen. So entsteht eine im fetalen Leben völlig abgeschlossene Höhle: der Bindehautsack. Erst in den letzten Schwangerschaftsmonaten öffnet sich die Lidspalte wieder. Demnach bedeckt die Bindehaut die Hinterfläche der Lider *(Conjunctiva tarsi sup. und inf.)*, geht dann in die *obere* bzw. *untere Übergangsfalte (Conjunctiva fornicis)* über und liegt dem Augapfel als *Conjunctiva bulbi* auf (Abb. 74); aber sie überzieht nicht allein das über der Lederhaut liegende lockere episklerale Gewebe, sondern *auch die Oberfläche der Hornhaut* (Conjunctiva corneae). Allerdings rechnet man anatomisch das Hornhautepithel zur Hornhaut selbst. In klinischer Beziehung gehören aber die Hornhautoberfläche und die vordersten Hornhautschichten zur

Bindehaut; denn viele Bindehautaffektionen setzen sich auf die Hornhaut fort.

Auf der Lidhinterfläche ist die Conjunctiva (tarsi) fest und unverschieblich mit dem Tarsusknorpel verwachsen. Innerhalb des Bereiches
der Übergangsfalte liegt die Bindehaut auf lockerem Stützgewebe. Man
kann sie auch von der Sklera leicht mit einer Pinzette abheben, und

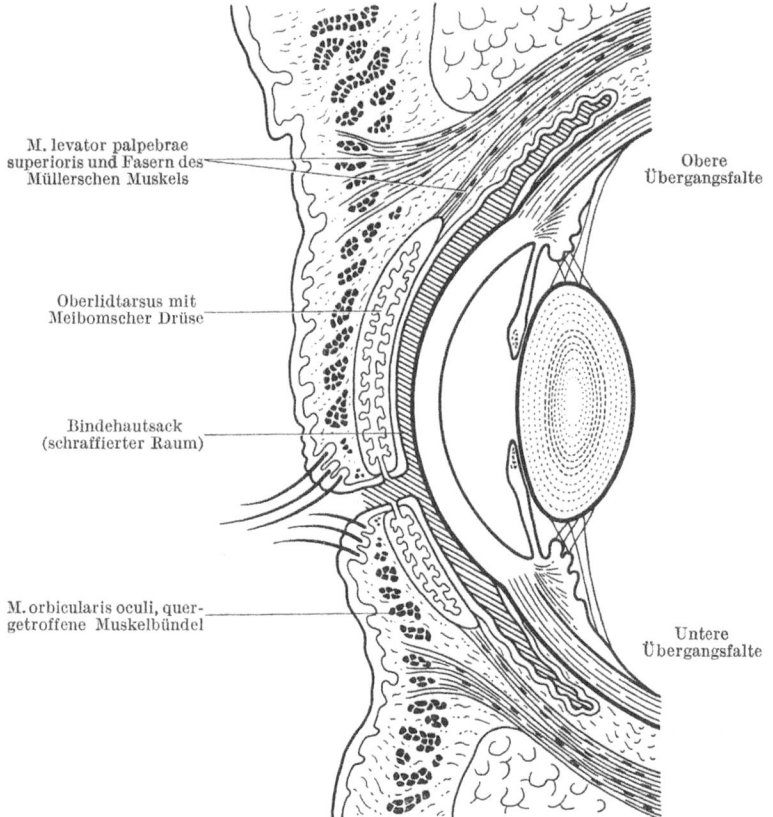

Abb. 74. Der Bindehautsack und seine Umgebung

nur am Limbus corneae geht sie wieder eine feste Verbindung mit der
Unterlage ein, indem sie die schützende Decke der Hornhaut bildet.

Conjunctiva tarsi und fornicis tragen ein mehrschichtiges Zylinder-
epithel. Zahlreiche Becherzellen und einzelne akzessorische Tränendrüsen (Krausesche Drüsen) sorgen für dauernde Befeuchtung. Unter
dem Epithel finden sich schon normalerweise zahlreiche Lymphocyten-
nester, die sich bei entzündlichen Prozessen (z. B. Trachom!) vermehren.
Nach dem Limbus corneae zu werden die Epithelzellen allmählich flacher,
so daß die eigentliche Conjunctiva bilbi von einem mehrschichtigen, nicht
verhornendem Plattenepithel bedeckt ist.

Die normale Bindehaut ist durchsichtig, feucht glänzend und glatt. Nur die Gegend der Übergangsfalten zeigt Wülste.

Während die Untersuchung der Innenfläche des unteren Lides durch einfaches Abziehen vom Augapfel ohne weiteres möglich ist, so daß z. B. dort sitzende Fremdkörper leicht entfernt werden können, bedarf das Umklappen des Oberlides einiger Geschicklichkeit. Soll es gelingen, so muß der Patient mithelfen, indem er stark nach unten schaut, damit das Lid sich streckt. Dann faßt man mit der linken Hand die Wimpernreihe, zieht sie nach abwärts und übt gleichzeitig mit dem Zeigefinger der rechten oder mit einem Glasstabe einen leichten Druck von oben auf die Gegend der Lidhaut aus, die dem oberen Rande des Lidknorpels entspricht. Das Lid kippt auf diese Weise von selbst um (Ektropionieren). Will man sich auch die obere Übergangsfalte sichtbar machen, so setzt man einen Desmarresschen Lidhalter (vgl. S. 200) von außen auf die Lidhaut und wälzt mit diesem das Lid nach außen. Hebelt man das umgestülpte Oberlid mit dem Lidhalter, dessen Stiel nun nach oben gerichtet wird, ab und läßt den Patienten nach unten blicken, so liegt jetzt der ganze Bindehautraum frei vor uns. Das Beherrschen dieser Technik ist wichtig, um Fremdkörper im Bindehautsack mit Sicherheit zu finden. Die gewöhnlichen kleinen Straßenstäubchen sitzen zwar meistens auf der Tarsushinterfläche im *Sulcus subtarsalis* und können leicht mit einem feuchten Wattebausch abgeputzt werden. Getreidegrannen aber, die Widerhäkchen besitzen, und ähnliche Fremdkörper arbeiten sich mit dem Lidschlag schnell hinauf in die obere Übergangsfalte. Übersieht man sie, so sind heftige Entzündungen der Bindehaut und womöglich der Hornhaut die Folge.

Die Entzündungen der Bindehaut. Die taschenförmige Anordnung der Bindehaut ermöglicht leicht das Festsetzen von Keimen, die entweder aus der Luft ins Auge fliegen, mit den Fingern hineingewischt werden oder dem Tränensack entstammen. Viel seltener gelangt das Virus aus der Blut- oder Lymphbahn in die Bindehaut. Andererseits unterliegt der Bindehautsack auch der Einwirkung mannigfacher chemischer und physikalischer Reize (Gase, Rauch, Staub, strahlende Energie, z. B. Höhensonnen oder elektrischer Lichtbogen).

Allen Reizzuständen der Bindehaut ist die vermehrte Füllung der Bindehautgefäße gemeinsam. Wir sprechen von einer *conjunctivalen Injektion*.

Differentialdiagnostisch wird die *conjunctivale Injektion* oft mit der *ciliaren* verwechselt und andererseits die *Gefäßneubildung im Gebiete der Hornhaut* fälschlicherweise als Injektion aufgefaßt. Man beachte deshalb: Eine Gefäßinjektion kann nur dort vorhanden sein, wo schon normalerweise Gefäße vorhanden sind. Diese schwellen an, wie bei jedem Entzündungszustand. Da die gesunde Hornhaut aber gar keine Gefäße hat, so muß es sich, sobald Gefäße innerhalb des Hornahutgebietes sichtbar werden, um eine pathologische Neubildung, nicht um eine Injektion präformierter Gefäße handeln. Wir sprechen deshalb nicht von einer Injektion, sondern von einer *Vascularisation* der Hornhaut (s. Abb. 94, S. 90).

Zwischen conjunctivaler und ciliarer Injektion besteht folgender Unterschied. Im ersten Falle erweitern sich die ganz oberflächlich gelegenen Bindehautgefäße, was daran kenntlich ist, daß man jedes einzelne Gefäßästchen als hellrotes, scharf umrissenes Äderchen sieht, das sich von dem Untergrunde der weißen Lederhaut deutlich abhebt (Abb. 75, *a*). Ist man im Zweifel, ob es oberflächliche oder tiefe Gefäße sind, dann braucht man nur den Versuch zu machen, die Gefäße auf der Sklera

zu verschieben. Sie bewegen sich mit der Bindehaut hin und her. Bei
der ciliaren Injektion handelt es sich dagegen um die Füllung der tiefen
(ciliaren) Gefäße Abb. 75, *b* und Abb. 5, S. 7), die innerhalb der Lagen
der Sklerallamellen verlaufen und daher in ihren Konturen nur ganz
verwaschen durchschimmern. Sie geben einen diffus bläulichrötlichen
Schein. Die ciliare Injektion läßt sich nicht in einzelne Äste auflösen
und ist unverschieblich. Vielfach sind conjunctivale und ciliare Injektion zusammen vorhanden (*gemischte Injektion*, Abb. 75, *c*). Von ernste-
rer Bedeutung ist stets die Füllung der tiefen Gefäße; denn sie zeigt
uns an, daß der Augapfel selbst, womöglich in seinen tieferen Teilen,

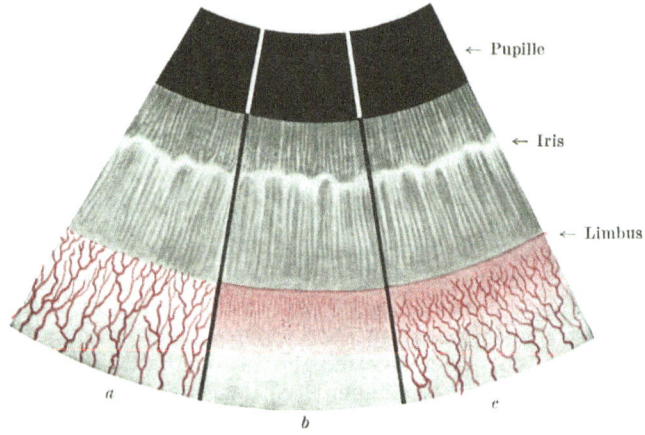

← Pupille

← Iris

← Limbus

Abb 75. Schema der conjunctivalen und ciliaren Injektion. *a* Conjunctivale Injektion; *b* ciliare
Injektion; *c* „gemischte" conjunctivale und gleichzeitig ciliare Injektion

erkrankt ist, während die conjunctivale Injektion an sich nur ein mehr
oder weniger harmloses Leiden des äußeren Auges ankündigt. Allerdings
darf man nie unterlassen, auch die Hornhaut nach Erkrankungen abzu-
suchen; denn manche Hornhautaffektionen gehen, sofern sie oberflächlich sitzen, mit einer conjunctivalen Injektion einher und können, wenn
sie übersehen werden, zu Trübungen und Sehstörungen Anlaß geben.
Das Hornhautepithel kann klinisch geradezu als ein Teil der Bindehaut
aufgefaßt werden. Man spricht deshalb auch wohl von einer *Conjunctiva
corneae*. Die Hornhaut beteiligt sich jedenfalls nicht selten an den Erkrankungen der Bindehaut, z. B. in Form der katarrhalischen Randgeschwüre.

Conjunctivitis simplex. Die *Bindehautentzündung* ist ein ungemein
verbreitetes Leiden. Man spricht von einer *Conjunctivitis simplex*, sofern
nicht Anzeichen einer besonderen Infektion oder schwereren Erkrankung
vorhanden sind. Aufenthalt in staubiger Luft, also physikalische und
chemische Prozesse, intensive Einwirkung von Wind und Wetter, zarte
Beschaffenheit des äußeren Hautüberzugs des Körpers, Neigung zu
Katarrhen der Schleimhäute, zu Skrofulose usw. sind die Ursachen chronischer Bindehautreizungen. Oft sehen wir auch eine Rötung der Bindehaut

auftreten, wenn falsche Brillengläser getragen werden. Bakterien brauchen nicht vorhanden zu sein. Bisweilen finden sich jedoch die als harmlose Schmarotzer bekannten *Xerosebacillen*. Natürlich gibt es auch bakteriell bedingte „einfache" Bindehautentzündungen. In anderen Fällen wiederum ziehen chronische Schwellungszustände der Nasenschleimhaut, Septumdeviationen und Polypen der Nase durch venöse Blutstauung die conjunctivalen Gefäße in Mitleidenschaft. Die von der Conjunctivitis simplex erzeugten Beschwerden bestehen in dem Gefühle der Trockenheit und des Reibens im Bindehautsack beim Lidschlage, als wenn etwas im Auge scheuerte; Fremdkörpergefühl. Dabei kommt es zu Tränen und Lichtscheu. Im allgemeinen sind die Klagen auch abhängig von dem nervösen Zustande der Patienten. Neurastheniker und Hysterische peinigen den Arzt mit immer neuen Beschwerden, trotzdem kaum die Anzeichen einer Reizung vorhanden sind, während robuste Menschen eine schwere Conjunctivitis mit sich heraumtragen, ohne ein Wort zu verlieren.

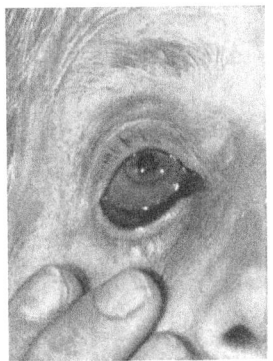

Abb. 76. Schwere Argyrosis (Versilberung) der Bindehaut nach zu langer Benutzung von Argentum nitricum

Man verordnet Adstringentien zum Einträufeln. Beliebt ist das Zinksulfat (Zinc. sulf. 0,025 bis 0,03; Resorcin 0,2; Aq. dest. ad 10,0). Für die Nacht kann man eine 3%ige Borsalbe einstreichen. Manche Fälle reagieren am besten auf eine sehr milde Behandlung, z. B. mit Natr. biboracici 0,2; Acid. borici 0,2; Aq. dest. ad 10,0. Bei Augen mit allergischer Disposition kann dem Zinc. sulf. Antistin-Privin beigefügt werden. Corticoidhaltige Tropfen und Salben sind angebracht. Auch kolloidale Silberlösungen (Targesin 3—5%) können angewandt werden. Bei anderen bringt vorsichtiges Touchieren der Bindehaut des Tarsus mit dem Alaunstift Linderung oder mit Argentum nitricum $^1/_2$—1% (nachfolgende Neutralisation mit Kochsalzlösung). Zu vermeiden ist der längere Gebrauch des Argentum nitricum, weil das Silbersalz sich mit der Zeit in der Conjunctiva als schwarzer Niederschlag festsetzt und in Form einer graulichen Verfärbung der ganzen Bindehaut zu der sehr entstellenden *Argyrosis conjunctivae* (Abb. 76) Anlaß gibt, die unheilbar ist. In langwierigen Fällen schafft manchmal die Behandlung der Nase als des Ausgangspunktes der chronischen Conjunctivitis volle Heilung.

Die Diplobacillenconjunctivitis. Eine besondere, und zwar recht häufige Form der chronischen Bindehautentzündung ist dadurch ausgezeichnet, daß außer den gewöhnlichen Symptomen wie Lichtscheu, Fremdkörpergefühl, mäßige Sekretabsonderung und Rötung der Conjunctiva tarsi auch die Lidränder und besonders die Haut des äußeren und inneren Lidwinkels entzündlich gereizt sind: sog. Winkelrötung. Man spricht von einer *Blepharoconjunctivitis angularis*. Im Sekretabstrich finden sich plumpe gramnegative Doppelstäbchen (*Diplobacillus Morax-Axenfeld* (Abb. 77). Unbehandelt hat dieser sehr chronische

Katarrh eine nur geringe Heilungstendenz, ist aber therapeutischen Maßnahmen gut zugänglich. Man verwendet im Anfang gern Touchieren mit Arg. nitric. 1% oder tägliches Einträufeln von Greifswalder Farblösung. Klassisch ist eine energische Zinktherapie in Form von Tropfen, Salben und auch Umschlägen.

Nicht nur die Blepharoconjunctivitis angularis, auch viele andere Erkrankungen der Bindehaut und des Auges überhaupt sind durch Krankheitskeime verursacht.

Die für die Augenheilkunde wichtigsten **Krankheitserreger** seien hier gesammelt angeführt (vgl. Abb. 77):

1. Grampositive Keime: Pneumokokken, Streptokokken, Staphylokokken, Diphtheriebacillen und die ihnen ähnlichen Xerosebacillen, Subtilis (Panophthalmie);

2. Gramnegative Keime: Gonokokken, Diplobacillen (Morax-Axenfeld), Koch-Weeks-Bacillen, Influenzabacillen;

3. Nach Gram nicht diagnostizierbar (Säurefestfärbung): Tuberkelbacillen;

4. Protozoen: Spirochaeta pallida (Lues); Toxoplasma (Toxoplasmose, vgl. S. 157):

5. Viren: Trachomvirus, Virus der Einschlußblennorrhoe, Herpesvirus, Varicellenvirus (Zoster ophthalmicus), Vaccinevirus, Virus des Molluscum contagiosum, Virus der Keratitis nummularis und Keratoconjunctivitis epidemica.

6. Rickettsien: Rickettsia sympathica (sympathische Ophthalmie?)

Die akuten Bindehautentzündungen sind meist infektiöser Natur. Die durch Pneumokokken bedingte Form der *Conjunctivitis acuta* setzt meist plötzlich ein, kann mit erheblicher Rötung und Schwellung der Bindehaut verbunden sein (akuter Schwellungskatarrh); hie und da finden sich kleine Petechien auf der Conjunctiva bulbi. Die Hornhaut bleibt in der Regel unbeteiligt. Nach etwa 7—9 Tagen gehen die Erscheinungen wieder zurück, doch kann eine mäßige Reizung länger bestehen bleiben. Die Pneumokokken finden sich nur anfangs im Bindehautsekret. Auch bei der vielfach durch die gleichen Keime bedingten Tränensackeiterung rufen die in den Bindehautsack zurückquellenden Pneumokokken immer wieder Schübe akuter Entzündungen hervor. Bei selbst geringfügigen Verletzungen des Hornhautepithels kommt es dann zu dem gefürchteten Ulcus corneae serpens (s. S. 93). Man muß daher bei allen hartnäckigen Conjunctivitiden sowohl auf das Ergebnis des Ausstrichpräparates als auch auf den Zustand der Tränenwege achten.

Stark ansteckend und deswegen hin und wieder Ursache epidemisch auftretender akuter Bindehautentzündungen ist die Infektion mit dem *Bacillus Koch-Weeks*. Sie verläuft meist harmlos, doch werden auch katarrhalische Randgeschwüre der Hornhaut beobachtet.

Die *Behandlung* akuter Formen der Conjunctivitis bevorzugt neben den Antibioticis wiederum die Anwendung adstringierender Tropfen und kühler Umschläge. Bei heftigen Erkrankungen, besonders solchen mit stärkerer Sekretion, kann man auch mit einem mit 2%igem Argentum

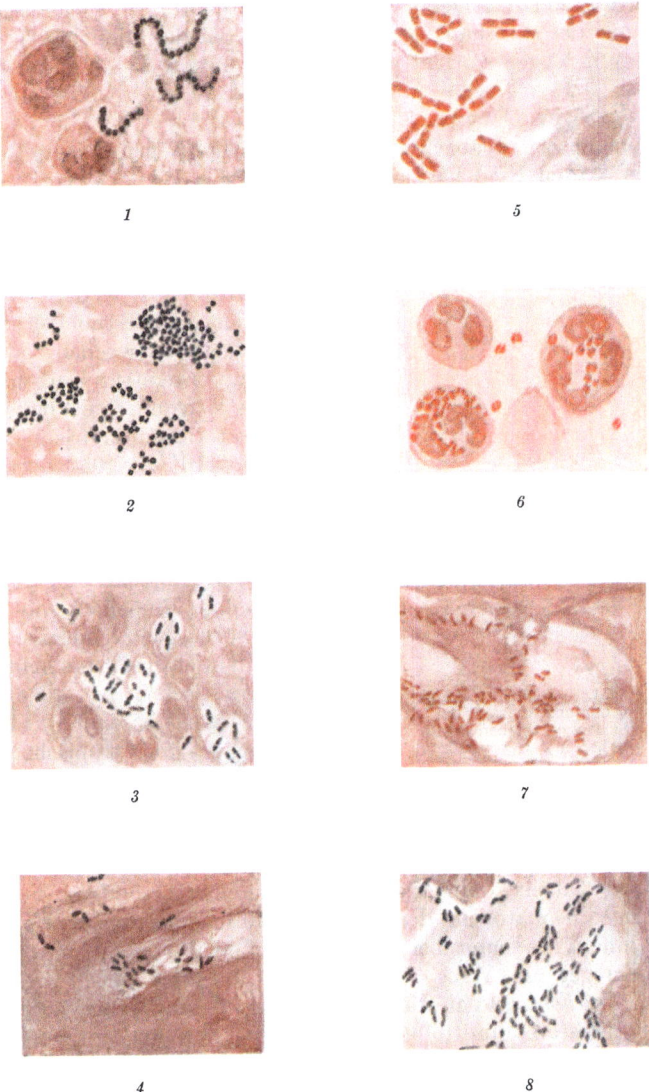

Abb. 77. Die wichtigsten Krankheitskeime. Dunkelviolett gefärbt die „grampositiven" Keime, rot gefärbt die „gramnegativen". *1* Streptokokken, in Ketten angeordnet. (Die Vergrößerung dieser Abbildung ist etwas stärker als die der übrigen Keime. Die Kokken selbst sind nicht größer als z. B. die Staphylokokken.) *2* Staphylokokken, in Haufen angeordnet. *3* Pneumokokken, Doppelkokken, die im Sekretausstrich nicht selten einen kleinen Hof aufweisen. *4* Xerosebacillen, harmlose Schmarotzer, oft noch plumper als hier wiedergegeben, oft den Diphtheriebacillen sehr ähnlich, mit denen sie auch die Neissersche Polkörperchenfärbung gemeinsam haben. Entscheidend ist in zweifelhaften Fällen der Tierversuch. *5* Diplobacillus Morax-Axenfeld, mit der Schmalseite gegeneinandergestellte Doppelkeime. *6* Gonokokken, semmelförmig angeordnete Doppelkokken, die vorwiegend intracellulär liegen. *7* Koch-Weeks-Bacillen, schlanke Stäbchen, oft viel graziler und länger als hier abgebildet. Die kürzere Form ist oft den verwandten Influenzabacillen sehr ähnlich. *8* Diphtheriebacillen, den Xerosebacillen oft sehr ähnlich (vgl. *4*)

nitricum getränkten Stieltupfer die umgeklappten Lider innen rasch bestreichen und den Überschuß mit Kochsalz neutralisieren, damit keine Schädigung der Hornhaut eintritt (Touchieren der Bindehaut). Wohltuend empfindet der Patient meist die Anwendung indifferenter Salben (Acid. bor. 0,2 — Vaselin. american. alb. ad 10 oder Noviform-Augensalbe 5%, Original Heyden 5,0).

In neuerer Zeit beobachtet man nicht selten einen epidemisch auftretenden akuten Bindehautkatarrh, der wegen der dabei vorhandenen Bindehautschwellung zunächst der Pneumokokkenconjunctititis ähnlich sieht, aber keine Keime nachweisen läßt. Nach einigen Tagen treten dann an der Hornhaut charakteristische multiple feine oberflächliche Infiltrate auf, die meistens wochen- oder gar monatelang erkennbar bleiben. Hier handelt es sich um eine Viruserkrankung (Keratoconjunctivis epidemica, vgl. Abb. 116, S. 105, dort auch Therapie).

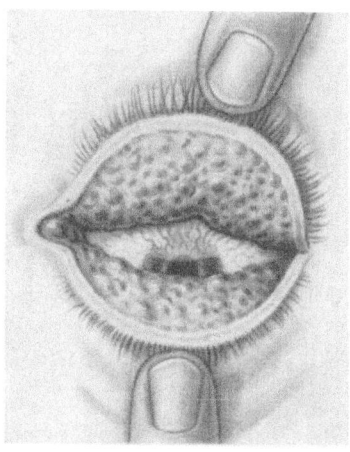

Abb. 78. Vollbild des Trachoms. Zahlreiche Follikel in der Conjunctiva tarsi des Ober- und Unterlides. Pannus trachomatosus, von oben her, in der Cornea

Das Trachom (Granulose oder ägyptische Augenentzündung). Diese bei uns urspünglich aus Ägypten eingeschleppte Bindehautentzündung ist eine vorwiegend endemisch auftretende Infektionskrankheit. Sie kommt praktisch in fast allen Teilen der Erde vor, besonders aber in subtropischen und tropischen Ländern, z. B. Ägypten, Vorderasien, Indien, Japan, Amerika usw. Der Erreger ist noch nicht genau bekannt. Man glaubte ihn früher in gewissen Einschlüssen der Bindehautepithelzellen, den Halberstädter-Prowaczekschen Einschlußkörperchen, gefunden zu haben, doch kommen diese auch bei einer besonderen Form der Blennorrhoea neonatorum, der sog. Einschlußblennorrhoe, sowie bei der „Badconjunctivitis" und bei Vaginalaffektionen vor. Wahrscheinlich ist der Erreger ein Virus.

Beim *Trachom* erfolgt die Ansteckung nie durch die Luft. Vorbedingung ist stets unmittelbare Übertragung von Auge zu Auge durch Sekret, vorzüglich bei gemeinsamer Benutzung von Handtüchern und Waschwasser. Im eingetrockneten Zustande scheint das Virus bald seine Infektiosität einzubüßen. Trachome im Narbenstadium sind kaum noch gefährlich, dagegen die frischen, mit Sekretion einhergehenden desto mehr.

Die Krankheit beginnt im allgemeinen zunächst als ein scheinbar unspezifischer Bindehautkatarrh. Dann treten die charakteristischen „*Körner*" hinzu. Der Verlauf ist also ausnahmslos chronisch. Freilich beobachtet man häufig im Anfang auch akute Erscheinungen; doch sind die stürmisch einsetzenden Fälle oft durch Mischinfektionen mit anderen

Keimen in ihrem Beginne verdeckt. Ein *akutes Trachom* im Sinne eines plötzlichen Auftretens und raschen Verschwindens gibt es jedenfalls nicht.

In den ausgesprochenen Fällen beherrschen das Krankheitsbild kleine, später auch größere, zum Teil sulzige Lymphfollikel (die „Körner" oder „Granula"), und daher hat die Krankheit ihren Namen *Granulose* oder *Körnerkrankheit. Es gibt aber auch Trachome ohne klinisch deutliche Follikel und andererseits Bindehautkatarrhe mit Follikeln, die mit Trachom gar nichts zu tun haben.*

Die Bindehaut besitzt wie die anderen Schleimhäute einen drüsigen Apparat, indem Lymphfollikel in ihr Gewebe eingestreut sind. Normalerweise sind diese Follikel aber in die *glasklare* Bindehaut eingebettet und vorzugsweise nur dort ausgebildet, wo die Flüssigkeit im Bindehautsack sich am ehesten ansammelt. Deshalb finden wir sie in der ganzen Ausdehnung der Conjunctiva des unteren Lides und der unteren Übergangsfalte, dagegen an der Innenfläche des oberen Lides nur nahe dem inneren und äußeren Lidwinkel. Die Bindehaut in der Mitte des oberen Tarsus und der oberen Übergangsfalte ist aber im allgemeinen von ihnen frei.

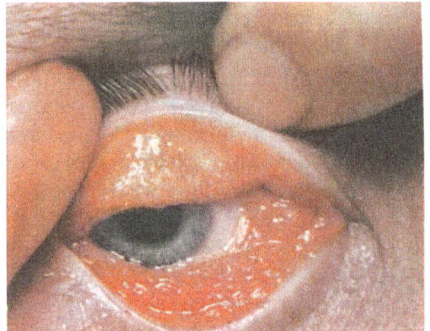

Abb. 79. Conjunctivitis follicularis, eine chronische Form der Bindehautentzündung, die mit Trachom nichts zu tun hat

Schwellen die drüsigen Gebilde bei allgemeiner lymphatischer Diathese, bei Skrofulose oder auch bei leichten infektiösen Reizungen an, dann erscheint die Innenfläche der Lider dort, wo schon in normalen Zeiten die Follikel eben angedeutet sich abheben, von feinen Erhabenheiten eingenommen; die Bindehaut selbst behält aber durchaus ihr klares, nicht aufgelockertes Aussehen. Das ist das Bild der *Conjunctivitis follicularis* (Abb. 79), die vom Trachom scharf zu trennen ist und einen harmlosen Verlauf zeigt. Sie darf also nicht etwa als eine leichte Form von Granulose aufgefaßt werden, denn nie kommt es zum Platzen der Follikel und zur Narbenbildung. Auch finden sich keine Einschlüsse. Daß es sich hier wirklich um eine ganz andere, gutartige Erkrankung handelt, beweist endlich auch die Tatsache, daß die Weiterverimpfung von Material der follikulären Bindehautentzündung niemals Trachom erzeugt.

Das *Trachom* bewirkt eine starke, mikroskopisch als diffuse Rundzelleninfiltration anzusprechende *Trübung, Schwellung und Rötung der befallenen Bindehautteile.* Das beste Kriterium bilden immer die durch die Bindehaut des oberen Lides normalerweise als gelbe Striche durchscheinenden Meibomschen Drüsen (s. S. 48). Sind sie trotz des Vorhandenseins von angeschwollenen Follikeln gut erkennbar, dann kann man Trachom in der Regel ausschließen. Andernfalls ist die Diagnose auf Trachom erlaubt. In manchen Fällen bleibt aber auch für den Geübten die Differentialdiagnose längere Zeit schwierig.

Wir haben somit zur *Diagnose des Trachoms* zwei Merkmale kennengelernt: die *trübe Schwellung des Gewebes und das Auftauchen neugebildeter Follikel an Stellen, die normalerweise keine führen* (Abb. 78). Mit Vorliebe sitzen die Trachomgranula in der oberen Übergangsfalte, überziehen den Tarsus des oberen Lides und nehmen von oben nach unten an Häufigkeit ab. An der Conjunctiva tarsi inf. kommen sie auch vor, aber seltener so zahlreich wie oben. (Bei der Conjunctivitis follicularis ist gerade das Umgekehrte der Fall.) Auf der Augapfelbindehaut setzen sich Trachomfollikel kaum fest, eher noch auf der Carunkel und der halbmondförmigen Falte (s. Abb. 70, S. 60). Dafür wird aber die Hornhaut schon frühzeitig von der Erkrankung in Mitleidenschaft gezogen, nicht durch eigentliche Follikelbildung, sondern den sog. *Pannus trachomatosus.*

Wahrscheinlich durch Einwirkung des unbekannten Erregers, nicht, wie man früher glaubte, infolge dauernden Reibens der mit Follikeln besetzten rauh gewordenen Innenfläche des Oberlides, bildet sich ein aus den Bindehautgefäßen hervorsprießender Überzug des oberen Hornhautrandes aus, der allmählich, begleitet von einer grausulzigen Trübung, sich von oben her in die durchsichtige Hornhaut hineinschiebt: ,,Pannus von oben'' oder ,,Epoulettenpannus'' (Abb. 78 u. 70). Die Gefäße bilden durch Anastomosen ein Netzwerk, bewahren dabei aber immer die Richtung von oben nach unten. Anatomisch besteht der Pannus aus einer Zellinfiltration zwischen Epithel und Bowmanscher Membran der Hornhaut, in die die neugebildeten Gefäße einwuchern.

Diese zellige Durchsetzung läßt sich mikroskopisch in dem subepithelialen Gewebe der Conjunctiva bulbi weiterverfolgen und stellt eine kontinuierliche Fortsetzung des Prozesses der oberen Übergangsfalte dar.

Die in der Conjunctiva tarsi und den Übergangsfalten befindlichen Follikel sind ebenfalls in eine Rundzelleninfiltration eingebettet. Sie heben sich bei der Untersuchung im histologischen Schnittpräparat nicht durch Abgrenzung mit einer Membran, sondern lediglich dadurch ab, daß an den betreffenden Stellen die Infiltration intensiver wird. So erblickt man schon bei schwacher Vergrößerung im Schnitt leicht erkennbare rundliche Zellherde, die allmählich eine dichtere Randinfiltration von einem helleren, spärlich färbbaren Zentrum unterscheiden lassen. Das liegt daran, daß der Follikel mit der Zeit in seinem Innern ,,erweicht'', womit klinisch seine Umwandlung von einem härtlichen Knötchen in ein ,,sagokornartiges'' weiches Gebilde zusammenhängt. Die zentral *einsetzende Erweichung des Follikels* leitet vielfach eine Art Selbstheilung ein; denn durch Vergrößerung der Detritusmasse arbeitet sich der gallertige Pfropf immer mehr nach der Oberfläche durch, bis schließlich eine nur noch ganz dünne Gewebsbrücke ihn bedeckt. *Endlich platzt der Follikel* und entleert so seinen Inhalt in den Bindehautsack. Indessen reifen durchaus nicht alle Follikel bis zum Bersten aus, die Mehrzahl verschwindet wieder und macht unmittelbar einer bindegewebigen Umwandlung Platz. Auch die Entleerung der Follikel wird zur Ursache für das Einsetzen von Narbenbildung.

Allmählich geht die Erkrankung in das Stadium des Narbentrachoms über. Dieser Vorgang spielt sich aber nicht im ganzen Gebiete des Bindehautsackes gleichzeitig ab, sondern ganz schubweise und in Inseln. Frisch hervorsprießende Follikel und vernarbende Kraterchen finden sich nebeneinander. *So ist gerade das durch viele Jahre hindurch, ja unter Umständen zeitlebens immer erneute Hervorbrechen und Wiederabnehmen der Krankheitserscheinungen für das Trachom typisch.* Die Narben kommen dadurch zustande, daß Bindegewebszüge an die Stelle der geplatzten oder spontan zurückgebildeten Follikel treten, indem sich zunächst Granulationsgewebe entwickelt, welches später durch Organisation schrumpft. So trägt jeder durch Bindegewebe ersetzte Follikel dazu bei, daß ein Narbenzug an der Oberfläche der Bindehaut und damit an der Lidinnenfläche zur Geltung kommt. Das Vielfache dieser kleinen Vernarbungen bringt schließlich die Bindehaut einerseits zur Verödung und führt andererseits zu einer sehr charakteristischen *„nußschalenförmigen" Verkrümmung der Lider.* Wie die Sehne den Bogen, so spannt mit der Zeit die Summe der schrumpfenden Bindegewebszüge das Lid an seiner Innenfläche an, so daß es innen ausgehöhlt, außen verkrümmt erscheint. Es liegt nicht mehr der Hornhaut auf wie die Gelenkpfanne dem Gelenkkopfe, sondern es hebt sich in der Mitte von der Hornhaut ab, um namentlich in der Gegend des freien Lidrandes sich nach dem Auge einzustülpen. Dadurch entsteht ein *Entropium des Lidrandes,* verbunden mit Schleifen der Wimpern auf der Hornhaut, evtl. auch fehlerhaftes Wachstum der Cilien (s. S. 53, Trichiasis). Die Folge hiervon sind oft *Hornhautgeschwüre,* die sehr langsam heilen und Narbentrübungen zurücklassen. Die Verödung der Bindehautoberfläche im Narbenstadium bringt schließlich auch die Benetzung des Bindehautsackes zum Versiegen. Deswegen ist das trostlose Endstadium schwerer Trachome eine Eintrocknung der Augapfeloberfläche (Xerosis; die dabei vorkommenden Xerosebacillen sind harmlose Schmarotzer, aber nicht die Ursache der Veränderung); sie führt allmählich zu völliger Trübung der Hornhaut und Schrumpfung der Übergangsfalten, so daß die Lider unbeweglich werden. Ist der ganze Bindehautsack verödet, dann ist allerdings auch dem Weiterwuchern der Erkrankung ein Ziel gesetzt, das Trachom erlischt.

Das Trachom ist eine Weltseuche, die in manchen Ländern (Ägypten, Japan usw.) den überwiegenden Teil der Bevölkerung, ja 80—100% derselben befällt und noch heute in vielen Fällen zur Erblindung führt.

Die Bekämpfung erstreckt sich vor allem auf die Prophylaxe. Sezernierende Trachome müssen isoliert und sämtliche Kranke auf die Gefahr für ihre Umgebung aufmerksam gemacht und zu größter Sauberkeit angehalten werden.

Die *Behandlung* ist für den Patienten, aber auch für den Arzt eine große Geduldsprobe, und nach Abschluß eines Heilverfahrens tritt nur zu oft wieder ein Rückfall ein. Wir gehen am zweckmäßigsten wie folgt vor. Frischere Trachome mit eben aufsprießenden Follikeln werden täglich mit einem in Sublimatlösung 1:1000 getauchten Wattebausch nach Umwenden der Lider vorsichtig „abgerieben". Sehr zahlreiche und sulzige Follikel werden mittels besonders gearbeiteter Pinzetten ausgerollt (Abb. 80) oder ausgequetscht (Abb. 81); einzelne mit einem Messerchen geöffnet. Der Zweck ist, den Follikelinhalt möglichst frühzeitig zum Austritt zu bringen, ehe er durch spontanes Platzen zu ausgedehnten Narbenbildungen Anlaß gibt, und den Verlauf des ganzen Prozesses abzukürzen. Nachbehandlung durch Touchieren mit Cuprum sulfuricum-Stift; später ist Massage mittels Kupferacetatsalbe empfehlenswert.

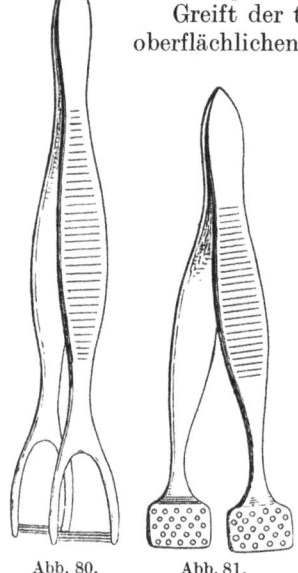

Abb. 80.
Rollpinzette

Abb. 81.
Quetschpinzette

Greift der trachomatöse Prozeß in die Tiefe, so daß er oberflächlichen Behandlungsmethoden entzogen ist, dann kommt die *Ausschälung des Tarsus* samt trachomatöser Bindehaut und die Dekkung des Defektes durch die hinübergezogene Bindehaut der oberen Übergangsfalte in Frage. Namentlich wenn das Lid durch die narbigen Vorgänge in dem Tarsus stark verkrümmt ist, leistet dieses Verfahren gute Dienste. Aber auch andere operative Eingriffe können bei Narbenentropium und bei Trichiasis erforderlich werden.

Einen sehr erfreulichen Wandel in dem Erfolge unserer Bemühungen zur Behandlung des Trachoms hat die neuerdings eingeführte interne und örtliche Chemotherapie mit Sulfonamiden (Albucid, Cibazol) sowie die Anwendung von Antibioticis angebahnt.

Die Badconjunctivitis. Durch Anstekkung in Badeanstalten (Hallenschwimmbädern, stark besuchten Strandbädern am Ufer stehender Gewässer) kommt eine akute Conjunctivitis zustande, die durch die Ausbildung trachomähnlicher Follikel usw. manche Anklänge an das Trachom zeigt. Sie hält in der Regel mehrere Monate an. Meist verläuft sie einseitig. Bisweilen werden Anschwellungen der regionären Drüsen beobachtet. Dennoch ist die Krankheit im Gegensatz zum Trachom gutartig und führt nicht zu narbiger Schrumpfung der Bindehaut. Auch bei dieser follikulären Bindehautentzündung finden sich ,,Einschlußkörperchen'', was auf eine Virusinfektion hinweist. Man neigt der Ansicht zu, daß die Quelle der Verunreinigung des Badewassers in einer ,,Einschlußkörperchen-Erkrankung'' der Genitalschleimhaut zu suchen ist. Sicher gilt das ja für die unten (S. 77) zu besprechende *Einschlußblennorrhoe der Neugeborenen*, die, auf die Bindehaut des Erwachsenen übertragen, zu einer Erkrankung der Bindehaut führt, die der Badconjunctivitis sehr ähnlich ist.

Die Gonoblennorrhoe der Bindehaut. Unter Blennorrhoe des Auges (Augentripper) im engeren Sinne versteht man die Infektion der Bindehaut mit dem Neisserschen Gonococcus.

Die Infektion tritt bei *Neugeborenen* durch Berührung der Augen mit dem infizierten Vaginalsekret intra partum ein, bei *Erwachsenen* durch zufälliges Hineinwischen. Schon in wenigen Stunden nach eingetretener Ansteckung bekommen die reichlich abgesonderten Tränen eine Beimengung mit kleinen Eiterflöckchen. Das Sekret sieht bei Neugeborenen zunächst oft eigentümlich weinfarben aus; nach Verlauf von 1-2 Tagen tritt dann die typische rein eitrige Absonderung auf, wobei der Eiter aus der Lidspalte hervorquillt (Abb. 82). Die Lider sind hochgradig ödematös geschwollen, so daß sie meist nicht spontan geöffnet werden können. Die Bindehaut ist dabei dunkelrot injiziert, wulstig aufgelockert und samtartig rauh. Die Entzündung dauerte früher in der Regel mehrere Wochen. Heute ist sie durch die Behandlung mit Penicillin, Sulfonamiden usw. wesentlich abgekürzt.

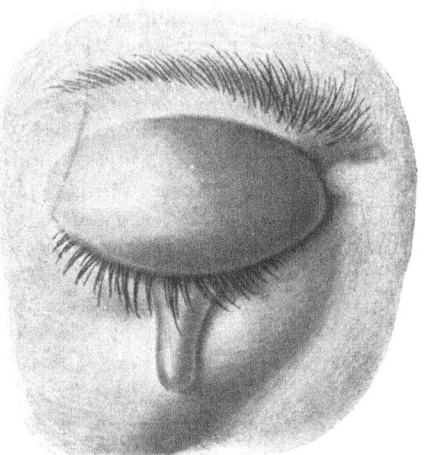

Abb. 82. Blennorrhoea conjunctivae im Höhestadium. Lider geschwollen. Zwischen den Lidern quillt Eiter heraus. (Nach einer Abbildung von WESSELY)

Außerdem hat der Gonococcus die Fähigkeit, bei längerem Verweilen auf der Hornhaut das zuvor intakte Hornhautepithel zum Einschmelzen zu bringen und *Hornhautgeschwüre* zu erzeugen, die schnell in der Fläche und Tiefe fortschreiten und endlich zu Perforation und Zerfall der ganzen Membran führen können. Hierin liegt die größte Gefahr; sie ist beim Neugeborenen (Blennorrhoea neonatorum) geringer als beim Erwachsenen (Blennorrhoea adultorum). Bei Besichtigung und Behandlung des Auges ist deshalb größte Vorsicht geboten, damit man nicht etwa mit dem Desmarresschen Lidhalter, der zur Öffnung der Lider eingelegt wird, die Hornhaut berührt und verletzt. Während man beim Neugeborenen einige Sicherheit übernehmen kann, daß eine Hornhaut, die beim Eintritt der Behandlung noch intakt ist, auch klar bleibt, ist die selbst kurze Zeit nach den ersten Symptomen der Erwachsenenblennorrhoe einsetzende Therapie keineswegs völlig Herrin der Lage. Auch bei sorgsamster Pflege kann manchmal die Beteiligung der Hornhaut nicht verhindert werden.

Die Verhütung der *Blennorrhoe der Neugeborenen* geschieht bekanntlich durch Anwendung des Credéschen Verfahrens (Einträufeln eines Tropfens 1—2%igen Arg. nitr. oder einer anderen Silbersalzlösung auf die Bindehaut nach der Geburt); einen absoluten Schutz bietet diese Vorsichtsmaßnahme aber nicht. Die manchmal nach der Credéisierung auftretende leichte Reizung der Bindehaut ist ohne Bedeutung. Es empfiehlt sich nicht, die erwähnte Form der Prophylaxe etwa durch Anwendung von Penicillinöl oder dergleichen zu ersetzen.

Die *Behandlung* der ausgebrochenen Blennorrhoea neonatorum erfordert große Sorgfalt und Umsicht. Zunächst muß entschieden werden, ob nur ein Auge ergriffen ist oder beide., Im ersteren Falle schützt man das gesunde Auge durch ein aufgelegtes Uhrglas, das man ringsum mit Heftpflaster anklebt, so daß man ohne Verbandwechsel den Zustand dieses Auges überwachen kann. Bei der Blennorrhoe der Erwachsenen ist das leicht durchführbar. Beim Säugling soll man das gesunde Auge zwar auch abdecken, es aber vorsichtshalber bei jeder Behandlung nach Entfernen des Uhrglases besichtigen und prophylaktisch behandeln. Der praktische Arzt darf die Behandlung einer Gonoblennorrhoe nur übernehmen, wenn er imstande ist, Bindehaut und Hornhaut ohne Berührung oder Schädigung der letzteren zu besichtigen und die unten angeführten Maßnahmen genau durchzuführen. Unter allen Umständen aber gehören Fälle, die Hornhautgeschwüre oder sonstige Komplikationen aufweisen, in klinische Pflege des Augenarztes.

In jedem Stadium der Erkrankung ist die Anwendung sorgfältiger Ausspülungen des ganzen Bindehautsackes wichtig. Sie können mit warmem Borwasser oder mit einer ganz schwachen Lösung von Kaliumhypermanganicum (1 : 15000) oder auch mit warmer physiologischer Kochsalzlösung vorgenommen werden. Besteht im Anfang die Gefahr einer Nekrose der Bindehaut, wie das vor allem im Stadium der Anschoppung bisweilen der Fall ist, so muß mit der Anwendung von Argentum nitricum zunächst gewartet werden. Man benutzt derweil Penicillin und antibiotische Salben. Ist die profuse Eiterung im Gange, so wird die Conjunctiva tarsi mit 1—2%iger Argentum nitricum-Lösung behandelt. Man wendet dazu die Lider vorsichtig um, betropft oder bestreicht die Innenflächen mit der Argentumlösung und neutralisiert zum Schutze der Hornhaut den Überschuß sofort durch Nachspülen mit Kochsalzlösung. Diese Behandlung findet höchstens einmal am Tage statt. Zwischendurch benutzt man wieder Penicillin und Antibiotica. Verklebte Lider darf man nie gewaltsam öffnen, weil bei dem etwaigen Vorhandensein von Hornhautgeschwüren das Auge leicht platzen kann. (Auch sollen die *eigenen* Augen durch eine Schutzbrille vor dem Hineinspritzen des angestauten Sekretes bewahrt werden.) Ferner muß man sein Augenmerk darauf richten, die Verklebung der Lidspalten durch eingedickten Eiter zu verhüten. Dies geschieht nicht nur durch regelmäßige Säuberung der Lidränder, sondern vor allem auch durch Anwendung von Salben nach der jeweiligen Behandlung.

Treten Hornhautgeschwüre auf, so muß die Pupille durch Scopolamin erweitert werden. Mit dem Rückgang der Eiterung und der entzündlichen Erscheinungen sonst pflegen die Hornhautgeschwüre sich zu reinigen und zu vernarben, doch erfordert die Nachbehandlung wegen der Gefahr ektatischer Narbenbildung (s. Staphyloma corneae S. 99), unter Umständen das Anlegen von Druckverbänden.

Beim Erwachsenen ist das souveräne Mittel das Kalium hypermanganicum. Sobald ein praktischer Arzt einen Fall von Blennorrhoe der Erwachsenen feststellt, nehme er sofort die sog. *großen Spülungen mit Kalium hypermanganicum* vor. Man läßt aus einem 1 Liter fassenden

Irrigator in schwachem Strome eine erwärmte, frisch bereitete Lösung von Kalium hypermanganicum 1:15000 langsam in die geöffnete Lidspalte laufen, wobei man durch Abziehen des oberen und unteren Lides dafür sorgt, daß die Flüssigkeit auch in die Buchten der Übergangsfalten eindringt, und peinlich die Berührung oder gar Beschädigung der Cornea durch die eingeführten Instrumente vermeidet. Die Methode ist einfach und von allen empfohlenen die unbedingt sicherste. Rasch versiegt der Eiterstrom und verlieren sich die Gonokokken aus dem Sekret. Die Spülungen können bis zu 4mal täglich angewandt werden. In der Zwischenzeit läßt man dauernd Umschläge mit der Lösung von Kalium hypermanganicum machen. Trotzdem besteht große Gefahr für die Hornhaut. Deshalb ist möglichst baldige Übernahme der Behandlung durch einen Facharzt notwendig.

Heute wird die örtliche Behandlung meist erfolgreich mit Penicillintropfen und Penicillinsalbe (z. B. Peniazol-Augensalbe) durchgeführt. Aber auch eine überlegte Kombinationsbehandlung mit der alten Methode ist möglich.

Neben der lokalen Therapie kann die paraspezifische Behandlung mittels parenteraler Eiweißinjektionen, am besten von frisch sterilisierter, kurz abgekochter Vollmilch, durchgeführt werden. Ihre Erfolge sind bei der Blennorrhoe der Erwachsenen oft verblüffend, aber durchaus nicht sicher. Beim Neugeborenen sind sie umstritten.

Von vorzüglicher Wirkung ist auch die innere Anwendung von Penicillin oder chemotherapeutischen Mitteln aus der Gruppe der Sulfonamide (Cibazol, Albucid).

Nach Abheilen einer Blennorrhoe sieht man gewöhnlich der Bindehaut nicht das geringste an. Eine chronische Gonorrhoe der Bindehaut ähnlich der der Geschlechtsorgane gibt es nicht, doch kennen wir eine metastatische Subconjunctivitis und metastatische Iritis gonorrhoica. Hornhautaffektionen hinterlassen selbstverständlich Trübungen (Narben) in allen möglichen Formen.

Die Einschlußblennorrhoe. Ganz ähnlich wie bei Gonoblennorrhoe verläuft auch die *Einschlußblennorrhoe* der Neugeborenen. Während aber die Gonorrhoe schon in den ersten Tagen nach der Geburt einsetzt, beginnt die Einschlußblennorrhoe meist etwas später, z. B. am 6. oder 7. Tage. Ihr klinisches Bild gleicht fast der Gonorrhoe, doch ist der Verlauf milder, und die Cornea ist kaum gefährdet. Im Sekret der Bindehaut findet man keine Gonokokken, dagegen im Epithelabstrich typische ,,Einschlüsse" wie bei Trachom und bei der Badconjunctivitis. Gelangt das Virus auf die Bindehaut des Erwachsenen, so kann es dort ein der Badconjunctivitis oder auch dem Trachom ähnliches Bild hervorrufen. Die Behandlung der Einschlußblennorrhoe der Neugeborenen schließt sich der der Gonorrhoe an.

Die Conjunctivitis diphtherica. Bei einer bestimmten Gruppe von Bindehauterkrankungen kommt es neben Rötung und Schwellung der Bindehaut zu entzündlichen *Membranbildungen*. Sie werden daher mit dem Sammelnamen *Conjunctivitis pseudomembranacea* belegt. Die ,,Häutchen" bestehen aus abgeschiedenem Fibrin. In leichteren Fällen haftet dieses Material nur oberflächlich auf der Bindehaut, so daß es ohne wesentlichen Gewebsverlust mit der Pinzette aufgehoben und abgezogen werden kann. Ernstere Folgen treten auf, wenn das Fibrin als ein geronnenes Netz in dem Gewebe selbst liegt, so daß man die Haut nicht entfernen kann, ohne Stücke der Conjunctiva mit abzureißen.

Die Fibrinausscheidung ist lediglich eine Reaktion der Bindehaut auf eine chemische Ätzwirkung. Man kann durch Auftropfen von Kalilauge in schwacher oder stärkerer Konzentration bei Versuchstieren alle Grade der Conjunctivitis pseudomembranacea nachahmen, genau so wie man auch durch das sterile Bouillonfiltrat virulenter Diphtheriebacillen eine nichtinfektiöse, aber doch von Bacillen ursprünglich herrührende Ätzwirkung an der Bindehaut setzen kann.

Die Ursache der Conjunctivitis pseudomembranacea ist also durchaus nicht einheitlich. Außer den Diphtheriebacillen (vgl. Abb. 77) kommen noch Streptokokken, Staphylokokken usw. in Frage. Die Infektion mit dem Diphtheriebacillus ist aber die gefährlichste. In zweifelhaften Fällen sichert das Ergebnis der Abimpfung die Diagnose der echten Diphtherie.

Im Vordergrunde des *klinischen Bildes* steht die Bildung der weißgelben schmierigen Membranen auf der geröteten Bindehaut der Lider. In leichten Fällen hinterläßt die abgezogene Membran eine blutende und aufgelockerte Bindehautoberfläche. In schweren ist das Gewebe teilweise bis tief in den Tarsus und die Übergangsfalte nekrotisch. Dann tritt auch eine venöse Stauung und pralle Anschwellung der Lidhaut hinzu, so daß das Öffnen der Lidspalte, noch mehr das Umstülpen der Lider behindert wird. Bei der Infektion mit Diphtheriebacillen gleichen die Bindehautherde oft denen, die wir von der Diphtherie der Tonsillen kennen.

Das aus der Lidspalte hervorquellende Sekret ist trüb wäßrig, durchsetzt mit kleinen Fetzen.

Bei echter Diphtherie liegt stets die Gefahr vor, daß die Hornhaut, von Toxinen der Bacillen angegriffen, eitrig zerfällt. Man darf deshalb in sichergestellten Fällen mit einer energischen Serumtherapie (4000 Immunitätseinheiten) nicht zögern. Auch sonst droht dem Auge dadurch Schaden, daß derbe Vernarbungen und Verkrümmungen des Lides, sowie Brückenbildungen zwischen der Lidrückfläche und Bulbusvorderfläche (Symblepharon; s. Abb. 68, S. 58) nach Abstoßung der nekrotischen Flächen sich einstellen. Die örtliche Behandlung geschieht mit indifferenten warmen Spülungen, milden Salben und Wärmeapplikation. Die Anwendung von Argentum nitricum ist verboten!

Als Nacherkrankung einer Diphtherie der Tonsillen, der Bindehaut usw. beobachtet man nicht selten die *postdiphtherische Akkommodationslähmung*, bei der *isoliert die Akkommodation gelähmt* ist, die Pupille aber normale Weite und Beweglichkeit aufweist (s. S. 47). Sie pflegt in der Regel nach einigen Wochen von selbst wieder zu verschwinden. Auch andere Augenmuskellähmungen können auftreten.

Die skrofulöse (phlyktänuläre) Bindehautentzündung. Skrofulöse Kinder erkranken häufig an einer typischen Bindehautentzündung, die durch das Aufschießen kleiner Erhabenheiten (Phlyktänen) gekennzeichnet ist. Auch die zur Bindehaut gehörige Hornhautoberfläche wird leicht in Mitleidenschaft gezogen, wodurch das Leiden eine ernstere Bedeutung gewinnen kann (s. Hornhautinfiltrat S. 89). In vielen Fällen sind auch die Halsdrüsen geschwollen.

Klinisch zeigt sich die *Phlyktäne* als eine miliare knötchenförmige Erhabenheit, die im frischen Zustande auf ihrer Spitze eine wasserklare kleine Blase zu tragen scheint. Rings um diese klare Kuppe herum liegt ein Kranz erweiterter hellroter Gefäße [phyktälnuläre Injektion (Abb. 83)] Auf Druck ist das Gebilde nicht im mindesten schmerzhaft, wenn es auch heftige Reizerscheinungen (Blendung, Tränen träufeln) verursacht. Schon am 2.—3. Tage schmilzt die Kuppe der Phlyktäne ein, und nun wird aus ihr ein kleines, von erhabenen Rändern umgebenes Geschwürchen. Bald

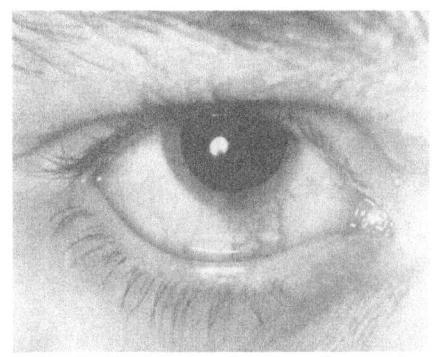

Abb. 83. Phlyktänuläre Injektion. Beginnende Phlyktäne

verschwindet die Phlyktäne, ohne eine Spur zu hinterlassen; doch tauchen oft neue Eruptionen auf, die denselben Verlauf nehmen.

Mit Vorliebe finden wir die Phlyktäne am Hornhautrande, noch im Gebiete der Bindehaut (Abb. 84). Sie tritt als Solitärphlyktäne, dann meist etwas größer, oder als eine Reihe von „Sandkornphlyktänen" in Gestalt ganz feiner Körnchen in die Erscheinung. Manchmal entsteht eine größere Phlyktäne auch weiter ab vom Limbus mitten in der Conjunctiva bulbi.

Solange sich die skrofulösen Eruptionen auf die Bindehaut beschränken, ist der Prozeß harmlos. Ganz anders wird aber die Sachlage, wenn sich Hornhautphlyktänen oder Hornhautinfiltrate bilden (s. S. 89). Am gefürchtetsten ist das skrofulöse Hornhautgeschwür (s. S. 101). Es kommen sehr verschiedene Formen vor, einfache punktförmige Infiltrate und Ulcerationen, in der Einzahl oder Mehrzahl, landkartenförmige

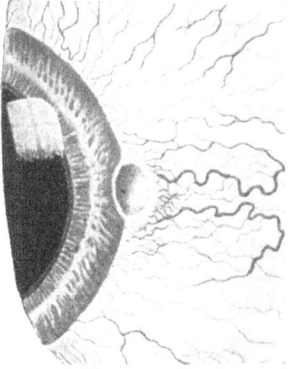

Abb. 84. Kleines Geschwürchen am Hornhautrand, hervorgegangen aus einer Randphlyktäne

Infiltrate, Gefäßbändchenphlyktänen (s. S. 101), Pannus scrofulosus usw. All die geschilderten Symptome können isoliert oder gleichzeitig, einseitig oder — häufiger — doppelseitig auftreten. Rückfälle sind häufig, wenn wir nicht in der Lage sind, die hygienischen Verhältnisse zu ändern.

Der Tierversuch lehrt, daß die Phlyktänen einer Immunitätsreaktion ihr Dasein verdanken, indem ein im Aufbau einer aktiven Immunisierung begriffener Organismus in eine Periode von Überempfindlichkeit gerät;

eine lokale Entzündung entsteht, wenn er von neuem mit dem Eiweißderivat in Berührung kommt, gegen das er immunisiert ist. Bringt man
in den Bindehautsack eines hochwertig gegen Pferdeeiweiß immunisierten Kaninchens eine minimale Menge Pferdeserum, dann entwickelt
sich rasch der Symptomenkomplex der menschlichen Phlyktänulose.

Gemeinhin handelt es sich um Kinder, die eine nur an dem positiven
Ausfall der Pirquetschen Hautreaktion auf Tuberkulin und meist auch
an der Verbreiterung des Hilusdrüsenschattens im Röntgenbilde merkbare
Infektion mit Tuberkulose durchgemacht haben. Unter dem Einfluß
dieser Vorgänge erwirbt das Kind allmählich eine aktive Immunität,
die so weit gehen kann, daß die Periode der Überempfindlichkeit einsetzt. Nun wissen wir, daß

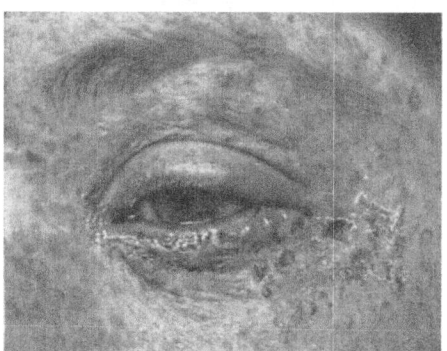

vorzüglich die äußere Haut
die Trägerin der Abwehrfunktion ist; es ist deshalb verständlich, daß die zu ihr gehörige, aber besonders zarte
und empfindliche Conjunctiva
mit einer lokalen, aber biologisch nicht etwa infektiös
bedingten Entzündung antwortet, sobald zufällig mit
dem Staube Derivate des
tuberkulösen Antigens auf
ihrer feuchten Oberfläche zum
Haften kommen. Nie findet
man in den Eruptionen der

Abb. 85. Seborrhoische Dermatitis am Unterlid bei
Conjunctivitis phlyctaenulosa

Phlyktänen Bacillen, auch fehlt im mikroskopischen Bilde, das ein
Gewebe von „tuberkuloidem“ Bau erkennen läßt, die zur tuberkulösen
Infektion gehörige Verkäsung. Somit ist die phlyktänuläre Conjunctivitis
ihrem Wesen nach grundverschieden von einer Tuberkulose (s. S. 83).

Außerdem ergibt sich aus dem geschilderten Tierversuch, daß die
Entstehung einer Phlyktänulose durchaus nicht an die Einwirkung von
Giftstoffen des Tuberkelbacillus allein gebunden ist, sondern jedes körperfremde Eiweiß (Antigen) dieselben Folgen nach sich ziehen kann. Tatsächlich kommt auch hin und wieder die Beobachtung von Phlyktänen
vor, ohne daß die uns zu Gebote stehenden diagnostischen Hilfsmittel
den Tatbestand einer geschehenen Ansteckung mit Tuberkulose erweisen.
Doch ist das die Ausnahme.

In einer nicht unbeträchtlichen Anzahl der Fälle finden sich aber
außer Anzeichen einer Beziehung zur Tuberkulose auch die Symptome
einer *exsudativen Diathese*, einer *Seborrhoe* (besonders bei Erwachsenen),
einer *Pediculosis capitis* usw. Es besteht deshalb oft eine ausgesprochene
Neigung zu Hautausschlägen im Gesicht, z. B. am Naseneingang, an den
Mundwinkeln, am Ohr. Dies hat dazu geführt, daß die Krankheit eine
Mehrheit von Bezeichnungen erhalten hat:

Conjunctivitis phlyctaenulosa, scrofulosa, eczematosa. Für die Behandlung ist es wichtig, an den verschiedenen Hautausschlägen des

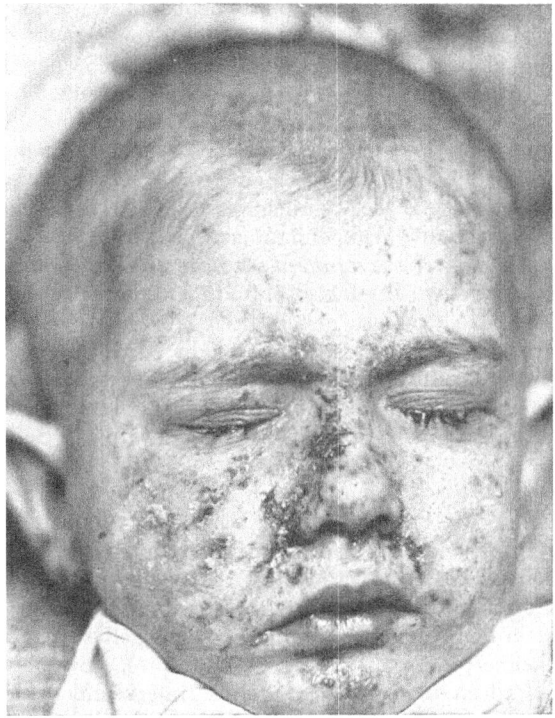

Abb. 86. „Exsudativ-diathetischer" Hautausschlag (dermatologisch im vorliegenden Falle „kindliche Seborrhoe" mit Superinfektionen) bei Conjunctivitis scrofulosa

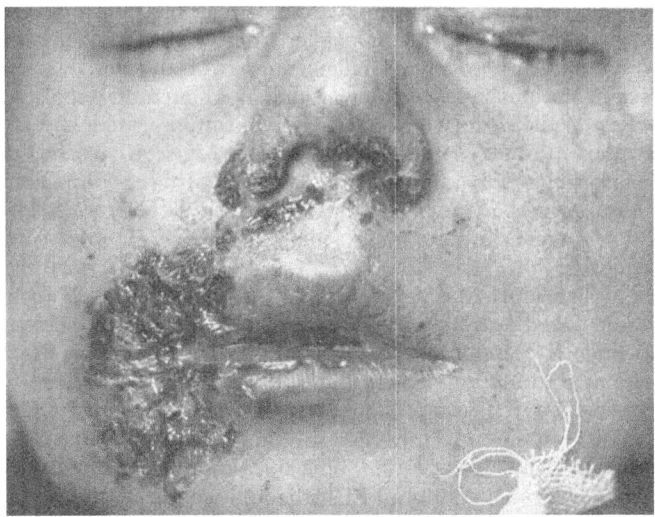

Abb. 87. „Skrofulöses" Ekzem an Mundwinkel und Naseneingang bei Conjunctivitis scrofulosa. Hier sind die Giftstoffe der Tuberkelbacillen das Ausschlaggebende

Gesichtes, die bei der Augenskrofulose beobachtet werden, die wichtigsten endogenen Komponenten, die neben exogenen an der Manifestation beteiligt sind, voneinander zu unterscheiden. Stehen die *Giftstoffe der Tuberkelbacillen* im Vordergrunde der Wirksamkeit, so sind die Hautausschläge gern am Mundwinkel, am Naseneingang (Abb. 82), an den Lidwinkeln usw. lokalisiert, während die „*exsudativ-diathetischen*" Ausschläge (Abb. 85) sowie die durch eine *Seborrhoe* bedingten (Abb. 84) mehr die übrigen Teile der Gesichtshaut, z. B. die Nasolabialfalte (Abb. 85), die Stirnhaut, Wangenhaut usw. bevorzugen.

Für die Conjunctivitis scrofulosa ist also eine Vielfalt der Erscheinungen charakteristisch: Bindehautphlyktänen und Hornhautinfiltrate, frische entzündliche Prozesse neben alten Hornhautnarben; außerdem evtl. Blepharitis, Hautausschläge im Gesicht, Halsdrüsenschwellungen, Tuberkulide der Haut (Lichen scrofulosorum, papulo-nekrotisches Tuberkulid, Tuberculosis colliquativa, selbst Lupus) und in ausgesprochenen Fällen eine charakteristische skrofulöse Schwellung der Oberlippe.

Die örtliche *Behandlung* sucht durch Massage des Auges mit Noviformsalbe (Noviform 0,5; Paraff. liq. 0,0; Vaselin ad 10,0) die schnelle Resorption der Infiltration zu fördern, während die Reizerscheinungen und die Lichtscheu am besten mit Cortison-Augensalbe oder Cortison-Augentropfen bekämpft werden. Bei Hornhautkomplikationen geben wir Scopolamin und in der Nachbehandlung die sog. „gelbe Augensalbe", eine gelbe Quecksilberpräcipitatsalbe (vgl. Rezepte). Bestehen Hautausschläge, so erfordern diese eine besondere Aufmerksamkeit und Therapie. Fast noch wichtiger als die örtliche Behandlung ist die *allgemeine Pflege, vor allem Verbesserung der hygienischen Verhältnisse* des Patienten, Sauberkeit, Körperpflege, frische Luft! In Berücksichtigung des allgemeinen Zustandes verordnet man außerdem Lebertran, möglichst gute vitaminreiche Ernährung und Salzbäder. Wir wenden auch gern Körperbestrahlungen mit künstlicher Höhensonne an. Dank der Besserung der hygienischen Verhältnisse und der gesunden Abhärtung der Jugend vor dem zweiten Weltkriege wurden mit der Skrofulose auch die Fälle von Phlyktänulose immer seltener. Nach dem Kriege wurde mit der Verschlechterung der allgemeinen Lebenshaltung, der Ernährung und Wohnungsverhältnisse ein neuerlicher erheblicher Anstieg der skrofulösen Augenerkrankungen beobachtet, der aber jetzt wieder abgeklungen ist.

Der Phlyktäne oft täuschend ähnlich, ihrem Wesen nach aber grundverschieden, ist die *Episkleritis* (vgl. S. 111). Auch sie erzeugt eine buckelförmige Erhebung mit Vorliebe am Limbus, doch ist der Knoten infolge seiner Bildung unter der Bindehaut, also im episkleralen Gewebe, von einer blauroten diffusen (ciliaren) Injektion umgeben. Im Gegensatz zur Phlyktäne ist sie auf Druck empfindlich, weil die ciliaren Nerven in der befallenen Schicht verlaufen, entbehrt aber dafür der begleitenden Reizzustände (Tränenträufeln, Lichtscheu), die die skrofulösen Affektionen kennzeichnen. Es kommt kaum zu geschwürigen Prozessen, wohl aber ist die Episkleritis eine langwierige Erkrankung, deren Ursache

Tuberkulose, Lues, Gicht und Rheumatismus sein können. In gewissen Fällen neigt die Episkleritis ausgesprochen zu Rezidiven (Episcleritis periodica fugax).

Therapeutisch kommen in erster Linie Cortison-Augensalbe oder Prednisontropfen, gegebenenfalls auch antituberkulöse oder antiluische Kuren in Betracht. Bei rheumatischer Grundlage gibt man gern Salicylsäurepräparate, Salicylamid, Aspirin usw.

Der Frühjahrskatarrh (Conjunctivitis vernalis). Bei Kindern mit lymphatischer Diathese, vor allem Knaben, verändert die Bindehaut des Tarsus ihr Aussehen, als wenn eine milchige Trübung die Membran durchtränkt hätte (Abb. 88). In schwereren Fällen treibt die Bindehaut des Tarsus förmlich Auswüchse von milchig-roter Farbe, die durch das Hin- und Hergleiten des Lides abgeplattet werden, so daß sog. ,,pflastersteinförmige Wucherungen" die Lidinnenfläche bedecken. Auch am Limbus corneae können in der Lidspaltenzone oder rings um die Hornhaut flache, eigentümlich glasig getrübte Erhabenheiten auftreten, die bisweilen verkalkte weißliche Stellen aufweisen, die sog. *Trantasschen Punkte.* Im Gegensatz zum Trachom sind die Erhabenheiten der Bindehaut hart. Es handelt sich um *Wucherungen des Papillarkörpers*, nicht wie beim Trachom um eine Follikelbildung. Diese Wucherungen bestehen aus einem derben Gerüst von Bindegewebsfasern, die sich baumartig verzweigen. Man spricht von einer ,,homogenen glasigen Sklerose". Auffallend ist der große Gehalt des Bindehautsekrets und der Wucherungen an eosinophilen Zellen.

Die Erkrankung tritt periodenweise auf und ist fast stets doppelseitig; sie flackert mit Eintritt der warmen Jahreszeit heftig auf und geht mit Beginn des Herbstes zurück, um im nächsten Frühjahr wieder vermehrte Ausdehnung zu gewinnen. So vergehen mehrere Jahre, bis mit Abschluß der körperlichen Entwicklung das Leiden von selbst erlischt. Die Ursache ist unbekannt. Vielleicht sind allergische Prozesse mit im Spiel. Nach anderer Ansicht wirken innere Veranlagung (lymphatische Diathese) und Sonnenlicht zusammen. Unter Lichtabschluß sieht man jedenfalls manche Fälle abheilen. Örtlich sind Antistin-Privin oder andere Antihistaminica angezeigt; auch evtl. Cortison-Tropfen. Sonst verordnet man die auch gegenüber der Skrofulose wirksame Therapie. Vor allem wird das Einstreichen von milden Salben und das Tragen einer grauen Schutzbrille sehr angenehm lindernd empfunden.

Die Tuberkulose der Bindehaut. Im Anschluß an Lupus faciei, aber auch selbständig bilden sich in der Conjunctiva tarsi und in der Übergangsfalte buchtig geränderte, flache, torpide Geschwüre, die im Grunde weiß-käsig belegt sein können. Inseln von Granulationsgewebe geben dem Bilde etwas Zerrissenes. Probeexcision und Einbringen des Materials in die Kaninchenvorderkammer (Entstehung einer experimentellen Iristuberkulose nach 3 Wochen) sichern die Diagnose. Im Gegensatz zur Phlyktäne und den skrofulösen Augenerkrankungen haben wir also hier nicht die Wirkung lediglich der chemischen Stoffe des Tuberkelbacillus, sondern den Erreger selbst als Ursache vor uns. Die Erkrankung führt zu schweren Narbenbildungen mit Schrumpfungen der Conjunctiva sowie zu Stellungsanomalien der Lider. Tägliches Touckieern der Geschwüre mit 60%iger Milchsäure, Strahlentherapie, Neoteben, evtl. Excision der

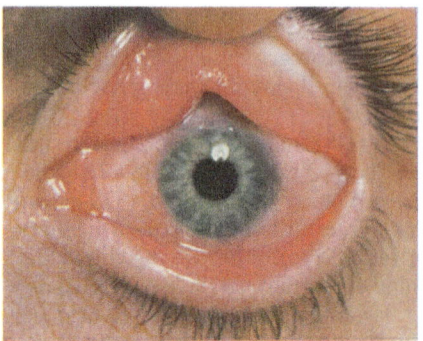

Abb. 88. Conjunctivitis vernalis; milchig-rote Trübung der Bindehaut; glasige Sklerose am Limbus corneae

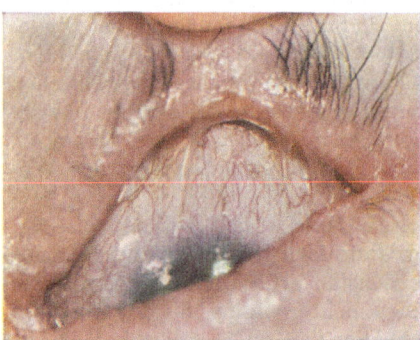

Abb. 89. Pemphigus der Bindehaut mit narbiger Verkürzung derselben

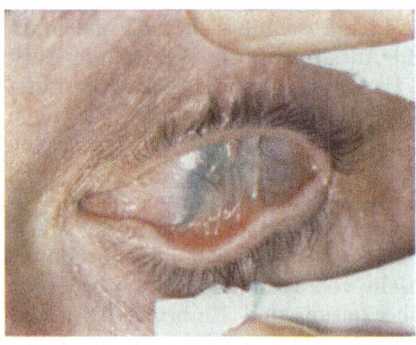

Abb. 90. Totales Symblepharon nach schwerer Säureverätzung der Bindehaut und Hornhaut

befallenen Partie mit Ersatz der weggenommenen Bindehaut durch Lippenschleimhaut bilden die Behandlung.

Der Pemphigus der Bindehaut. Eine seltene Erkrankung, bei der anfangs unter Reizung der Bindehaut kleine Bläschen in derselben entstehen, die dann platzen, zunächst nur den gelblichen Grund zeigen und später einer fortschreitenden Narbenbildung Platz machen. In den meisten Fällen beobachtet der Arzt überhaupt nur eine unaufhaltsame narbige Schrumpfung der Bindehaut, die mit Verkürzung der Übergangsfalten, Obliteration des Drüsenapparates, schließlich Entropium und Trichiasis einhergehen (Abb. 89). Auch die Hornhaut wird mit beteiligt. Sie zeigt Geschwüre und trübt sich durch Narbenzüge, bis endlich Unbeweglichkeit der Lider, Erblindung und vollständige Verödung des Bindehautraumes den unglücklichen Endzustand darstellen.

Da die Ursache völlig unbekannt ist, hat man auch von *essentieller Bindehautschrumpfung* gesprochen. Vielleicht handelt es sich um eine Viruserkrankung (?). Wie aus unserer Schilderung der Krankheit hervorgeht, kann diese zeitweise durchaus einem Narbentrachom oder auch einem Symblepharon, z. B. nach Verätzungen (S. 59 und Abb. 90), gleichen und mit ihm verwechselt werden.

Es gibt einen isolierten Pemphigus der Bindehaut; oftmals jedoch ist das Augenleiden nur Teilerscheinung eines universellen Pemphigus und führt dann meistens unaufhaltsam zum Tode. Die Therapie ist gegen das Augenleiden machtlos.

Die Xerose der Bindehaut. Infolge unzulänglicher Ernährung, besonders bei Vitaminmangel (A-Vitamin!) treten im Lidspaltenbereich der Bindehaut kleinere, in schwereren Fällen mehr landkartenförmige weißliche Herde auf, die sich mit Tränenflüssigkeit nicht benetzen und deshalb ein trockenes Aussehen zeigen: *Xerose der Bindehaut*; sie sind mit feinem Schaum bedeckt und enthalten meistens zahlreiche Xerosebacillen, die aber keinerlei ätiologische Bedeutung besitzen. Bei schwereren Ernährungsstörungen kann die Cornea in Form der bösartigen und gefürchteten Keratomalacie mit erkrankt sein, die dann unter Einschmelzung der Hornhaut zur Erblindung führt. Meistens besteht gleich-

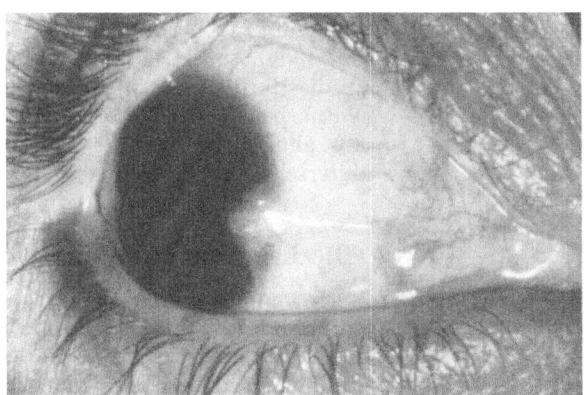

Abb. 91. Kleines Pterygium, den Hornhautrand eben überschreitend und einen Zipfel der Bindehaut hinter sich herziehend

zeitig eine erhebliche *Nachtblindheit (Hemeralopie)*. Die Behandlung besteht in mannigfaltiger, vitaminreicher Ernährung, Lebertran, Fruchtsäften usw.

Tumoren der Bindehaut. Hie und da findet man, besonders bei dunklen Menschenrassen, fleckförmige dunkle Stellen in der Bindehaut, die als *Melanose* bezeichnet werden. Sie sind an sich harmlos. In anderen Fällen aber handelt es sich um *pigmentierte Naevi*. Diese, meist von vornherein etwas prominent, können maligne entarten; dann entstehen die gefürchteten *Naevuscarcinome*, maligne Melanome, die oft in der Nähe des Limbus zur Ausbreitung kommen und auch auf die Cornea übergreifen können. Sie müssen radikal entfernt werden, nötigenfalls unter Opferung des Bulbus.

An gutartigen Tumoren beobachtet man *Dermoide*, die sich mit Vorliebe als kleine gelbliche, manchmal mit Haaren versehene derbere Geschwülste am unteren äußeren Limbus corneae lokalisieren, außerdem Gefäßgeschwülste: seltener Lymphangiome, vor allem *Hämangiome*, die oft bis unter die Lidhaut reichen und manchmal geradezu Teile von Hämangiomen des Gesichtes sind (vgl. Abb. 235).

Lidspaltenfleck und Flügelfell. Unter dem Einfluß länger anhaltender Reizzustände entwickeln sich in der Lidspalte, oft doppelseitig und symmetrisch, nahe dem Limbus gelblich fettähnlich aussehende, wenig erhabene indolente Bindehautdegenerationen *(Pinguecula, Lidspalten-*

fleck), die eine Anhäufung von hyalinen Schollen darstellen. Der degenerative Prozeß kann sich allmählich nach der Cornea zu fortschieben und zieht dann nach Überschreiten der Hornhautgrenze einen dreieckigen Zipfel der Bindehaut hinter sich her. Dadurch entsteht das Flügelfell (*Pterygium*, Abb. 91 u. 92). Wenn das Flügelfell bis in die zentralen Gebiete der Hornhaut hineinragt, erzeugt es Sehstörungen. Man muß es daher rechtzeitig von der Hornhaut ablösen und den Zipfel seitlich in eine mit der Schere gebildete Bindehauttasche einnähen. Die Spitze des Pterygiums, das sog. Köpfchen, wird mit dem Elektrokauter versengt.

Nach schweren Entzündungen, nach Verletzungen, Verbrennungen, Verätzungen u. dgl. entwickeln sich nicht selten auf die Hornhaut herübergezogene Bindehautnarben, die dem Flügelfell klinisch sehr ähnlich sehen, aber natürlich nicht weiterschreiten (*Pseudopterygium*).

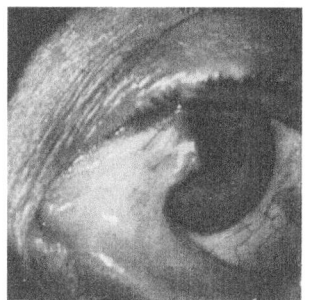

Abb. 92. Hochgradiges Pterygium. Die Bindehaut ist bis in das Pupillargebiet hinein über die Hornhaut gewachsen

Die Erkrankungen der Hornhaut

Normale Anatomie. Die Hornhaut stellt das gewölbte Fenster der Augenhülle dar. Ihre Krümmung ist etwas stärker als die der Lederhaut; deshalb sitzt die Cornea der Sklera wie ein Uhrglas auf. Wo beide Teile der Augenkapsel ineinander übergehen, findet sich eine seichte Rinne (Limbus corneae).

Die Hornhaut ist vorn von einem mehrschichtigen, nicht verhornenden *Plattenepithel* überkleidet, dessen Basalzellen einer *Glashaut, der Bowmanschen Membran*, aufsitzen. Auf diese folgen die Lagen der *Hornhautlamellen* (Abb. 93). Nur das Hornhautepithel entstammt entwicklungsgeschichtlich dem Ektoderm, alle übrigen Teile der Hornhaut aber dem Mesoderm, welches sich nach Abschnürung der Linsenblase (s. S. 188 und 246) zwischen Linse und Ektoderm einschiebt. Zwischen den Hornhautlamellen sind ganz feine Räume vorhanden, in denen die fixen Zellen (Hornhautkörperchen) liegen. Nach der vorderen Kammer zu sind die Hornhautlamellen durch eine zweite Glasmembran, die Descemetsche Haut, abgeschirmt, die wiederum einen Zellüberzug, das einschichtige *Endothel*, trägt. Dieses bildet die Grenze zum Kammerwasser.

Blutgefäße führt die Hornhaut normalerweise nicht. Sie ist daher in ihrer Ernährung auf das Randschlingengefäßsystem angewiesen, welches rings um die Hornhautperipherie herum verläuft und von bogenförmig umbiegenden Ästen der Bindehaut- und Lederhautgefäße gebildet wird. Dieses Geflecht gibt die Ernährungsstoffe ab, welche in ganz allmählichem Austausch in das Hornhautgewebe eindringen.

Ein System sensibler frei endigender Nerven durchzieht die Hornhaut. Sie sind Äste des vom Trigeminus (Ramus I) versorgten Ciliarnervengeflechtes.

Obwohl die Hornhaut wenigstens zum Teil die Fortsetzung der äußeren Haut darstellt, steht sie in bezug auf die Teilnahme an Lebensvorgängen im Gesamtorganismus auffallend isoliert da. Als Beispiel mag genügen, daß nach der Impfung zwar die ganze Körperdecke gegen das Pockenvirus immun wird, die Hornhaut aber infizierbar bleibt. Der Grund liegt in dem Mangel der Hornhaut an Blutgefäßen und in ihrem sehr trägen Stoffwechsel. Das kennzeichnet die Schwierigkeit, mit innerlich gegebenen Medikamenten die Hornhaut zu beeinflussen.

Für die erste *Untersuchung der Cornea* setzen wir den Patienten dem Fenster gegenüber und beobachten außer der Größe der Cornea (nor-

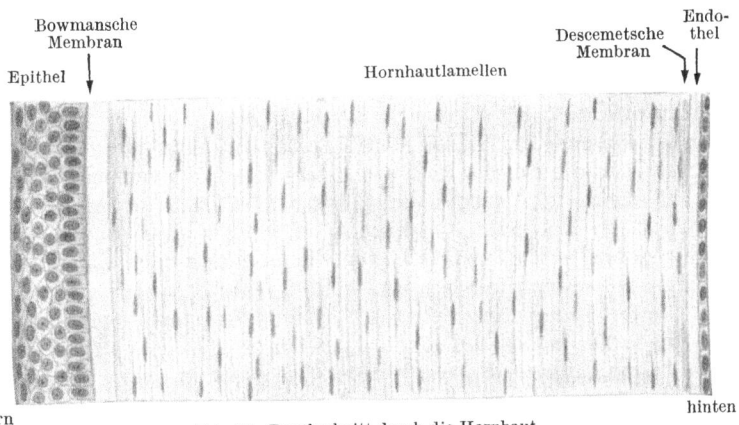

Abb. 93. Durchschnitt durch die Hornhaut

malerweise etwa 11,6 mm Durchmesser) und ihrer Form sogleich auch das (Purkinjesche) Spiegelbild des Fensterkreuzes. Die *Oberfläche der Hornhaut* soll spiegelnd, glatt und glänzend sein. Ein verzerrtes Spiegelbild deutet auf eine unregelmäßige Oberflächenwölbung (Astigmatismus), ein gestipptes auf ein geschädigtes, wenn auch vorhandenes Epithel hin; fehlendes Spiegelbild bedeutet fehlendes Epithel. Die Untersuchung muß durch die fokale Beleuchtung (s. S. 11) an der Lampe ergänzt werden. Hier offenbaren sich besonders die Trübungen der Cornea (Ödeme, Infiltrationen, Ulcerationen und Narben). Oberflächendefekte kann man auch durch Einträufeln eines Tropfens Fluorescein leicht feststellen, weil sich die Stellen, an denen das Epithel fehlt, grün färben.

Erosio corneae. Wenn durch eine geringfügige Verletzung, z. B. durch einen Zweig, ein spitzes Blatt, durch ungeschickte Handbewegungen des Säuglings usw., das Hornhautepithel abgeschürft wird, so sprechen wir von einer *Erosio corneae.* Derartige oberflächliche Epitheldefekte heilen in der Regel innerhalb von 1—2 Tagen spurlos ab. Bisweilen aber haftet das neugebildete Epithel nicht fest und glatt an der Unterlage. Dann kann es beim morgendlichen Öffnen der Lider wieder abreißen. Der Patient spürt einen scharfen Schmerz und danach Tränen und Fremdkörpergefühl. Die Erosio ist von neuem entstanden, und dieser Vorgang kann sich nun über Wochen und Monate immer von Zeit zu

Zeit wiederholen *(rezidivierende Erosio)*. Erosionen sollen deshalb von Anfang an mit Salbe und Verband sorgfältig gepflegt werden. Rezidivierende Erosionen zwingen oft zu eingreifenderen Maßnahmen, z. B. zur *Abrasio corneae.*

Fremdkörper der Hornhautoberfläche. *Staubpartikelchen* setzen sich hier gern fest und verursachen ein starkes Unbehagen mit reichlicher Tränenabsonderung. Mit dem reflektorisch erfolgenden Lidschlage können sie nach oben gezogen werden und haften dann meist unter dem Oberlid im sog. Sulcus subtarsalis. Ektropioniert man das Lid, so können sie dort gefunden und mit einem feuchten Wattebausch oder (außerhalb der Sprechstunde) mit der Kleinfingerkuppe entfernt werden. *Getreidegrannen* und ähnliche Fremdkörper arbeiten sich durch ihre Widerhäkchen bis in die obere Übergangsfalte hinauf (zur Erkennung und Entfernung ist doppelt Ektropionieren mit dem Desmarresschen Lidhalter erforderlich).

Ferner kommen, z. B. bei Metallarbeitern, kleine *Eisensplitterchen*, eingebrannt in die Cornea und von einem Rosthof umgeben, vor. Bei Vernachlässigung des Zustandes schließen sich leicht ernstere Komplikationen, z. B. Hornhautgeschwüre (s. S. 91) an. Deshalb ist baldige und gewissenhafte Entfernung nötig. Sie geschieht nach Einträufelung von Pantocain in den Bindehautsack mittels einer kleinen lanzenförmigen Nadel, deren Spitze ausglühbar ist. Leicht kratzende und hebelnde Bewegungen am Rande des hineingeratenen Partikelchens führen ohne weitere Schädigung der Hornhaut zum Ziele; doch ist dringend zu raten, zur Vermeidung einer sekundären Verunreinigung der entstandenen Lücke im Epithel für einen Tag einen Verband anzulegen.

Bei **Verätzungen** durch *Säuren, Laugen* oder dergleichen, die naturgemäß oft Hornhaut *und* Bindehaut betreffen, soll man den ganzen Bindehautsack sorgfältig mit warmer physiologischer Kochsalzlösung oder 3% Borwasser ausspülen. Man bedient sich dazu der Undine, einem Glasgefäß mit dünnem Ausflußrohr. Stehen Hilfsmittel nicht zur Verfügung, so tauche man das ganze Gesicht schnell in klares Wasser und sorge dafür, daß die Augen dabei geöffnet werden. Die regelrechte Behandlung muß dann angeschlossen werden. Nach der Säuberung des Conjunctivalsackes streicht man 3% Borsalbe ein.

Handelt es sich um eine *Tintenstiftverätzung* (die vom Patienten oft absichtlich erzeugt wird), so muß die Bindehaut mit Cocain 4% *gut* anaesthesiert werden. Dann Injektion von 1 cm³ Vitamin C subconjunktival, und weiter alle 5 min lokal Vitamin C in den Bindehautsack bzw. auf die Hornhaut träufeln (2—3 Std lang!). Zur Unterstützung kann 250 mg Vitamin C intravenös injiziert werden. Man verwendet am besten Cebion forte. Sind die subconjunctivalen Injektionen nicht möglich, so kann zunächst Citronensaft in den Bindehautsack eingeträufelt werden (Anaesthesie!). Die Ascorbinsäure neutralisiert das basische Methylviolett und reduziert die toxisch wirkende farbige Verbindung zu der unschädlichen Leukoverbindung.

Das Hornhautinfiltrat. Ein großer Teil der entzündlichen Hornhautveränderungen beginnt mit einem Infiltrat. Im klinischen Bild handelt es sich dabei um grauweiße, verwaschene Fleckchen, über denen das Hornhautepithel seinen Glanz verliert; das feste Gefüge der Epithelzellen ist gelockert und die Oberfläche sieht deshalb wie „gestichelt" aus. Der Herd selbst besteht aus Ansammlungen von Wanderzellen. Ferner zeigt uns die vermehrte Füllung der Gefäße an dem benachbarten Abschnitte des Limbus, daß ein entsprechender Prozeß in der Hornhaut im Gange ist. Man unterscheidet oberflächliche und tiefe Hornhautinfiltrate. Sitzt das Infiltrat im Epithel oder in den vordersten Hornhautschichten, dann überwiegt die krankhafte Füllung der Bindehautgefäße (conjunctivale pericorneale Injektion). Bei tiefer Lokalisation herrscht die ciliare pericorneale Injektion vor. Aber natürlich können auch oberflächliche Infiltrate, z. B. herpetische (s. S. 103), eine ciliare Injektion machen (s. Abb. 94, S. 90). Somit läßt sich ein Infiltrat von einer weißlichen Hornhautnarbe, bei der das Auge ja reizlos ist, durch das Vorhandensein der „Stippung" des Hornhautepithels und der Injektion am Rande sofort unterscheiden. Infiltrate sehen auch mehr grauweiß aus, während Narben rein weiß oder bläulichweiß erscheinen.

Zwischen oberflächlichen und tiefen Hornhautinfiltraten besteht zwar kein prinzipieller Gegensatz in bezug auf Entwicklung und Aussehen des Herdes, wohl aber hinsichtlich der Folgeerscheinungen an den tieferliegenden Teilen des Auges. Die entwicklungsgeschichtlich begründete Zugehörigkeit der vordersten Hornhautschicht zur Bindehaut prägt sich auch klinisch insofern aus, als die oberflächlich gelegenen Infiltrate die Symptome auslösen, welche wir bei Conjunctivitis sehen. Es besteht Lichtscheu, Tränen, conjunctivale Injektion. Je tiefer das Infiltrat liegt, desto mehr macht sich eine ciliare Injektion der tiefliegenden Gefäße geltend, und desto geringer sind zumeist die allgemeinen Reizerscheinungen. Kommt es, was sehr häufig eintritt, im späteren Verlaufe zu einer Gefäßneubildung (Vascularisation) im Bereiche des Infiltrates, dann sprießen bei oberflächlichen Infiltraten die neugebildeten Gefäße aus dem Bindehautgefäßsystem hervor, so daß man jedes einzelne von einem erweiterten Bindehautgefäß aus über den Limbus corneae bis zum Hornhautherde verfolgen kann. Die Ästchen gehen vielfache Verbindungen untereinander ein (Abb. 94). Beim tiefen Infiltrat entstammen die Gefäße jedoch dem Ciliargefäßnetz. Sie verschwinden am Limbus, ohne daß sie hier weiter gesehen werden können, in der Sklera. Auch zeigen sie zumeist eine „besenreiserförmige Teilung", aber keine Anastomosen untereinander. Mit dieser Mitbeteiligung des Ciliarkreislaufes hängt es auch zusammen, daß sich beim tiefen Infiltrat recht häufig eine Reizung der Iris zeigt, die mit ihrem Gefäßnetz dem Ciliargefäßsystem eingegliedert ist. Ein oberflächliches Infiltrat bewirkt aber nur in den seltensten Fällen iritische Prozesse.

Die Ursache der Gefäßentwicklung nach länger bestehenden Infiltraten ist verständlich: Da die in der Ernährung so außerordentlich schlecht gestellte Hornhaut sich nicht selbst helfen kann, schafft der Organismus durch die Ausbildung einer Gefäßbahn zu dem gefährdeten Bezirk die Möglichkeit besserer, von den Gefäßen direkt gelieferter Ernährung. Somit ist die Vascularisation der Hornhaut in solchen Fällen

Ausdruck einsetzender Heilung und daher willkommen. Nach vollendeter Hilfeleistung können die Gefäße kollabieren und sind dann später nur noch mit stärksten Vergrößerungen als zarte Schatten im Hornhautgewebe sichtbar.

Inzwischen ist auch das Infiltrat selbst zu einer Narbe geworden, das Epithel über ihm spiegelt wieder, und die Injektion am Limbus ist verschwunden. Von der Ausdehnung und Dichtigkeit sowie der Dauer des

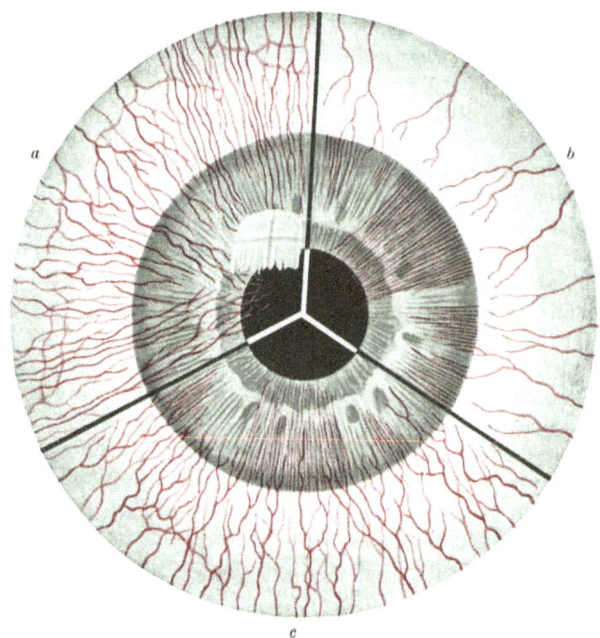

Abb. 94. Schema von oberflächlicher und tiefer Vascularisation. *a* Oberflächliche Bindehautgefäße wuchern auf die Hornhaut. *b* Tiefe Vascularisation. Die Bindehautgefäße enden, wie normalerweise stets, am Limbus. Die tiefen Gefäße kommen erst am Limbus zum Vorschein. *c* Kombination von oberflächlicher und gleichzeitig vorhandener tiefer Vascularisation

Infiltrates hängt es ab, wie die zurückbleibende Narbe ausfällt. Sie kann alle Schattierungen vom zartesten Wölkchen (Nubecula) über einen grauen Fleck (Macula) bis zum grell porzellanweißen Fleck (Leukoma) durchlaufen (s. S. 98). Erosionen der Hornhaut, die die Bowmansche Membran nicht durchsetzt haben, heilen ohne Narbentrübungen aus.

Die Mehrzahl der Infiltrate kommt durch Schädlichkeiten zustande, welche im Organismus selbst liegen. Namentlich gilt dies für die bei der Skrofulose zu beobachtenden oberflächlichen Infiltrate, die den Bindehautphlyktänen (s. S. 79) gleichzusetzen sind und deshalb auch Hornhautphlyktänen genannt werden (vgl. Keratitis phlyctaenulosa S. 101). Aber auch exogene Momente wie kleine Verletzungen und infektiöse Prozesse der Bindehaut können zu Infiltraten Veranlassung geben. Stößt sich im Laufe der Erkrankung das Epithel über dem Infiltrat ab, dann ist es in ein Ulcus corneae übergegangen.

Das Hornhautgeschwür (Ulcus corneae). Einen entzündlichen Substanzverlust der Hornhaut bezeichnen wir als Ulcus corneae. Grundsätzlich kann dieses auf zwei verschiedenen Ursachen beruhen: es kann sich aus endogenen Ursachen, gewissermaßen von innen heraus entwickeln, indem die über dem Infiltrat liegenden Hornhautlamellen samt Epithel und Bowmanscher Membran einschmelzen (z. B. bei dem skrofulösen Hornhautgeschwür). Oder der Prozeß schreitet von außen nach innen vor, indem Bakterien vom Bindehautsack aus in die Hornhaut eindringen und durch die Schädigung des Gewebes eine Ulceration zuwege bringen (z. B. Ulcus corneae serpens).

Klinisch unterscheidet sich das frische Ulcus vom Infiltrat durch das Fehlen des Purkinjeschen Hornhautspiegelbildchens (vgl. S. 87), die Anfärbbarkeit durch Fluorescein und einen kleinen Krater an der Hornhautoberfläche. Den Grund des Geschwüres bilden die Reste des Infiltrates. Das Geschwür hat deshalb die gleiche Farbe wie das Infiltrat. Im weiteren Verlaufe der Erkrankung stoßen sich schließlich die nekrotischen Teile des Geschwüres ab, dann wird an dieser Stelle die Hornhaut wieder klarer: *gereinigtes Geschwür.* Später schiebt sich vom Rande des Kraters her neues Epithel vor und überzieht das Geschwür, das so wieder epithelisiert wird. Die endgültige Heilung geschieht durch Bildung von Bindegewebe, das zunächst noch nicht in voller Höhe den Substanzverlust ausgleicht. In einem solchen Stadium erscheint das Geschwür durch Hinüberwachsen des Hornhautepithels zwar schon wieder mit spiegelnder Oberfläche, doch findet sich eine *Facette* (spiegelnde Delle), die erst allmählich durch weitere Zunahme des Bindegewebes bis zum Niveau der übrigen Hornhautoberfläche gehoben wird. Solange das Geschwür in den vorderen Lagen der Hornhaut sitzt, wird die Iris nicht in Mitleidenschaft gezogen. Greift es aber in die Tiefe, dann wird die Iris mit gereizt und antwortet mit Entzündung. Es kommt zu Iritis, unter Umständen mit Eiterabsonderung in die vordere Kammer (Hypopyon) oder mit hinteren Synechien (s. Abb. 97, S. 94).

In schweren Fällen kann das Geschwür durch die ganze Dicke der Hornhaut durchbrechen. Allmählich wird der Boden des Ulcus immer dünner, bis schließlich nur noch die widerstandsfähige hintere Glashaut, die Descemetsche Membran, stehenbleibt. Durch ihre Elastizität kann diese Haut sich wie ein *Bruchsack* in das Geschwür vorwölben (*Keratocele*, Abb. 95 ˙u. 96), bis auch sie endlich erliegt und platzt. Dann stürzt das Kammerwasser heraus, und die vordere Kammer fließt ab. Nach geschehener Perforation kommt die Irisvorderfläche, evtl. auch die Linsenvorderfläche (im Pupillarbereich) mit der Hornhauthinterfläche in Berührung. Je nach der Lage der Lochbildung sind verschiedene Folgen zu erwarten. Bricht ein Geschwür in der Peripherie der Hornhaut durch, dann besteht die Möglichkeit, daß die Iris in der Öffnung vorfällt *(Irisprolaps)* und dort einheilt. Sie kann auch, ohne wirklich wie ein Bruchsack sich vorzustülpen, nur an der sich bildenden Narbe fest hängen bleiben *(vordere Synechie)*. Bei zentral gelegenen Durchbruchstellen kommt nach Abfluß des Kammerwassers die Vorderfläche der Linse an die Hornhauthinterfläche zu liegen. Der entzündliche Prozeß greift auf die vordere Linsenkapsel über und führt zu einer Verdickung dieser Haut in Form einer Cataracta polaris anterior (s. S. 190). Man beobachtet dann nach Abheilung und Wiederherstellung der Vorderkammer in der Mitte der Pupille einen grellweißen Fleck auf der Linse.

Von allen diesen Komplikationen ist der Irisprolaps die schlimmste Folge; denn das Hineinlegen der Iris in die Durchbruchsöffnung verhindert einen guten Schluß der Hornhautlücke durch Bindegewebsneubildung. Ein eingeheilter Irisprolaps bildet immer einen Ort geringerer

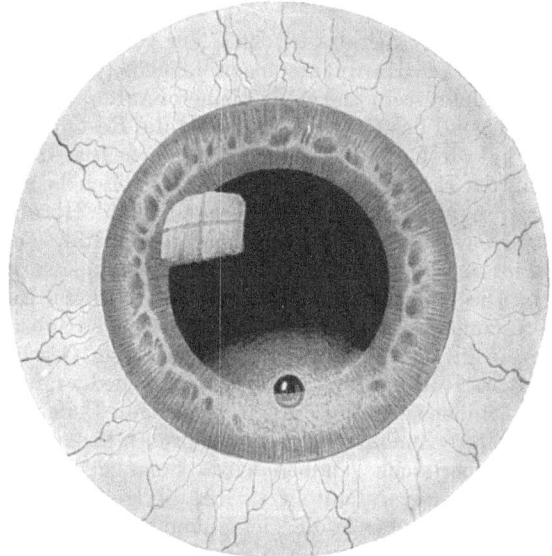

Abb. 95. Frische Keratocele innerhalb eines in Abheilung befindlichen ehemaligen Ulcus corneae

Widerstandskraft und kann noch späterhin Anlaß zu Komplikationen geben. Denn die vorgefallene Iris gibt dem intraokularen Druck gern nach, so daß die Narbe vorgebuckelt wird. Die einzelnen Grade der Narbenbildung werden noch weiter unten beschrieben werden (s. S. 98).

Wenn ein Hornhautdurchbruch droht, muß die Behandlung so geleitet werden, daß ein Irisvorfall möglichst verhindert wird. Sitzt das Geschwür näher dem Zentrum, dann träufelt man reichlich Mydriatica (z. B. Scopolamin) ein, damit die Iris sich maximal zusammenzieht und mit ihrem Pupillarrande peripher zu liegen kommt. Ist dagegen mit einer Perforation der Hornhaut in der Peripherie zu rechnen, so wird durch Miotica eine möglichst starke Kontraktion des Sphincter pupillae angestrebt, um zu vermeiden, daß die Iris mit dem abströmenden Kammerwasser in die Wunde gerissen wird.

Das gewöhnliche Hornhautgeschwür (Ulcus corneae simplex), das stets aus einem Infiltrat entsteht, unterscheidet sich von diesem (s. S. 89) vor allem dadurch, daß ein oberflächlicher Substanzverlust vorhanden ist, dessen Grund vom ehemaligen Infiltrat gebildet wird. Ein solches einfaches Geschwür hat wenig Neigung zum Fortschreiten in der Fläche, geht aber zuweilen in die Tiefe. Diejenigen Fälle, die durch Skrofulose oder eine Rosacea (s. S. 102) bedingt sind, zeigen manchmal nur eine geringe Heilungstendenz. Oft tritt erst dann ein Umschwung ein, wenn eine ausreichende Vascularisation das Geschwür erreicht hat und damit die Aussichten besserer Ernährung gestiegen sind.

Die Behandlung des Hornhautgeschwürs selbst erfordert unter allen Umständen einen Verband. Durch Scopolamin, Atropin oder ähnliche Mydriatica wird die Iris ruhiggestellt. Durch Einstreichen von Salben kann man das lästige Fremdkörpergefühl bekämpfen, das durch Reiben der Hornhaut an der Lidhinterfläche entsteht. Bei allen Hornhaut-geschwüren wird die Anwen-dung von Wärme (z. B. elek-trisches Heizkissen) sehr wohl-tuend empfunden. Droht eine Perforation, so legt man den Verband etwas fester mit reich-licher Polsterung als Druck-verband an. Bettruhe ist in schweren Fällen unerläßlich. Nach erfolgter Heilung befördert Massage mit gelber Queck-silberpräcipitatsalbe die Auf-hellung der Narben.

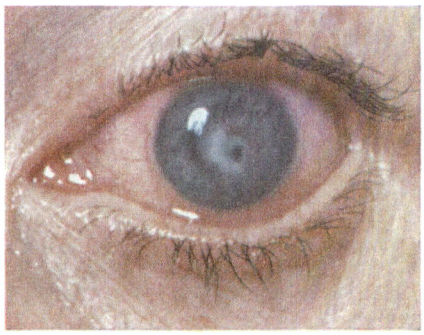

Abb. 96. Descemetocele in einem älteren, teilweise bereits vascularisierten Hornhautgeschwür. Die ver-dünnte Stelle ist als dunkler Fleck lateral von der Hornhautmitte erkennbar

Das infektiöse Hornhautge-schwür (Ulcus corneae serpens). Nur wenige Erreger vermögen das intakte Hornhautepithel zu durchdringen, so z. B. der Gonococcus und der Diphtheriebacillus (s. S. 69). Beide führen deshalb nicht selten zu schweren Hornhauterkrankungen, wenn einmal die Binde-haut infiziert ist. Das typische Ulcus corneae serpens entsteht aber in der Regel auf ganz andere Weise, und zwar durch Keime, die an sich nicht die Fähigkeit besitzen, das unversehrte Hornhautepithel an-zugreifen, z. B. durch den Pneumococcus. Minimale Verletzungen des Hornhautepithels sind hier deshalb die Voraussetzung dafür, daß die Keime in das Hornhautgewebe eindringen. In vielen Fällen tragen die Patienten über lange Zeit hin die Pneumokokken mit sich im Bindehaut-sack herum, z. B. wenn sie an einer chronischen Tränensackeiterung leiden, wo dann die Pneumokokken immer wieder mit dem Eiter in den Bindehautsack zurückquellen. Trotzdem kann die Cornea unverändert bleiben, bis eine geringfügige, oft an sich ganz harmlose Schädigung ihres Epithels auftritt. Dann aber kommt es zu dem bösartigen kriechenden Hornhautgeschwür.

Deshalb werden mit Vorliebe ländliche Arbeiter befallen, Steinklopfer und andere Personen, die häufig Fremdkörper ins Auge bekommen. Bevorzugt ist das höhere Alter, wohl infolge der geringeren Widerstands-fähigkeit der Hornhaut. *Der Zusammenhang des Ulcus serpens mit einer Verletzung oder vorangegangenen Abstoßung des Epithels (z. B. auch nach*

Herpes corneae, Phlyktäne, Ulcus scrofulosum usw.) *ist versicherungs-technisch äußerst wichtig.* Stets ist eine genaue Anamnese bei Beginn der Behandlung aufzunehmen, da später oft genug alle möglichen Ursachen geltend gemacht werden, damit ein Rentenanspruch berechtigt erscheint. Wie die Hornhautverletzungen so liegt auch das Ulcus serpens fast stets in der unteren Hälfte oder in der Mitte der Cornea, entsprechend der Beziehung zur Lidspalte.

Das klinische Bild. Das eben entstehende Ulcus serpens erscheint zunächst als ein kleiner weißer Punkt an der Hornhautoberfläche, der leicht gequollen etwas über das Niveau hervorragt. Er ist von einem

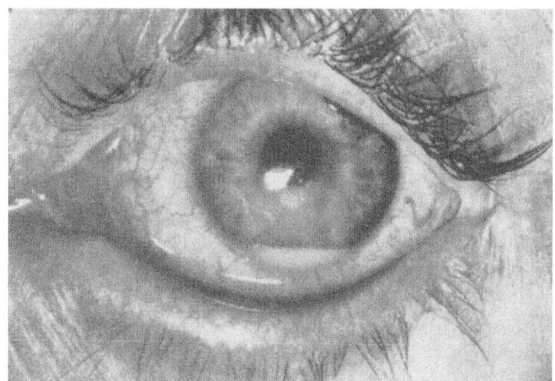

Abb. 97. Ulcus corneae serpens. Unterhalb der Hornhautschnitte kleines, aber dicht infiltriertes Ulcus. Unten schmale Hypopyonsichel; die darüberliegenden Hornhautteile durch Leukocyten-schleier an der Hinterfläche bereits zart getrübt

hauchig getrübten Hofe umgeben und zeigt trotz der geringen Aus-dehnung schon die Schwere des Prozesses durch das Auftreten einer heftigen ciliaren Injektion am Hornhautrande, einer zarten Trübung des Kammerwassers und einer deutlichen Iritis an. Bald senkt sich im Kammerwasser ein schmales Eiterexsudat als „*Hypopyon*" zu Boden, das im unteren Kammerwinkel als oben waagerecht begrenzte gelbe Masse sichtbar wird. Schon am nächsten Tage hat die ehedem punkt-förmige Infiltration in der Hornhautdecke Fortschritte gemacht. Nach dieser oder jener Richtung ist ein weißgelber Fortsatz in das bislang noch gesund gewesene Gewebe vorgeschoben. In der Mitte hat sich durch Abstoßen nekrotischer Partien ein Substanzverlust gebildet, der schmierig belegt ist (Abb. 97). Auch die Ansammlung des Eiters in der Vorder-kammer hat zugenommen, das Hypopyon ist gestiegen, die Iritis hat zu einzelnen Verklebungen des Pupillarrandes mit der Linsenkapsel (hinteren Synechien) geführt. Nun können zwei Möglichkeiten eintreten: Entweder setzt sich das Geschwür in der Fläche der Hornhaut fort, kriecht also in die Breite (daher: serpens = kriechend), oder es schmelzen die mittleren und tiefen Hornhautlamellen ein, so daß frühzeitig ein Durchbruch der Hornhaut zustande kommt. Meist schreitet es zunächst in den oberflächlichen Schichten des Parenchyms weiter fort, während die tiefen Schichten erst allmählich zugrunde gehen. Immer aber können wir mit einer gewissen Bestimmtheit voraussagen, nach welcher Richtung das Geschwür am nächsten Tag Raum gewonnen haben wird; denn in der Regel findet sich, sei es sichelförmig am Rande oder als Belag am Boden der Ulceration eine gelblichweiße, besonders dichte Infiltration, in der die Progression erfolgt (sog. progressiver Rand).

Die *pathologische Anatomie* gibt uns über den Zusammenhang vollkommenen Aufschluß. Es ist in der Hornhaut zu einer Kolonienbildung von Pneumokokken gekommen, deren Stoffwechselprodukte einesteils das Gewebe zur Nekrose bringen, andernteils aber in die Hornhautsubstanz diffundieren, auch quer durch die Hornhaut hindurch ins Kammerwasser und damit an die Iris gelangen. Die Folge dieser sich überallhin verbreitenden chemischen Absonderungen der Kolonien ist das Heranziehen von Wanderzellen, die nun in den engen Spalten der Cornea nach dem gefährdeten Bezirk zu wandern und dort, wo die Pneumokokken liegen, einen dichten Wall bilden. Der Leukocytenring stellt sich klinisch als weißliche Infiltration dar und verrät uns den Ort der Pneumokokken-

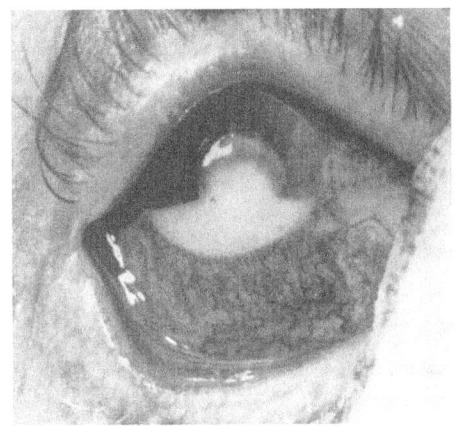

Abb. 98. Fortgeschrittenes Ulcus corneae serpens (Pneumokokkeninfektion). Etwa $^1/_3$ der Vorderkammer mit Eiter gefüllt. Das in der Mitte der Corneae gelegene, noch dicht infiltrierte und oben progressive Geschwür hat auch die Hornhauthinterfläche mit einem halbmondförmigen Reizhof belegt

ansammlung, damit aber auch die Stelle des Ulcus, von der ein Weiterkriechen zu erwarten ist (Abb. 98). Auch aus den Irisgefäßen wandern, durch den Reiz angezogen, Leukocyten in die vordere Kammer aus, wo sie im Kammerwasser als eitrige Zellansammlung zu Boden sinken. Das Hypopyon ist also eine Reaktion des Auges auf die Infektion, aber, solange die Hornhaut noch undurchbrochen ist, selbst steril.

Mit der Dauer des Prozesses wird die Hornhaut mehr und mehr zerstört. Wenn die eitrige Einschmelzung des Gewebes in die Tiefe vordringt, droht die Gefahr eines Durchbruchs und Irisvorfalls. Bei mehr flächenhafter Ausdehnung des Ulcus aber führt die Verdünnung der Hornhaut leicht dazu, daß sie dem intraokularen Druck nicht mehr genügenden Widerstand entgegensetzen kann. So kommt es zu einer teilweisen oder vollkommenen Vorbuckelung. An die Perforation der Cornea schließt sich bisweilen eine totale Vereiterung des gesamten Bulbusinhalts an. Wir sehen dann das höchstgradig entzündete Auge von gewulsteter und geschwollener Conjunctiva umgeben und auch die Augenlider ödematös und schwer beweglich. Der Bulbus ist infolge entzündlicher Infiltration des Orbitalfettgewebes vorgetrieben und förmlich eingemauert. Durch die eingeschmolzene Hornhaut wird die Iris zum Teil freigelegt; aus der Pupille schimmert der Eiter des Glaskörpers durch. Das Auge ist unter erheblichen Schmerzen an „*Panophthalmie*" erblindet (s. S. 98, 210 und 256).

Die *Behandlung des Ulcus serpens* ist, wenn sie frühzeitig einsetzt, dankbar, bei weit vorgeschrittenen Prozessen dagegen schwierig und oft vergebens. Alles kommt darauf an, daß man die in die Hornhaut eingedrungenen Pneumokokken abtötet, bevor sie größere Gebiete zum Einschmelzen bringen können. Zunächst ist festzustellen, ob der Tränensack die Quelle einer Eiteransammlung und damit der Pneumokokken ist. Ein Druck auf den Tränensack (Abb. 71, S. 61) überzeugt uns, ob Eiter aus den Tränenpünktchen quillt. Ist dies der Fall, oder entleert sich bei der Durchspülung des Tränensakkes Eiter aus dem oberen Tränenpünktchen, dann muß der Tränensack unverzüglich entfernt werden.

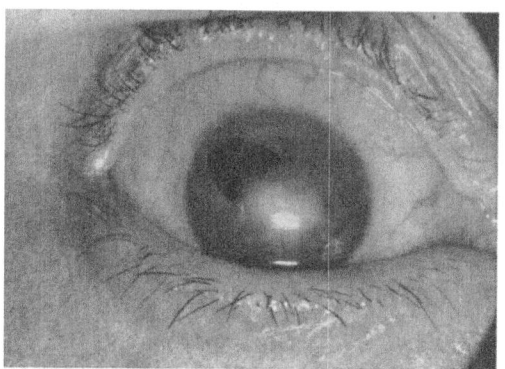
Abb. 99. • Optische Iridektomie nach oben-außen bei Leukoma corneae, das die Pupille verdeckt

Als Allgemeinbehandlung wendet man parenterale Eiweißinjektionen, koordiniert mit Sulfonamiden (Sulfapyridin, Cibazol) und Antibioticis an.

Zur Bekämpfung der Iritis sind Mydriatica, z. B. Scopolamin, nötig. Die Hauptaufgabe unserer Therapie gilt aber dem Geschwüre selbst.

Örtlich ist stündlich Penicillin in Tropfen- und Salbenform oder ein anderes Antibioticum (wenn möglich nach vorheriger Resistenzbestimmung) angezeigt. Auch Adstringentien können Anwendung finden. Früher war das chemotherapeutisch wirksame Optochin (Äthylhydrocuprein) sehr beliebt.

Man kann auch die Bestrahlung des Geschwürs mit ultraviolettem Licht versuchen. Wenn trotzdem das Ulcus fortschreitet, muß man die Pneumokokkenherde mit Glühhitze zerstören.

Man benutzt dazu einen feinspitzigen *Galvanokauter* oder auch einfach eine glühend gemachte Haarnadel. Schonender ist die Abbrennung mit dem *Dampfkauter*, da bei diesem Gerät die Spitze nur mit heißem Dampf so erhitzt wird, daß es genügt, um die Kokken zu töten, ohne unnötig gesundes Gewebe mit zu opfern. Ja, bisweilen ist es schon ausreichend, den Glühkauter für kurze Zeit nur in die Nähe des progressiven Randes zu bringen, ohne ihn geradezu zu berühren. Täglich kontrolliert man das Geschwür. Zeigt sich irgendwo von neuem die Neigung zur Bildung weißer Ränder und Herde, dann kommt der Kauter wieder dem Weiterkriechen des Ulcus zuvor. In der Zwischenzeit unterstützt ein feuchtwarmer Verband die zur Heilung erwünschte Hyperämie des Auges.

Ist das Geschwür auch durch Kauterisation nicht zum Stehen zu bringen, oder ist es beim Beginn der Behandlung schon fast über die ganze Hornhaut hinweggekrochen, dann kommt man der drohenden Perforation durch *Querspaltung* zuvor. Quer zur Progressionsrichtung des Geschwüres wird der progressive Rand gespalten: Ein Schmalmesser wird mit der Schneide nach vorn, dem Rücken nach der Iris zu, ein- und im Geschwüre oder am gegenüberliegenden Geschwürsrande

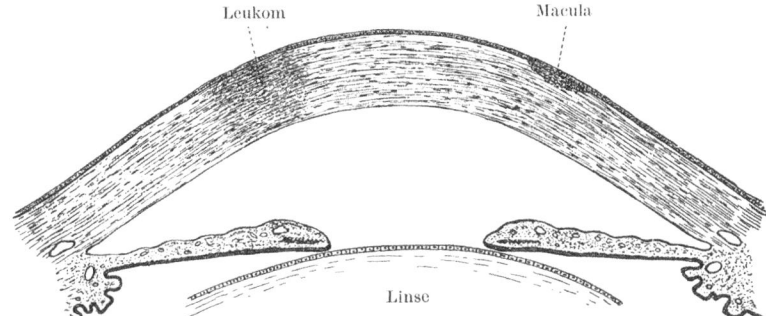

Abb. 100. Leukoma und Macula corneae

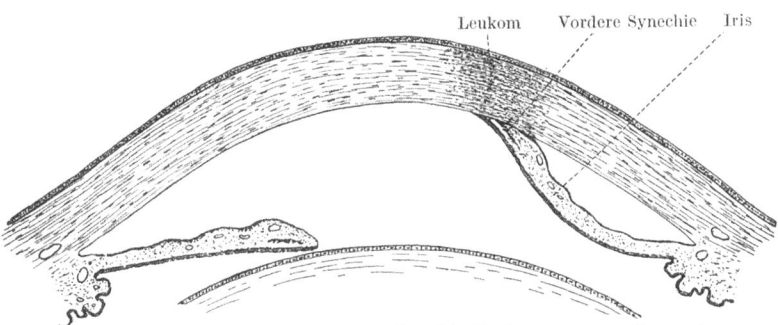

Abb. 101. Hornhautnarbe mit vorderer Synechie (Leukoma corneae adhaerens)

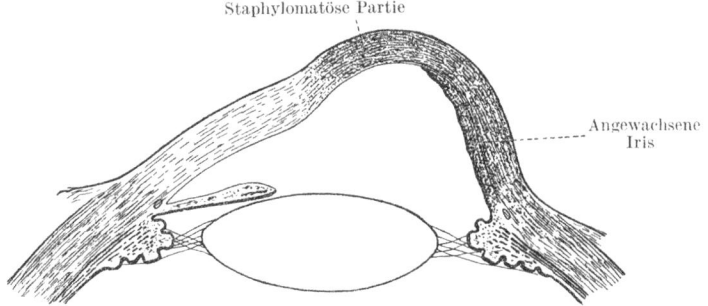

Abb. 102. Partielles Hornhautstaphylom. Rechts ist die Iris an der Hornhautrückfläche angewachsen. Der Kammerwinkel ist hier dadurch verschlossen

wieder ausgestochen. Mit sägenden Zügen wird das vom Geschwür eingenommene Hornhautgebiet von hinten her gespalten. Mit Vollendung des Schnittes klafft also mitten in dem Ulcus ein Spalt, durch das das Kammerwasser und mit ihm meist das Hypopyon austritt. Die Hornhaut sinkt ein, die Saftlücken sind von der Spannung befreit, und ein regerer Stoffwechselaustausch wird in der Hornhaut angeregt. Meistens heilt darauf das Geschwür schnell aus (*Spaltung nach* SAE-MISCH).

Bei eingetretener *Panophthalmie* wird nach Abtragung des vorderen Bulbusabschnittes der Skleralsack ausgelöffelt, so daß Uvealtractus, Netzhaut, Glaskörper und Linse restlos entfernt werden (Exenteratio bulbi). Die Vornahme einer Enucleatio bulbi wäre hier ein Kunstfehler; denn bei der Enucleation müssen wir die Sehnervenscheiden hinter dem Auge durchschneiden und könnten dabei durch Einimpfung von Eitererregern in den Liquor cerebrospinalis leicht eine Meningitis purulenta verursachen (s. auch S. 210 und 256).

Nubecula, Macula, Leukoma, Staphyloma corneae. Heilt ein Ulcus ab, so kommen nachstehende Folgezustände zur Beobachtung. Da der

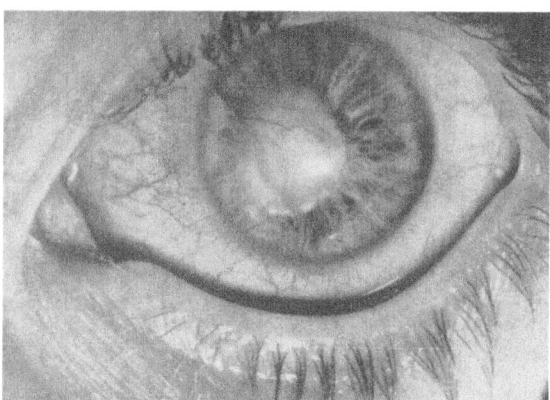

Abb. 103. Dichtes zentral gelegenes Leukoma corneae, den ganzen Pupillarbereich einnehmend Oberflächliche, neugebildete Hornhautgefäße von oben-innen her

Ersatz des Substanzverlustes nur auf dem Wege der Neubildung von undurchsichtigem Bindegewebe möglich ist, bleibt stets eine Trübung zurück. Die zarteste ist der Hornhautnebel *(Nubecula)*; eine etwas dichtere Narbe bezeichnet man als *Hornhautfleck (Macula)* (Abb. 100), der bei porzellanweißer Beschaffenheit *Leukom* genannt wird (s. Abb. 100, S. 97, Abb. 101, S. 97 und Abb. 103, S. 98).

Ist ein *zentrales Leukom* als Folgeerscheinung eines Ulcus corneae zurückgeblieben, so daß gerade die vor der Pupille liegende Hornhautpartie undurchsichtig geworden ist, so kann man durch eine *optische Iridektomie* helfen (Abb. 99). Indem man gleichzeitig aus kosmetischen und optischen Gründen das Leukom tätowiert (mit Kerzenruß, Platinchlorid oder dergleichen), also schwarz färbt und damit den Strahlengang durch das Leukom hindurch völlig verhindert, vergrößert man durch einen Regenbogenhautausschnitt die Pupille so, daß die neuentstandene Öffnung nicht mehr ganz von dem Leukom verdeckt wird. Der Patient kann also nunmehr durch die neugeschaffene Pupille an dem Leukom vorbeisehen. In bestimmten Fällen kann auch eine Hornhauttransplantation angezeigt sein (s. S. 39).

War an der Stelle des Leukoms vorher eine Perforation vorhanden, so daß die Iris an der Hinterfläche der Narbe mit einer vorderen Synechie

angewachsen ist, so sprechen wir von einem *Leukoma adhaerens* (Abb. 101).
Dann ist die vordere Augenkammer hinter dem Leukom abgeflacht,
die Iris zipfelförmig nach vorn gezogen. Hat ein Irisprolaps (s. S. 91)
die Wunde vorgebuckelt, so entsteht ein *Leukoma adhaerens prominens*.
Die Hornhaut trägt in einem solchen Falle einen hinten mit braunem
Irispigment ausgekleideten Buckel. Bei größeren Vorwölbungen der
Cornea allein spricht man von einer *Keratektasie*, ist die Ektasie jedoch
innen von Uveagewebe (Iris) ausgekleidet, von partiellem Hornhautstaphylom (Abb. 102, S. 97), und wenn die ganze Hornhaut betroffen
ist, von totalem *Hornhautstaphylom* (Abb. 104 und 106). Das Leukoma
adhaerens führt oft, das Hornhautstaphylom immer durch Verlegung
des Kammerwinkels und den dadurch behinderten Abfluß des Kammerwassers zu
sekundären Steigerungen des intraokularen Druckes, d. h. zum Sekundärglaukom (s. S. 235).

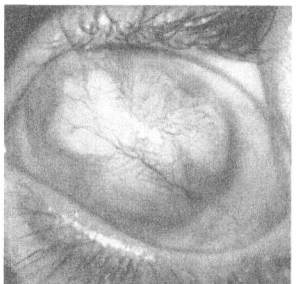

Staphylome sind stets aus undurchsichtigem Narbengewebe gebildet, durch
welches das hinten anliegende pigmentierte Irisgewebe eigentümlich blauschwarz
durchschimmert, so daß das Aussehen
einer „Weinbeere" (Staphyle) entsteht.
Sie können infolge teilweiser Verdünnung
ihrer Wand leicht platzen. Auch wirken
sie ungemein entstellend. Deshalb werden
sie operativ abgetragen, was bei der Gefahr, daß während der Operation das

Abb. 104. Staphyloma corneae totale.
Die Hornhaut, mit der hinter ihr
liegenden (im Bilde nicht sichtbaren)
Iris vollständig verwachsen, ist unregelmäßig stark vorgebuckelt und
dicht leukomatös getrübt

Augeninnere zum Teil ausfließt, nicht immer nach Wunsch gelingt.
Dann bleibt nur Enucleation oder Exenteration des Bulbus als Ausweg.

Keratoglobus, Keratoconus. Außer dem Staphyloma corneae kommen noch 2 andere Vorwölbungen der Hornhaut zur Beobachtung. Als
Keratoglobus bezeichen wir eine nur selten zu beobachtende Veränderung der Cornea, bei der es, meist im Anschluß an lang dauernde
entzündliche Prozesse, ohne Vergrößerung des Bulbus im ganzen zu
einer nach allen Richtungen hin ziemlich gleichmäßigen (kugelförmigstaphylomatösen) Vergrößerung der Hornhaut gekommen ist (Abb. 109);
die vordere Augenkammer ist dabei entsprechend vertieft, die Cornea
selbst noch gut durchsichtig.

Beim infantilen Glaukom kommt es nicht selten zu einer Vergrößerung des ganzen Augapfels, also Vergrößerung nicht nur des
vertikalen und horizontalen Hornhautdruckmessers und Vertiefung der
vorderen Augenkammer, sondern auch der sagittalen Augenachse. Wir
bezeichnen diese Formveränderung als *Hydrophthalmus* oder Buphthalmus (s. S. 243).

Vom Hydrophthalmus unterscheidet sich der *Keratoconus* (Abb. 105
und 108) der Form nach dadurch, daß das Gesamtauge seine normale
Form behält und nur die mittleren Hornhautteile, durch einen allmählich einsetzenden Verdünnungsprozeß geschwächt, dem intraokularen

Druck nachgeben. So entsteht an Stelle der früheren Kugeloberfläche ein *Kegel* (Conus), dessen Spitze verdünnt ist, manchmal auch sekundär geschwürig einschmilzt. Die Ursache des Keratoconus ist unbekannt. Vielleicht spielen Störungen der inneren Sekretion eine Rolle. Man kann versuchen, dem Prozeß entgegenzuarbeiten, indem man die Kegelspitze vorsichtig kauterisiert und zum Vernarben zwingt. Stets besteht bei dieser Erkrankung ein auffallender, hoher Astigmatismus, der durch Gläser meist nur unvollkommen ausgeglichen wird. Ein zufriedenstellendes optisches Resultat läßt sich bisweilen erzielen, wenn

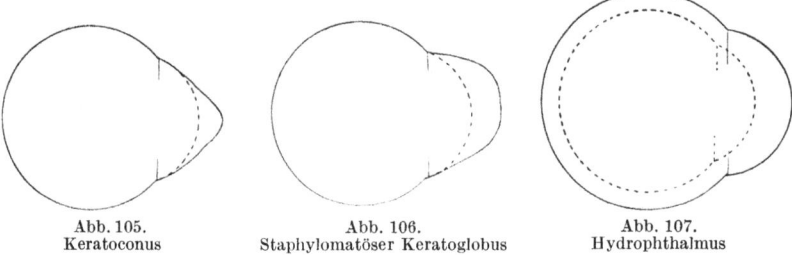

Abb. 105.   Abb. 106.   Abb. 107.
Keratoconus   Staphylomatöser Keratoglobus   Hydrophthalmus

man eine vom Fabrikanten künstlicher Augen hergestellte schalenförmige Kontaktschale auf die vordere Bulbuswand auflegt und diese wie ein Glasauge tragen läßt (Haftschalen s. S. 28).

Neuerdings hat man in geeigneten Fällen sehr gute Ergebnisse mittels der sog. *Hornhauttransplantation* erzielt. Bei dieser Operation werden mit einem kreisförmigen Trepan genau gleichgroße Scheiben aus einer gesunden Leichenhornhaut und aus der Hornhaut des Patienten ausgeschnitten. Das durchsichtige Transplantat des Leichenauges wird dann in die Patientenhornhaut eingefügt, mit sehr feinen Nähten befestigt, und dann zur Einheilung gebracht (Abb. 110).

Ulcus catarrhale, katarrhalisches Geschwür. Im Anschluß an akute oder chronische Bindehautentzündungen verschiedener Ätiologie kommt es zu kleinen randständigen, rundlichen Infiltrationen, die häufig in der Mehrzahl vorhanden sind, schnell ulcerieren und oft in die Tiefe greifen. In anderen Fällen breiten sie sich entlang dem Limbus sichelförmig aus und können einen erheblichen Teil der Cornea umgreifen (katarrhalische Randgeschwüre).

Bei alten Leuten werden derartige Geschwüre durch degenerative Prozesse der Hornhautrandteile (Arcus senilis, S. 110) begünstigt. Diese entarteten Randgebiete sind wenig widerstandsfähig, so daß sie sogar ohne wesentliche entzündliche Erscheinungen ektatisch werden können *(senile Randektasie)*.

Sehr gefürchtet sind die bei den schweren, durch Gonorrhoe oder Diphtherie verursachten Bindehautentzündungen auftretenden Hornhautgeschwüre, weil sie sehr oft zum Durchbruch führen, gelegentlich sogar zur Einschmelzung umfangreicher Hornhautteile. Die *trachomatösen Geschwüre*, entsprechend dem chronischen Verlauf der Granulose zu zahlreichen Rezidiven neigend, zerstören nicht selten durch ihre Narbenbildung, die mit dichter Gefäßneubildung verbunden sein kann *(Pannus trachomatosus)*, die Sehkraft.

Die Behandlung der katarrhalischen Geschwüre berücksichtigt in erster Linie das zugrunde liegende Bindehautleiden. Zur Hornhautbehandlung selbst verwenden wir Salben (Cortison-Augensalbe, 5% Noviformsalbe, 2% Borsalbe), Mydriatica (Scopolamin. hydrobrom. 0,02/10 oder Atropin. sulf. 0,1/10) und Verbände.

Keratitis scrofulosa (phlyctaenulosa, eczematosa). Im Verlaufe der phlyktänulären Bindehautentzündung mit ihren häufigen Rezidiven

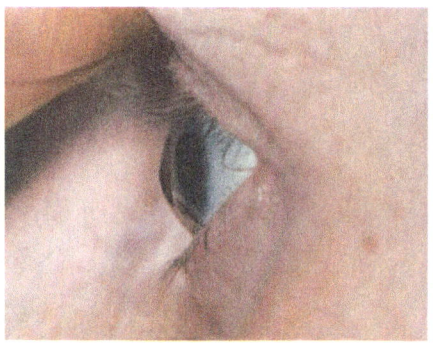 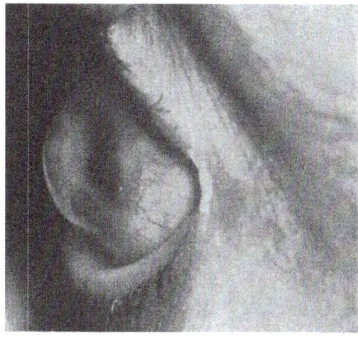

Abb. 108. Keratoconus; im Profil ist die konische Form deutlich erkennbar   Abb. 109. Staphylomatöser „Keratoglobus"

kommt es fast immer auch zur Mitbeteiligung der Cornea in Form von Infiltraten, Ulcerationen und Narbenbildungen der Hornhaut. Dabei ist das klinische Bild charakterisiert durch die Mannigfaltigkeit der Erscheinungen: einfache punktförmige *Infiltrate* in den oberflächlichen Hornhautschichten sind grundsätzlich den Bindehautphlyktänen gleichzusetzen, können auch ganz ähnlich verlaufen. In anderen Fällen schreitet das Infiltrat nach irgendeiner Richtung hin fort, während es im Rücken bereits vernarbt ist und ein schmales Bändchen von Blutgefäßen, die aus der

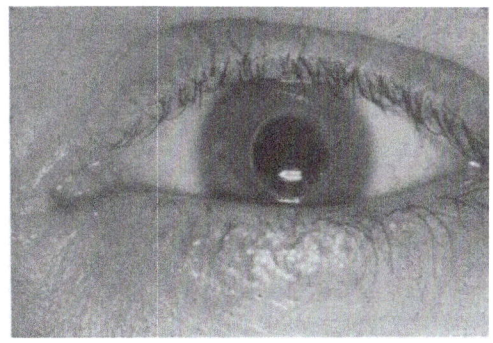

Abb. 110. Hornhauttransplantation bei Keratocorus. Das Transplantat ist völlig durchsichtig eingeheilt

Bindehaut stammen, hinter sich herlockt: *Gefäßbändchenkeratitis (Keratitis fascicularis)* oder *Wanderphlyktäne* genannt. Ist unter der gewöhnlichen Behandlung ein Stillstand nicht zu erzielen, so kann man das „Köpfchen" mit dem Galvanokauter versengen. Neben Einzelinfiltraten und Geschwüren vom Typus des Ulcus simplex kommen aber auch mehr landkartenähnlich ausgebreitete Infiltrate vor, bald nahe dem Rande, bald an anderen Stellen; sie können ulcerieren und unter Umständen zu erheblichen Narben und Gefäßneubildungen (*Pannus scrophulosus,* Abb. 111) führen. Am gleichen Auge pflegen frische Prozesse neben älteren Narben aufzutreten. Meist ist das Leiden auf die

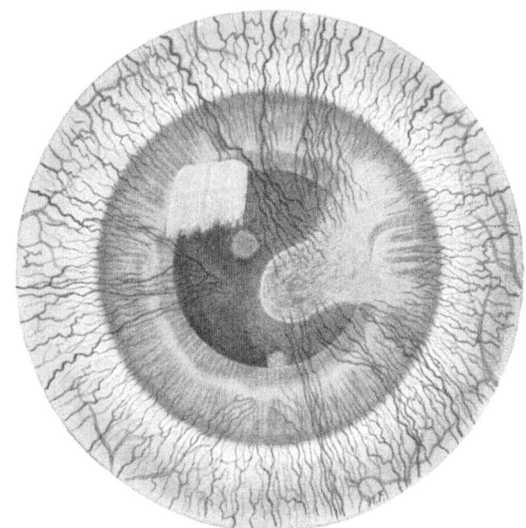

Abb. 111. Skrofulöse fleckförmige und zungenförmige Hornhautinfiltrate mit starkem Pannus scrofulosus

Dauer doppelseitig. Differentialdiagnostisch ist die Keratitis scrofulosa durch die Mannigfaltigkeit ihrer Erscheinungen charakterisiert (Abb. 112). Hier und da kann die Unterscheidung von der bei einer *Rosacea* des Gesichtes und der Bindehaut auftauchenden Hornhautentzündung schwierig sein; doch kommt *diese* Erkrankung vorwiegend bei älteren Leuten vor, die über das Alter der Skrofulose hinaus sind, und vor allem pflegen gleichzeitig die typischen Rosaceaerscheinungen im Gesicht und an der Nase vorzuliegen. Die Behandlung der skrofulösen Hornhautveränderungen ist die gleiche wie beim einfachen Hornhautgeschwür; außerdem Allgemeinbehandlung (vgl.

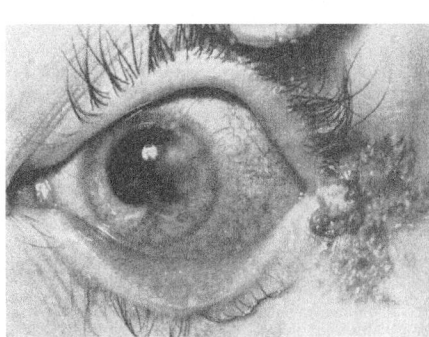

Abb. 112. Skrofulöse Hornhautinfiltration; mit Iritis (hintere Synerchie bei 6 Uhr), Episkleritis scerofulosa temporal — unten von der Corneae und skrofulöser Dermatitis am äußeren Lidwinkel

S. 82). Bei der Rosacea der Cornea geschieht die örtliche Behandlung mit Zinkichthyolsalbe (s. S. 264).

Herpes corneae (Keratitis herpetica). Ohne besondere erkennbare Ursache (manchmal nach leichten Verletzungen) entwickelt sich eine Gruppe ganz oberflächlich unter dem Hornhautepithel gelegener

Infiltrate, die kleine Bläschen bilden und miteinander durch feine Risse (Abb. 113) im Epithel zusammenhängen, so daß sie Ähnlichkeit mit

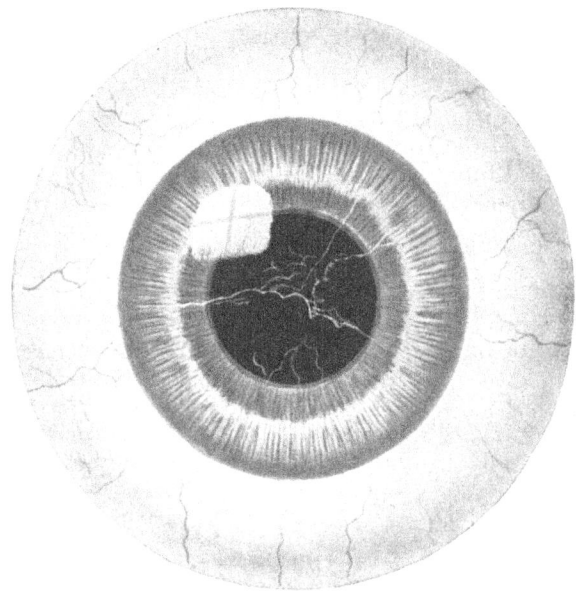

Abb. 113. Herpes corneae simplex in Form feinster Risse im Epithel

Knospen haben, die an einem Zweige sitzen (Abb. 114), *Keratitis dendritica* (pericorneale Injektion). Berührt man die Hornhaut mit einem Glasstab oder besser mit einem zugespitzten Wattebausch, so findet man völlige Empfindungslosigkeit oder mindestens eine deutliche *Hyposensibilität* gegenüber der gesunden Seite. Nicht immer aber tritt der Herpes in dendritischer Form auf, vielmehr herrscht eine gewisse Mannigfaltigkeit der Erscheinungen. Oft finden sich sehr oberflächlich angeordnete feinste punktförmige Infiltrate *(Keratitis punctata superficialis)*, bisweilen nur die kleinen charakteristischen Bläschen. Andererseits kann das durch die entzündlichen Erscheinungen gelockerte Epithel in geradezu rhythmischen Perioden von je mehreren

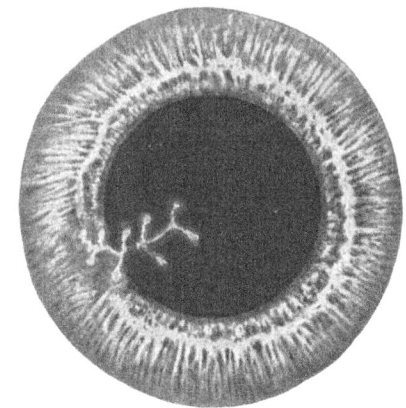

Abb. 114. Herpes corneae (Keratitis dendritica)

Tagen sich in Form grober schwappender Blasen abheben *(Keratitis bullosa herp.)*. Durch Platzen der kleinen, evtl. auch der größeren Bläschen wird leicht die Möglichkeit gegeben, daß sich sekundäre Infektionen hinzugesellen und zu infektiösen Hornhautgeschwüren führen. In anderen Fällen dreht sich das geschädigte Epithel zu feinen Fädchen zusammen, die wie Schleimfäden von der Hornhautvorderfläche herabhängen (*Fädchenkeratitis* = Keratitis filiformis). Der herpetische Prozeß kann sich endlich aber auch in den tieferen Schichten der Hornhaut entwickeln oder in die Tiefe vordringen und hier eine scheibenförmige Trübung im Parenchym hervorrufen (*Keratitis disciformis*, Abb. 115). Auch über diesen Herden ist die Hornhautoberfläche unempfindlich. Obwohl das parenchymatöse Infiltrat manchmal einem eingedickten Absceß ähneln kann, pflegt es nicht einzuschmelzen. Diese Formen sind aber besonders hartnäckig. Überhaupt ist der Verlauf des Herpes corneae ungemein schleppend: Meistens dauert die Erkrankung wochen- oder gar monatelang und führt gern zu Rückfällen.

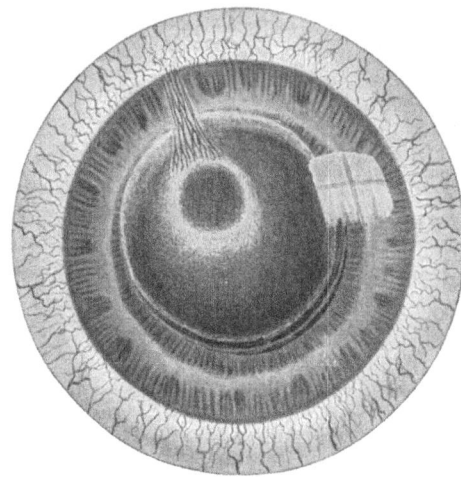

Die gleiche Erkrankung vermag auch zu einer unangenehmen Entzündung der Regenbogenhaut zu führen, die mit einer Blutung in die vordere Kammer verknüpft sein kann (*Herpes iridis*).

Die *Ursache des Herpes* ist ein filtrierbares Virus, das auch in der Flüssigkeit enthalten ist, welche die Blasen des Herpes febrilis an der Lippe füllt. Über-

Abb. 115. Scheibenförmige Keratitis herpetica (Keratitis disciformis). Eine zarte große getrübte Scheibe schließt eine ringförmig umgrenzte zweite Infiltration ein, die von tiefen Gefäßen versorgt wird

impfung des Inhaltes solcher frisch aufgeschossenen Bläschen auf die Kaninchenhornhaut erzeugt einen Prozeß, der weitgehende Ähnlichkeit mit der Erkrankung der menschlichen Hornhaut hat und sich ebenfalls auf Tiere weiterübertragen läßt.

Die Behandlung des Herpes corneae geschieht innerlich durch Antirheumatica, Schwitzen usw., örtlich am besten, indem man die erkrankte Stelle durch vorsichtiges Abschaben vom Epithel entblößt und den entstehenden Defekt mit Jodtinktur pinselt; auch die Behandlung mit Greifswalder Farblösung, mit Sublimattropfen 1:5000 mehrmals täglich oder die Anwendung von 2%iger Dijozolsalbe wird empfohlen. Die Keratitis disciformis ist indessen wegen ihrer tiefen Lage dieser Behandlung nicht zugänglich.In vielen Fällen hat die örtliche Behandlung mit Cortisonsalbe oder Prednisontropfen mehrmals täglich gute Erfolge.

Vom Herpes corneae unterscheiden wir den sog. *Zoster ophthalmicus*. Auf der Haut des Gesichtes und des behaarten Kopfes treten unter Schmerzen im Ausbreitungsgebiet des 1. Trigeminusastes zahlreiche Bläschen auf, die später eitrig zerfallen und endlich austrocknen oder gangränös werden. In manchen Fällen wird auch die Hornhaut in Mitleidenschaft gezogen; sie zeigt ebenfalls kleine Bläschen und ist für Berührungen unempfindlich. Die Augensymptome können also gewissen Formen des gewöhlichen Herpes corneae gleichen. Als Ätiologie wird aber im allgemeinen ein anderes Virus angenommen, das wohl dem Varicellenvirus nahesteht oder mit ihm identisch ist. Behandlung: Aureomycin täglich 4 Kapseln je 0,25 g 8 Tage lang. Örtlich wendet man die gleichen Mittel an wie bei der Keratitis herpetica.

Abb. 116. Hornhautinfiltrate bei der Keratoconjunctivitis epidemica

Neuerdings sind in Deutschland mehrfach Epidemien aufgetreten, bei denen außer einer erheblichen Reizung der Bindehaut auch sehr charakteristische, herpesähnliche Hornhautveränderungen beobachtet werden. Es treten dabei multiple, kleine, ganz oberflächliche Infiltrate in der Cornea auf, die oft nur unter der binokularen Lupe sichtbar sind (Abb. 116) und hier kleinen Münzen ähneln, so daß man geradezu von einer *Keratoconjunctivitis epidemica* „nummularis" gesprochen hat. Es gibt aber zweifellos epidemiologisch und klinisch verschiedene Formen. Die bei uns seit 1938 am häufigsten beobachtete dauert fast immer monatelang, hinterläßt aber im Gegensatz zum Herpes corneae eine ausgesprochene Immunität. Die Behandlung geschieht am besten mit Prednisontropfen (Winzer) mehrmals' täglich und Anwendung von Leukomycinsalbe oder auch in ähnlicher Weise wie beim Herpes.

Der N. trigeminus ist nicht nur ein sensibler Nerv, er hat in der Cornea auch trophische Funktionen. Wird nun durch Erkrankungen des Trigeminus oder durch operative Eingriffe (z. B. Elektrokoagulation des Ganglion Gasseri wegen Trigeminusneuralgie) die Funktion des Nerven vollständig vernichtet, so können trophische Störungen der Cornea mit einer eigentümlichen, schweren Geschwürsbildung auftreten. Das Ulcus ist oft kreisrund, und der Substanzverlust sieht wie ausgestanzt aus. Die Hornhaut ist völlig unempfindlich *(Keratitis neuroparalytica)*. Nicht selten kommt es zu Sekundärinfektionen. Die Erkrankung ist sehr hartnäckig und führt fast stets zu dichten Narbentrübungen.

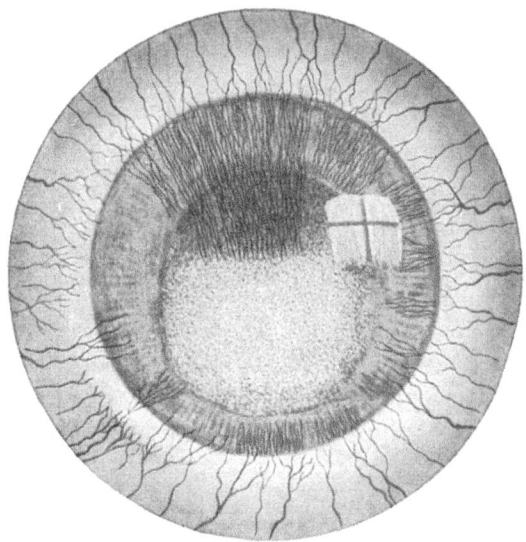

Abb. 117. Keratitis parenchymatosa. Die Trübung hat die ganze Hornhaut überzogen. Das Stadium des Einsprießens von tiefen Gefäßen ist erreicht. Links unten treten auch oberflächliche (conjunctivale) Gefäße über den Limbus auf das Gebiet der Hornhaut über

Die Behandlung muß sehr milde sein: reichliche Anwendung von Wärme, von milden Salben, vor allem aber Schutz des Auges durch einen Uhrglasverband oder eine Brille mit Seitenschutz sind wichtig. Auf keinen Fall darf man bei Augenleiden, die mit Verlust der Hornhautsensibilität einhergehen, Verbände benutzen, die auf der unempfindlichen Hornhaut reiben können.

Keratitis parenchymatosa (Keratitis interstitialis). Die Erkrankung setzt mit einer zunächst nur auf einen schmalen Limbusteil beschränkten conjunctivalen und vor allem ciliaren Injektion ein, hervorgerufen durch eine zarte wolkige Trübung *in den mittleren und tiefen Hornhautschichten* an dieser Stelle (Abb. 118). Bald läuft diese diffuse Infiltration um die ganze Peripherie der Cornea herum, hier und da kleine Zungen nach der Hornhautmitte zu vortreibend. Ihr folgt die am Limbus sich weiter ausbreitende ciliare und conjunctivale Injektion. Über den getrübten Stellen verliert die Hornhautdecke ihren Glanz. Das Spiegelbild wird wie „gestichelt". Allmählich wird die peripher entwickelte Infiltration breiter; sie dringt allseitig mehr und mehr nach dem Zentrum zu vor. Auf der Höhe der Erkrankung fällt die ganze Hornhaut der in den tiefen Schichten sich ausbreitenden Infiltration anheim. Ihre Oberfläche wird dann überall matt (gesticheltes Hornhautspiegelbild), ihr Gewebe sieht gleichmäßig grau aus, umgeben am Limbus von dem breiten, dunkelroten, verwaschenen Hof der ciliaren Injektion. Bei der Füllung der in der Lederhaut verlaufenden Ciliargefäße bleibt es jedoch nicht lange; bald sprießen von diesen aus feine, sich immer wieder in zwei Äste teilende, mit-

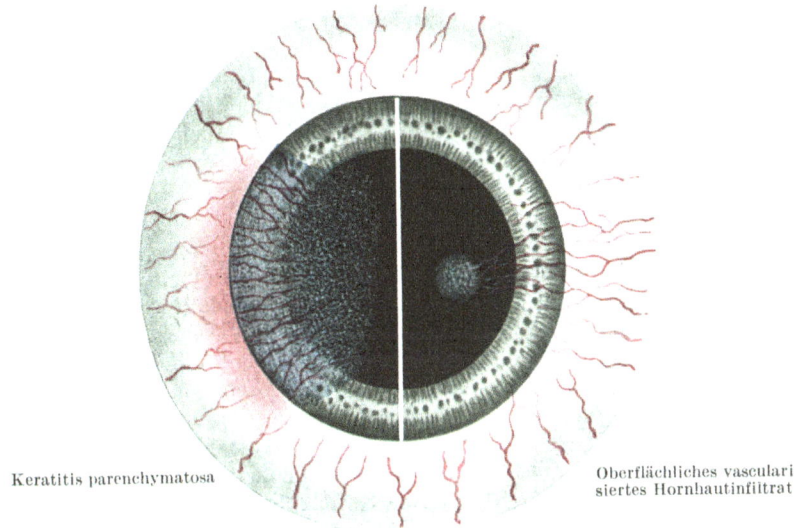

Keratitis parenchymatosa

Oberflächliches vasculari-
siertes Hornhautinfiltrat

Abb. 118. Links: Infiltration der tiefen Hornhautschichten, z. B. bei Keratitis parenchymatosa. Neben ciliarer Injektion ist die tiefe Vascularisation kennzeichnend. Rechts: Von conjunctivaler Injektion begleitete conjunctivale Vascularisation bei einem Infiltrate der Hornhautoberfläche

einander nicht anastomosierende „besenreiserartige" Gefäße (s. Abb. 94, S. 90) in die mittleren und tiefen Lagen der Hornhautlamellen hinein und können als „*tiefe Vascularisation*" eine solche Mächtigkeit erreichen, daß die Hornhaut wie eine graurote Masse aussieht. Stets löst sich der rote Schein aber bei Lupenvergrößerung in ein System annähernd radiär verlaufender feiner Gefäße auf, die am Limbus in die intensiv gerötete Sklera untertauchen (Abb. 117). Darüber liegt ein aus den Bindehautgefäßen vorgeschobenes oberflächlich entwickeltes Gefäßnetz. Hat die Erkrankung einige Wochen oder Monate bestanden, dann machen sich Heilungssymptome geltend; und zwar sehen wir das Leiden die Hornhaut auf demselben Wege verlassen, auf dem es gekommen war. Zunächst setzt in der Peripherie eine leichte Aufhellung ein. Bald findet sich schon ein halbwegs klarer Gürtel am Limbus, der nun allmählich breiter wird, so daß in einem späteren Stadium der Heilung die ehemals die ganze Hornhaut bedeckende Trübung als eine graue Insel in der Mitte liegt. Auch diese zieht sich nun mehr und mehr zusammen, um allmählich zu

verschwinden, indem gleichzeitig das neugebildete Gefäßsystem wieder
kollabiert. Ebenso erlangt die Hornhaut ihren Glanz zurück. Eine
vollständige Wiederaufhellung der Hornhaut ist aber nicht die Regel.
Meist bleiben mehr oder weniger zarte grauliche Narben zurück und
dementsprechend auch störende Schädigungen des Visus.

Beobachten wir während der Erkrankung die Iris, dann sehen wir
sie sekundär mitbeteiligt. Unter dem Einflusse des starken Füllungs-
zustandes der Ciliargefäße verliert sie ihre Kontraktilität; die Pupille
neigt zur Verengerung. Die Farbe der Regenbogenhaut spielt ins Grünliche, die feine Zeichnung der Bälkchen verschwindet, wird verwaschen,
und bald zeigen sich auch Verklebungen der Irisrückfläche mit der
vorderen Linsenkapsel. Die für *Iritis plastica* charakteristischen hinteren
Synechien (s. S. 119) setzen ein. An der Hornhauthinterfläche treten
Präcipitate (s. S. 117) auf. Erst mit Nachlassen der schweren Hornhaut-
symptome weicht auch die Erkrankung der Iris. Auch die vordersten
Teile der Aderhaut können mit erkranken.

Dabei ist die Regel, daß *beide Augen, wenn auch nicht gleichzeitig,
so doch nacheinander erkranken*. Was sich auf der einen Seite eben
abgespielt hat, setzt auf der anderen Seite ein. Sehen wir daher die
ersten Anzeichen der Keratitis parenchymatosa an einem Auge, dann
können wir die über viele Monate sich erstreckende Leidenszeit, auch das
Geschick des zweiten, vorerst noch ganz gesunden Auges voraussehen.

Ein gewisses Verständnis vom Wesen des eigentümlichen Prozesses
gibt uns die pathologische Anatomie. Sie lehrt uns zunächst, daß wir
zwar eine Entzündung, aber keine wesentliche Zerstörung des Hornhautgewebes vor uns haben. Was klinisch als wolkige, oft in kleine Pünktchen
auflösbare Trübung erscheint, ist in Wirklichkeit eine nur vorübergehende Schädigung der Hornhautsubstanz, deren Eiweiß abgebaut
wird, um später wieder transparent zu werden. Außerdem treten
Schwärme von Wanderzellen auf, wie wir das stets sehen, wenn im
Organismus zugrunde gehendes Material weggeschafft werden soll. Die
hineinsprießenden tiefen Gefäße fördern diesen Erfolg und bringen
außerdem Material zum neuen Aufbau an die erkrankten Stellen. Daher
sehen wir mit dem Eintritt der Gefäßneubildung klinisch den Umschwung zur Ausheilung sich vorbereiten. Wir verstehen aber auch, daß
diese mit so schweren Trübungen einhergehende Erkrankung einer auffallenden Besserung fähig ist. Im Gegensatz zum Substanzverlust bei
geschwürigen Prozessen, der nur unter Ausbildung von Bindegewebe
ausheilen kann, wird hier Baustein für Baustein ausgewechselt. Nur in
den allerschwersten und besonders stürmisch verlaufenden Fällen gesellt
sich eine dichte Narbenbildung hinzu. Deshalb ist man oft erstaunt,
in einer Hornhaut, die noch vor einem halben Jahre geradezu graurot
aussah, nur noch mit Mühe die zurückgebliebenen Trübungen zu finden.

Die Prognose ist also relativ gut, wenn auch in einem gewissen Teile
der Erkrankungen kein zufriedenstellendes Sehvermögen wieder gewonnen
wird, ja unter Umständen dichte Narben dauernd zurückbleiben.

Die Ursache ist fast immer *Lues congenita*. Unter ihrem Einflusse
erkranken die Patienten im durchschnittlichen Alter von 6—18 Jahren,

also in einer Zeit, die besondere Ansprüche an die Entwicklung stellt. In über 90% der Fälle ist die Wa.R. positiv. Die Keratitis parenchymatosa bildet in der für kongenitale Lues wichtigen Symptomentrias von HUTCHINSON das bemerkenswerteste Kennzeichen. Neben ihr wird eine eigentümlich tonnenförmige Bildung der Schneidezähne (Abb. 119) und eine auf nervösen Störungen beruhende Schwerhörigkeit beobachtet. Rhagaden an den Mundwinkeln sind häufig. Manchmal findet sich gleichzeitig eine luische Gonitis.

Nur in einem kleinen Prozentsatz der Fälle fällt die Blutprobe negativ, dafür aber die Tuberkulinreaktion positiv aus. Dann weicht auch zumeist der klinische Verlauf vom Typus der Keratitis parenchymatosa ab, vor allem insofern die Erkrankung oft einseitig bleibt und häufig mit Ausbildung mehr knötchenähnlicher gelblicherer Verdichtungspartien einhergeht *(Keratitis interstitialis tuberculosa)*.

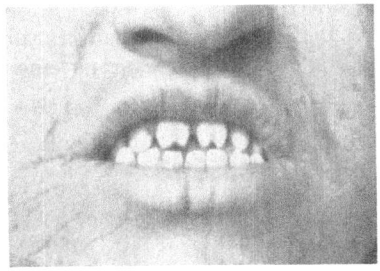

Abb. 119.   „Hutchinsonsche" Zähne. Am Mundwinkel abgelaufene hirschgeweihähnliche Rhagaden

Eine voll befriedigende Erklärung über den Zusammenhang der Lues congenita mit der Keratitis parenchymatosa läßt sich zur Zeit noch nicht geben. Es werden syphilitische Prozesse an den Wandungen der Gefäße des Randschlingennetzes angeschuldigt, da ihre Unterbindung einen ähnlichen Prozeß auslöst. Jedenfalls entspricht das mikroskopische Bild durchaus nicht demjenigen einer syphilitischen Entzündung des Hornhautgewebes selbst. Vielleicht handelt es sich um komplizierte Vorgänge bei der Immunisierung des Gesamtorganismus gegen die kongenitale Spirochätose. Allerdings ist es gelungen, in durchsichtigen Teilen der erkrankten Hornhaut Spirochäten nachzuweisen.

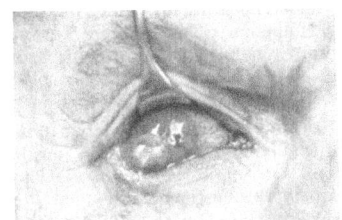

Abb. 120.   Dermoid, ausgehend vom Limbus corneae

Unsere Behandlung ist nie sofort von einem Erfolg gekrönt. Wir haben nur die Aufgabe, den Prozeß in der Hornhaut möglichst schnell und ohne Hinterlassung schwerer Trübungen zum Ende zu bringen und Komplikationen seitens der Iris hintanzuhalten. Lokal verordnet man daher Atropin und Wärme (elektrisches Heizkissen) sowie ausgiebige Anwendung von Cortison in Tropfen- und Salbenform (z. B. Cortisonsalbe 1% Hoechst). Außerdem setzt eine antiluische Kur mit Salvarsan und Inunktion ein; auch Bismogenol findet vielfach Anwendung, neuerdings auch Penicillin; bei Tuberkulose Tuberculostatica und Allgemeinbehandlung. Trotzdem gelingt es bei der luischen Form meist nicht, das zweite Auge vor der späteren Mitbeteiligung an dem Leiden zu schützen.

Wenn der Reizzustand vorüber ist, beschleunigt man die Aufhellung der Trübungen durch Massage mit 1%iger gelber Quecksilberpräcipitatsalbe.

Außer der *Keratitis parenchymatosa e lue congenita* und der soeben auch schon erwähnten *Keratitis interstitialis tuberculosa* kennen wir noch eine *Keratitis interstitialis scrofulosa* und endlich die sog. *sklerosierende Keratitis*, eine Entzündung, bei der auf dem Boden von Tuberkulose oder auch von Gicht oder Rheumatismus vom Limbus her ein zungenförmiges interstitielles Infiltrat in der Cornea nach der Mitte zu fortschreitet; es erreicht aber das Pupillargebiet in der Regel nicht, sondern bleibt in einer Ausdehnung von einigen Millimeter Breite stehen. Doch sind die entstehenden Narben oft so dicht, daß ein skleraähnliches Aussehen zustande kommt. Nicht selten ist diese Erkrankung Teilerscheinung einer Skleritis (s. S. 111).

Degenerative Hornhauterkrankungen.

Bei alten Leuten sieht man häufig unweit des Limbus einen weißlichgelben, etwa 1 mm breiten

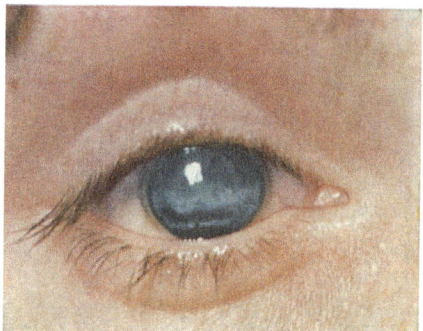

Abb. 121. Gürtelförmige Hornhautdegeneration

Ring in der reizlosen Cornea. Es handelt sich um den harmlosen Greisenring *(Arcus senilis, Gerontoxon)*, der auf einer fettigen Degeneration limbusnaher Hornhautschichten beruht.

Es kann dabei unter Umständen auch ohne Entzündungserscheinungen zu Verdünnungen und Formveränderungen der Hornhaut kommen: *Senile Randektasien.*

In vorher ganz gesunden Hornhäuten können auf hereditärer Basis teils *bröckelige*, teils *fleckige* (knötchenförmige), teils *gittrige* Hornhauttrübungen auftreten, die, in der Jugend beginnend, ohne entzündliche Veränderungen im Laufe von Jahren zu erheblichen Sehstörungen Veranlassung geben. Die Therapie ist machtlos. In manchen Fällen kommt eine Hornhauttransplantation (s. S. 100) in Betracht.

Als *gürtelförmige Hornhauttrübung* (Abb. 121) bezeichnen wir eine im Lidspaltenbezirk quer verlaufende Hornhautdegeneration, bei der in den vorderen Hornhautschichten zunächst in der Nähe des Limbus zartere Trübungen auftreten, in denen mit zunehmender Verdichtung kleine Kalkplättchen entstehen, die zum Teil als Sequester durch das Epithel durchspießen und starke Unebenheiten der Hornhautoberfläche erzeugen können. Das Leiden befällt meist blinde oder in ihrem Stoffwechsel schwer geschädigte Augen (z. B. nach lang dauernder Uveitis).

Bei atrophischen kleinen Kindern beobachtet man eine eigentümliche Glanzlosigkeit der Bindehaut *(Xerose)* und einen geschwürigen Zerfall der Cornea, die rasch wegschmilzt, wenn nicht rechtzeitig behandelt wird *(Keratomalacie)*. Der Zustand beruht auf einer schweren Ernährungsstörung des Gesamtorganismus, die zumeist auf das Fehlen des fettlöslichen Vitamins A, aber auch auf heftige Darmkatarrhe zurückzuführen ist. Zusatz geringer Mengen von Lebertran zur Nahrung, unter Umständen auch nur Einträufeln in den Mund, begünstigt die Heilung. Örtlich Vogansalbe.

Ferner erzeugt Klaffen der Lidspalte (Lagophthalmus), z. B. durch *Lähmung des Facialis*, eine Austrocknung der Hornhautoberfläche, die zu schwerer Geschwürsbildung, unter Umständen mit Superinfektionen, führen kann *(Keratitis e lagophthalmo)*. Sie wird verhütet durch Anwendung von reichlicher Salbe, nötigenfalls mit Uhrglasverband, vor allem aber durch operative Verengerung der Lidspalte (s. Tarsorrhaphie, S. 56).

Desgleichen kommt bei *Lähmung des 1. Astes des Trigeminus* eine als *Keratitis neuroparalytica* bekannte geschwürige Hornhautdegeneration vor, der man ebenfalls am besten durch Verengerung der Lidspalte entgegenarbeitet. Die Hornhaut ist in solchen Fällen anaesthetisch (s. S. 106). Bei Alkoholeinspritzungen ins Ganglion Gasseri, Elektro-koagulation oder Exstirpation desselben wegen Trigeminusneuralgie werden dergleichen Zustände oft beobachtet. Man wende prophylaktisch Salben oder Paraffinum liquidum und Brille mit gut schließendem Seitenschutz an.

Die Erkrankungen der Lederhaut

Normale Anatomie. Die Sklera ist eine weiße und, wie der Name Lederhaut schon andeutet, sehr derbe Gewebshülle, die dem Auge die Erhaltung seiner kugeligen Form gewährleistet. Sie besteht ähnlich der Hornhaut aus zahlreichen Bindegewebsfibrillen und elastischen Fasern, die sich mannigfaltig durchflechten, im ganzen aber eine ausgesprochene funktionelle Struktur erkennen lassen; die letztere leitet sich aus der Zugrichtung der ansetzenden Muskeln, dem Ansatz der Cornea, dem Durchtritt des Sehnerven usw. her. Die Lederhaut enthält nur wenige Nerven und Gefäße und ist deshalb entzündlichen Insulten gegenüber ziemlich resistent. Je dicker die Sklera ist, desto weißer sieht sie aus, während ihr an den dünneren Teilen, z. B. unter dem Ansatz der Muskeln, bei jüngeren Individuen auch im ganzen vorderen Bulbusabschnitte das durchscheinende Gewebe der dunklen Uvea eine mehr bläulichweiße Farbe verleiht.

Hie und da beobachtet man angeboren eine auffallende *Blaufärbung der Sklera*, verbunden mit stark erhöhter *Knochenbrüchigkeit*. Es handelt sich um eine erbliche Unterwertigkeit der vom Mesenchym abstammenden Gewebe.

Die Episkleritis. Die Sklera erkrankt dank ihrer derben Beschaffenheit und geringen Gefäßversorgung nur verhältnismäßig selten. Man unterscheidet im wesentlichen zwei Formen der Entzündung, nämlich eine solche, bei der die ganze Dicke der Sklera befallen ist, Skleritis im engeren Sinne, und daneben eine andere, bei der nur die oberflächlichen Schichten erkranken: *Episkleritis.* Bei dieser entwickeln sich unter der Bindehaut in den obersten Schichten der Sklera und im episkleralen Gewebe entzündlich gerötete, etwa bis linsengroße, deutlich erhabene Infiltrationsherde, die bei Berührung sehr schmerzhaft sein können. Sie bilden sich nach etwa 1—2 Monaten allmählich zurück, ohne wesentliche Folgeerscheinungen für die Funktion oder Form des Auges zurück-zulassen. Allerdings bleiben die betroffenen Stellen oft dauernd etwas verdünnt, was man an der schiefergraublauen Verfärbung dieser Partien erkennt. Nicht selten entstehen gleichzeitig, häufiger noch nacheinander auch an anderen Stellen ähnliche Knoten, so daß schließlich der ganze vordere Bulbusabschnitt die mißfarbenen Stellen aufweist.

Die Skleritis. Bei dieser Erkrankung wird, wie gesagt, die Sklera in ihrer ganzen Dicke vom Entzündungsprozeß befallen. Dem entsprechend sind die Erscheinungen schwerer und mit stärkerer Injektion verbunden als bei der Episkleritis. Auch der *skleritische Buckel* ist schmerzhaft.

Nach dem Abklingen der Entzündungserscheinungen zeigt sich die Bulbuswand erheblich verdünnt und schiefrig verfärbt. Unter dem Einfluß des intraokularen Druckes treten unerfreuliche Wanddeformationen auf, die als *Sklerektasien* bezeichnet werden oder, wenn die Buckelung ausgiebiger, unregelmäßig gefurcht und durch das darunterliegende Uvealgewebe dunkler gefärbt ist als *Skleralstaphylome* (Abb. 122).

Als *Ursachen* der Episkleritis wie der Skleritis sind Rheumatismus, Gicht oder Tuberkulose anzusehen. In manchen Fällen ist jedoch eine sichere Ätiologie nicht zu ermitteln.

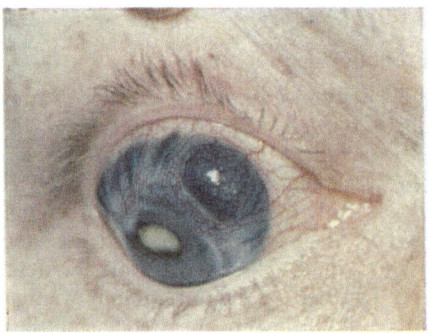

Abb. 122. Postskleritische Buckel und Skleralstaphylom, Cataracta complicata

Die *Behandlung* besteht in der Anwendung von Cortison, Wärme, evtl. Schwitzkuren und antirheumatischen Mitteln, gegebenenfalls in der Behandlung der Grundkrankheit.

Die Erkrankungen des Uvealtractus

Iris (Regenbogenhaut), *Corpus ciliare* (Strahlenkörper) und *Chorioidea* (Aderhaut) bilden ein zusammenhängendes Ganzes, den *Uvealtractus*, der wegen seines Gefäßreichtums auch Tunica vasculosa genannt wird. Die Iris ist die Blende des optischen Systems und läßt am Kammerwinkel das abfließende Kammerwasser durch die Fontanaschen Räume in den Schlemmschen Kanal austreten. Das Corpus ciliare ist Sitz der Akkommodationsmuskulatur und die Quelle des Kammerwassers, während die Chorioidea der Ernährung der äußeren Netzhautschichten dient sowie der Regulierung der intraokularen Spannung. Iris und Corpus ciliare haben sensible Nerven, die Aderhaut nicht, weswegen Erkrankungen der beiden erstgenannten Teile des Uvealtractus häufig schmerzhaft sind, Erkrankungen der Chorioidea dagegen niemals.

Anatomische und physiologische Bemerkungen über Iris, Ciliarkörper und Pupille

An der Iris unterscheiden wir peripher den Ciliarteil und um die Pupille herum den Pupillarteil. Beide sind getrennt durch den etwas vortretenden *Circulus arteriosus iridis minor*, der die sog. Krause einschließt. Schon für das unbewaffnete Auge läßt der Ciliarteil der Iris die radiär gestellten Trabekel erkennen und zwischen ihnen Buchten, die als Krypten bezeichnet werden. Histologisch besteht die Iris aus zwei Schichten, der *hinteren* mit den zwei pigmentierten Zellagen der Pars iridica retinae, die auch die Fasern des M. dilatator iridis enthalten, und der *vorderen* mit dem lockeren Trabekelwerk und, im Bereich der Krause, dem ringförmigen M. sphincter iridis. Der vordere Teil stellt ein schwammiges Gebilde dar, das vom Kammerwasser durchtränkt wird. Ein

System zahlloser außerordentlich contractiler Bälkchen (Trabekel) von annähernd radiärer Anordnung ist durch vielfache Anastomosen und Verflechtungen zu einer Art Membran geeint und schließt seichtere und tiefere rautenförmig gestaltete Gruben (Krypten) zwischen sich. Ein eigentlicher Endothelüberzug fehlt. Die aus feinsten Fibrillen zusammengesetzten Bälkchen sind in steter Bewegung; bald werden sie kürzer und dicker, bald länger und entsprechend dünner. Dadurch ändert sich fortgesetzt die Weite der Pupille und die Gestalt der kleinen Gruben. Das Spiel der Pupille und der Bälkchen wird durch die in den tieferen Irisschichten liegende Muskulatur bewirkt, welche aus dem vom Oculomotorius innervierten Ringmuskel (Sphincter pupillae) und dem vom Sympathicus versorgten Dilatator besteht.

Der an der Hinterfläche der Iris in doppelter Lage vorhandene Pigmentüberzug (Pars iridica retinae) schimmert nur durch, wenn das Irisgewebe atrophiert. Er ist aber als brauner Ring am Pupillarsaum normalerweise sichtbar. Außerdem enthält die Iris im Stroma liegende Pigmentzellen (Chromatophoren), deren Reichhaltigkeit die Farbe der Regenbogenhaut bestimmt. Blaue Iris entspricht einem geringen, dunkle Iris einem starken Gehalt an Chromatophoren. Beim Albinismus fehlt auch das Pigment des Hinterblattes (bläulichrote Iris).

Die ungemein feinen Irisgefäße sind viel reichlicher vorhanden, als man es bei Betrachtung der Iris für möglich hält. Sie entziehen sich selbst bei Anwendung starker Vergrößerungen der Beobachtung, weil sie in die Fasermassen der Bälkchen eingehüllt sind. Bei Entzündungen füllen sie sich stärker und werden dann hier und da schon mit bloßem Auge sichtbar. Die Gesamtmasse des durch die Bälkchen durchscheinenden Blutes gibt dann der entzündeten Iris im ganzen einen grünlichen, in extremen Fällen sogar geradezu einen rötlichen Schimmer.

Die Basis der Iris entspringt, mit Cornea und Ligamentum pectinatum die Kammerbucht bildend, der Vorderfläche des dreikantigen *Ciliarkörpers*. Den Boden der Kammerbucht bildet das Ciliarkörperband, die Außenwand das Trabeculum corneosclerale. Der Ciliarkörper enthält an seiner Außenseite den *M. ciliaris*, ein Gebilde, das sich aus zwei Portionen zusammensetzt. Entlang der Innenfläche der Sklera ziehen meridionale Fasern (Brückesche Portion), die am Skleralsporn ansetzen und von da nach hinten zu in die vordersten Teile der Aderhaut übergehen. Nach innen zu von den Meridionalfasern liegt der ringförmige Teil des Ciliarmuskels (die sog. Müllersche Portion), dessen Kontraktion die Akkommodation der Linse bewirkt (s. S. 45). Dem Ringmuskel sitzen die Ciliarfortsätze auf *(Processus ciliares)*. Sie bestehen aus Bindegewebe und sehr zahlreichen Blutgefäßen, deren Tätigkeit vor allem die Produktion des Kammerwassers obliegt. Die Fortsätze sind von einer Glaslamelle überzogen, der die *Pars ciliaris retinae* anliegt. Diese besteht, wie die Pars iridica retinae, aus den zwei Schichten der sekundären Augenblase. Im Bereich des Ciliarkörpers ist aber nur die äußere Zellage pigmentiert.

Die Fasern der Zonula Zinnii, welche die Linse halten, gehen von der Pars plana sowie von den Tälern zwischen den Ciliarfortsätzen aus (vgl. Abb. 244).

Die Iriswurzel am Kammerwinkel ist der Beobachtung unzugänglich, wenn nicht besondere Apparate angewandt werden (Gonioskope); denn diese Partie liegt bereits hinter der Sklera. Für die Pathologie ist dieses Gebiet aber deswegen besonders wichtig, weil hier durch das Bälkchensystem des Trabeculum corneosclerale das Kammerwasser abfiltriert wird (s. auch S. 10, Abb. 8), um durch den Schlemmschen Kanal das Auge zu verlassen.

An der Vorderfläche der Linse, auf welcher die Rückfläche des Pupillarteils der Iris beweglich hin und her gleitet, hat die Iris eine feste Auflage. Lockerung der Linse in ihrem Aufhängeapparat oder Fehlen der Linse hat daher *Irisschlottern (Iridodonesis)* zur Folge.

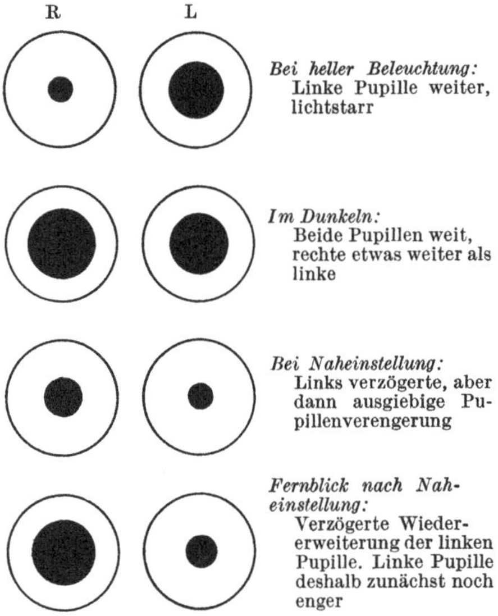

Die Tätigkeit der Irismuskulatur ist der Willkür entzogen und wird von der Netzhaut aus durch einen Reflexbogen angeregt, der zunächst der Bahn der Sehnerven und der Tractus optici bis zu den Vierhügeln folgt, hier zu dem Kerne des Oculomotorius abzweigt und vom Boden des Aquaeductus über den Oculomotorius zum Ganglion ciliare und endlich zur Iris führt (s. Abb. 175, S. 181).

R   L

Bei heller Beleuchtung:
Linke Pupille weiter, lichtstarr

Im Dunkeln:
Beide Pupillen weit, rechte etwas weiter als linke

Bei Naheinstellung:
Links verzögerte, aber dann ausgiebige Pupillenverengerung

Fernblick nach Naheinstellung:
Verzögerte Wiedererweiterung der linken Pupille. Linke Pupille deshalb zunächst noch enger

Abb. 123. Linksseitige Pupillotonie (Adiesches Syndrom). Schemazeichnungen nach photographischen Aufnahmen

Das auslösende Moment sind 1. die Belichtungsschwankungen und Helligkeitsanpassungen der Netzhaut. Belichtet man ein Auge, so zieht sich die Pupille zusammen *(direkte Lichtreaktion)*. Der Einfluß dieser reflektorischen Erregung macht sich an beiden Augen in demselben Maße geltend, auch wenn das eine Auge von der Belichtung ausgeschlossen wird. Bei Belichtung des einen Auges kontrahiert sich also auch die Pupille des anderen *(konsensuelle Lichtreaktion)*. Beide Pupillen sind demnach normalerweise stets gleich weit. 2. Die Pupille verengert sich auch, wenn das Auge auf die Nähe eingestellt wird *(Naheinstellungsreaktion*, früher fälschlich Konvergenzreaktion genannt). 3. Bei seelischen Erregungen kann es zu Änderungen der Pupillengröße im Sinne einer Erweiterung kommen. Bei gewissen Geisteskrankheiten fehlt das feine Pupillenspiel der fortgesetzten Änderung. 4. Bei intendiertem Lidschluß verengert sich die Pupille (Lidschlußphänomen, PILTZ-WESTPHAL). 5. Der Füllungs- und Elastizitätszustand der in den feinen Irisbälkchen radiär verlaufenden Gefäße ist ebenfalls maßgebend. Starke Hyperämie (wie bei Iritis) erzeugt Tendenz zur Verengerung. Ebenso bewirkt die rigide Beschaffenheit der Gefäßwandungen im Alter eine Verengerung.

Wir unterscheiden folgende Störungen:

1. Amaurotische Starre. Der Reflexbogen ist durch die Störung der Lichtreizleitung in Netzhaut oder Sehnerv unterbrochen. Belichtung des blinden Auges bringt weder an diesem noch an dem anderen eine Änderung in der Pupillenweite hervor. Dagegen reagiert die Pupille des blinden Auges bei Belichtung des gesunden, da die Leitung für die konsensuelle Reaktion erhalten ist. (Über die hemianopische Pupillenstarre s. S. 183.)

2. Reflektorische Starre. Die Lichtleitung und damit der aufsteigende Schenkel des Reflexbogens ist zwar erhalten und ebenso der absteigende Schenkel, aber der Bogen ist im Gehirn unterbrochen. Die Nah-

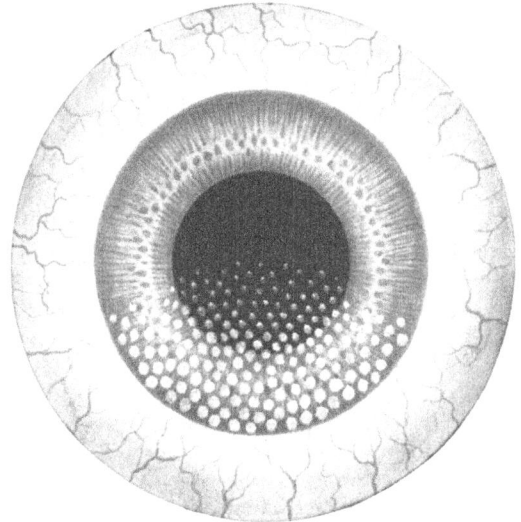

Abb. 124. Iritis serosa. Beschläge (Präcipitate) an der Hinterfläche der Hornhaut

einstellungsreaktion wird davon nicht berührt. Die reflektorische Starre besteht also im Fehlen der Lichtreaktion (der direkten wie der konsensuellen) bei erhaltener Naheinstellungsreaktion. Besteht gleichzeitig eine Miosis, so ist das ein Hauptkennzeichen der Tabes dorsalis (Robertsonsches Phänomen).

3. *Absolute Starre.* Jegliche Reaktion der Pupille ist aufgehoben.

4. *Pupillotonie* (Abb. 123). Die mittelweite bis weite Pupille verengt sich bei Naheinstellung nur sehr langsam; auch die Akkommodation kann verzögert sein (Akkommodotonie). Noch auffälliger ist die verzögerte Erweiterung. Bisweilen findet sich eine auf Licht und Naheinstellung völlig starre Pupille, wobei auch die Akkommodation aufgehoben ist. Die Verwechselung mit einer Ophthalmoplegia interna (S. 228) liegt dann nahe. Bei der Pupillotonie tritt jedoch Miosis und Akkommodation auf Instillation von Mecholyl 2% ein. Fehlen außerdem die Patellar- und Achillessehnenreflexe, so läßt sich die Diagnose sichern (Adiesches Syndrom).

Die Mydriatica (Atropin, Scopolamin) lähmen den Sphincter, die Miotica (Eserin, Pilocarpin) reizen ihn. Cocain und Adrenalinderivate (Suprareninum bitartaricum, Glaucosan, Mydrial) bewirken durch Erregung der sympathischen Fasern Kontraktion des Dilatators und damit Erweiterung der Pupille. Die stärkste Mydriasis kommt daher durch kombinierte Einträufelung von Atropin, Mydrial und Cocain zustande. Unter *Anisokorie* versteht man den Zustand, daß beide Pupillen eine verschiedene Größe haben. Ungleiche Pupillengröße ist stets krankhaft, doch ist je nach der Ursache in gewissen Fällen die weitere Pupille, in anderen die engere die pathologische. Ebenso wie die öfters festzustellende Entrundung einer der beiden Pupillen ist dieser Befund auf die verschiedensten Ursachen zurückzuführen. Zunächst kommen organische Veränderungen am Auge selbst in Frage, so der Folgezustand einer Iritis, einer Verletzung, eines Glaukoms usw. In zweiter Linie spielen Erkrankungen des Zentralnervensystems eine Rolle, so die Tabes, die Lues cerebri und andere. Auch Erkrankungen des Sympathicus können eine Anisokorie bewirken (z. B. im Hornerschen Symptomenkomplex S. 49, 214).

Erkrankungen der Iris und des Corpus ciliare

Entzündungen der Iris (Iritis). Die *Entzündungen der Iris* ändern die Gestalt der Pupille, das Aussehen des Gewebes selbst und die Beschaffenheit der Kammerwassers. Der Gefäßreichtum prägt sich auch in den Symptomen der Entzündung aus. Um die Cornea herum läuft ein mehr oder weniger breiter, bläulichroter Schein als Ausdruck einer Erweiterung der angrenzenden, in den Lederhautlamellen verlaufenden ciliaren Gefäße, welche das Irisgefäßsystem speisen (ciliare Injektion). Diese Injektion kann ringförmig oder stückweise am Limbus auftreten und alle Farbtöne vom zartesten Rosa bis zum dunkelsten Blaurot durchlaufen. Sie wechselt mit der Heftigkeit der Entzündung. (Näheres über den Gefäßverlauf gibt Abb. 5, S. 7.)

Die zarten Irisbälkchen verlieren ihre scharfe Zeichnung, werden starr und schwellen an. Dadurch bekommt die Iris ein verwaschenes Aussehen, infolge der Blutüberfüllung außerdem eine schmutzige Farbe, die ins Grünliche schillert. Die Pupille kann enger werden als die der anderen Seite, und ihr normalerweise reges Spiel wird träger, in schweren Fällen aufgehoben.

Bei Beobachtung mit sehr starken Vergrößerungen erkennt man, daß die Auflockerung des Gewebes regelmäßig von der unmittelbaren Nachbarschaft der Gefäße in den Bälkchen ausgeht. Die Fasern der Bälkchen erscheinen dann verfilzt und aufgetrieben. Vielfach wird die Verdickung des Gewebes später auch schon mit unbewaffnetem Auge sichtbar; es bilden sich kleine Erhabenheiten und Leistchen bis zu wirklichen Knötchen und Buckeln. Einzelne erweiterte Gefäße treten als rote Linien zutage. Als neugebildete Ästchen können sie auch die erkrankten Stellen umspinnen.

Das Kammerwasser bekommt durch die Irisentzündung pathologische Beimengungen. In einer Gruppe von Fällen, die man ungenau als *Iritis serosa* bezeichnet, treten aus dem Pupillarrand der Iris und aus ihrer Vorderfläche feinste klebrige Absonderungen aus, die nur bei stärkster Vergrößerung sichtbar sind. Sie mengen sich dem Kammerwasser als zarter Hauch bei (positives Tyndallsches Phänomen) und setzen sich an der Hinterfläche der Hornhaut als ein feiner Nebel fest. Hie und da bilden die Teilchen durch Zusammenlagerung graue Tüpfelchen an der Rückwand der Hornhaut, die bei seitlicher Beleuchtung schon makroskopisch als „*Beschläge oder Präcipitate*" erkennbar sind (Abb. 124). Sie enthalten Lymphocyten und vielfach auch Beimengungen ausgewanderter farbloser oder pigmentierter Zellen des Irisstromas. Der Schwere folgend, sitzen die feinsten Klümpchen oben, die größten unten an der Hornhauthinterfläche. Dabei pflegt in typischen Fällen sowohl die

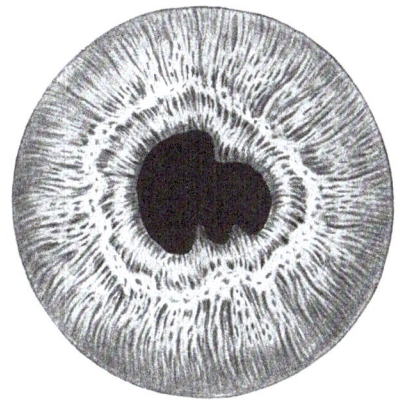

Abb. 125. Hintere Synechien nach Iritis plastica

ciliare Injektion als auch die Verfärbung und Schwellung der Iris gering zu sein. Charakteristisch ist dann der außerordentlich chronische Verlauf und die Vertiefung der vorderen Augenkammer, die man früher dadurch erklären wollte, daß aus der Iris ausgetretenes Serum sich dem Kammerwasser beimengt. In Wirklichkeit verstopfen aber die klebrigen Klümpchen die Poren am Kammerwinkel und erschweren so den Austritt des Kammerwassers, welches nunmehr sich vermehrt und die Vorderkammer vertieft. Die Iritis „serosa" hat deshalb auch hier und da sekundäre Steigerung des Augenbinnendruckes (Sekundärglaukom) zur Folge (siehe S. 235).

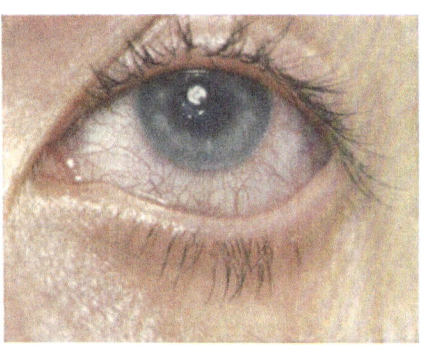

Abb. 126. Iritis serosa mit pericornealer Injektion, verwaschener Iriszeichnung und einigen als grauweiße Pünktchen erkennbaren Präcipitaten an der Hornhauthinterfläche

In einer zweiten Gruppe wird das klinische Bild durch Ausscheidung fibrinhaltiger Exsudate aus der Iris beherrscht *(Iritis fibrinosa oder plastica)*, die oft schon mit unbewaffnetem Auge als grauliche Wolke in der vorderen Kammer sichtbar werden. An der Spaltlampe ist das Fibrinnetz ohne weiteres erkennbar. Es kann in schweren Fällen große Teile der Kammer ausfüllen. Stets sind die Entzündungserscheinungen dabei heftiger als bei Iritis serosa. Die ciliare Injektion ist ausgesprochen, eine schmutzige Verfärbung und Verwaschenheit der Iriszeichnung sowie eine sehr charakteristische Tendenz zur Verengerung der Pupille sind die Begleitsymptome. Die Ursache ist eine starke Füllung der Blutgefäße und Schwellung der Iris, so daß die Membran sich in der Fläche ausdehnt

Hintere Synechie

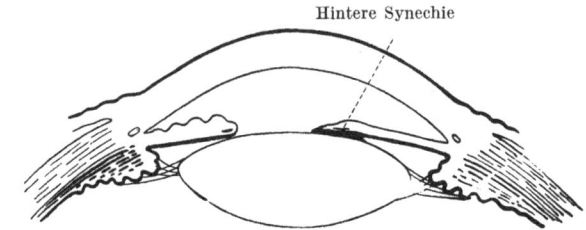

Abb. 127. Hintere Synechie (Pupillarrand links durch Atropinwirkung zurückgezogen)

und die Pupille sich nicht erweitern kann. Selbst solange die Iris noch keine Verwachsungen mit der Linsenkapsel eingegangen ist, wirken daher Mydriatica nur unvollkommen.

Schwarte in der Pupille (Occlusio)

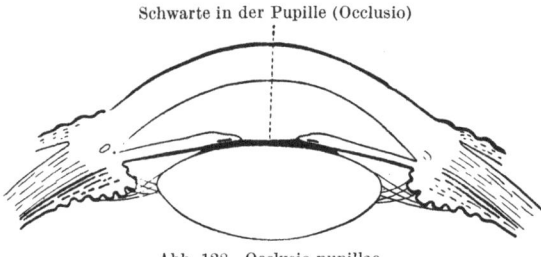

Abb. 128. Occlusio pupillae

Ihren Namen hat die Erkrankung aber von den *Fibrinausschwitzungen in das Kammerwasser*. Graue Wolken quellen aus der Iris heraus, die oft schon mit unbewaffnetem Auge sichtbar sind, an der Spaltlampe

Vordere Kammer

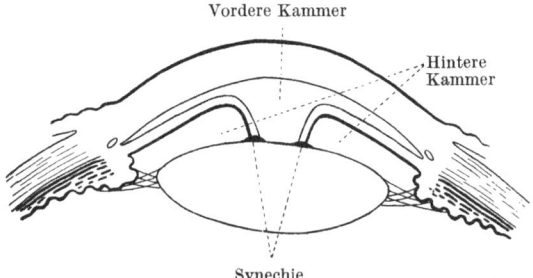

Hintere Kammer

Synechie
Abb. 129. Seclusio pupillae mit Ansammlung des Kammerwassers in der hinteren Kammer. Napfkucheniris

jedenfalls ohne weiteres als Fibrinnetz erkennbar werden. Sie bleiben im Kammerwasser schweben und zeigen wenig Neigung sich zu senken (im Gegensatz zu eitrigen Exsudaten). Als „*Pupillarexsudat*" legen sie sich auf die vordere Linsenkapsel und als Verbindungsbrücken zwischen hinterer Irisfläche und Linsenkapsel heften sie den Pupillarrand auf der

Kapsel fest. Zunächst sind diese *hinteren Synechien* noch lösbar (Abb. 125 und 127). Anwendung von Atropin oder subconjunctivalen Adrenalininjektionen kann die Verklebungen noch sprengen, wenn auch zumeist Inselchen von festsitzenden Pigmentepithelzellen der Irisrückfläche den Ort der abgerissenen Synechie für immer kennzeichnen. Pigmentierte Beschläge und grauweiße, aus organisiertem Fibrin hervorgegangene Tüpfelchen und Leistchen bleiben zurück. Bei längerem Bestehen des Leidens versagt die Wirkung der Mydriatica; denn die starre Schwellung der Iris verhindert die Erweiterung der Pupille. Dann wächst die Membran an den Stellen der Synechienbildung fest auf der Linsenkapsel an. Das ehedem zarte Fibrin geht in eine derbe bindegewebige Schwarte über und schafft eine organische Verbindung zwischen Iris und Kapsel. Geht der Schwellungszustand der Iris später zurück, dann deckt die nunmehr möglich gewordene Atropinwirkung die Stellen der Synechien leicht auf. Wo sie sitzen, bleibt die Pupille eng; zwischen ihnen aber zieht sich der Pupillarrand zurück, so daß die Pupille eine zackige Gestalt annimmt *(Kleeblattpupille).* Vielfach erscheint die Pupille auch ohne Mydriatica in dieser für das Überstehen einer Iritis fibrinosa charakteristischen Form (Abb. 125).

Nach schwerer Erkrankung sehen wir häufig den Pupillarrand in seinem ganzen Umfange auf der Linsenkapsel angewachsen; dann ist natürlich die Atropinisierung völlig unwirksam. Nirgends vermag sich das Irisgewebe mehr zurückzuziehen, vordere und hintere Kammer sind gegeneinander abgeschlossen; der Zustand der *Seclusio pupillae* (Pupillarabschluß) ist eingetreten. Ist auch das im Pupillargebiet als Pupillarexsudat aufgetretene Fibrin nicht resorbiert, sondern zu einer Schwarte eingedickt, dann ist die Pupille außerdem von einer grauen Membran, die auf der Linsenkapsel angewachsen ist, zugedeckt und verschlossen. Eine solche *Occlusio pupillae* (Pupillarverschluß) ist selbstverständlich mit einer schweren Sehstörung verbunden (Abb. 128). Occlusio und Seclusio schließen die Gefahr der sekundären Drucksteigerung und Erblindung durch Glaukom in sich, wenn nicht rechtzeitig die Verbindung zwischen hinterer und vorderer Augenkammer wiederhergestellt wird; denn das Kammerwasser kann nun nicht mehr aus der hinteren Kammer in die Vorderkammer übertreten und staut sich hinter der Iris an (s. Abb. 8, S. 10 und Abb. 129). Diese wird mit der Zeit wie ein Segel vorgewölbt. Da sie am Pupillarrand mit der Linsenkapsel fest verwachsen ist, bildet ihr Gewebe um die Pupille herum einen nach hinten zu offenen Buckel, der einem ringförmigen Tonnengewölbe ähnelt *(Napfkucheniris).*

Besteht eine Napfkucheniris, so kann der damit verbundene erhöhte Augeninnendruck oft durch eine *Transfixion* beseitigt werden. Dieser Eingriff besteht darin, daß man mit einem doppelt geschliffenen schmalen Messer (Sklerotom) einen Stich von Limbus zu Limbus so durchführt, daß die vorgebuckelten Iristeile dabei an vier Stellen durchstochen werden. Durch die entstandenen Löcher kann das Kammerwasser aus der hinteren Kammer in die vordere übertreten und so wieder durch den Schlemmschen Kanal das Auge verlassen.

In vielen Fällen von Seclusio ist jedoch wegen der dauernden Gefahr
des Sekundärglaukoms ein operativer Irisausschnitt (Iridektomie) angezeigt. Die gleiche Operation verschafft bei Occlusio durch Bildung
einer neuen Pupille neben der ursprünglichen, aber zugewachsenen eine
Hebung der Sehschärfe. (Optische Iridektomie, s. S. 98.) Nur ist die
Richtung, nach welcher man den Regenbogenhautausschnitt (das „Kolobom") legt, verschieden. Bei der Seclusio pupillae wählt man die obere
Irispartie, damit der Defekt unter dem oberen Lide verschwindet und
nicht den Anlaß zu unnötiger Blendung gibt, während man bei der
Occlusio pupillae natürlich die künstliche Pupille in die Lidspaltenzone
setzt.

Als dritte Form der Iritis gilt die *Iritis suppurativa* (s. Abb. 97, S. 94).
Bei erheblichen Entzündungserscheinungen in der Iris selbst beobachtet
man am Boden der Kammer eine gelbliche Sichel, die sich bei Lageveränderungen des Patienten langsam der Schwere nach verschiebt. Es
handelt sich um eine Ansammlung von Eiter, also von polynucleären
Leukocyten, in der Vorderkammer (*Hypopyon*, s. Abb. 98 S. 95). Diese
Iritis suppurativa, als stärkster Ausdruck der Entzündung der Regenbogenhaut, ist fast ausnahmslos mit einer Iritis fibrinosa, d. h. mit der
Bildung von hinteren Synechien und Fibrinwolken im Kammerwasser,
verbunden. Da der Austritt von Eiterkörperchen aus den Gefäßen aber
ebensowohl auf Grund einer Anwesenheit von Eitererregern in dem
vorderen Bulbusabschnitt als auch infolge Fernwirkung durch Toxine
(s. Ulcus corneae serpens, S. 93) herbeigeführt werden kann, ist die Iritis
suppurativa durchaus kein einheitliches Krankheitsbild. Wir sehen sie
zustande kommen: 1. nach infizierten durchdringenden Verletzungen
der Bulbushüllen und Perforation von Hornhautgeschwüren, 2. nach
Eiterungen an anderen Körperstellen als Metastase in der Iris, so vor
allem nach Puerperalfieber, septischen Prozessen und Endocarditis
ulcerosa (metastatische Iritis purulenta), 3. beim Ulcus corneae serpens
(s. S. 93). Im Falle 1 und 2 sind die Eitererreger im Gewebe der Iris selbst
anwesend, im Falle 3 dagegen sitzen die Erreger in der Hornhaut und
führen durch ihre in das Kammerwasser diffundierenden Toxine nur die
Auswanderung der weißen Blutkörperchen aus den Irisgefäßen herbei,
so daß in diesem Falle der Eiter und die Iris selbst frei von Mikroben
sind.

Hierdurch wird natürlich die Prognose beeinflußt. Wenn die patho-
genen Mikroorganismen in der Iris eine eitrige Entzündung entfachen,
dann besteht die Gefahr der Vereiterung des ganzen Auges. Solange aber
das Augeninnere selbst von dem Eindringen von Eitererregern verschont
bleibt und die Keime sich nur in der Hornhaut befinden, ist die Prognose
entsprechend besser.

In vielen Fällen, wo wir kurz von einer Iritis sprechen, liegt in Wirklichkeit eine gleichzeitige Entzündung von Iris *und* Ciliarkörper vor, also
eine *Iridocyclitis*. Die Beteiligung des Ciliarkörpers muß, da dieses Organ
dem Blick nicht zugängig ist, erschlossen werden. Präcipitate z. B.
stammen sehr oft aus dem Ciliarkörper. Vor allem aber deuten Trübungen des Glaskörpers im Zusammenhang mit einer Iritis stets auf eine

Mitbeteiligung des Corpus ciliare, d. h. auf eine *Cyclitis* hin. Und Ähnliches gilt für Änderungen des intraokularen Druckes bei Iritis: Hypotension oder Hypertension. Natürlich muß man dabei im Auge behalten, daß Drucksteigerungen auch durch die veränderten Verhältnisse in der Vorderkammer oder am Pupillarsaum zustande kommen können, wie das oben geschildert worden ist. Iritiden, die mit einer Cyclitis verknüpft sind, müssen stets ernster beurteilt werden als reine Entzündungen der Regenbogenhaut.

Die mitgeteilten Symptome einer Iritis bzw. Iridocyclitis, die nach altem Herkommen als Iritis serosa, fibrinosa und supparativa bezeichnet werden, sind in Wirklichkeit nur Glieder in einer Kette. Sie gaben in den Zeiten, als man die Iris noch nicht mit mikroskopischen Vergrößerungen in vivo betrachten konnte, wie jetzt mit dem Gerät der Gullstrandschen Spaltlampe (S. 12), die Veranlassung, die Erkrankungen der Iris in ein symptomatologisches System zu bringen. Jetzt wissen wir, daß Iritis fibrinosa und serosa ohne scharfe Grenze ineinander übergehen, wenn auch noch beim Zustandekommen eines Hypopyons besondere Umstände wirksam sein müssen und daher die Iritis suppurativa eine Sonderstellung einnimmt.

In manchen Fällen von Iritis, z. B. bei herpetischen Erkrankungen, beobachten wir das Auftreten einer spontanen Hämorrhagie in die Vorderkammer; wir sprechen dann von einer *Iritis haemorrhagica*.

Fester umgrenzt ist die Einteilung der Iritis nach *ätiologischen Grundsätzen*, wenn auch hervorgehoben werden muß, daß man lediglich dem Ansehen nach niemals einen Schluß auf die Krankheitsursache ziehen darf. Selbst die jetzt mögliche Anwendung mikroskopischer Vergrößerungen bei Untersuchung des Auges gestattet uns nicht ein Urteil zu fällen, ob beispielsweise Lues oder Tuberkulose zugrunde liegt. Maßgebend ist stets der gesamte klinische Verlauf, in manchen Fällen das Auftreten spezifischer Knoten- oder Knötchenbildungen (z. B. bei Lues oder Tuberkulose), die Allgemeinuntersuchung, die Anamnese, das Ergebnis der Wassermannschen und Tuberkulinreaktion, unter Umständen die bakteriologische und serologische Untersuchung des Kammerwassers sowie der Erfolg der Therapie.

Spezielle Formen der endogenen Uveitis

1. Metastatische Uveitis. Verhältnismäßig leicht zu diagnostizieren sind solche Uveitiden, bei denen Zahl und Virulenz lebender Keime, die in erheblichem Maße in das Sehorgan eindringen, den Ausschlag für die klinische Erscheinungsform abgeben. Hierher gehört z. B. die sog. *metastatische Ophthalmie*, bei der eine schwere Infektion des Auges zu entsprechenden akuten und drastischen Erscheinungen, unter Umständen sogar zum Glaskörperabsceß (Abb. 130) oder zu einer (endogenen) Panophthalmie führt. Auch die Miliartuberkulose des Auges könnte man hier erwähnen.

2. Fokaluveitis, infektallergische Uveitis. Hier handelt es sich in der Regel um Patienten, deren Auge bereits durch eine zuvor von einem

Fokalherd aus im Organismus erfolgte Infektion sensibilisiert ist. Die Herde können in den Tonsillen, an den Zähnen oder sonstwo im Körper entstanden sein. Das Auge antwortet dann bereits auf die Einwirkung weniger avirulenter oder toter Keime oder ihrer Giftstoffe mit einer gesteigerten, hyperergischen Reaktion der Iris und des Ciliarkörpers, z. B. in Form einer Iritis serosa oder Iritis plastica, und wenn sich der Prozeß wiederholt, mit entsprechenden Rezidiven. Diese pathogenetische Auffassung, die allerdings nicht ganz unbestritten ist, stützt sich *erstens* auf zahlreiche *tierexperimentelle Untersuchungen:* Injektion weniger Keime geringer Virulenz löst im vorher gesunden Körper keine erkenn-

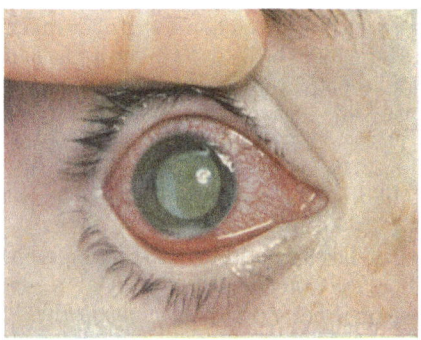

bare oder höchstens eine geringfügige Erkrankung des Auges auf. Liegt aber bereits eine Umstimmung des Organs vor (z. B. bei längerem Bestehen eines Fokalherdes im Körper), so tritt unter den gleichen Bedingungen eine gesteigerte (hyperergische) Reaktion etwa eine subakute oder chronische Iridocyclitis auf. *Zweitens* hat die *klinische Erfahrung* gelehrt, daß eine Reihe von unspezifischen Iridocyclitiden auf antibiotische Behandlung wenig

Abb. 130. Glaskörperabsceß (und Hypopyon) bei metastatischer Ophthalmie

oder gar nicht reagiert, während eine unspezifische, sog. ,,antirheumatische" Behandlung, etwa mit Salicylpräparaten, parenteralen Eiweißinjektionen und dergleichen viel günstigere Erfolge zeitigt.

Zu dieser Gruppe der Fokaluveitiden oder infektallergischen Uveitiden gehören also viele subakute und chronische, besonders aber die ausgesprochen rezidivierenden Iridocyclitisformen. Strenggenommen müßte man hier auch die chronisch rezidivierende tuberkulöse Uveitis nennen, doch empfiehlt es sich, der Tuberkulose eine besondere Betrachtung zu widmen. Die sichere Diagnose kann bisweilen ex juvantibus gestellt werden, insofern die Krankheit nach Ausschaltung des Fokalherdes bald ausheilt.

3. Iris rheumatica. Unter diesem Sammelnamen verbirgt sich zweifellos eine ganze Anzahl verschiedener ätiologischer und pathogenetischer Prozesse, die wir klinisch noch nicht voneinander trennen können. Die große Mehrzahl der Fälle deckt sich wahrscheinlich mit der als infektallergische Uveitis gekennzeichneten Erkrankung. Immerhin müssen wir zugeben, daß sich eine derartige Pathogenese nicht ausnahmslos beweisen läßt. Das gilt z. B. für die so häufigen Iritiden beim Morbus Bechterew. Eine geringe Anzahl der als rheumatisch bezeichneten Uvealentzündungen ist wahrscheinlich tuberkulöser Natur.

Klinisch wird die rheumatische Iritis wie die infektallergische durch einen subakuten oder chronischen Verlauf sowie durch ausgesprochene Neigung zum Rezidivieren gekennzeichnet. Die Allgemeintherapie besteht in der Anwendung antirheumatischer Mittel.

4. Iridocyclitis tuberculosa. Früher war man der Meinung, daß die Tuberkulose die häufigste Ursache der chronischen Iridocyclitis sei. Im letzten Jahrzehnt sind aber immer stärkere Zweifel an dieser Auffassung aufgetreten. Einigkeit herrscht allerdings darüber, daß die Iridocyclitis tuberculosa zu einem ausgesprochen besonders chronischen und rezidivierenden Verlauf neigt. Die Erkrankung zieht sich mit Unterbrechungen über Jahre, ja Jahrzehnte hin, wobei immer wieder von Zeit zu Zeit neue Rezidive mit reizfreien Perioden abwechseln. Man darf geradezu sagen: Je chronischer eine Iridocyclitis verläuft (bei der sich kein Fokalherd erkennen läßt), mit desto größerer Wahrscheinlichkeit muß sie als tuberkulös angesprochen werden. Meist findet man im Verlauf der tuberkulösen Erkrankungen auch irgendwann kleine oder größere *Knötchen* im entzündeten Gewebe *(Iritis nodulosa oder nodosa)*. Oft treten sie in der Vielzahl auf, doch brauchen diese Bildungen nicht vorhanden zu sein, und andererseits sind sie keineswegs an sich schon für eine tuberkulöse Ätiologie pathognomonisch. Bisweilen sind die Herde so klein, daß überhaupt nur das Bild einer Iritis serosa oder serofibrinosa entsteht. Sehr verdächtig auf eine tuberkulöse Ätiologie sind sodann besonders dicke speckige Präcipitate an der Hornhauthinterfläche und im Kammerwinkel, die zum Teil geradezu als echte Metastasen (im Kammerwasser wandernde Tuberkel) aufgefaßt werden können. In vielen Fällen ist eine sichere Entscheidung nach dem klinischen Bilde allein nicht möglich, da auch sonstige infektallergische und rheumatische Uveitiden symptomatisch ganz ähnlich verlaufen können. Eine sichere Diagnose kann deshalb nur unter Heranziehung *aller* nur möglichen Hilfsmittel gestellt werden, wie Wassermannsche Reaktion, allgemeine und lokale Reaktion auf Tuberkulin nach R. Koch (Pirquet, Moro, Intracutanreaktion usw.); hie und da mag auch die Feststellung von Antikörpern im Kammerwasser Erfolg versprechen. Stets sollte der tuberkulöse Primärkomplex im Körper aufgesucht werden, denn die Iris ist ja nie Sitz einer primären Tuberkulose, verdankt vielmehr ihr Dasein irgendeinem an einer anderen Körperstelle angesiedelten Herde (meist in den Hilusdrüsen der Lunge). Dieser kann aber so klein sein, daß es nicht gelingt ihn aufzudecken. Immer wieder macht man auch die Erfahrung, daß schwere tuberkulöse Veränderungen an der Lunge fehlen, ja, daß die Patienten sich sonst völliger Gesundheit erfreuen, sich mithin in einem sonst befriedigenden Immunitätszustand gegenüber der tuberkulösen Infektion befinden. Man gewinnt daher den Eindruck, daß gerade im Gebiete der vorderen Augenkammer dieser Schutz fehlt.

Da die tuberkulöse Iritis als eine spezielle Form infektallergischer Entzündungen aufzufassen ist und gleichzeitig Fokalherde anderer Ätiologie sehr häufig im Organismus gefunden werden, so muß auch damit gerechnet werden, daß das jeweils vorliegende klinische Bild eines Iritisrezidivs evtl. sogar durch eine Kombination mehrerer ätiologischer Momente zustande kommen kann. Diese Tatsache macht es verständlich, warum eine eindeutige Diagnose in manchen Fällen unmöglich ist.

Eine der tuberkulösen Iridocyclitis sehr ähnliche Form von Iritis nodulosa oder nodosa findet sich auch beim *Morbus Boeck*. Bisweilen ist die klinische Unter-

scheidung sehr schwer, so daß manche Forscher geradezu an eine atypische Tuber-
kuloseform denken.

Die Hauptgefahr der beschriebenen endogenen Uveitiden liegt bei
dem sehr chronischen Verlauf im Auftreten von hinteren Synechien,
in der allmählich eintretenden
Schwartenbildung im Pupillargebiet, Seclusio und Occlusio
pupillae (S. 118), sekundärer Linsentrübung, sekundärem Glaukom und durch Übergreifen der
Entzündung auf die rückwärtige
Uvea in Glaskörpertrübungen,
unter Umständen Netzhautablösung (S. 158).

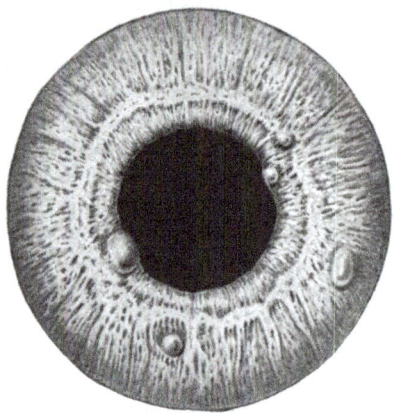

Je frühzeitiger die Natur des
Leidens erkannt wird, desto
größer ist die Aussicht der Heilung, bevor schwere, nicht beheb-
bare Folgezustände zur Entwick-

Abb. 131. Iritis mit Knötchen bei Tuberkulose

lung gelangt sind. Bei den tuberkulösen Fällen unterstützen vor-
sichtige Röntgenbestrahlungen sowie die Verabfolgung von Mitteln
aus der Gruppe der Tuberculostatica, z. B. Conteben, PAS, Neoteben
oder dergleichen die Behandlung, die durch Liegekuren, reichliche Kost

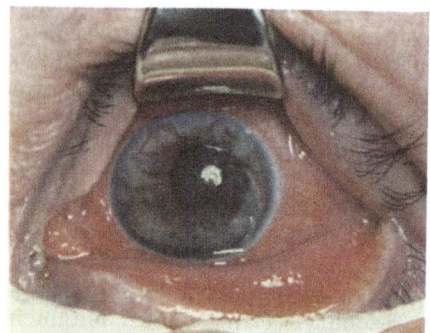

(Butter und Milch!), durch
Gaben von Lebertran, Poly-
vital und anderen Vitaminen
sowie Kalk die Abwehrkräfte
des Kranken im allgemeinen
zu heben sucht.

5. Iritis syphilitica. Die
Lues vermag im sekundären
und im tertiären Stadium Veränderungen der Regenbogenhaut zu erzeugen. Im sekundären kann die Iritis ebensowohl unter dem Typus der
serösen als auch der fibrinösen
Form auftreten, ohne daß

Abb. 132. Rubeosis iridis bei schwerem Diabetes. Zahlreiche neugebildete Gefäße in der hyperämischen Iris

man wirklich charakteristische luische Eruptionen zu sehen bekommt.
Oft sind starke Reizerscheinungen vorhanden. In anderen Fällen
wiederum finden sich kleine Knoten (Papeln), die gelblich-speckig erscheinen und von einem feinen Blutgefäßkranze umsponnen sind. Sie
können vereinzelt und zu mehreren vorkommen. Ihre Lokalisation im
Gewebe ist dem Zufall anheimgegeben, wenn auch vielleicht der Pupillarrand und die unmittelbare Nachbarschaft der Pupille bevorzugt sind.

Im tertiären Stadium werden größere gelblich-schmierige Erhabenheiten, meist in der Einzahl, als Gumma beobachtet.

Im ganzen ist die luische Iritis seltener als die tuberkulöse und die rheumatische.

Die Behandlung im sekundären Stadium geschieht mittels Salvarsaninjektionen, Wismutpräparaten und Quecksilberschmierkur; auch Penicillinkuren kommen in Betracht; im tertiären ist das Jod das souveräne Mittel.

6. Uveitiden anderer Ätiologie. In manchen Fällen, besonders bei akuten Iritiden, ergibt die Anamnese, daß eine Gonorrhoe vorausgegangen ist. Diese kann die Ursache auch dann sein, wenn die Infektion jahrelang zurückliegt und in der Urethra längst abgeheilt ist. Vor allem die durch klumpige Fibrinergüsse in der vorderen Kammer komplizierten Fälle rufen immer den Verdacht auf eine zugrunde liegende gonorrhoische Infektion hervor.

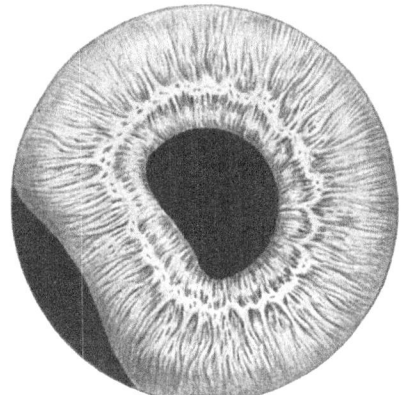

Abb. 133. Iridodialyse

Darüber hinaus kommen gelegentlich Entzündungen der Iris bei allen möglichen infektiösen Prozessen des Gesamtorganismus vor, so nach allgemeiner *Streptokokken- und Staphylokokkeninfektion*, beim *Herpes*, bei der *Leptospirose* („Ophthalmia lenta"), der *Toxoplasmose* (s. S. 157), der *Embryopathia rubeolosa* usw. Wir kennen auch eine Serumiritis als Ausdruck einer Eiweißallergie.

Bei schweren Fällen von *Diabetes*, insbesondere solchen mit Beteiligung auch der Netzhaut, kommt es nicht selten zu hochgradigen Veränderungen in der Iris mit Trübung des Gewebes, starker Füllung der vorhandenen und von neugebildeten Gefäßen, so daß die Iris ein düsterrotes Aussehen annimmt: *Rubeosis iridis* (Abb. 132). Ähnliche Bilder finden sich auch bei schweren glaukomatösen Zuständen.

Die örtliche Behandlung der Iritis richtet sich nach den Symptomen. Immer werden warme Umschläge (elektrisches Heizkissen) und Schutzklappe sehr angenehm empfunden, vor allem dann, wenn eine starke Reizung der Ciliarnerven vorhanden ist, die Schmerzen hervorruft, welche ins Auge, in die Stirn und in die Backe ausstrahlen können.

Ferner gibt man wegen der Gefahr einer Synechienbildung, also stets bei Iritis fibrinosa, Mydriatica, z. B. Atropin. Man darf aber nicht kritiklos bei allen Reizzuständen des vorderen Augenabschnittes die Pupille erweitern wollen; denn ein im Glaukomanfall befindliches Auge (Differentialdiagnose, s. S. 241) kann auf den ersten Blick aussehen, als ob eine Iritis vorläge. Und Atropin bei Glaukom ist ungemein schädlich, seine Anwendung ein schwerer Kunstfehler!

Bei allen Formen von Iritis, die zu Drucksteigerungen neigen, muß man mit der Anwendung von Atropin oder Scopolamin vorsichtig sein.

In solchen Fällen kann man einen Versuch mit Mydrial, Glaukosan oder Suprareninum bitartaricum machen, weil diese Mittel den intraokularen Druck nicht erhöhen und doch die Pupille erweitern.

Die allgemeine Behandlung der Iritis richtet sich nach der Ätiologie. Einige Hinweise wurden bereits bei Besprechung der speziellen Formen gegeben. Bei den „rheumatischen" wie bei den infektallergischen Formen sind Salicylpräparate, in geeigneten Fällen auch eine Fiebertherapie angebracht. Fokalherde sind zu entfernen. Bei der Iritis gonorrhoica kann man Sulfonamide und Penicillin geben, bei den tuberkulösen und tuberkuloseverdächtigen Fällen kommt neben der Anwendung der Tuberculostatica (S. 124), den allgemein roborierenden Maßnahmen auch

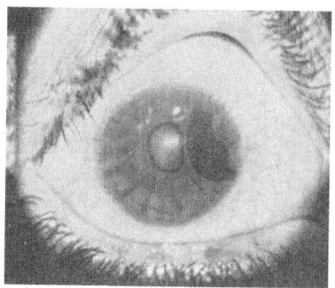

Abb. 134. Melanocytoblastom der Iris und des Ciliarkörpers. Iris in Dialysenstellung, Cataracta complicata

eine klimatische Kur in Betracht; auch antirheumatische Mittel pflegen in solchen Fällen gut zu wirken.

Die Verletzungen der Iris durch stumpfe Traumen. Unter der Einwirkung eines Schlages auf das Auge kann der Pupillarrand der Iris einreißen (Sphincterrisse). Dann zeigt die Pupille feine dreieckige Einkerbungen. Oft tritt gleichzeitig eine Blutung in die vordere Kammer auf (Hyphaema). Auch ein Abreißen der Irisbasis vom Ciliarkörper kommt vor (Iridodialyse, Abb. 133).

In einem solchen Falle wird die Pupille entrundet, und an der entsprechenden Stelle in der Peripherie der vorderen Kammer entsteht eine dunkle schlitzförmige Lücke. Leuchtet man mit dem Augenspiegel in das Auge hinein, so bekommt man aus dem schwarzen Spalt rotes Licht wie aus der Pupille selbst. Mithin hat das Auge zwei Pupillen, von denen die zentral gelegene ein scharfes, die periphere nur ein unscharfes Bild auf der Netzhaut entstehen läßt. Die Folge ist, daß das Auge unter Umständen doppelt sieht (monokulare Diplopie). Nach einem stumpfen Trauma kommen außerdem Lähmungen des Sphincter pupillae, also Pupillenstarre in Mydriasisstellung (traumatische Mydriasis), und der Ciliarmuskulatur (also Akkommodationsparese) vor. Bei schweren Verletzungen kann die Iris in voller Ausdehnung von ihrem Ansatz am Ciliarkörper abgerissen werden (traumatische Irideremie).

Die Geschwülste der Iris. Es werden Cysten, z. B. spontane Iriscysten vom Hinterblatt aus, und solide Tumoren beobachtet. Die letzteren sind in der Regel Melanocytoblastome. Sie imponieren als dunkle Knoten, die, wenn sie von der Gegend des Kammerwinkels aus vorwachsen, die Iris nach der Pupille zu verdrängen, so daß eine Art Dialysenstellung zustande kommt (Abb. 134). Im Gegensatz aber zu den Iriscysten geben sie bei der diaskleralen Durchleuchtung eine Verschattung. Es handelt sich um sehr bösartige Geschwülste, die meist die Enucleatio bulbi erforderlich machen (s. auch S. 136). Eine Behandlung mit Röntgenstrahlen kommt nicht in Betracht.

Bezüglich der Iriskolobome und des angeborenen Fehlens der ganzen Iris (kongenitale Irideremie) siehe das Kapitel der Mißbildungen S. 248.

Die Erkrankungen der Aderhaut

An der Aderhaut unterscheiden wir folgende Schichten: Die Aderhaut ist mit der sie umgebenden Sklera durch die lockeren Schichten der *Suprachorioidea* verbunden. Nach innen zu folgt die *Schicht der großen Gefäße*, die der mittleren und endlich die *Choriocapillaris*, die vom Pigmentepithel der Retina durch eine Glaslamelle, die *Lamina vitrea elastica* getrennt ist (Abb. 143). In dem zwischen den Gefäßen befindlichen Bindegewebe finden sich mehr oder weniger zahlreiche pigmentierte Zellen, die *Chromatophoren* der Aderhaut. Das Gefäßnetz wird vom Ciliargefäßsystem gespeist. An verschiedenen Stellen dringen Ciliararterien durch die Sklera hindurch und verzweigen sich in einem vielfach anastomosierenden in der Fläche ausgebreiteten Netzwerk. Sie lösen sich dann nahe dem Netzhautpigmentepithel in feinste Capillaren auf, deren Blut in gröbere Venenstämmchen abfließt, um durch vier den Bulbus am Äquator verlassende Wirbelvenen *(Venae vorticosae)* wieder nach außen abgeführt zu werden (Abb. 6, S. 8).

Die Zwischenräume in dem Maschennetz der Schicht der größeren Gefäße heben sich im Augenspiegelbilde als mehr oder weniger hell oder dunkel erscheinende Inseln (Intervascularräume) ab (Abb. 135). Ist die Schicht des vor ihnen liegenden Pigmentepithels der Netzhaut durchsichtig, dann erkennt man die Intervascularräume, wenn sie viele Farbstoffzellen (Chromatophoren) enthalten, als dunkle Flächen, die von den rot erscheinenden Blutgefäßen umrahmt sind. Der Augenhintergrund ist dann „getäfelt" (Fundus tabulatus). Bei blonden Personen hingegen sehen die Intervascularräume gelbrötlich aus (Abb. 135). In denjenigen Fällen wiederum, in denen das Netzhautpigmentepithel sehr reichlich Farbstoff enthält, entzieht sich die Aderhaut dem näheren Einblick und leuchtet dann nur als einheitlich rot oder braunrot gefärbte Schicht durch (Abb. 136).

Die Chorioidea ist die ernährende Haut für die Sinnesepithelien, welche die äußerste Schicht der Netzhaut bilden. Sie sorgt für den Stoffwechsel der Stäbchen und Zapfen, indem sie von ihrer Capillarschicht aus das Pigmentepithel der Retina mit Flüssigkeit durchdringt und die Außenglieder der Sinneszellen mit dieser benetzt (Abb. 143, S. 139). Die Glaslamelle muß daher für bestimmte Stoffe durchlässig sein. Andererseits ist sie aber auch in der Lage, bis zu einem gewissen Grade das Übergreifen von Krankheitsprozessen der Aderhaut auf die Netzhaut und umgekehrt zu verhindern.

Über die Bedeutung der Aderhaut für die Regulierung des intraokularen Druckes siehe S. 10 und 233.

Krankhafte Vorgänge in der Aderhaut geben sich lediglich durch Sehstörungen kund, die durch die Absperrung des Stoffwechsels für die Netzhautsinneszellen bedingt sind. Da die Aderhaut sensibler Nerven entbehrt, können Schmerzen nur dann eintreten, wenn die Erkrankung nach vorn auf das Corpus ciliare übergreift oder wenn (wie bei Geschwülsten) Drucksteigerung eintritt.

Die Sehstörungen hängen davon ab, an welcher Stelle des Augenhintergrundes die Aderhauterkrankung sich entwickelt. Selbst große herdförmige Prozesse in der Peripherie werden oft überhaupt nicht von

dem Patienten bemerkt und erst zufällig beim Augenspiegeln gefunden.
Dagegen führt schon ein minimaler Herd in der Maculagegend schwere
Sehstörungen durch Vernichtung des zentralen Sehens herbei.

Chorioiditis. Eine *Entzündung der Aderhaut (Chorioiditis)* prägt sich
im Augenhintergrundsbilde so aus, daß die rote Farbe des Fundus, die

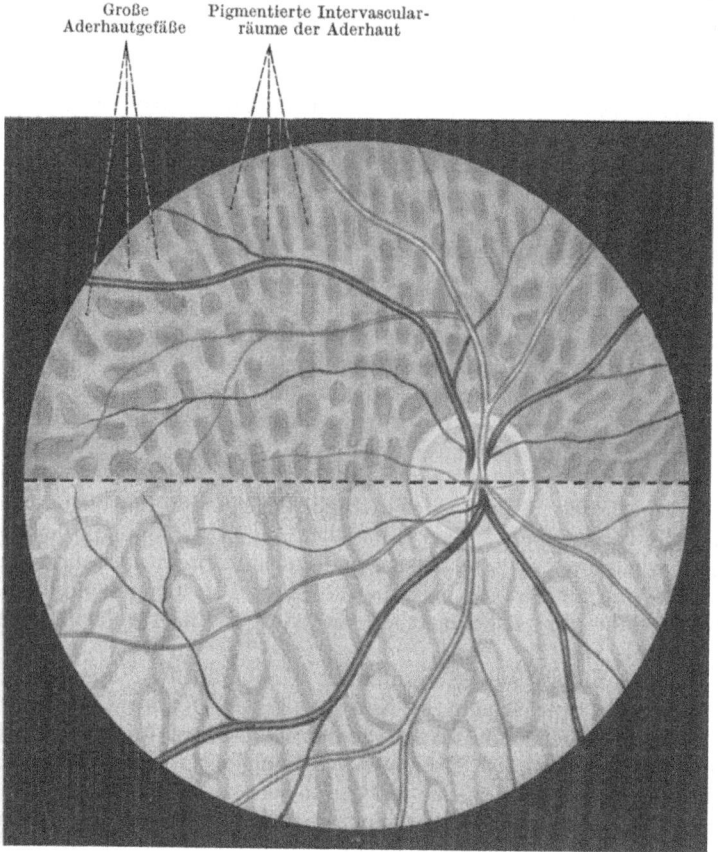

Abb. 135. Getäfelter (pigmentierter) und blonder (pigmentarmer) Fundus

von dem Geflecht der Blutgefäße herrührt, an den erkrankten Stellen
derart verändert wird, daß in frischen Fällen gelbrötliche bis gelbe Inseln
auftauchen. Diese sind zunächst unscharf begrenzt (Abb. 137). Nur sehr
selten kommt es zu einer Erkrankung der ganzen Membran auf einmal.
Fast immer ist das Leiden anfangs herdförmig, wenn auch später die
Herde sich aneinander reihen und damit ausgedehnte Gebiete des Hintergrundes verändern können. Vielfach entwickelt sich im Beginne der
Erkrankung eine sekundäre Trübung der über dem Herde liegenden
Netzhautpartie durch Eindringen entzündlichen Exsudates von rückwärts her. Dann spielt sich der Prozeß, soweit er mit dem Augenspiegel

erkennbar ist, zunächst nur in der Netzhaut ab, die inselförmige weiße, leicht prominente Flecken mit zart verwaschenen Rändern aufweist und erst nach erfolgter Aufsaugung des Ergusses und damit der Trübung den Einblick auf den eigentlichen Krankheitsprozeß in der Aderhaut freigibt.

Nach einiger Zeit bekommt der Aderhautherd scharfe Grenzen. Allmählich wird seine Färbung immer heller, bis zumeist rein weiße Flecke

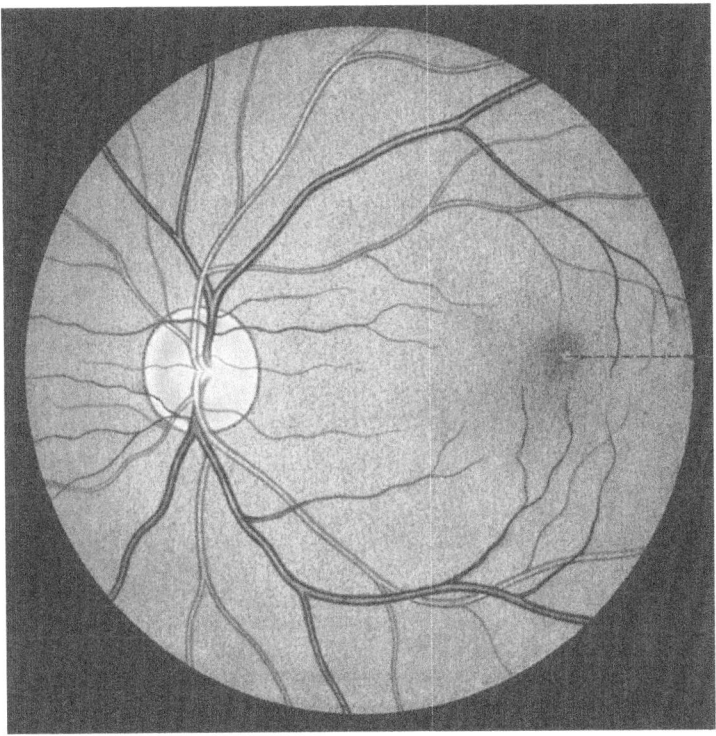

Abb. 136. Normaler Augenhintergrund. Das Pigmentepithel der Netzhaut ist gleichmäßig entwickelt, so daß Einzelheiten der Aderhaut nicht sichtbar sind

zustande kommen, die von schwarzem Pigment umrahmt oder mit schwarzen Tüpfelchen durchsetzt sind (Abb. 138). Diese Wandlung wird verständlich, wenn wir die pathologisch-anatomischen Vorgänge überschauen. Wie in der Iris, so geht auch in der Aderhaut eine Entzündung zunächst von der unmittelbaren Nachbarschaft eines oder mehrerer Gefäße aus. Es bildet sich um die Gefäße eine entzündliche Zellinfiltration mit gleichzeitigem lokalem Ödem. Hieraus erklärt sich das Überdecken des roten Bluttones an der Stelle des Herdes durch eine verwaschen gelblichrote Farbe. Durch die Alteration werden aber auch die in den intervasculären Räumen liegenden pigmentierten Gewebszellen (Chromatophoren) teilweise zerstört, so daß ihr Farbstoff frei wird. Die dem Herde nachbarlich anliegenden Zellen des retinalen Pigmentepithels werden entweder auch zum Zerfall gebracht oder zu *schwarzen Klumpen* zusammengeschoben. Weiterhin entsteht an Stelle der entzündlichen Infiltration mit der Zeit eine bindegewebige Narbe; *andererseits schwindet das Aderhautgewebe, so daß die weiße Sklera sichtbar wird.* So bekommt der Herd allmählich zwar scharfe Grenzen, wird dafür aber immer heller

Ältere Herde

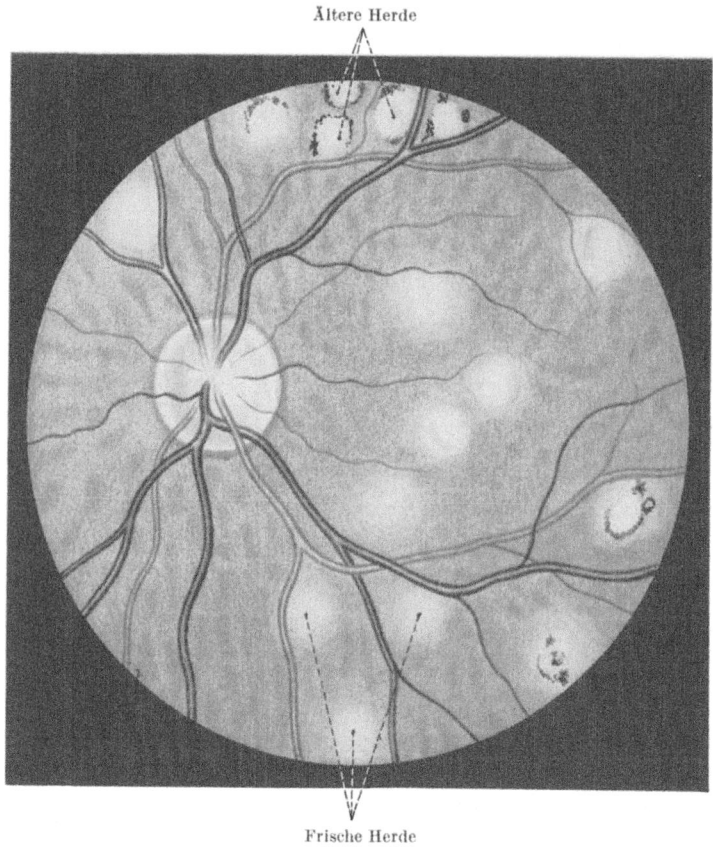

Frische Herde

Abb. 137. Frische Chorioiditis disseminata

und durch das Ansammeln gelösten und intracellulären Pigmentes schwarz umrandet oder getüpfelt. Daß der Grad der Pigmentierung mit dem Grade des physiologischen Pigmentreichtums des einzelnen Individuums einesteils und der Schwere des Prozesses andernteils zusammenhängt, ist selbstverständlich. Hellblonde Individuen zeigen daher nur helle chorioiditische Herde mit ganz spärlicher oder fehlender Pigmentierung.

Eine relativ häufige Komplikation sind *Glaskörpertrübungen* (vgl. S. 137) meist als zarter Hauch vor dem Herde. Sie sind auf eine Fortsetzung der entzündlichen Exsudation durch die Netzhaut hindurch in den Glaskörper zurückzuführen, manchmal auch auf ein Übergreifen des Prozesses auf das Corpus ciliare und Bildung von Exsudatwolken in dem vorderen Glaskörperabschnitt von hier aus. Bei allen Veränderungen am Fundus ist zu beachten, daß wir mit dem Augenspiegel den Hintergrund nur bis an den Äquator des Bulbus untersuchen können, während alle Vorgänge in den vorderen Fundusabschnitten, insbesondere auch an der Rückfläche des Corpus ciliare sich der Beobachtung entziehen.

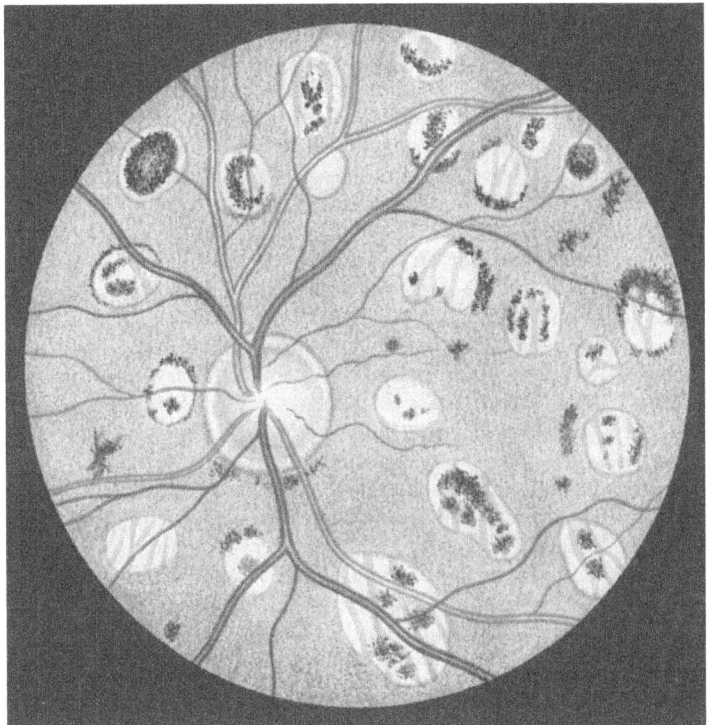

Abb. 138. Alte Chorioiditis disseminata

Glaskörpertrübungen, die die zentralen Netzhautpartien beschatten, sind natürlich mit erheblichen Sehstörungen verbunden und beunruhigen die Patienten durch ihre fortwährende Lageveränderung und das Hin- und Herflottieren kleiner Schatten. Manchmal gesellt sich hierzu durch die Reizung der in Mitleidenschaft gezogenen Netzhaut ein recht lästiges Flimmern.

Wenn wir also nach dem Aussehen der Herde die Chorioiditisfälle in frische und veraltete einteilen können, so unterscheiden wir ferner nach dem Orte der Herde eine *Chorioiditis disseminata* von einer *Chorioiditis centralis*. Im ersten Falle kommt es zur Bildung regellos verstreuter Herde auf dem ganzen Fundus, im letzteren zu Erkrankung in der Hintergrundsmitte. Beide Formen können einseitig und doppelseitig auftreten.

Bisweilen finden wir nur einen einzigen etwas größeren chorioiditischen Herd irgendwo am Fundus. Dann liegt meistens ein *Solitärtuberkel der Aderhaut* vor. Bei abgelaufenen Prozessen ist manchmal die Unterscheidung von einer Toxoplasmose in Erwägung zu ziehen.

Von einer *Chorioiditis diffusa* sprechen wir dann, wenn der krankhafte Aderhautprozeß sich von den Rändern des Ursprungsherdes kontinuierlich in der Fläche ausdehnt. Dabei können die ersterkrankten Partien bereits zur Abheilung gelangt sein, während andere die Zeichen der frischen Aderhautentzündung aufweisen. Es entstehen schließlich ausgedehnte, landkartenähnlich zusammenhängende und begrenzte Herde. *Angeborene Mißbildungen* der Aderhaut (vgl. auch S. 248) weisen bisweilen Herde auf, die von solchen nach abgelaufener Chorioiditis kaum zu unterscheiden sind. Für die Differentialdiagnose achtet man vor allem auf Anomalien der Netzhaut- oder der Aderhautgefäße, ferner auf Form und Sitz der Herde. Die angeborenen Defektbildungen, *Kolobome der Aderhaut*, findet man nämlich vor allem, wenn auch durchaus nicht etwa ausschließlich, unterhalb der Papille. Sie bilden hier ausgedehnte weiße Flecke, oft mit pigmentierten Rändern, die als zusammenhängender Bezirk oder als Gruppe übereinandergelagerter Herde bis an die untere Peripherie des Fundus hinabreichen können. Nicht selten sind sie sogar mit Defektbildungen der Regenbogenhaut (Iriskolobomen) verbunden. Die Störung geht von einer Fehlbildung im Bereich der Augenbecherspalte aus, betrifft also primär die Netzhaut, so daß man besser von einem *Netzhaut-Aderhautkolobom* sprechen würde. Auch die chorioidealen Veränderungen bei der *Myopia maligna* können zwar alten chorioiditischen Herden sehr ähnlich sehen, sind aber nicht entzündlicher Natur, sondern als degenerative Erscheinungen durch Dehnung der Aderhaut aufzufassen. Sie sind auf S. 35 geschildert.

Mit vorstehenden Ausnahmen sind die Fälle von herdförmiger Chorioiditis wohl durchgängig als *Ausdruck einer Infektion* aufzufassen, die von den Aderhautgefäßen aus das Gewebe befällt. Ob allerdings stets Mikroben selbst anwesend sind oder ob auch eine bloße Toxinwirkung die herdförmige Erkrankung erzeugen kann, steht dahin. Wiederum wie bei den entzündlichen Erkrankungen des vorderen Abschnittes des Uvealtractus bietet uns auch in der Aderhaut das Bild der Veränderungen an und für sich nie eine Möglichkeit, über die Ätiologie ins klare zu kommen. Vielmehr ist auch hier die Überprüfung des Allgemeinzustandes bzw. der Ausfall der Wassermannschen und Tuberkulinreaktion maßgebend. In der Regel handelt es sich um eine *Tuberkulose* oder um eine *Lues* der Aderhaut. Das Erscheinen von Knötchen, wie dies bei Iritis vorkommt, ist allerdings in der Aderhaut selten zu sehen. Der Druck des Glaskörpers bedingt eben eine Entwicklung in die Fläche und verhindert das Zustandekommen einer wirklichen Erhabenheit. Eine Ausnahme macht die akute Miliartuberkulose, die recht häufig eine Mitbeteiligung der Chorioidea herbeiführt. Oft genug sichert dann die Untersuchung mit dem Augenspiegel die Diagnose des Allgemeinleidens.

Neben den eigentlichen chorioiditischen Herden können die Lues und die Tuberkulose auch in Gestalt von Gummata und Konglomerattuberkeln tumorartige Bildungen in der Aderhaut erzeugen, die von echten Tumoren (s. S. 135) oft nur schwer zu trennen sind.

Ein besonderes, durch charakteristische Symptome ausgezeichnetes Bild ergibt sich, wenn sich in unmittelbarer Nachbarschaft der Papille ein umschriebener, z. B. tuberkulöser Herd entwickelt. Mit dem Augenspiegel erkennt man dann neben dem Sehnerveneintritt einen gelblichen, unscharf begrenzten Aderhautherd, der das davor gelegene Netzhautgewebe trübt und so schädigt, daß die betreffenden Sehnervenfasern ihre Funktion einstellen und schließlich zugrunde gehen. Die Folge ist ein dem Verlauf dieser Fasern entsprechender Gesichtsfeldausfall von

fächerförmiger Ausdehnung im Anschluß an den blinden Fleck (Abb. 139). Wegen des typischen Sitzes des Herdes und der Mitbeteiligung der Netzhaut wird die Krankheit als *Retino-Chorioiditis juxtapapillaris* (EDMUND JENSEN) bezeichnet. Meist ist Tuberkulose die Ursache.

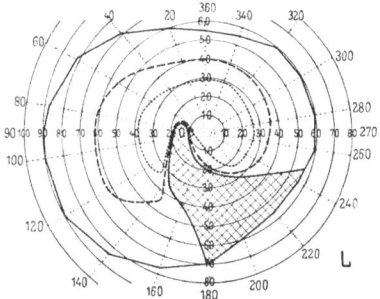

Sonst kommen gelegentlich noch entzündliche Veränderungen der Aderhaut bei den verschie-densten Infektionskrankheiten vor (Pneumonie, Scharlach usw.). Sie treten aber an Häufigkeit gegenüber den tuberkulösen und luischen Erkrankungen ganz in den Hinter-

Abb. 139. Fächerförmiger, vom ¡blinden Fleck ausgehender Gesichtsfeldausfall, typisch für die Retino-Chorioiditis juxtapapillaris. Bei allen Gesichtsfeldabbildungen dieses Buches bedeutet: ——— Weißgrenze, - - - - - Grenze für blau und gelb, • • • • • Grenze für rot und grün

grund. Daß auch bei genauester Untersuchung des Gesamtorganismus usw. immer noch eine Gruppe von Fällen übrigbleibt, deren Ursache wir nicht aufzudecken vermögen, ist bei der Lückenhaftigkeit unserer Kenntnisse von Infektionsmöglichkeiten und -formen wohl verständlich.

Von den entzündlichen Prozessen in der Aderhaut sind die rein *degenerativen Veränderungen der Aderhautgefäße* streng zu trennen. Mögen sie auch teilweise auf dem Umwege einer durch Infektion bedingten Erkrankung des Gefäßrohres selbst zustande kommen, so unterscheiden sie sich doch dadurch wesentlich von chorioiditischen Herden, daß die perivasculäre Infiltration und das lokale Ödem ganz fehlt. Es ändert sich lediglich das Aussehen der gröberen Gefäße, welche die intervasculären Räume begrenzen (Abb. 140); sie erscheinen nicht mehr als rote, sondern als weißgelbe Linien und heben sich dadurch scharf von dem roten Fundus ab. Die Ursache ist eine Atherosklerose, hie und da von allgemeiner, häufiger von nur örtlicher Ausdehnung. Als sekundäre Erscheinung schließt sich das Krankheitsbild an eigentliche Chorioiditis, sowie an Glaukom, Pigmentdegeneration der Netzhaut, Retinopathia angiospastica und albuminurica und an Verletzungen des Ciliargefäßsystems an.

Als *Chorioretinitis* werden diejenigen Erkrankungen bezeichnet, welche zwar ihren eigentlichen Sitz in der Aderhaut haben, die Netzhaut aber sekundär und dauernd in Mitleidenschaft ziehen, indem eine Degeneration des Pigmentepithels und der äußeren, schließlich auch der inneren Schichten der Netzhaut Platz greift. Zunächst macht sich, mit Vorliebe in der Peripherie des Fundus, eine Unregelmäßigkeit des Pigmentepithelbelags geltend, die sich in einer feinen Marmorierung des Fundus, wie „Pfeffer und Salz", kundtut. Diese Veränderungen sind immer ver-

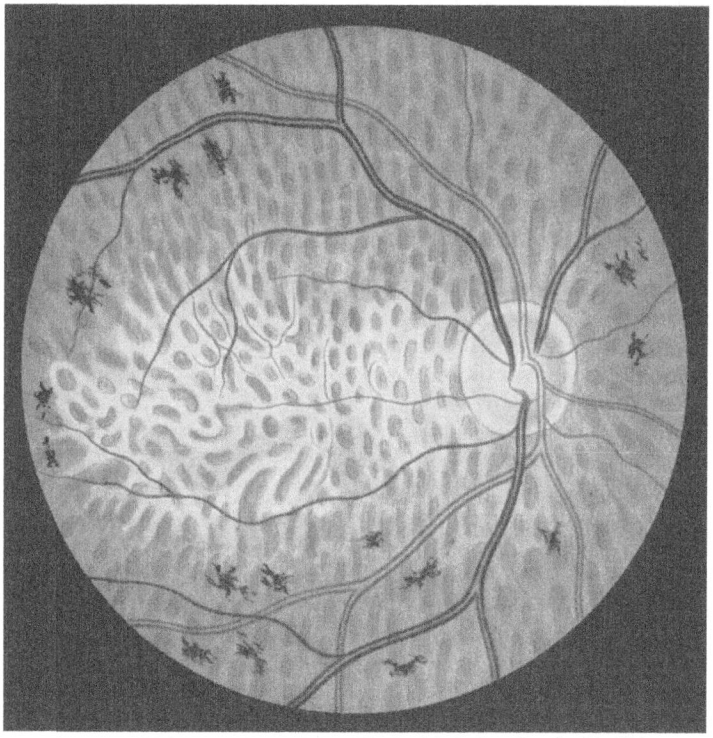

Abb. 140. Sklerose der Chorioidealgefäße (Bezirke links neben der Papille).
Sekundäre Einwanderung von Pigment in die Netzhaut

dächtig auf kongenitale Lues. In schweren Fällen kommt es mit der Zeit zur Einwanderung von schwarzem Farbstoff des Pigmentepithels und der Chromatophoren der Aderhaut in die Netzhaut hinein, die dann ähnliche schwarze Sternchen zeigt wie bei Pigmentdegeneration der Netzhaut (s. S. 152). Darunter schimmert die diffus gelblich gefärbte oder weiß-schwarze Herde einschließende Aderhaut durch, oft mit ausgedehnten Gebieten von sklerosierten Gefäßen. Auch diese Formen haben meist Beziehungen zur Lues, manchmal auch zur Tuberkulose. Sie sind nicht selten, wie die echte Pigmentdegeneration der Netzhaut, mit Nachtblindheit und Gesichtsfeldeinschränkungen verbunden; scharfe Grenzen gegenüber dieser Erkrankung bestehen also klinisch nicht immer.

Die Behandlung der Erkrankungen der Aderhaut berücksichtigt stets
die zugrunde liegende Ursache. Dies gilt namentlich für die luischen
und tuberkulösen Formen, die entsprechende Salvarsan-, Wismut- und
Inunktionskuren, bei Tuberkulose Tuberculostatica bzw. eine allgemeine
roborierende Behandlung, verbunden mit einer Liegekur, bedingen.

Örtlich gilt es die exsudativen Prozesse der Aderhaut zur Aufsaugung
zu bringen. Man regt den intraokularen Stoffwechsel durch subconjunctivale Einspritzungen von
1 cm³ 2%iger Kochsalz-
lösung an und gibt dazu
gern innerlich Jodpräpa-
rate. Auch die Anwendung
von Wärme in Form von
Kurzwellen ist sehr beliebt.
Besonders günstig werden
dadurch auch die beglei-
tenden Glaskörpertrübun-
gen beeinflußt, die oft wenig
Neigung zur Resorption
zeigen. Bei schweren und
sehr hartnäckigen Glas-
körpertrübungen kann man
vorsichtig in mehreren
Wiederholungen 0,1—0,2cm³
Glaskörperflüssigkeit mit
der Pravazschen Spritze
absaugen, die man durch
die Augenwandung ein-
sticht. Diese Behandlung
ist aber nicht ganz un-
gefährlich.

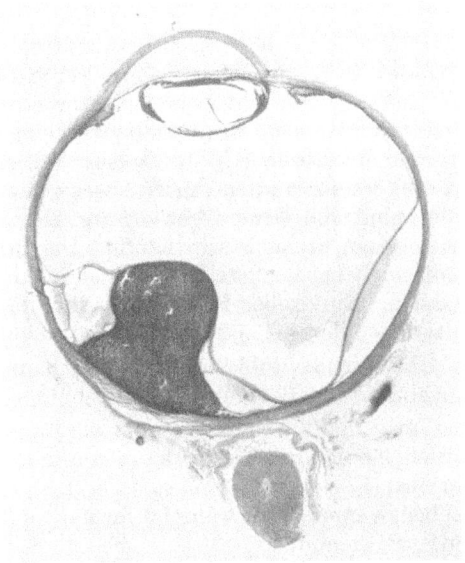

Abb. 141. Melanocytoblastom der Aderhaut, die Netzhaut
vordrängend. Seitlich vom Tumor ist die Netzhaut
abgehoben (seröse Amotio)

Tumoren der Aderhaut. Abgesehen von den schon erwähnten tumor
artigen syphilitischen und tuberkulösen Bildungen, die nicht häufig sind,
kommen als **maligne Geschwülste** nur Melanocytoblastome (Abb. 141),
als große Seltenheit auch metastatische Carcinome in der Aderhaut vor.
Sie erzeugen durch ihr Wachstum eine buckelförmige ,,pralle" Netzhautablösung, die sich von der gewöhnlichen Abhebung dadurch unterscheidet,
daß die Netzhaut — wenigstens im Anfang der Erkrankung — nicht hin
und her schwankt, sondern fest aufliegt (s. auch Abb. 162, S. 163). Entsprechend der oft rundlichen Form der noch kleinen Tumoren zeigt dann
auch die Abhebung eine kreisförmige, gut erkennbare Grenze. Beobachtet
man dann noch unter der abgelösten Netzhaut grauschwarze Massen
und Felder oder ein nicht zur Netzhaut gehörendes oberflächliches
Gefäßsystem, so ist die Diagnose eines Tumors der Chorioidea gesichert.
Liegt die verdächtige Netzhautablösung so weit nach vorn, daß man eine
starke Lichtquelle an dem entsprechenden Orte der Sklera außen auf-
setzen kann, dann kann man die Diagnose noch dadurch erhärten, daß
man im Bereiche des Tumors den aus der Pupille bei *diaskleraler*

Durchleuchtung austretenden roten Reflex erloschen oder doch vermindert sieht, während bei gewöhnlichen Ablösungen der rote Reflex bleibt.

Im allgemeinen verlaufen *intraokulare Geschwulstbildungen in vier Stadien*. Zunächst wachsen sie mehr oder weniger unbemerkt, dann setzen unter Sehstörungen leichte spannende Schmerzen ein, die sich infolge der Raumbeengung des Augeninnern durch den Tumor bis zu Glaukomanfällen steigern können. Netzhautablösungen mit intraokularer Drucksteigerung sind daher besonders verdächtig auf Tumor. Im dritten Stadium bricht die Wucherung durch die Bulbushüllen durch. Häufig geschieht dies an der Durchtrittsstelle des Sehnerven oder eines größeren Gefäßes, z. B. einer Vortexvene durch die Sklera, doch kann sich die Wucherung auch selbst den Weg durch die Lederhaut bahnen. Schließlich treten Metastasen auf, und zwar beim Melanocytoblastom des Uvealtractus mit Vorliebe in der Leber. Selbstverständlich kann auch schon in den ersten Stadien durch Abschwemmen von Tumormaterial in die Blutbahn eine Generalisierung im übrigen Körper zustande kommen. Dies geschieht sogar sehr häufig. Die Prognose quoad vitam muß deshalb auch bei noch relativ kleinen Tumoren stets als ernst bezeichnet werden. Ein großer Prozentsatz auch der früh operierten Melanocytoblastomefälle geht später an Metastasenbildung zugrunde.

Die Melanocytoblastome der Aderhaut sind der Strahlentherapie *nicht* zugängig. Die Behandlung ist deshalb stets operativ.

Im 1. und 2. Stadium genügt die Enucleation des Bulbus; bei Durchbruch in die Augenhöhle kann nur noch die Ausräumung der ganzen Orbita (*Exenteratio orbitae*, s. S. 213) einen Erfolg zur Rettung des Lebens versprechen, während im Falle der Metastasenbildung jede Hilfe zu spät kommt.

Erkrankungen des Glaskörpers

Der Glaskörper, der als festflüssiges Gel das Augeninnere ausfüllt, zeigt eine der Umgebung angepaßte Form: dort, wo ihm die Linse anliegt, besteht eine entsprechende Eindellung, die *tellerförmige Grube* (Fossa patellaris); nach vorn zu, also hinter der Linse und Zonula, weist die gallertige Masse eine deutliche Verdichtung auf. Diese wird als *vordere Grenzschicht* bezeichnet und hat insofern eine gewisse Bedeutung, als dadurch der Glaskörper auch nach Entfernung der Linse in seiner Form gehalten werden kann. Die klinische *Untersuchung* des Glaskörpers erfolgt mittels der Methode der Durchleuchtung mit dem Lupenspiegel oder besser noch mit der Spaltlampe; in bestimmten Fällen bedient man sich dabei einer besonderen Vorsatzlinse (vgl. S. 12). Der Glaskörper ist wasserklar und durchsichtig und läßt makroskopisch normalerweise keine besondere Struktur erkennen, wenn auch mikroskopisch feinste Fasernetze beschrieben und andererseits im Spaltlampenbild fast immer gewisse Strukturen sichtbar sind. Echte Fasern im Glaskörper können als Abkömmlinge der Stützfasern der Netzhaut oder auch als Reste des den embryonalen Glaskörper von der Papille aus durchsetzenden, später verschwindenden Gefäßnetzes der A. hyaloidea vorkommen. Ein organischer

Zusammenhang mit der Innenfläche der Netzhaut besteht aber im postfetalen Leben nur noch ganz vorn in der Gegend des Corpus ciliare.

Nicht selten finden sich auch beim Erwachsenen noch *gröbere Reste* der zur Linsenhinterfläche verlaufenden *A. hyaloidea*. Sie sind dann mit dem Augenspiegel vor der Papille oder auch hinter der Linse als im Glaskörper bewegliche Stränge sichtbar.

Im allgemeinen zeigt der Glaskörper nur wenige selbständige Erkrankungen, nimmt aber an den pathologischen Veränderungen der Nachbarorgane häufig teil. Bei der hochgradigen Myopie vermag er der Ausdehnung des Auges nicht zu folgen, er kann sich von der retinalen Unterlage abheben: *Glaskörperabhebung*, die manchmal der Vorläufer einer Netzhautabhebung ist (S. 157). Vor allem aber tritt eine Verflüssigung auf, wobei gleichzeitig feinere oder spinngewebartige gröbere Glaskörpertrübungen sichtbar werden.

Sehr zarte Trübungen, die schon in normalen Augen vorkommen, können bisweilen nur vom Patienten selbst, „entoptisch" also, als „fliegende Mücken" *(Mouches volantes)* störend wahrgenommen werden, gröbere sind bei der Durchleuchtung, besser noch mit dem Lupenspiegel, leicht als staubförmige (vor allem bei Lues) oder gröbere, spinnwebartige oder fadenförmige Schatten im Glaskörper flottierend nachzuweisen.

Solche *Glaskörpertrübungen* entstehen unter sehr verschiedenen Umständen. Bei Degenerationen des Glaskörpers, wie sie z. B. im Alter nicht selten sind, beobachtet man eine Destruktion und Verflüssigung der Substanz und manchmal auch glitzernde Kristalle in dem verflüssigten Medium *(Synchysis scintillans)*.

Bei Entzündungen der Aderhaut, des Ciliarkörpers oder auch der Netzhaut treten Zellen und Fibrin in den Glaskörper über. Auch Blutungen aus den Netzhautgefäßen führen, wenn sie geringfügig sind, zu ähnlich aussehenden Trübungen. Sind sie erheblich, dann kann der ganze Glaskörper so verfinstert werden, daß kein rotes Licht mehr aus dem Auge zurückstrahlt *(Durchblutung des Glaskörpers)*. Die Blutungen können sich aufsaugen, aber auch teilweise zu proliferierendem Narbengewebe umgewandelt werden, das dann von der Netzhaut aus in den Glaskörper hineinreicht *(Retinitis proliferans)* und dadurch die Sehkraft dauernd schädigt. Derartige Veränderungen finden sich z. B. im Gefolge einer Periphlebitis retinae (S. 149) oder auch einer Retinopathia diabetica (S. 192). Auch Teile intraokularer Geschwülste, die sich vom Haupttumor gelöst haben, z. B. beim Retinoblastom (S. 163), werden im Glaskörper schwebend beobachtet.

Bei Frühgeburten mit einem Geburtsgewicht von weniger als 1800—1900 g, die im Brutkasten einer starken Beatmung mit Sauerstoff (> 40%) ausgesetzt waren, hat man, besonders in Amerika, schwere Veränderungen vor allem im Glaskörper und in der Netzhaut sich entwickeln sehen. Bereits im 3. Lebensmonat beginnend, führen sie auf beiden Augen unter hochgradiger Umwandlung des ganzen Glaskörperraumes, unter Vascularisation, Blutungen, Fibrose usw. zur endgültigen Erblindung. Das schwere Krankheitsbild wird als *retrolentale Fibroplasie* bezeichnet. Seit als Ursache das Überangebot an Sauerstoff erkannt wurde, ist es in Deutschland nur noch in seltensten Fällen beobachtet worden. Die therapeutischen Maßnahmen kommen meistens zu spät.

Von den Glaskörpertrübungen sind nur die frischeren einer erfolgreichen *Behandlung* zugängig. Man versucht durch innerliche Jodgaben, durch Kurzwellenbestrahlungen und Thermophorbehandlung, evtl. auch durch subconjunctivale Kochsalzinjektionen (2—5% NaCl) die Aufsaugung der Trübungen anzuregen. Bei frischen Blutungen ist natürlich Vorsicht geboten.

Die Erkrankungen der Retina

Normale Anatomie. Die Retina ist der Träger der Sinneszellen, die den Lichtreiz aufnehmen; sie ist die lichtempfindliche Haut des Auges. Als Ganzes stellt sie einen in das Gesichtsskelet außerhalb der Schädel-

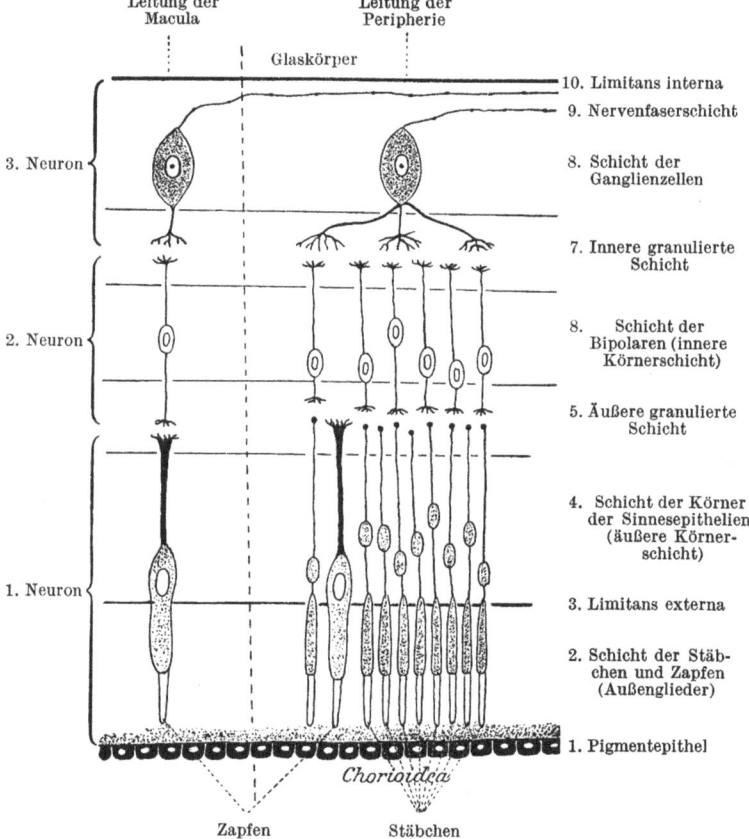

Abb. 142. Schema der Netzhautleitung im Zentrum und in der Peripherie

kapsel vorgeschobenen Gehirnteil dar. Aus der primären Augenblase, die aus dem Zellbelag des vorderen Medullarrohres als paariges Organ hervorwächst (Abb. 184 und 249), bildet sich durch Einstülpung der distalen Wandung der Augenbecher, die sekundäre Augenblase. Ihr Stiel wird zum Sehnerven, ihre innere (eingestülpte) Epithellage zur Netzhaut, ihre äußere zum Pigmentepithel, das also auch modifiziertes Epithel des Medullarrohres selbst ist. Der vorderste Teil des Augenbechers wandelt sich zum Hinterblatt der Iris, *Pars iridica retinae* und zum Überzug des Ciliarkörpers, der *Pars ciliaris retinae.* Der Pupillarsaum stellt also entwicklungsgeschichtlich den Augenbecherrand dar.

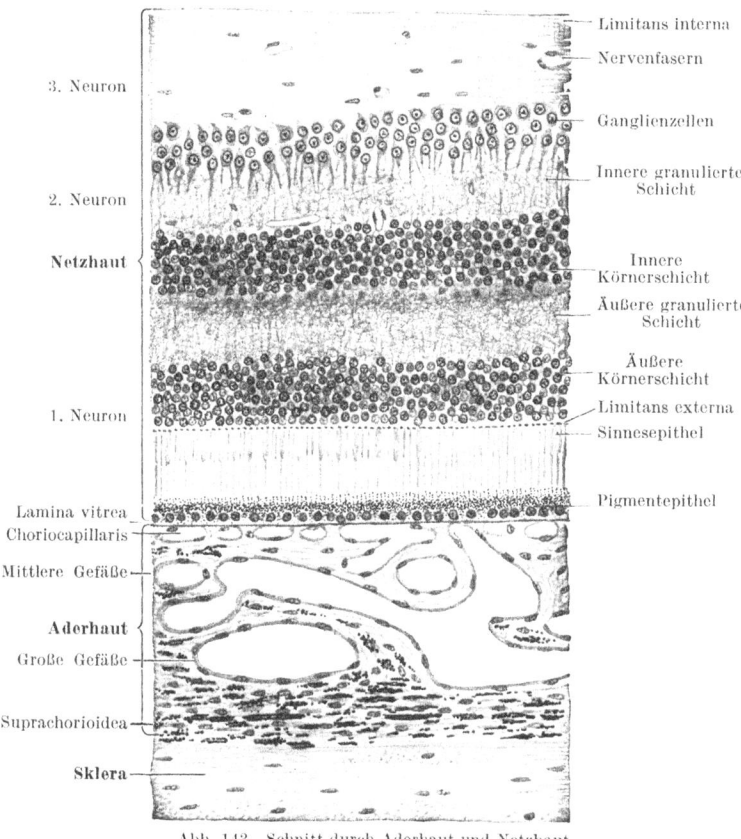

Abb. 143. Schnitt durch Aderhaut und Netzhaut

Die Netzhaut läßt mehrere Schichten ihrer Organisation erkennen (Abb. 142 und 143). Außen, unmittelbar der Lamina vitrea der Aderhaut anliegend, befindet sich das *Pigmentepithel* der Retina, das dazu dient, das die Netzhaut treffende Licht hinten abzuschirmen und zu absorbieren.

Nach innen zu breitet sich das feine Mosaik der Sinneszellen aus. In der Peripherie bestehen diese aus Stäbchen und Zapfen, in der Fovea centralis nur aus Zapfen. Stäbchen und Zapfen sind schlanke, eng aneinandergeschmiegte Zellteile, die durch die zarte „äußere Grenzschicht" der Netzhaut *(Membrana limitans externa)* von ihren Zellkernen, die die

äußere Körnerschicht bilden, getrennt sind. Das Neuroepithel bildet das
1. Neuron der Sehbahn. Von den Kernen aus erstrecken sich Fasern als
Fortsätze nach den inneren Netzhautschichten zu. Das 2. Neuron besteht
aus den bipolaren Zellen, die als *innere Körnerschicht* sich schon bei
schwacher Vergrößerung abheben. Sie haben je einen Fortsatz, der sich
denjenigen der Sinnesepithelien entgegenstreckt und mit diesen die
äußere granulierte Schicht bildet. Ein zweiter zentripetal gerichteter sucht
in der *inneren granulierten Schicht* Anschluß an die Fortsätze der *Ganglienzellenschicht*. Diese liegt samt *Nervenfasern* an der Innenfläche der Netzhaut
und stellt das 3. Neuron dar. Es reicht mit den Fasern des Sehnerven
(Fasciculus opticus) bis in die Gegend der primären Opticusganglien in
dem Corpus geniculatum laterale. Nach innen zu wird die Netzhaut
durch die ,,innere Grenzschicht" *(Membrana limitans interna)* abgeschlossen. Das ganze komplizierte System der Nervenzellen wird
durch Gliazellen und Gliafasern, die sog. *Müllerschen Stützzellen*, zu-
sammengehalten. Ihre Kerne befinden sich in der inneren Körnerschicht,
ihre Enden verschmelzen mit der Membrana limitans externa und interna.
Schmerzempfindende Nerven besitzt die Netzhaut nicht. Die Gliederung der Netzhaut in die drei Neurone geschieht nun so, daß in der
Macula als dem Orte des schärfsten Sehens jede Sinnesepithelzelle ihre
eigene bipolare Zelle und diese wieder ihre besondere Ganglienzelle und
Nervenfaser als Fortsetzung nach dem Gehirn besitzt, während weiter
nach der Peripherie zu immer mehrere Sinnesepithelzellen und Bipolare
in die Leitung durch eine einzige Ganglienzelle einmünden. Nur die
nervöse Erregung der in der Netzhautmitte gelegenen Sinneszellen wird
also isoliert zum Gehirn durchgeführt (Vertikalleitung); die die Peripherie
treffenden Lichtreize können dagegen infolge der Zusammenfassung
vieler Sehzellen zu einer einzigen Leitung nur weniger deutliche Eindrücke geben, selbst wenn das auf diese Netzhautteile fallende Bild
genau so scharf wäre wie das auf der Macula entworfene.

Die Fovea centralis enthält nur *Zapfen*. Diese dienen also in erster
Linie dem punktuellen Sehen des Netzhautzentrums, dann aber auch
der Erkennung von Farben und in der Peripherie dem Bewegungssehen.
Bei abnehmender Beleuchtung (unter $1/_{20}$—$1/_{50}$ Lux) stellen sie jedoch
ihre Funktion ein. Sie sind ,,nachtblind". Bei dieser Beleuchtung treten
die *Netzhautstäbchen* in Aktion: Sie beherrschen das Sehen bei herab-
gesetzter Beleuchtung. Nach Anpassung an die Dunkelheit (Dunkeladaptation) sind sie sehr lichtempfindlich und vermitteln dann auch in
den mehr seitlichen Teilen des Gesichtsfeldes die Wahrnehmung von
Bewegungen. Die Stäbchen sind aber total farbenblind und stellen bei
Helligkeit durch Zerstörung des Sehpurpurs ihre Funktion vollständig
ein, sie sind ,,nyctalop". So enthält die Schicht der Sinneszellen eigentlich zwei anatomisch und funktionell deutlich unterschiedene Apparate
(Duplizitätstheorie), und die Netzhaut weist in der Dunkelheit außer
dem der Papille entsprechenden blinden Fleck noch einen zweiten,
zentral gelegenen auf.

Die *Ernährung der Netzhaut* geschieht von der inneren und äußeren
Seite her. Mit den Sehnervenfasern dringen die Zentralgefäße in das

Auge ein, um sich in der Nervenfaserschichte der Netzhaut zu verzweigen (s. Abb. 5, S. 7). Sie versorgen mit ihren Ästen die Retina bis
in die Schichte der äußeren Körner. Arterie und Vene bilden ein End-
gefäßsystem; d. h. sie sind bei etwaigen Verstopfungen usw. sofort ausgeschaltet, weil sie mit anderen Gefäßen keine Kollateralen haben. Die
Sinneszellen der Netzhaut hingegen tauchen mit ihren Außengliedern
zwischen die Pigmentepithelzellen und werden dort von Ernährungsmaterial versorgt, welches ihnen von seiten der Aderhaut zugeführt wird.

Fundus hypertonicus. Bei längerem Bestehen eines erhöhten Blutdruckes findet man Veränderungen des Gefäßsystems auch am Augenhintergrunde, und zwar im allgemeinen doppelseitig. Die größeren Arterien, im Kaliber noch nicht verengt, erscheinen gespannt, hoch rot,
mit zarten Längsreflexstreifen *(Kupferdrahtarterien)*. Die Venen sind
anfangs gestreckt, und die feinen Gefäßchen, besonders in der Umgebung
der Macula lutea, nehmen eine korkzieherähnliche Schlängelung an.
Findet man dort, wo Arterien eine Netzhautvene überkreuzen, diese
zusammengedrückt (Gunnsches Zeichen, Überschneidungsphänomen), so
deutet das darauf hin, daß sich bereits arteriosklerotische Veränderungen
neben den eigentlich hypertonischen eingestellt haben. Der Sehnerveneintritt pflegt beim Fundus hypertonicus zunächst unverändert zu sein.
In fortgeschritteneren Stadien der Hypertonie bemerkt man stets auffallende *Kaliberunregelmäßigkeiten* der Arterien; ihre Wandung wird
verdickt, arteriosklerotisch, das Lumen verengt, ja streckenweise völlig
obliteriert. Am Fundus erkennt man das daran, daß die Arterien dünner,
fadenähnlich aussehen und weißliche Begleitstreifen aufweisen *(Silberdrahtarterien)*. Blutungen und kleine, weißliche, an Baumwollflöckchen
erinnernde, fettige Degenerationsherde der Netzhaut treten auf. Damit
ist aber das reine Bild des Fundus hypertonicus bereits überschritten im
Sinne einer Retinopathia hypertonica. Unter Umständen kann es dann
auch zur ,,Thrombose'' einer Vene (s. S. 145), zur ,,Embolie'' oder auch
zu größeren retinalen und präretinalen, lachenförmigen Blutungen
kommen, die man als *Apoplexia retinae* bezeichnet.

**Retinopathia hypertonica (Retinopathia angiospastica, albumin-
urica)** (vgl. Abb. 144 und 145). Bei malignen Formen der Blutdrucksteigerung (sog. blasser Hochdruck, maligne Angionephrosklerose)
kommt im Körper eine dauernde Engstellung der arteriellen Blutbahn
zustande, an der die Gefäße des Fundus, vor allem aber auch die Gefäße
der Niere beteiligt sein können. Ist eine Schädigung derselben die Folge
(Nephrosklerose, diffuse Glomerulonephritis), so findet man am Augenhintergrund gewöhnlich das als *Retinopathia angiospastica* oder auch
,,*Retinitis albuminurica*'' bezeichnete Bild. Die Ausscheidung von Eiweiß
durch den Harn ist aber sicher nicht die Ursache. Wichtiger ist zweifellos
die Art des Hochdruckes. Wahrscheinlich muß noch irgendein bislang
unbekannter Faktor hinzutreten, damit das Vollbild der ,,Retinitis
albuminurica'' entsteht. Hier gehen die Ansichten auseinander. Die
einen schuldigen die Giftwirkung von Stoffwechselschlacken an, mit
denen das Blut beladen ist (Reststickstoffzunahme: Retinitis azot-
aemica). Die anderen sehen in der mit der Hypertonie verbundenen

spastischen Gefäßverengerung die Ursache (Retinitis angiospastica). Wieder eine andere Erklärung fahndet auf sklerosierende Vorgänge an den Arteriolen. Ebenso ist die Frage noch strittig, ob die Nieren-

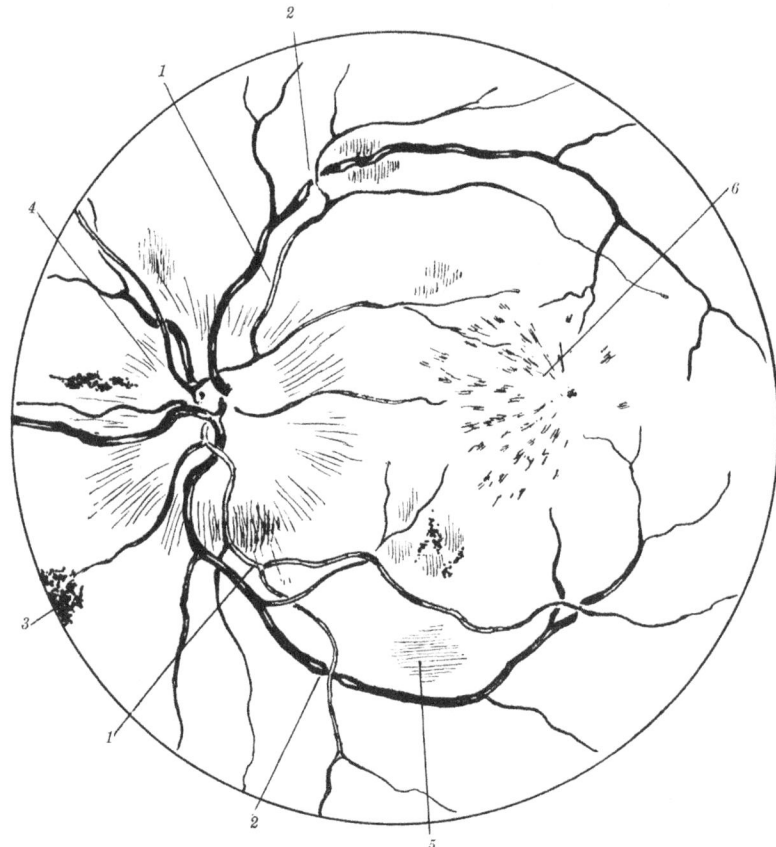

Abb. 144. Erläuterungsbild zu Abb. 145. Retinopathia angiospastica, albuminurica. Arterien mit verschieden weitem, oft stark eingeengtem Kaliber, zum Teil mit Wandverdickungen (weißliche Begleitstreifen), zum Teil mit vollständiger Obliteration des Lumens, „Silberdrahtarterien" (*1*). — Venen nicht verengt, aber ebenfalls von ungleichem Kaliber und deshalb wechselnden Reflexstreifen; bei Überkreuzung durch die starrwandigen Arterien zusammengedrückt: „Gunnsches Überkreuzungsphänomen" (*2*). Dadurch die Blutzirkulation bereits beeinträchtigt. Venolen nicht besonders geschlängelt. Netzhautblutungen (*3*). — Ödematöse Schwellung des Sehnervenkopfes (*4*) und der benachbarten Netzhautteile; nasal eine auch auf die Netzhaut übergreifende Blutung. — Bei *5* kleiner ischämischer Netzhautherd. In der Nachbarschaft von Gefäßen und Netzhautblutungen weißliche Degenerationsherde der Netzhaut, z. B. oberhalb des ischämischen Herdes (fettige Degenerationsherde und „ganglionär" gequollene Nervenfasern). — Um die Macula lutea herum die sehr charakteristische „Sternfigur" (*6*) aus radiär gestellten spritzerförmigen weißlichen Herdchen, die in den tieferen Netzhautschichten zu liegen pflegen

erkrankung die Retinitis nach sich zieht oder — was wahrscheinlicher ist — ob das Nieren- und das Netzhautleiden voneinander unabhängig und nur die Folgezustände einer gemeinsamen Grundlage sind.

Im Augenhintergrundsbilde wechseln in verschiedener Kombination miteinander ab: Kaliberunregelmäßigkeiten der Gefäße (Verengerung und Streckung der Arterien, ,,Silberdrahtarterien'', Erweiterung und Drosselung der Venen), Kreuzungsphänomene, Netzhautblutungen, fettige Degenerationsherde sowie stellenweise, namentlich im Umkreise der Papille, lokalisierte Ödeme.

Das als ,,Spritz- oder Sternfigur'' beschriebene Bild von weißen, radiär zur Netzhautmitte gestellten, schmalen Entartungsherden ist viel

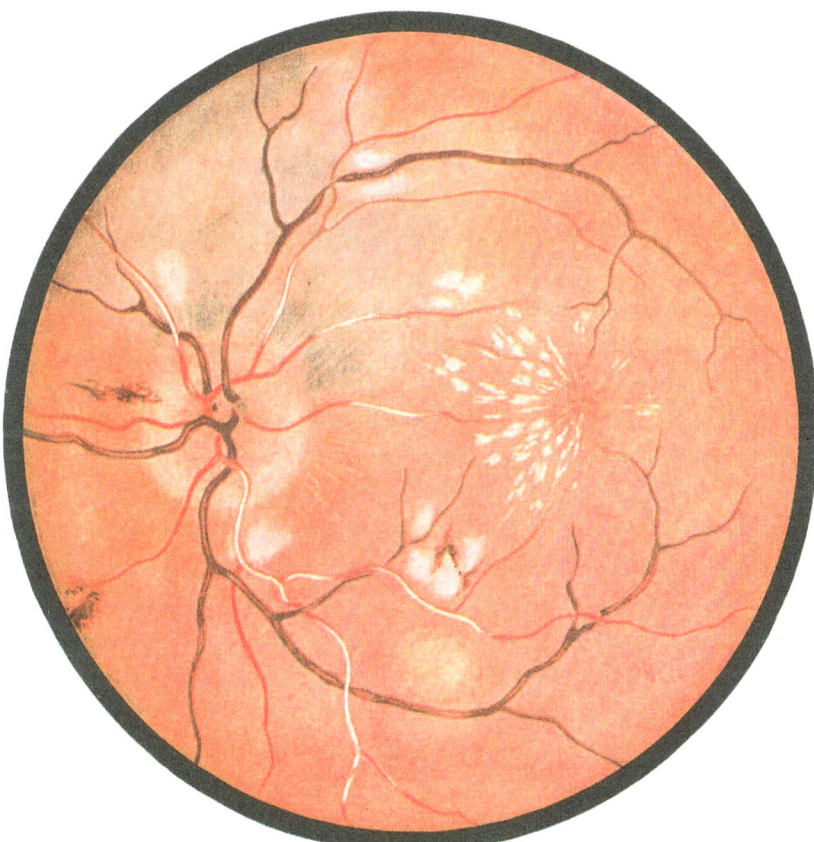

Abb. 145. Retinopathia hypertonica (Retinitis angiospastica, albuminurica). Erläuterungen siehe Abb. 144

seltener als das regellose Auftreten von kleinen weißgelben Stippchen und streifenförmigen Blutungen. An der Papille macht sich dabei zumeist eine Verwaschenheit der Grenzen, glasige Auflockerung des Gewebes und Anschwellen der Venen geltend. Das Ödem der Papille und der Netzhaut in unmittelbarer Nachbarschaft der Papille kann solche Ausmaße annehmen, daß das Bild der Stauungspapille (s. S. 173) entsteht. In solchen Fällen spielen Folgezustände des gesteigerten Hirndrucks eine Rolle mit. Die Sehstörungen richten sich nach dem Sitz der

Herde. Schon ein minimaler Prozeß in der Macula beeinträchtigt das zentrale Sehen, während selbst gröbere, mehr peripher gelegene Herde weniger störend empfunden werden. Stets handelt es sich bei diesem Krankheitsbilde um den Ausdruck eines schweren Allgemeinleidens.

Die Prognose der Augensymptome ist nach derjenigen des zugrunde liegenden Gefäß- und Nierenleidens zu stellen. Die Veränderungen selbst sind jedenfalls weitgehend besserungsfähig. Das sehen wir vor allem bei der infolge der Schwangerschaftsniere auftretenden *Retinitis albuminurica gravidarum*, die am Sehorgan die gleichen Symptome machen kann wie die beschriebene Retinopathie. Allerdings kann hier das Netzhautleiden, wenn es schon in frühen Schwangerschaftsmonaten auftritt und die Sehschärfe bedrohlich herabsetzt, zur Einleitung des Abortes oder der künstlichen Frühgeburt zwingen. Bei Schrumpfniere ist das Hinzukommen der Retinitis albuminurica immer ein quoad vitam ungünstig zu beurteilendes Symptom.

Therapeutisch kann neben der Behandlung des Nierenleidens nur die Fürsorge für die Herabsetzung des Blutdrucks in Betracht kommen. Lumbalpunktionen und Aderlässe bringen manchmal eine symptomatische Besserung der Retinitis. Örtlich sind Kurzwellen angezeigt.

Die *eklamptische Amaurose* ist etwas von der Retinitis albuminurica Grundverschiedenes und kann ohne vorheriges Nierenleiden auftreten; Gefäßspasmen, gelblichweiße Herdchen und die Sehverschlechterung sind die wichtigsten Symptome. Wenn die Wöchnerin die Eklampsie übersteht, pflegt regelmäßig die ganz schnell einsetzende und nur wenige Tage anhaltende Schwachsichtigkeit oder Erblindung vollständiger Heilung zu weichen. Da die Eklampsie auch bei vorher bereits ausgeprägtem Nierenleiden vorkommt, gibt es im Symptomenbilde Übergangsformen zur Retinitis albuminurica gravidarum. Andererseits können Beziehungen zur *urämischen Amaurose* bestehen, deren Sitz aber in das Gehirn selbst zu verlegen ist. Jedenfalls können die geringfügigen hin und wieder in der Netzhaut anzutreffenden Veränderungen allein die Schwere der Sehstörung nicht bedingen.

Retinopathia arteriosclerotica (Retinitis arteriosclerotica). Eine Arteriosklerose der Netzhautgefäße findet sich im Anschluß an einen länger bestehenden Fundus hypertonicus, nach Retinopathia diabetica (S. 152), aber auch als selbständige Erkrankung. Für die *Retinopathia arteriosclerotica* ist charakteristisch, daß der Augenhintergrund eher blaß als rot ist; der Reflex an den Gefäßwänden der Arteriolen ist vermehrt, die Gefäße der Netzhaut zeigen vermehrte Schlängelung. Die Arterien weisen bei Verdickungen der Gefäßwand weiße Begleitstreifen auf, das Lumen ist verringert und kann schließlich völlig verschlossen werden. Wir beobachten Kreuzungsphänomene, evtl. auch kleine Blutungen und weiße fettige Degenerationsherdchen. Auch die Aderhautarterien können sklerotische Veränderungen aufweisen (vgl. auch Abb. 140). Die Arteriosklerose der Netzhautgefäße ist stets Zeichen einer entsprechenden allgemeinen Atherosklerose und insofern von ungünstiger Prognose, obwohl der Visus oft kaum verändert ist.

Embolie der Arteria centralis retinae und Thrombose der Vena centralis. Da das Zentralgefäßsystem keine Kollateralen hat, bedingt ein Verschluß des Lumens einer Netzhautarterie oder -vene die völlige Ausschaltung des versorgten Gebietes. Betrifft das Hindernis eine Arterie, so sprechen wir von einer *Embolie*, ist eine Vene verstopft, von einer *Thrombose* des Retinalgefäßes. Nach dem Ort der Störung wird das Krankheitsbild verschieden sein müssen, wenn der Zentralstamm oder nur einer seiner Äste betroffen ist. Im ersten Falle wird sofort die Funktion der ganzen Netzhaut, im letzten nur die eines Teilgebietes gestört werden (Astembolie bzw. Astthrombose).

Die Ursache des Verschlusses des Gefäßlumens ist nur recht selten ein in das Gefäß hineingelangtes, anderswoher stammendes Gerinnsel (echte Embolie), sondern in der Regel eine durch lokale Wandungserkrankung (Arteriosklerose, Endarteriitis, Endophlebitis) entstandene obturierende Fibrin- bzw. Bindegewebsmasse. Auch in einem solchen, schon lange an dem Gefäß selbst sich vorbereitenden Prozesse tritt die Katastrophe blitzartig ein; denn solange das Lumen überhaupt noch einer, wenn auch dünnen Blutsäule Raum gibt, bleibt die Zirkulation aufrechterhalten. Erst der Verlust des letzten Ausweges läßt den Kreislauf plötzlich stillstehen. Der Embolie und Thrombose eines Netzhautgefäßes ist daher der schnelle Eintritt der Sehstörung eigen.

Der Verschluß der Arterie schafft sofortige Blutleere im Gebiete des betroffenen Gefäßes, so daß plötzliche Erblindung eintritt. Bei Sitz des Weghindernisses im Hauptstamm erscheinen sämtliche Arterien fadendünn. Außerdem prägt sich schon in kürzester Zeit eine ödematöse Trübung der inneren Netzhautschichten aus, so daß die Netzhaut schleierartig milchig-weiß aussieht (Abb. 146). Nur an der Stelle der Macula, wo die Netzhaut am dünnsten ist, kommt der rote Augenhintergrundreflex von der Aderhaut unbehindert zum Vorschein. Dadurch entsteht in der Augenhintergrundsmitte ein von der milchigweißen Umgebung sich grell abhebender „kirschroter" Fleck. Die Netzhautperipherie wird von der Trübung ebenfalls weniger berührt, weil hier die Lagen der Nervenfaserschicht zu wenig dick sind, um durch ihre Trübung die Aderhaut zu verdecken. Manchmal bleibt unmittelbar neben der Sehnervenscheibe eine Netzhautpartie ungetrübt, wenn das Auge zufällig eine cilio-retinale Arterie hat, die am Papillenrande von der Aderhaut aus die Netzhaut durchbricht und einen kleinen Bezirk derselben versorgt. Indessen hält die Undurchsichtigkeit der inneren Netzhautschichten nur begrenzte Zeit an. Nach ungefähr 14 Tagen bildet sich der Schleier wieder zurück, ohne daß die Funktion der befallenen Netzhautpartie wiederkehrt; sie ist, wenn das Weghindernis nicht rasch verschwindet, dauernd verloren. Allmählich prägt sich auch, wenigstens bei Sitz der Behinderung im Hauptgefäß, eine Opticusatrophie aus, indem die unterernährten Nervenfasern zugrunde gehen. Dann haben wir eine weiße Papille mit kaum sichtbaren Arterien vor uns.

Wenn lediglich ein Ast der Zentralarterie in Mitleidenschaft gezogen ist, erstreckt sich die milchige Trübung und die Gefäßleere nur auf den bezüglichen Netzhautabschnitt. Dem entspricht auch der Ausfall des

Gesichtsfeldes. Da das optische System auf der Netzhaut ein umgekehrtes Bild der äußeren Gegenstände entwirft, liegt der Gesichtsfeldausfall genau entgegengesetzt der befallenen Netzhautpartie. Eine Verstopfung des nach innen unten führenden Astes des Zentralgefäßes bringt also einen Sektor des Gesichtsfeldes außen oben zum Erlöschen.

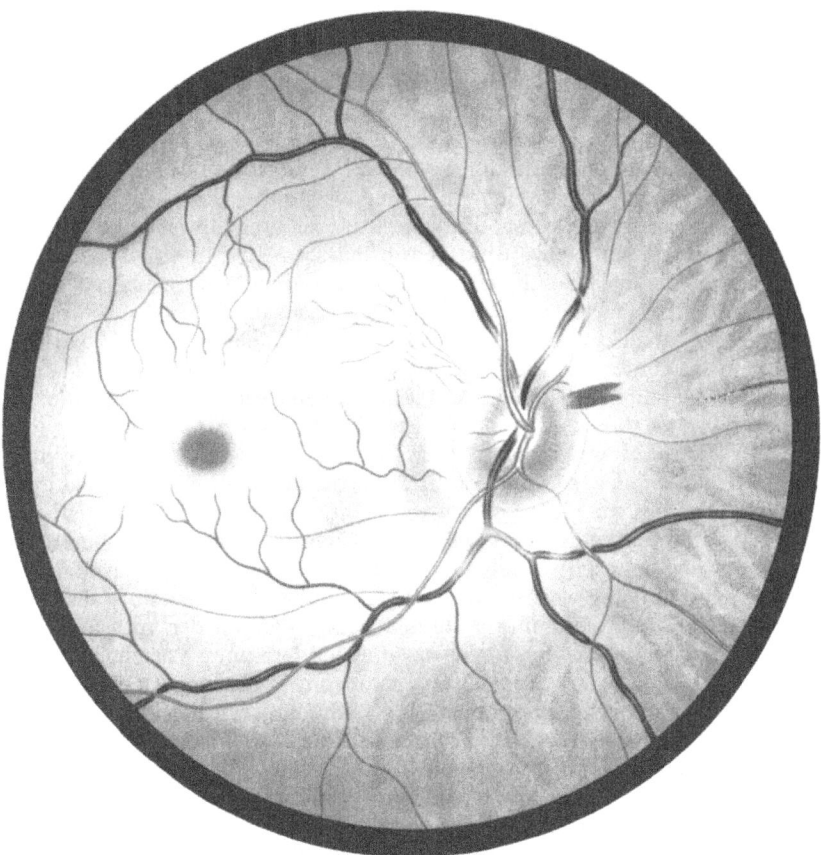

Abb. 146. Embolie der Zentralarterie. Enge Arterien mit Kaliberunregelmäßigkeiten und zum Teil unterbrochener Blutfüllung. Überschneidungsphänomene an den Venen. Ödem der zentralen Netzhautteile, kirschroter Fleck in der Macula. Nasal von der Papille eine kleine Blutung

Die häufigste Ursache der Embolie (und der Thrombose) ist ein durch Hypertonie oder Arteriosklerose bedingtes Gefäßleiden.

Eine Behandlung der Embolie ist so gut wie unmöglich. Manchmal, wenn ein echter Embolus vorliegt, verursacht die mit einer Punktion der Vorderkammer verbundene schnelle Herabsetzung des Augenbinnendrucks sowie die Anwendung von gefäßerweiternden Mitteln (z. B. Priscol) ein Weitertreiben des Embolus in mehr peripher gelegene Äste der Zentralarterie und damit Wiederherstellung eines größeren Teiles des Gesichtsfeldes. Tuberkulöse und luische Gefäßleiden sind noch am

ehesten durch die Therapie zu beheben, doch kommt die Hilfe meist
zu spät, da die Netzhaut schnell entartet.

In sehr seltenen Fällen kann ein, dann meist doppelseitiger arterieller Gefäß-
verschluß auch durch eine granulomatöse Riesenzellenarteriitis zustande kommen,
die Teilerscheinung eines gut umgrenzten Krankheitsbildes ist, der *Arteriitis
cranialis* oder temporalis. Die vielleicht infektiöse Ursache ist unbekannt.

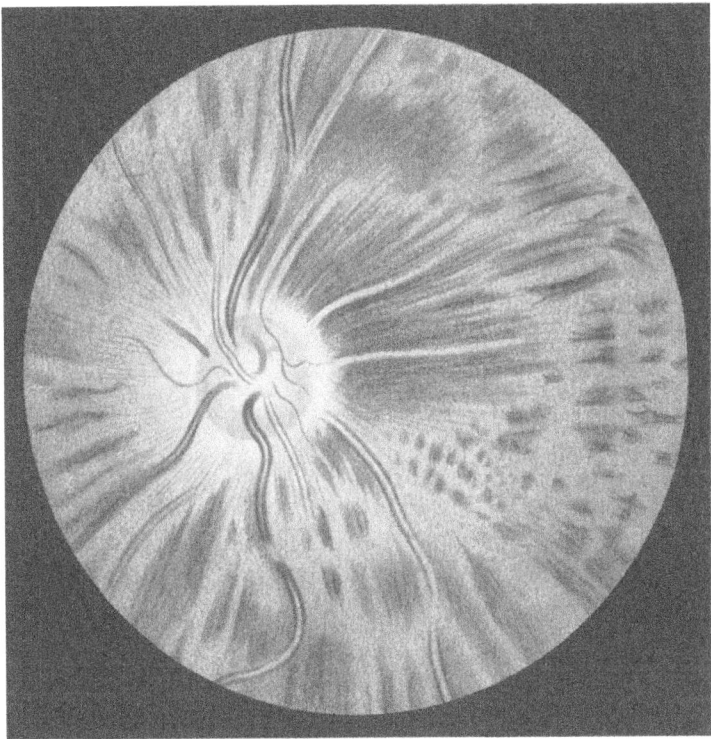

Abb. 147. Frische Thrombose der Zentralvene. Streifige, radiär um die Papille angeordnete dunkle
Blutungen

Kommt eine Unwegsamkeit der Zentralvene zustande, so entsteht
das Bild der *Thrombose* (Abb. 147 u. 148). Das Blut kann das Netzhaut-
gefäßsystem nicht verlassen und staut sich daher in den strotzend
gefüllten Venen, die zu geschlängelt verlaufenden breiten, dunkel-
blauroten Strängen anschwellen, hier und da auch in dem ödematösen
Netzhautgewebe untertauchen. Zahlreiche flächenhafte und streifig
radiär gestellte dunkle Blutaustritte liegen neben den Venen. Bald sieht
man auch weiße, fettige Entartungsherde in der Retina, so daß der
Fundus vielgestaltige Veränderungen aufweist. Seltener entstehen auch
Blutungen in den Glaskörper. Später können sich die Hämorrhagien
langsam wieder aufsaugen; auch verschwinden die Fettdegenerations-
herde unter Zurückbleiben von Unregelmäßigkeiten des Pigmentepithels.
Nicht selten kommt es im Gefolge der Zentralvenenthrombose endlich
-zum Sekundärglaukom (s. S. 235).

Die Thrombose der V. centralis kann ophthalmoskopisch bisweilen ein Bild aufweisen, das dem einer Retinitis haemorrhagica (irgendeiner Ursache) sehr ähnlich sieht. Differentialdiagnostisch ist hier wichtig, daß die Thrombose im Gegensatz zur Retinitis mit einem sehr erheblichen Funktionsausfall verbunden ist und meist einseitig bleibt, während

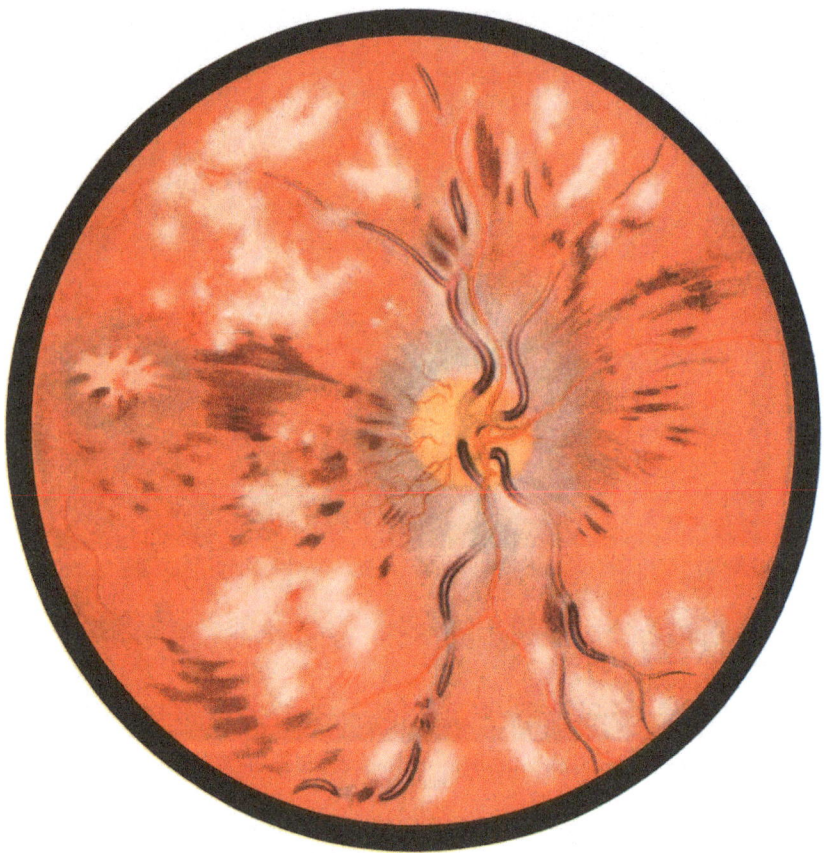

Abb. 148. Ältere Thrombose der V. centralis retinae. Hochgradig gestaute, stark geschlängelte Venen, starkes Ödem um die Papille, frischere und ältere Netzhautblutungen, großenteils bereits in weißliche Degenerationsherde umgewandelt

die gewöhnlichen Formen hämorrhagischer Retinitis im allgemeinen doppelseitig auftreten.

Die Funktion geht bei der Thrombose zwar auch, wie bei der Embolie der Arterie, plötzlich, aber nicht so restlos verloren. Meist vermögen die Patienten noch Finger in einigen Metern zu zählen. Bei Thrombose in nur einem Aste der Zentralvene (Abb. 147) bleibt ein entsprechender Teil des Sehvermögens und des Gesichtsfeldes erhalten.

Die Behandlung ist ebenfalls wenig erfolgversprechend.

Periphlebitis retinae. Juvenile rezidivierende Glaskörperblutung. Retinitis proliferans (Abb. 150). Bei jugendlichen Personen kann ein Bild auftreten, welches mit der Thrombose der Zentralvene eine gewisse Ähnlichkeit hat, sich aber von ihr dadurch unterscheidet, daß immer nur Teile des Augenhintergrundes inselförmig befallen sind. In den betref-

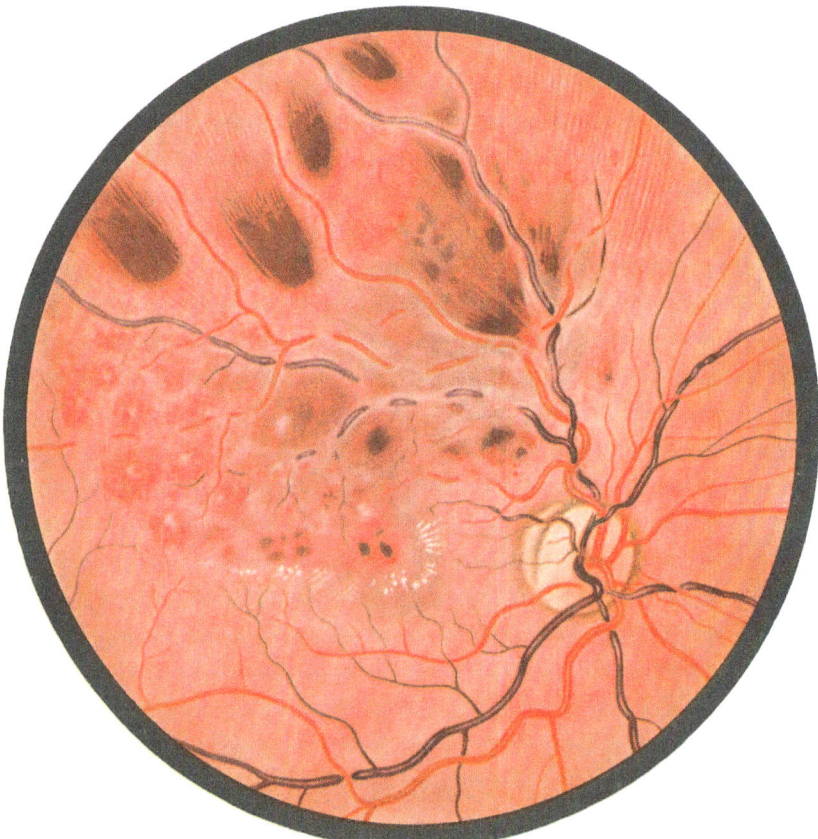

Abb. 149. Astthrombose der V. centralis retinae. Fundus hypertonicus mit gespannten Arterien, Überschneidungsphänomenen, strotzend gefüllten, gestauten Venen, Thrombose des temporal-oberen Venenastes mit lachenförmigen Blutungen in diesem Gefäßbereich, Netzhautödem und fettigen Degenerationsherden der Netzhaut

fenden Gebieten sieht man zarte oder gröbere weißliche Einscheidungen die Venen bedecken und in der Nachbarschaft venöse Blutungen, die oft nur ganz vereinzelt, in anderen Fällen wieder mehr flächenhaft und gruppenweise auftreten. Vielfach ergießt sich das Blut aus den durchlässig gewordenen Venen in den Glaskörper hinein, so daß dieser zunächst in der ganzen Ausdehnung oder an vereinzelten Stellen so trübe wird, daß man den eigentlichen Prozeß an den Venen gar nicht zu erkennen vermag. Erst allmählich wird dies nach Aufhellung des Glaskörpers möglich. In der Regel schließen sich weitere Blutergüsse

(rezidivierende Glaskörperblutung) und nach erfolgter Aufsaugung Binde-
gewebsneubildungen auf der Innenfläche der Netzhaut an, die als weiße
Stränge und derbe Auflagerungen in den Glaskörperraum vorspringen.
Mit den Strangbildungen im Glaskörperraum und auf der Netzhaut
(Retinitis proliferans) sind Schrumpfungsvorgänge verbunden, welche die
Gefahr der Netzhautablösung durch Zug von der Innenseite in sich

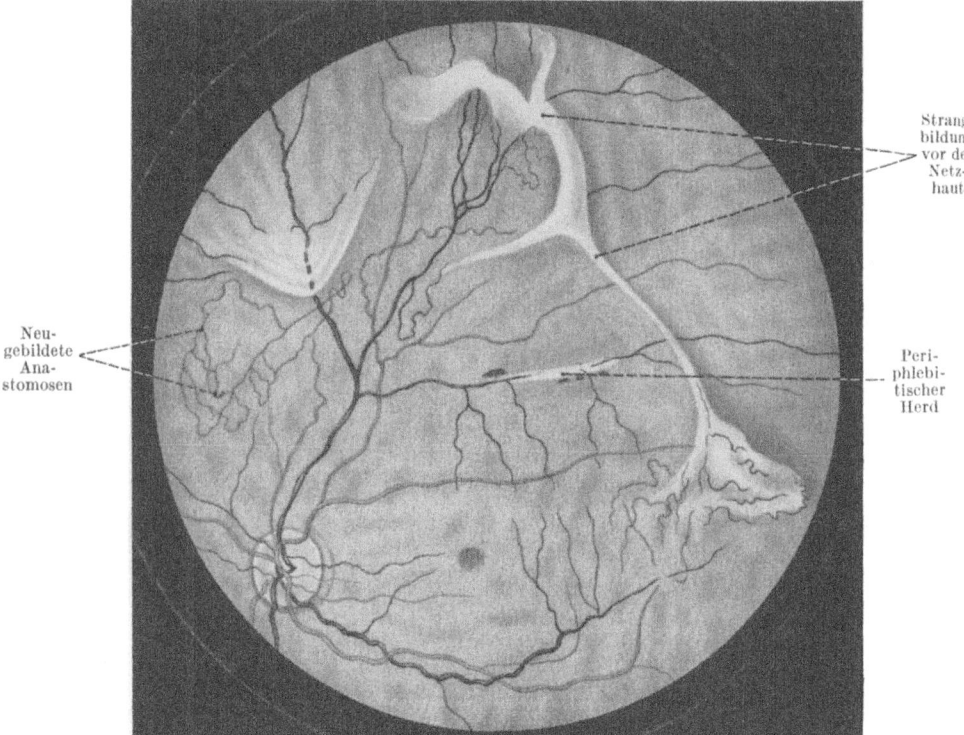

Abb. 150. Ältere Periphlebitis retinae tuberculosa mit Retinitis proliferans

schließen. Im weiteren Verlaufe dieser sehr chronischen und zu häufigen
Rückfällen an den schon von vornherein ergriffenen Stellen oder an neu
befallenen Venen neigenden Erkrankung kommt es oft auch zur Bildung
eigentümlicher netzförmiger Anastomosen zwischen benachbarten Venen-
gebieten (Abb. 150). Die Tuberkulinreaktion ist in der Regel positiv.
Nach vorliegenden pathologisch-anatomischen Untersuchungen und klinischen Erfahrungen muß angenommen werden, daß es sich in der überwiegenden Mehrzahl der Fälle um einen tuberkulösen Prozeß, vielleicht
auf allergischer Basis handelt. Von den Scheiden der Venen aus wird
das Gefäßrohr geschädigt und ermöglicht dadurch die gefürchteten Blutaustritte in den Glaskörper.

Die Prognose ist ernst, zumal das Leiden vielfach beide Augen befällt. Auffallend ist dabei, daß die Patienten in der Regel keine sonstigen Erscheinungen von Tuberkulose darbieten. Zwar findet man häufig einen vergrößerten Schatten der Hilusdrüsen der Lungen auf der Röntgenplatte, doch fehlen schwerere Veränderungen. Damit steht im Einklang,

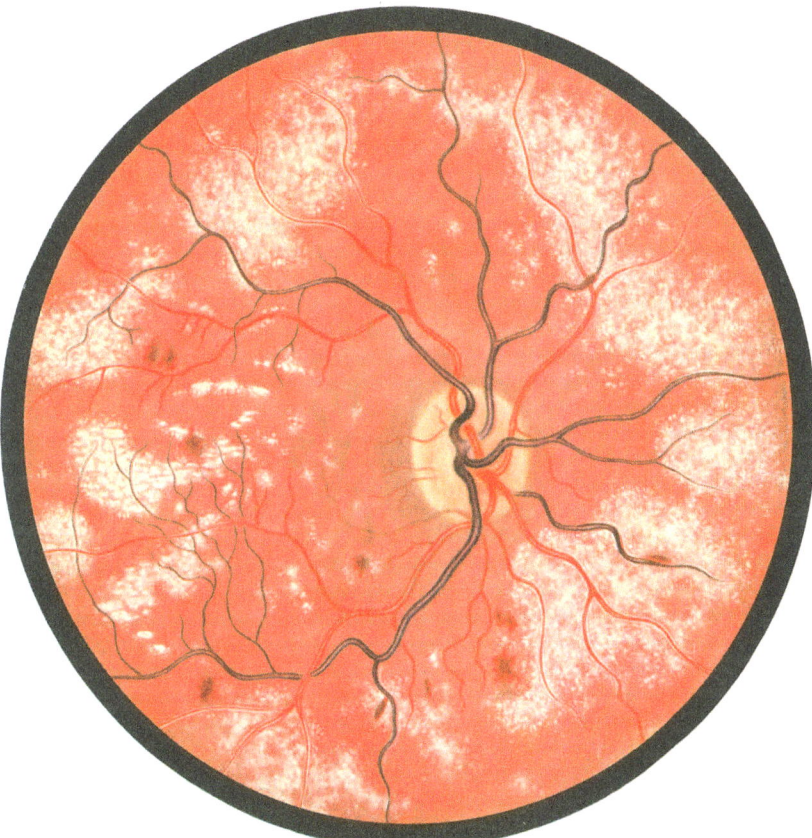

Abb. 151. Retinopathia diabetica, kombiniert mit Sklerose der Netzhautgefäße (schwerer, älterer Fall, 58 Jahre, seit 16 Jahren Diabetes, Blutzucker 243 mg-%, Blutdruck 180/90). Zahlreiche zum Teil konfluierende fettige Degenerationsherde der Netzhaut, kleine frische und ältere Netzhautblutungen. Die Arterien auf lange Strecken sklerotisch, kenntlich an dem engen Lumen des Gefäßes und den derben weißen Begleitstreifen. Sehnerveneintritt unverändert

daß die Höhe der erlangten Immunität gegen die Tuberkulose auch an den Netzhautvenen nur schwelende, chronische Prozesse, keine fortschreitende Tuberkulose aufkommen läßt. Die Behandlung ist ziemlich machtlos. Liegekur, Lebertran, Kalkpräparate, roborierende Kost und evtl. salzfreie Diät sind empfehlenswert.

In seltenen Fällen scheinen auch andere Ursachen, z. B. eine Lues oder etwa eine besondere obliterierende Erkrankung der Blutgefäße (Thrombangitis obliterans), ja selbst ein Morbus Charcot in Betracht zu kommen.

Retinopathia diabetica (Retinitis diabetica). Die mit dieser Stoff-wechselerkrankung, eben dem Diabetes, zusammenhängende Netzhaut-erkrankung äußert sich in dem doppelseitigen Auftreten von regellos verstreuten punkt- und spritzerförmigen Blutungen, in fortgeschrittenen Fällen auch von fettigen Degenerationsherden und erheblichen Gefäß-veränderungen, wie wir sie auch bei der Retinopathia hypertonica finden. Seltener findet sich überdies das Bild der Retinitis proliferans. Bei den reinen Fällen der Retinitis haemorrhagica fehlen die Zeichen des Ödems. Die Maculagegend ist nicht sonderlich bevorzugt; die Spritzfigur wird kaum gefunden. Freilich sind die Veränderungen oft nicht ausschließlich Folgen des Diabetes, sondern zum Teil einer gleichzeitig vorhandenen Blutdrucksteigerung und Gefäßsklerose (Abb. 151).

Die Störungen der Funktion sind genau so wie bei der Retinopathia angiospastica von der jeweiligen Lage der Herde sowie der Schwere des Prozesses abhängig. Indessen hat das Augenleiden für den Verlauf des Diabetes selbst keinerlei prognostische Bedeutung, wenn auch eine Par-allele zwischen Zuckerausscheidung und Schwere der Störungen im ein-zelnen Falle nicht zu leugnen ist. Es gibt aber viele Diabetiker, die nie eine Netzhauterkrankung bekommen.

Manchmal paart sich mit dem Netzhautleiden ein solches des Seh-nerven nach dem Typus der Neuritis retrobulbaris (vgl. S. 169); dann findet man ein zentrales Skotom. Andere Diabetiker bekommen eine Trübung der Linse (Cataracta diabetica) von eigenartig atlasähnlichem Aussehen. Auch Entzündungen der Iris mit Trübungen des Gewebes und hochgradiger Füllung neugebildeter Gefäße sind nicht selten: Rubeosis iridis (Abb. 132, S. 124). In vielen Fällen beobachtet man eine auf-fallende Degeneration des Irispigmentblattes.

Als Behandlung der Retinopathia diabetica kommt Diät, Trinkkur usw. in Betracht. Auch Insulinpräparate entfalten nur indirekt durch die Beeinflussung des Diabetes eine Wirkung. Örtlich gibt man Kurz-wellen.

Pigmentdegeneration der Netzhaut (sog. Retinitis pigmentosa). Die Pigmententartung der Netzhaut hat mit Entzündungsvorgängen nichts zu tun, sondern gehört zu den erbbedingten Leiden (meist rezessiv, bis-weilen rezessiv-geschlechtsgebunden; s. S. 249). Der Name Retinitis ist daher falsch. Es handelt sich auch nicht um einen einheitlichen Krank-heitsbegriff, obgleich der Typus des Krankheitsbildes unschwer zu um-grenzen ist.

Schon frühzeitig merken die Patienten eine gegenüber Gesunden sehr auffällige Minderwertigkeit ihres Sehorgans beim Eintritt der Däm-merung (Hemeralopie, Nachtblindheit s. S. 26). Sie sind bei herab-gesetzter Beleuchtung hilflos wie Blinde. Schon in den ersten Stadien der Erkrankung pflegt das Elektroretinogramm zum Ausfall zu kommen, ein Umstand, dem differentialdiagnostische Bedeutung zukommt. All-mählich sinkt auch bei Tageslicht ihre Sehfunktion. Die zentrale Seh-schärfe nimmt mehr und mehr ab, und vor allem verfällt das Gesichts-feld. Anfangs findet man sichelförmige oder ringförmige Skotome in der intermediären Zone (Abb. 152). Später fallen die peripheren Teile ganz aus, bis schließlich nur noch ein schmales, um den Fixationspunkt herum konzentrisch eingeengtes Areal übrigbleibt. Die Patienten bekommen daher nur ganz kleine Ausschnitte der Außenwelt auf einmal zu Gesicht, als wenn sie durch ein Schlüsselloch sähen (Röhrengesichtsfeld) (Abb. 153). Dadurch verlieren sie die Fähigkeit, sich im Raume rasch zurechtzufinden.

Den Namen hat die Erkrankung von der Ansammlung kleinster schwarzer Pigmentfiguren, zunächst in der intermediären Zone der Netzhaut sowie später in der ganzen Netzhautperipherie (Abb. 154), die mit zarten Ausläufern untereinander verbunden sind, wie die Knochenkörperchen in den Haversschen Kanälen, und oft der Verzweigung kleiner

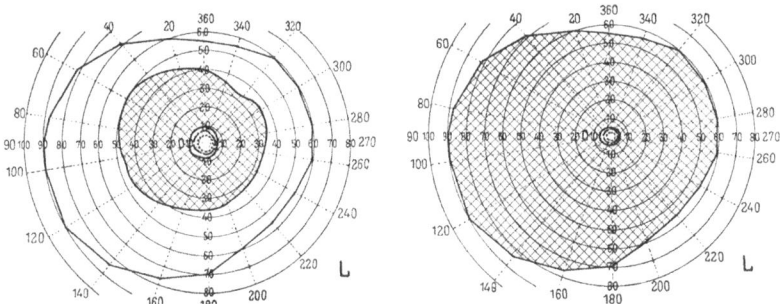

Pigmentdegeneration der Netzhaut

Abb. 152. Ringskotom   Abb. 153. Röhrengesichtsfeld

Netzhautgefäße folgen. Allmählich nimmt diese Pigmentierung an Dichte und Ausdehnung zu, so daß die so veränderte Zone immer mehr nach dem Zentrum der Retina zu vorrückt. Eine auffallende Verengerung der Zentralarterie und -vene sowie eine wachsbleiche Verfärbung der Pupille ergänzen das Bild des typischen Falles. Doch kommen mannigfache Abweichungen vor, so hinsichtlich der Ausbreitung des Pigmentes (es gibt z. B. eine *Degeneratio pigmentosa „sine pigmento"*), einer Mitbeteiligung der Aderhaut mit Sklerose der Gefäße und Atrophie usw.

Das Leiden ist in der Anlage angeboren, häufig verbunden mit anderen Degenerationszeichen, z. B. Taubstummheit. Nicht selten ist Blutverwandtschaft der Eltern vorhanden (s. S. 250). In einem Teil der Fälle geht das Leiden unaufhörlich vorwärts, so daß mit den Vierziger Jahren Erblindung eintritt, in anderen wieder hält sich ein Rest der Sehfunktion und des Gesichtsfeldes bis ins höhere Alter. Die Therapie ist machtlos; symptomatisch verordnet man für große Helligkeiten eine graue Schutzbrille. Ferner kann man Gaben von Vitamin A und D (Vogan) versuchen sowie zur Hebung der Dunkeladaptation über längere Zeit Adaptinol (Bayer), täglich 1—2—4 Dragées.

Pathologisch-anatomisch handelt es sich um eine in den äußeren Netzhautschichten einsetzende Degeneration der nervösen Elemente, vor allem der Stäbchen und Zapfen, aber auch der Bipolaren und schließlich

der Ganglienzellen und Nervenfasern. Das zugrunde gegangene nervöse
Material wird durch Glia- und Bindegewebswucherung ersetzt, wobei das
Pigmentepithel mit zerfällt und der frei werdende Farbstoff in die Saft-
räume der Netzhaut einwandert.

Augenhintergrundsbilder, die denen bei dem vorliegenden Leiden sehr
ähnlich sehen, kommen im Gefolge der Lues sowie alter, ganz oder teilweise wieder angelegter Netzhautablösungen vor. Die letzteren lassen

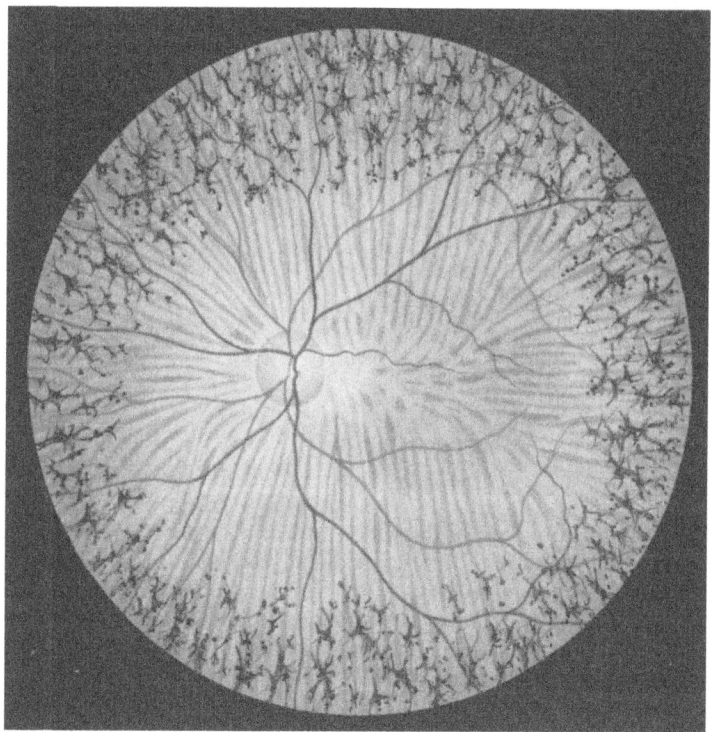

Abb. 154. Pigmentdegeneration der Netzhaut, fortgeschrittenes Stadium

sich von der echten Pigmentdegeneration unschwer dadurch unterscheiden, daß die pigmentierten Partien genau den früher abgelösten
Netzhautteilen entsprechen, also z. B. sektorenförmig begrenzt sind.
Sie weisen dann auch stärker pigmentierte „Wiederanlegungsstreifen"
im Randbezirk auf und gelangen, wie die Amotio selbst, vorwiegend
einseitig zur Beobachtung, während die Pigmentdegeneration der Netzhaut stets doppelseitig ist.

Bei einem anderen Erbleiden der Netzhaut, der Tay-Sachsschen Form
der *familiären amaurotischen Idiotie* ist jederseits die Netzhautmitte von
einer weißlichen Trübung umgeben, in deren Zentrum die Fovea als
kirschroter Fleck erkennbar ist. Das Leiden führt schnell nach vor-
herigem Verfall der geistigen Kräfte zur Erblindung und zum Tode des

Patienten. In der Retina geht der Prozeß pathologisch-anatomisch von der Ganglienzellenschicht aus. Allgemein: Degeneration der Ganglienzellen des Gehirns.

Seltenere Retinitisformen durch Allgemeinerkrankungen. Bei einer ganzen Reihe von Erkrankungen des Gesamtorganismus kommen Netzhautentzündungen vor. Wir kennen eine *Retinitis nach kongenitaler Lues*, die mannigfache Beziehungen zum Krankheitsbilde der Pigmentdegeneration der Netzhaut hat, sich aber durch mehr punktförmige Pigmentierungen, vermischt mit kleinen weißlichen Herden, auszeichnet (Pfeffer- und Salzfundus), ferner eine *Retinitis septica*, die Blutungen und Trübungen der Retina zeitigt, sodann eine *Retinitis leucaemica* mit eigentümlich gelblicher Verfärbung des ganzen Fundus, starker venöser Hyperämie und Hämorrhagien, und noch eine Reihe anderer mehr. Sie sind im allgemeinen außerordentlich selten und haben nur kasuistisches Interesse, wenn sie uns auch die vielfältigen Beziehungen des Sehorgans zu dem Gesamtkörper immer neu vergegenwärtigen.

Die Erkrankungen der Netzhautmitte. Die Stelle des deutlichsten Sehens nimmt physiologisch, anatomisch wie auch klinisch eine Sonderstellung ein. Etwa zwei Papillendurchmesser lateral vom Sehneneintritt gelegen, zeichnet sie sich schon bei der Augenspiegeluntersuchung dadurch aus, daß sie frei von Gefäßen erscheint, obwohl die kleineren Netzhautgefäße von allen Seiten auf sie zustreben. In vielen Augen, besonders Jugendlicher, wird die *Area centralis* von einem zarten ringförmigen Reflex umgeben, in dessen Zentrum die Netzhautgrube *(Fovea centralis)* mit dem punktförmigen „Foveolarreflex" erkennbar wird. Benutzt man zum Spiegeln eine starke grüne Lichtquelle, die keine roten Strahlen enthält („rotfreies Licht"), so erscheint die Stelle des deutlichsten Sehens in etwa Papillengröße als gelber Fleck *(Macula lutea)*. Die Fovea centralis enthält in einer Ausdehnung von etwa 0,44 mm (1,5°) einen „stäbchenfreien Bezirk" der Netzhaut und in der eigentlichen Sehgrube (Foveola) sogar nur die Photoreceptoren, während die übrigen Netzhautschichten seitlich verlagert sind.

Dieser Teil der Netzhaut, der allein höchste Sehschärfe besitzt, ist nun auch sehr leicht verletzlich. Bei der *hochgradigen Myopie* z. B. kommt es durch Dehnung der Netzhautmitte und der darunter liegenden Aderhaut zu atrophischen Veränderungen, die die zentrale Sehschärfe und somit die Lesefähigkeit erheblich beeinträchtigen können: Sprünge in der Glaslamelle der Aderhaut, Rarefikation oder völliger Schwund der Aderhaut, aber auch maculare Blutungen und Pigmentverschiebungen (Fuchsscher Fleck, vgl. S. 35) stellen den sichtbaren Ausdruck dieser zentralen Netzhautschädigung dar: *myopisches Macularleiden*. Die Anwendung von Kurzwellenbestrahlungen wird oft wohltuend empfunden. Eine eigentliche Heilung ist natürlich nicht möglich.

Bei Einwirkung stumpfer Gewalt auf den Bulbus findet sich nicht selten als Contrecoup-Wirkung eine Quetschung der Maculagegend; anfangs bemerkt man hier vielleicht nur eine grauweiße Trübung *(Berlinsche Trübung)*, manchmal aber auch zarte Netzhautblutungen. Die Sehschärfe ist herabgesetzt, oft besteht ein zentrales Skotom. In der Folge

entwickeln sich dann in der Regel verschiedenartig umgrenzte Aufhellungen, Pigmentverschiebungen und evtl. sogar richtige Lochbildungen: *traumatisches Macularleiden*. Ganz ähnliche Veränderungen der
Maculagegend können entstehen, wenn jemand ohne genügenden Licht-
schutz in die Sonne starrt, z. B. *bei Sonnenfinsternis*.

Hier und da beobachtet man — und zwar in den verschiedensten
Lebensaltern — ohne erkennbare Ursache eine doppelseitige Abnahme
des zentralen Visus mit Zentralskotom. Die objektiv sichtbaren Netzhautveränderungen können im Anfang sehr geringfügig sein. Später sind
kleine bienenwabenartige oder auch landkartenförmig begrenzte Aufhellungen in der Macula lutea,
manchmal mit pigmentierten
Rändern, erkennbar. Obwohl
hier die Netzhautmitte schwer
geschädigt und die Lesefähigkeit oft endgültig zerstört ist,
bleibt der übrige Augenhintergrund dauernd gesund und das
periphere Gesichtsfeld und die
Orientierung intakt. Männliche
und weibliche Personen können
von dem Leiden betroffen werden. Da oft ein familiäres
Auftreten nachweisbar ist,
sprechen wir von einer *Heredodegeneration der Macula lutea*,
und zwar je nach dem Lebens-
alter bei Beginn der Erkrankung
von juveniler, viriler oder seniler

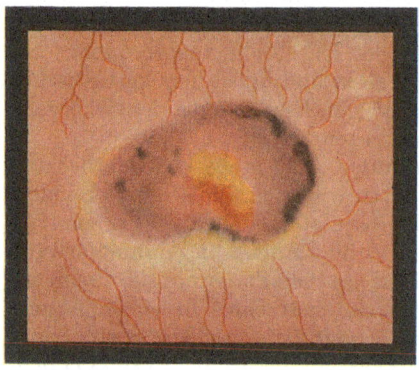

Abb. 155. Senile Maculadegeneration; starke Vergrößerung. Am Rande des macularen Herdes ist
teilweise (unten) noch eine ödematöse Quellung
erkennbar, während an anderen Stellen bereits
sekundäre Pigmentverschiebungen aufgetreten sind.
Stark herabgesetzter Visus (5/35)

Heredodegeneration. Der Vererbungsgang ist, mindestens in vielen
Fällen, dominant, die Behandlung, z. B. Kurzwellenbestrahlung, machtlos.

Senile Maculadegeneration (Abb. 155). Bei älteren Leuten findet man
nicht selten, sei es einseitig oder doppelseitig, eine langsam fortschreitende
Sklerose der Gefäße der Choriocapillaris im macularen Bereich, verbunden mit Abnahme der Lesefähigkeit, Metamorphopsien und Auftreten
zentraler Skotome. Mit dem Augenspiegel lassen sich verschiedenartige
Veränderungen feststellen, im Anfang z. B. zarte Pigmentverschiebungen
und marmorierte Aufhellungen, evtl. auch vereinzelte kleine Blutungen
und leichte Ödembildung. In den späteren Stadien werden die Pigmentverschiebungen und Aufhellungsherde der Aderhaut kräftiger. Nach der
Umgebung zu sind sie dann meistens scharf abgegrenzt und greifen
jedenfalls über den macularen Bereich nur wenig hinaus.

Als *scheibenförmige Maculadegeneration* kennen wir eine oft nur einseitige Veränderung, bei der sich im Laufe der Jahre eine immer auffallender werdende weißliche scheibenartige, etwas prominente Narbenbildung in der Netzhautmitte entwickelt. Oft sieht man gleichzeitig in
der Nachbarschaft girlandenähnliche, aus punktförmigen, weißlichen
Herdchen zusammengesetzte Einlagerungen der Netzhaut, die den eigent-

lichen Fundus umkreisen *(Retinitis circinata)*. Die Ursache ist unbekannt. Die Behandlung, z. B. Jodpräparate oder Wärmeanwendung, vermag das Leiden nicht aufzuhalten.

Einseitige oder doppelseitige kolobomähnliche destruktive Veränderungen in der Maculagegend (aber auch peripher) finden sich ferner im Verlauf der *Toxoplasmose*, einer Protozoenkrankheit, die diaplacentar von der infizierten, klinisch oft gesunden Mutter auf den Embryo übertragen wird. Beim Säugling findet man dann die erwähnte Chorioretinitis, die anfangs leicht prominente, graugelbe Herde zeigen kann. Außer den besonders charakteristischen retinitischen Herden kommt auch Atrophie des Nervus opticus, Katarakt, Mikrophthalmus usw. vor. Die Diagnose kann aus einer begleitenden Encephalitis, Verkalkungsherden im Gehirn, vor allem aber aus dem Serum (Sabintest) erhärtet werden. Therapeutisch kann bei frischen Fällen die Anwendung von Paludrin, Atebrin und Plasmochin versucht werden.

Als seltenere Erkrankung der Netzhautmitte kommt ohne vorheriges Trauma ein grauliches, zentral gelegenes Netzhautödem vor, das mit Abnahme des Visus verknüpft ist, mehrere Wochen bestehen kann und endlich verschwindet oder auch in eine zarte Netzhautaderhautnarbe übergeht, die dann von den Veränderungen bei der Heredodegeneration nur schwer zu unterscheiden ist: *Retinitis centralis serosa*.

Endlich seien hier noch zwei eigenartige kongenitale Störungen der Netzhautmitte erwähnt, die eigentlich eine umfangreichere Systemerkrankung darstellen: der *Albinismus* und die *angeborene totale Farbenblindheit* (s. S. 250 und 22).

Netzhautablösung (Amotio retinae). Die Netzhaut ist nur vorn an der Ora serrata, unmittelbar an der Grenze zum Strahlenkörper, und hinten an der Papille mit der Unterlage fest verwachsen. Soweit das Gebiet der Chorioidea reicht, liegt sie nur lose dem Pigmentepithel auf, welches mit der Glaslamelle der Aderhaut fest verwachsen ist. In dieser normalen Lage hält sie einesteils der Druck des Glaskörpers auf ihre Innenfläche, anderteils ein durch capillare Attraktion bedingtes Haften am Pigmentepithel. Druckerniedrigung auf der dem Glaskörper zugewendeten Fläche und Druckerhöhung in dem capillaren Raume zwischen den Neuroepithelien und den Pigmentepithelien können somit die Netzhaut von ihrer Unterlage zur Abhebung bringen. Demnach liegen zwei Möglichkeiten vor: eine Zugwirkung auf die Innenfläche und eine Druckwirkung auf die Außenfläche der Netzhaut.

Die Retina kann also abgezogen und emporgehoben werden. In beiden Fällen entfernt sie sich von der sie ernährenden Aderhaut. Damit hängt eine unmittelbare Störung in der Funktion der äußerst empfindlichen und schnell der Degeneration anheimfallenden Sinnesepithelien zusammen.

Schwere Sehstörungen sind somit unausbleiblich. Sie sind um so ernster, als die Netzhaut die Neigung hat, bei einer einmal in die Wege geleiteten Ablösung ganz und gar sich von der Unterlage zu trennen. Es droht daher die Gefahr der Erblindung.

In einer Reihe von Fällen, die man *sekundäre Formen* der Netzhautablösung nennt, ist das Zustandekommen der Trennung der Retina von ihrem Pigmentepithel leicht verständlich. So beobachten wir z. B. nach durchdringenden Verletzungen der Augenwandung vielfach das Auftreten von Exsudationen im Glaskörperraum, die sich an die Netzhaut anheften und bei der später einsetzenden Schrumpfung sie mechanisch von ihrer Unterlage abziehen. Auch bei starken Glaskörperverlusten und dem damit verbundenen Nachlassen des Glaskörperdrucks auf die Innenfläche der Retina kommen ähnliche Bedingungen in Betracht. Andererseits kann der an sich capilläre Raum zwischen der Netzhautaußenfläche und dem Pigmentepithel dadurch erweitert werden, daß Ausschwitzungen oder Blutungen aus der Aderhaut sich in ihn ergießen oder Aderhautgeschwülste in ihn hineinwuchern. Die hiermit zusammenhängende ebenfalls mechanische Abdrängung der Retina von der Aderhaut löst wiederum den Symptomenkomplex der Ablösung aus.

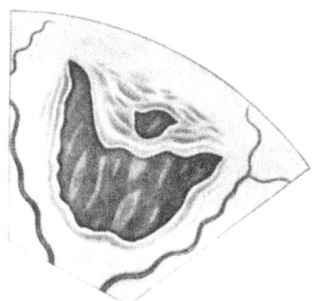

Abb. 156. Hufeisenriß oben-außen in der Peripherie der Netzhaut

In der Mehrzahl der Fälle fahnden wir jedoch vergebens auf dergleichen offenkundige Ursachen; denn die sog. *idiopathische Amotio retinae* beruht auf mikroskopisch feinen Veränderungen in ihrer Substanz selbst, gleichzeitig auch in Vorgängen innerhalb der Glaskörperstruktur. Schon längst war bekannt, daß vor allem das hochgradig kurzsichtige Auge von dem Eintritt einer Netzhautablösung bedroht ist; doch konnte der Schleier von ihrem Zustandekommen erst gelüftet werden, als man inne wurde, daß dann stets eine Rißbildung in der Retina den Prozeß einleitet. Sie wird durch *cystoide Degenerationen* und *cystische Hohlräume* vorbereitet, welche sich in dem Gewebe der Netzhaut in vielen kurzsichtigen, aber auch in alternden Augen, ja selbst bei Jugendlichen bisweilen (juvenile cystoide Degeneration), einstellen, während eine zweite Disposition zur Ablösung darin besteht, daß der Glaskörper seine gallertige Beschaffenheit einbüßt und unter Zerreißen seines zarten Stützgewebes verflüssigt wird. Es bedarf dann nur einer Gelegenheitsursache, um aus einer verdünnten Stelle der Netzhaut ein die ganze Dicke der Membran durchsetzendes Loch werden zu lassen, durch das nun der wäßrige Inhalt des Glaskörperraumes den Weg unter die Retina findet und sie von hinten her emporhebt. So finden wir fast bei jeder serösen Amotio ein oder mehrere Löcher. Mit besonderer Vorliebe sitzen die spontan auftretenden Löcher in der äquatorialen Zone der Netzhaut oben-außen oder oben-innen. Was *die Form der Löcher* anlangt, so unterscheiden wir zunächst solche mit einem nach innen gekehrten Deckelchen. Diese Löcher sehen im Spiegelbild oft hufeisenförmig aus *(Hufeisenriß, Deckelriß)* (Abb. 156). Bei ausgedehnteren cystoiden Degenerationen (Abb. 157) kommen auch multiple kettenförmig angeordnete Risse vor *(Rißkettenamotio)*. Dann gibt es Fälle, wo

die Netzhaut an der Ora serrata abgerissen ist *(Orarisse)* (Abb. 158), z. B. nach Kontusionen. Und endlich kann sich, z. B. bei Dehnungserscheinungen im Rah-
men einer Myopia mali-
gna, im Bereiche der Stelle
des deutlichsten Sehens
ein kleines, wie ausge-
stanztes Loch ausbilden
(Maculaloch). Die Loch-
bildung in der Netzhaut
ist jedenfalls sowohl für
die Pathogenese wie für
die Therapie der Amo-

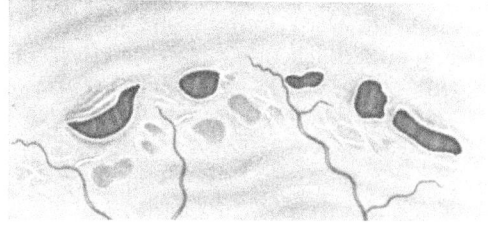

Abb. 157. Rißkette bei cystoiden Degenerationen in der Peripherie der Netzhaut

tio von entscheidender Bedeutung. Nach den Löchern muß deshalb in jedem Falle sorgfältigst gesucht werden.

Die Beschaffenheit der
Netzhaut spielt natürlich
eine wichtige Rolle bei der
Entscheidung der Frage nach
der Abhängigkeit einer Netzhautablösung von einer
traumatischen Einwirkung.
Wenn ein Schlag das Auge
trifft und heftig erschüttert,
dann ist ein Zusammenhang
zwischen beiden Ereignissen

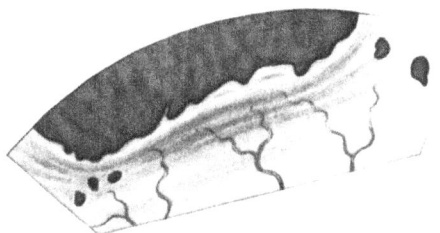

Abb. 158. Oraabriß nach Contusio bulbi

wohl stets anzunehmen. Hingegen liegen die Verhältnisse viel schwieriger, sobald nur eine allgemeine Körpererschütterung oder eine übermäßige
Kraftanstrengung mit Blutan-
drang zum Kopf geltend gemacht
werden. Hier hat die augenärzt-
liche Erfahrung unter sorgsamer
Abwägung aller Nebenumstände
das letzte Wort zu sprechen. Das
Trauma spielt dabei in der Regel
keine Rolle oder höchstens die
eines auslösenden Momentes
(,,Verschlimmerung eines bestehenden Leidens'').

Die Patienten bemerken den
Eintritt der Erkrankung an
einer Beschattung des Gesichtsfeldes, z. B. von unten her
(Abb. 159), wenn die Ablösung

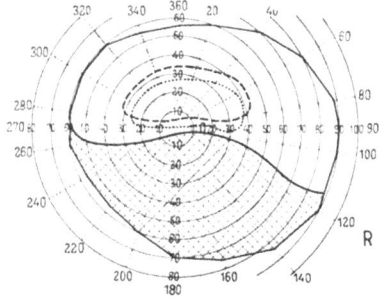

Abb. 159. Gesichtsfeldausfall unten bei Amotio retinae in dem oberen Quadrantus. Man beachte die besonders starke Einengung der Blau-Gelbgrenze (— — —) im Bereich der Amotio

sich zuerst in der oberen Hälfte der Netzhaut einstellt. Aber auch wenn sie anfänglich oben beginnt, senkt sich die hinter der Ab-lösung befindliche Flüssigkeit der Schwere folgend gern nach abwärts, womit die Ablösung von oben nach unten gelangt. Gleichzeitig werden

die Kranken von subjektiven Lichtempfindungen (durch Netzhaut-
reizung), Flimmern, Funkensehen und Verzerrtsehen der Außenwelt
(Metamorphopsie) geplagt, weil das auf der Netzhaut entstehende Bild
auf eine faltige Fläche fällt, die sich außerdem bei Augenbewegungen
in ihrer Oberflächengestaltung fortwährend ändert. Die Größe der
Gesichtsfeldbeschränkung stellen wir am besten fest, wenn wir bei
der Gesichtsfeldaufnahme das Zimmer leicht verdunkeln; dann reicht

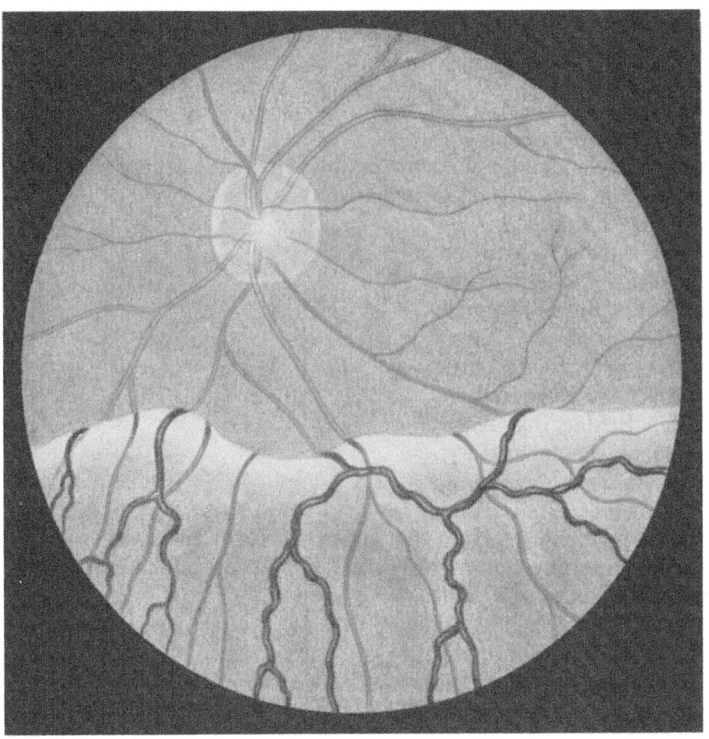

Abb. 160. Frische Netzhautablösung. Netzhaut noch durchsichtig. Ein Riß lag (auf dem Bild
nicht sichtbar) weiter peripher.

das verminderte Licht nicht mehr zur Erregung der abgelösten Netzhautpartie aus.

Auch die zentrale Sehschärfe sinkt gemeinhin schon frühzeitig, da die
Ablösung sich mit ihren äußersten Ausläufern gern bis zur Maculagegend
erstreckt und Glaskörpertrübungen die Netzhaut beschatten.

Mit dem Augenspiegel ist eine *frische Netzhautablösung* (Abb. 160) oft
zunächst nur an dem Verlaufe der Gefäße kenntlich; denn im Anfang
behält die Netzhaut trotz der Trennung von der Unterlage noch ihre
Durchsichtigkeit, weil die subretinale Flüssigkeit, die in dem Raum hinter
der Ablösung sich sammelt, zunächst noch eine gewisse Ernährung der
äußeren Netzhautschichten gewährleistet. Wie jedes zerfallende nervöse
Gewebe aber schließlich durch Glia ersetzt werden muß, so auch bei den

nervösen Elementen der Netzhaut. Das führt zu einem allmählichen
Verlust der Durchsichtigkeit. Infolgedessen sieht eine Amotio im frischen
Stadium ganz anders aus als im späteren. Anfänglich fällt nur auf, daß
die Netzhautgefäße eigentümlich zackig und wellig verlaufen. Noch vermögen wir die Falten, die diese Veränderungen bedingen, nicht zu sehen;
aber schon bemerkt man an den Gefäßen, daß sie dem Hintergrund nicht

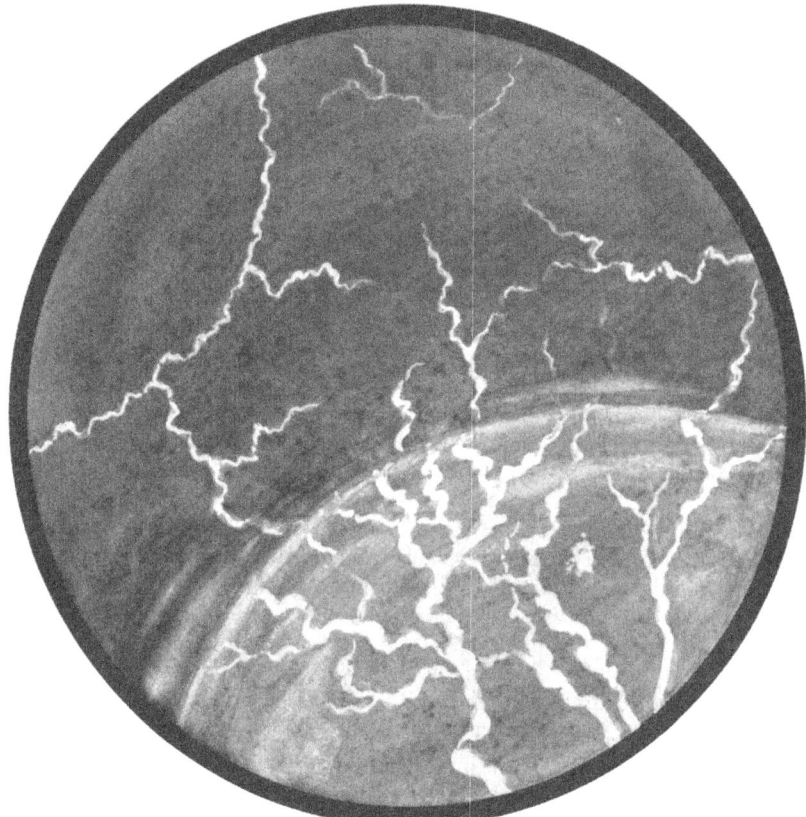

Abb. 161.　Alte entzündliche Netzhautablösung, ohne Riß

mehr glatt aufliegen. Sie erscheinen streckenweise von dunkler Farbe,
weil sie von dem von der roten Aderhaut zurückkehrenden roten Lichte
von rückwärts beleuchtet werden. Später treten erkennbare Falten auf
und endlich (Abb. 160) heben sich mit der Ersetzung des nervösen Gewebes durch Stützsubstanz die Falten als weißliche Kuppen, ihre Zwischenräume als grauweiße Schatten ab. Die Netzhaut läßt kein Licht mehr
durch, sondern reflektiert es nun selbst und leuchtet als eine weißliche in
Berg und Tal gefältelte Membran auf. Deswegen heben sich die Gefäße
nun von der hellen Unterlage sehr deutlich als rote gewellte Linien ab.

Außer den im Gewebe der Netzhaut sich abspielenden und zeitlich
bedingten Vorgängen beeinflußt selbstverständlich auch die Beschaffen-

heit der hinter der abgelösten Partie befindlichen Massen ihr Aussehen im Augenspiegelbild. Ein glasklarer flüssiger Erguß wird anders durchschimmern als eine Schicht geronnenen Blutes, welche eine dunkle Unterlage bildet. Noch anders gestaltet sich das Bild bei Vorhandensein einer *Geschwulst der Aderhaut.* Hier gewinnt man sogleich den Eindruck, daß eine starre, an einzelnen Stellen marmoriert erscheinende Substanz die Retina prall emporhebt (s. Abb. 162). In solchen Fällen vermißt man auch Netzhautlöcher sowie die sonst nachweisbare und vorzüglich die idiopathische Netzhautablösung auszeichnende Herabsetzung des intraokularen Druckes, welche mit der Verflüssigung des Glaskörpers zusammenhängt.

Als wichtigste Ursachen der Netzhautablösung sind folgende zu nennen: *Cystoide Degenerationen der Netzhaut* (bei Myopia maligna, im senilen Auge, in der juvenil entarteten Netzhaut), *Destruktionen des Glaskörpers,* hintere Glaskörperabhebung; Glaskörperschwarten. *Traumen. Ausschwitzungen* (z. B. bei Chorioiditis exsudativa) oder *Blutungen* unter der Netzhaut. *Tumoren.*

Die Behandlung richtet sich nach der Verschiedenheit der Ursachen. Ausschwitzungen und Blutungen unter die Netzhaut sucht man durch Anwendung von Wärme zur Aufsaugung zu bringen, unter Umständen auch durch eine Punktion zu verkleinern. Sobald ein Tumor festgestellt ist, sind wir zur Enucleation gezwungen. Handelt es sich aber um eine idiopathische Ablösung, so richtet sich unser ganzes Bestreben darauf, zunächst die Rißbildung durch genauestes und wiederholtes Absuchen des Augenhintergrundes ausfindig zu machen. Gelingt der Nachweis, dann setzt die operative Therapie ein, welche den Zweck verfolgt, mittels Elektrokoagulation, Elektrolyse, Glühhitze, in geeigneten Fällen auch durch Lichtkoagulation usw. das Loch (oder die Löcher) zu schließen und das weitere Absickern der Glaskörperflüssigkeit hinter die Retina unmöglich zu machen. Die Erfolge dieser Methoden oder auch einer sog. Sklareresektion, durch welche der Bulbus verkürzt wird, sind selbst bei der hochgradigen Kurzsichtigkeit außerordentlich segensreich.

Eine konservative Behandlung der idiopathischen Netzhautablösung ist heute nur noch in den seltensten Fällen erlaubt bzw. angezeigt. Wer die operativen Methoden nicht beherrscht, darf Netzhautablösungen nicht behandeln, sondern muß den Patienten *ohne Zeitverlust* zum Operateur schicken. Abwarten würde ein Kunstfehler sein.

Von der Netzhautablösung zu unterscheiden ist die Ablösung der Aderhaut *(Amotio chorioideae).* Diese tritt gar nicht selten nach druckentlastenden Operationen, z. B. Staroperationen oder Trepanationen gegen Glaukom auf. Man beobachtet dann eine Abflachung der vorderen Kammer und unter Umständen mit dem Augenspiegel in der äußersten Peripherie des Fundus eine dunkle, aber diaskleral durchleuchtbare Vorbuckelung der Netzhaut-Aderhaut, meist von scharf begrenzter Ausdehnung. Die Prognose ist im allgemeinen günstig, denn schon nach wenigen Tagen pflegen sich Aderhaut und Netzhaut von selbst ohne Funktionsausfall vollständig wieder anzulegen.

Eine besondere Bedeutung haben unter der Retina zur Entwicklung gelangende *Cysticerken*. Die oft recht schwierige Entbindung der Parasiten durch Einschnitt in Sklera und Aderhaut wird nur selten durch Wiederkehr einer nennenswerten Funktion belohnt; denn die mit den Cysticerken verknüpften Schwarten verhindern meist eine Wiederanlegung der Sinnesepithelien der Netzhaut an die ernährende Aderhaut.

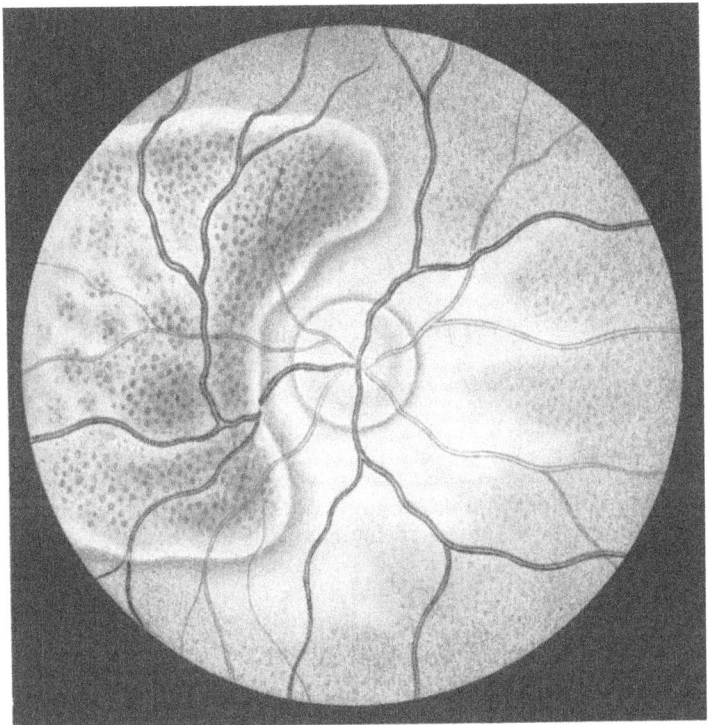

Abb. 162. Netzhautablösung durch ein Melanocytoblastom der Aderhaut: „pralle Amotio", ohne Rißbildung

Die Geschwülste der Netzhaut. Die gemeinhin in Betracht kommende Geschwulstform der Retina ist das sehr bösartige *Retinoblastom* (früher auch Glioma retinae, *Neuroepitheliom* oder *Neuroblastom* genannt). Die vielfach hereditär bedingte Erkrankung (s. S. 250) beruht wahrscheinlich auf durch Mutation veränderten Zellen der Retina und tritt in den ersten sechs Lebensjahren in Erscheinung; nur selten noch nach dem 7. Lebensjahr. Man erblickt dann eine Ablösung, hinter oder auf welcher träubchenähnliche, meist weißliche Knoten oder Auswüchse sitzen. Es gibt solche Tumoren, die von der Netzhaut aus nach außen zu in den subretinalen Raum wuchern. Dann bleibt auf der Innenfläche das Zentralgefäßsystem der Netzhaut sichtbar, sog. *Retinoblastoma exophytum* (Abb. 165). Andere brechen sogleich in den Glaskörperraum ein: *Retinoblastoma endophytum*. Schreitet die Geschwulst dann fort, so findet man bald hinter der Linse gelblich-weiße Massen, die den ganzen Glaskörperraum oder Teile desselben ausfüllen. Der wachsende Tumor läßt schließlich die Netzhaut in eine unregelmäßig gestaltete Masse aufgehen. In solchen Fällen sieht man dann meistens schon bei der gewöhnlichen Inspektion im Tageslicht statt der schwarzen Pupille einen eigentümlichen grünlichen oder gelblichen Schein aus dem erblindeten Auge hervordringen. Wir sprechen von *amaurotischem Katzenauge* (Abb. 163). In solchen Fällen ist eine Verwechslung mit Glaskörperexsudaten möglich, die infolge metastatischer Prozesse im Uvealtractus zustande kommen können. Die Entscheidung ist oft nicht leicht. Derartige Glaskörperexsudate, die ein Retinoblastom vortäuschen, bezeichnet man auch als *Pseudogliome*. Solche sind in der Regel aber durchleuchtbar, wenn man eine helle

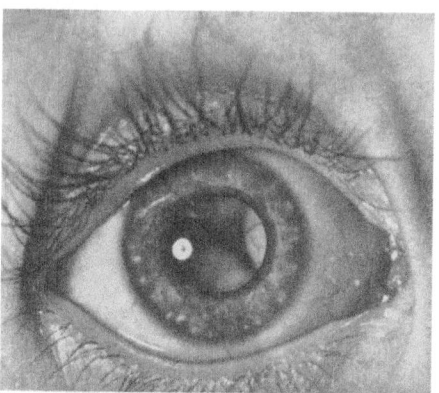

Abb. 163. Retinoblastom, das den Glaskörper bereits vollständig ausgefüllt hat. Die gefäßhaltigen Tumormassen sind durch die Pupille erkennbar (nach SCHRECK)

Lichtquelle außen auf die Sklera aufsetzt und beobachtet, ob die Pupille Licht austreten läßt. Kommt es trotzdem vor, daß man nach Enucleation ein Pseudogliom vorfindet, so ist der Schaden nicht sehr groß; denn Augen mit Pseudogliom sind stets blind und pflegen mit der Zeit zu schrumpfen, so daß sie früher oder später doch der Enucleation anheimfallen.

Die Retinoblastome sind außerordentlich schnell wachsende Tumoren, vor allem dann, wenn sie die Bulbushüllen durchbrochen haben und frei in die Augenhöhle hineinwuchern.

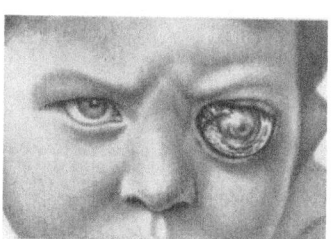

Abb. 164. Retinoblastom, das den linken Bulbus bereits stark aufgetrieben und die Sklera zum Teil durchwuchert hat

Als Behandlung dieser sehr bösartigen Tumoren kommt deshalb nur die sofortige Enucleation in Frage (Abb. 164). Unbehandelt wachsen sie fast immer in die Schädelkapsel ein. Auch können bösartige Metastasen auftreten. Die Patienten sterben dann fast immer eines oft schmerzhaften Todes.

Doppelseitiges Auftreten wird häufig beobachtet. Wenn man sich in solchen Fällen nicht dazu verstehen kann, beide Augen zu enukleieren, ist dies begreiflich. Fälle, die nach Röntgenbestrahlungen Besserungen zeigten, sind beschrieben. Trotzdem ist die Strahlentherapie nur bei doppelseitigem Auftreten erlaubt, und selbst in diesen Fällen wird man mindestens das schwerer erkrankte Auge entfernen.

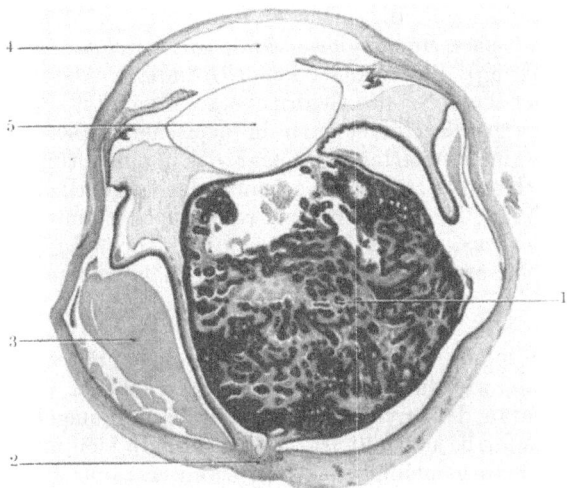

Abb. 165. Retinoblastoma exophytum mit totaler Amotio retinae. *1* Der Tumor mit den schlauch-artigen Wucherungen und zwischengelagerten Nekrosen, von der Retina nach außen zu gewachsen; *2* Papilla nervi optici; *3* subretinales Exsudat; *4* vordere Kammer; *5* Linse (im Präparat ausgefallen)

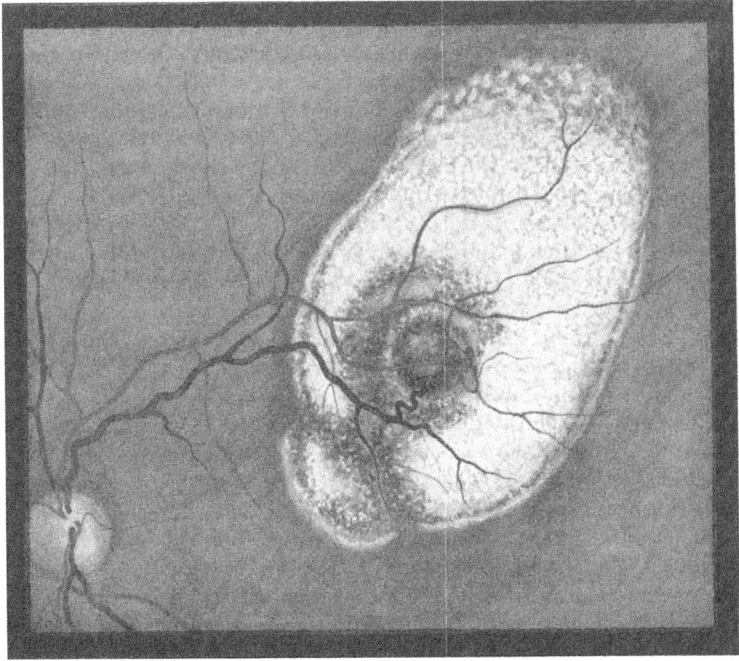

Abb. 166. Angiomatosis retinae (v. HIPPEL-LINDAU). Man sieht in der Retina ein erweitertes und stark geschlängeltes Gefäß in einem tumorähnlichen (roten) Knoten der Retina verschwinden, dem eigentlichen Angioma cysticum. Schwerer, proliferierender Netzhautprozeß in der Umgebung

Engelking, Grundriß der Augenheilkunde. 13. Aufl.   **11b**

Seltene Gebilde sind die nicht ausschließlich an die Kinderjahre gebundenen cystischen *Hämangiome (Angiomatosis retinae cystica*; v.Hippelsche Erkrankung), die auf angeborener Grundlage entstehen und vielfach mit gleichen Tumoren des Gehirns vergesellschaftet sind (s. S. 250). Am Augenhintergrunde findet man in typischen Fällen von Angiomatosis retinae ein erweitertes Gefäßpaar, das in einem tumorähnlichen, kugelförmigen Knoten zu enden scheint, dem eigentlichen Angioma retinae (Abb. 166). Die Angiomatosis retinae gehört mit dem *Sturge-Weberschen Syndrom*, der *Neurofibromatosis Recklinghausen* und der *tuberösen Hirnsklerose* zur Gruppe der sog. ,,Phakomatosen''.

Die Erkrankungen des Sehnerven

Normale Anatomie. Der N. opticus (Fasciculus opticus) ist eigentlich eine Gehirnbahn, wie die Netzhaut ein vorgeschobener Gehirnteil ist. Das zeigt sich daran, daß er von den drei Gehirnhäuten umgeben und vom Liquor cerebrospinalis umspült ist. Es ist deshalb eine ungenaue Vorstellung, wenn man gemeinhin den Sehnerven erst dort beginnen läßt, wo seine Fasern sich zur Sehnervenpapille vereinigen; denn die Sehnervenfasern haben ihre zugehörigen Zellen in den Ganglienzellen der Netzhaut. Das 3. Neuron der Sehleitung erstreckt sich von den Ganglienzellen der Netzhaut durch den Sehnerven und Tractus opticus bis ins Gehirn, wo es in den primären Opticusganglien endigt, die in dem Corpus geniculatum laterale zu suchen sind. Ein besonders wichtiger Zug von Nervenfasern ist jener, der von den Sinneszellen der Netzhautmitte seinen Ausgang nimmt. Es ist das *papillomaculare Bündel*. Von der Macula aus zieht es zunächst nach nasal zur Papilla nervi optici, wo es den temporalen Quadranten desselben einnimmt. Hinter der Lamina cribrosa wendet es sich allmählich den inneren Teilen des N. opticus zu und liegt etwa 15 mm hinter dem Bulbus ziemlich genau in der Achse des Sehnerven. Es wird deshalb auch als axiales Bündel bezeichnet. Die Kenntnis des Faserverlaufs der 3. Neurone der Sehleitung verschafft uns einen besseren Einblick in die Pathologie des Sehnerven; denn wir werden ohne weiteres verstehen, daß ein die inneren Netzhautschichten zerstörendes Leiden die Sehnervenfasern genau so angreift wie eine intrakranielle Erkrankung. Daraus ergibt sich ohne weiteres, daß es *aufsteigende und absteigende Sehnervenerkrankungen* geben muß. Zu diesen gesellen sich noch die Läsionen des Opticus selbst.

Auf einem Querschnitt durch den Sehnerven hinter dem Auge sehen wir außen die Hüllen: *Dura mater* mit dem subduralen Raum, die Arachnoidea und *Pia mater*. Von der Pialhülle aus dringt ein Netzwerk von Bindegewebe ins Innere des Sehnerven ein. Mit ihm verlaufen die ernährenden Blutgefäße. In dem Maschenwerk der Bindegewebssepten verlaufen die zu Bündeln zusammengefaßten *Nervenfasern* mit den sie begleitenden *Gliafasern*. Die Nervenfasern weisen hinter der Lamina cribrosa Markscheiden auf. Im Augeninnern sind diese normalerweise nicht mehr vorhanden. Im Innern des Sehnerven verlaufen von der Papille aus eine Strecke weit (etwa 10—15 mm) auch die A. und V. centralis retinae.

Ophthalmoskopisch sehen wir vom Sehnerven nur die Papille, den „blinden Fleck" des Augenhintergrundes. Wir erblicken die Sehnervenscheibe scharf umgrenzt, umgeben von dem roten Fundus, nicht deswegen, weil die Fasern sich mit scharfer Linie gegen die Netzhaut absetzten (im Gegenteil ist der Übergang zu der Nervenfaserschicht der Netzhaut natürlich ein ganz kontinuierlicher!), sondern weil die normalen Fasern durchsichtig sind und wir deshalb das für den Durchtritt des Nerven in der Aderhaut ausgesparte scharflinig begrenzte Loch deutlich erkennen können. Hat die Papille „verwaschene Grenzen", dann hat die Durchsichtigkeit der Nervenfasern gelitten, und die Begrenzung der Aderhaut schimmert nur noch undeutlich oder gar nicht mehr durch. Außer der Beschaffenheit der sog. Papillengrenzen beanspruchen noch die Farbe des Gewebes und der Füllungszustand der Gefäße unsere Aufmerksamkeit. Eine normale Papille sieht bei gelblichem, nicht zu weißem elektrischem Licht gelblichrot aus. Den gelblichen Ton liefert die Gesamtmasse der Nervenfasern, den rötlichen ein feines die Papille durchziehendes Netz capillarer Gefäße. Tritt Atrophie des Nerven ein, dann wird der Farbton infolge Schwindens der Fasern und Capillaren weiß, bei Entzündungen hingegen beobachten wir eine Rötung infolge von Gefäßerweiterung. Die größeren auf der Sehnervenscheibe frei werdenden Äste der Zentralarterie und -vene liegen klar auf der Oberfläche der Nervenfaserbündel. Bei entzündlichen Prozessen schwellen die Venen an, während die Arterien schmäler werden. Die Venen verlaufen dann auch leicht geschlängelt. In der Mitte der Papille, manchmal nach der temporalen Seite zu verschoben, liegt die „physiologische Exkavation" (s. Abb. 237 u. 238). Sie kommt dadurch zustande, daß von der Papillenmitte aus die Nervenfasern trichterförmig auseinanderweichen. Unter Umständen tritt hier auch ein schmaler Bezirk der Siebplatte *(Lamina cribrosa)* als weißer, graugetüpfelter Fleck zutage.

Die Neuritis nervi optici. Entzündliche Vorgänge im Sehnerven können sich ophthalmoskopisch durch zweierlei Symptome kundtun; bei Lokalisation am peripheren Ende durch das Bild der sog. Neuritis nervi optici und bei Befallensein einer mehr proximal gelegenen Stelle des Nerven durch den Ausfall der unterbrochenen Nervenfasern, der sich im Spiegelbilde erst mit der Zeit durch partielle oder totale weiße Verfärbung der Papille nachweisen läßt.

Die entzündliche Veränderung der Papille *(Papillitis)* äußert sich vorzüglich in einer Verwaschenheit ihrer Grenzen, Trübung und Rötung des Gewebes (Abb. 167), Stauung und Verbreiterung der Venen. Die Arterien sind oft etwas verengt. In schweren Fällen können Blutungen aus den Venen und weiße im Gebiete der Papille und ihrer Nachbarschaft gelegene fettige Degenerationsherde der zerfallenden Nervensubstanz hinzutreten. Geht der Prozeß nicht bald zurück, so fängt das Stützgewebe an, das zugrunde gegangene nervöse Material durch Wucherung zu ersetzen. Allmählich veröden unter fortschreitendem Schwinden der Nervenfasern die feinen Capillaren der Papille, und damit geht ein Abblassen der ganzen Sehnervenscheibe, oft bis zu einem kreidigen Weiß, Hand in Hand. Der Zustand der Neuritis nervi optici weicht damit dem

Krankheitsbilde der *neuritischen Atrophie*. Einer solchen Papille sehen wir noch nach Jahren an, daß sie durch eine in ihr selbst zustande gekommene Entzündung zur Atrophie gebracht worden ist; denn sie behält trotz ihres weißen Aussehens die trübe, undurchsichtige Beschaffenheit, die unscharfe Begrenzung, die Stauung der Venen und die Verengerung der Arterien. Insonderheit ist die Siebplatte, die bei nicht mit Entzündung verbundenem einfachem Sehnervenfaserschwund deut-

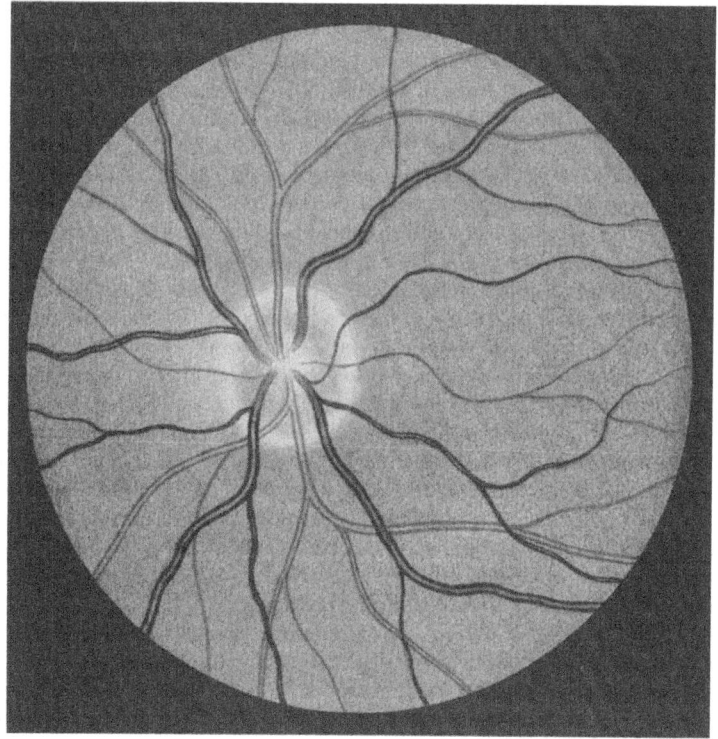

Abb. 167. Neuritis nervi optici. (Papillengrenzen unscharf. Venen gestaut)

lich sichtbar wird, nicht oder nur undeutlich erkennbar; denn die darüber gelagerte Masse des gewucherten Stützgewebes deckt sie zu.

Die Funktionsstörung ist ganz verschieden. Sie ist durch den Umstand bestimmt, wieviele Nervenfaserbündel durch die Entzündung zum Entarten gebracht werden und zu welchen Stellen der Netzhaut die betreffenden Bündel gehören. Sind die Maculafasern beteiligt, dann empfindet der Patient eine entsprechend schwere Herabsetzung der zentralen Sehschärfe. Bei Befallensein der die Peripherie der Netzhaut versorgenden Nervenfasern machen sich dagegen sektorenförmige Einsprünge oder konzentrische Einschränkungen des Gesichtsfeldes geltend. Und zwar leidet bei beginnender Atrophie zuerst das Gesichtsfeld für Rot und Grün bzw., wenn, wie das oft geschieht, das Grün weniger gesättigt gewählt wurde, zuerst für Grün, später für Rot, Blau und Weiß.

Differentialdiagnostisch muß die Papillitis vor allem von der Stauungspapille getrennt werden (vgl. darüber S. 173 ff.).

Die Ursachen der Neuritis nervi optici sind ganz verschieden. Bei sehr vielen *Infektionskrankheiten* werden entzündliche Erscheinungen am Sehnervenkopf beobachtet. Bei Tuberkulose und Lues finden sich die Herde oft im Nerven selbst oder in seinen Scheiden. Desgleichen kann eine absteigende, in dem Zwischenscheidenraum weiterkriechende *Meningitis* das Leiden hervorrufen. Die Erkrankung kann aber auch durch ein *Netzhautleiden* bedingt sein. So sehen wir bei schwerer, die Netzhaut in Mitleidenschaft ziehender Chorioiditis manchmal gleichzeitig eine Entzündung des Sehnervenkopfes. Auch die Retinitis angiospastica pflegt mit Papillenveränderungen verbunden zu sein. Ferner beobachtet man Reizung der Papille nach *intraokularen Verletzungen,* die mit Infektionen kompliziert sind, wenn auch hier die Trübung des Glaskörpers die Möglichkeit der Augenspiegeluntersuchung erschweren oder gar verhindern kann. Bei der sympathischen Ophthalmie ist die Beobachtung einer Papillitis, sei es des ersten oder auch des zweiten Auges, von oft entscheidender Bedeutung. Endlich können auch *Erkrankungen der Orbita* eine Neuritis nervi optici auslösen, wenn der entzündliche Prozeß auf die Sehnervenscheiden übergreift.

Wir haben daher die Aufgabe, die Ursache der Neuritis in jedem Falle aufzudecken und unsere Behandlung danach einzurichten. Eine direkte Beeinflussung des Leidens durch lokale Therapie ist schwer; Kurzwellenbestrahlung wird empfohlen. Sehr wichtig ist die Behandlung des ursächlichen Leidens.

Die Neuritis retrobulbaris. Die im Sehnerven zum Gehirn ziehenden Nervenfasern sind in ihrer Funktion und Wertigkeit insofern verschieden, als die von der Macula lutea ausgehenden Fasern als Vermittler des zentralen Sehens höhere Leistungen zu vollziehen haben und deswegen auch an die Ernährung die größten Anforderungen stellen. Die Tatsache, daß jeder Zapfen des Sinnesepithels der Macula mit einer eigenen Nervenfaser seinen Reiz zum Gehirn leitet, während die Sehzellen der Netzhautperipherie in größerer Zahl an eine Faser gekoppelt sind, bringt es außerdem mit sich, daß das „papillomaculare Bündel" ungefähr die Hälfte aller Nervenfasern umfaßt. Über seinen Verlauf wurde bereits berichtet (S. 166). Auf der Sehnervenscheibe selbst nimmt es fast die ganze temporale Hälfte ein. Daher führt die Atrophie dieses Bündels zur „temporalen Abblassung der Papille". Nach dem Durchtritt des Nerven durch die Siebplatte liegt das Bündel im temporalen Sektor des Querschnittes, senkt sich aber bald in den zentralen Abschnitt des Nerven ein, so daß es wenige Millimeter hinter der Siebplatte schon den axialen Bezirk des Nerven einnimmt. Auch im knöchernen Kanal liegt das Bündel ziemlich genau in der Mitte, von den peripheren Fasern rings umschlossen. Nach der Halbkreuzung im Chiasma finden wir die Fasern im Tractus wieder in zentraler Lage.

Es ist nun eine Erfahrungstatsache, deren letzte Erklärung noch nicht völlig gegeben werden kann, daß bei Schädlichkeiten, die den Nerven in seinem Verlaufe vom Bulbus bis zum Chiasma treffen, *das papillomaculare*

Bündel vor allen gefährdet ist. Daraus ergibt sich eine typische Störung im Gesichtsfeld derart, daß seine Mitte von einem dunklen Fleck eingenommen wird. Wir nennen diese Erscheinung *zentrales Skotom.* In leichten Fällen ist das Skotom ein *relatives*; d. h. im Bereiche der Gesichtsfeldmitte verliert die zur Untersuchung benutzte Marke nur ihre Helligkeit. Weiß erscheint etwas grautrübe, die Farben blasser, z. B. Rot blaßgraurot usw. Auch zeigt sich bei den zentralen Skotomen wiederum, daß die Farbenempfindung eher leidet als die Weißempfindung, und daß unter den Farben Grün am leichtesten angegriffen wird, später die Rotempfindung und dann erst die Blauempfindung. Wird in der Mitte des Gesichtsfeldes eine Farbe oder Weiß überhaupt nicht mehr erkannt, dann spricht man von einem *absoluten zentralen Skotom* für Grün oder Weiß usw. (Abb. 169). Die Ausdehnung des Skotoms ist ganz verschieden. In chronischen Fällen pflegt es im Gesichtsfeld ein liegendes

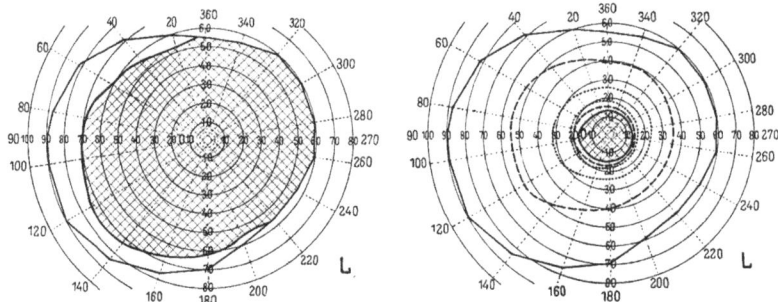

Abb. 168 und 169. Gesichtsfeldausfälle bei retrobulbärer Neuritis. Links: temporales Restgesichtsfeld bei akuter retrobulbärer Neuritis; rechts: absolutes Zentralskotom für Weiß und alle Farben

Oval in der Ausdehnung von 20—30⁰ Durchmesser zu bilden. Bei akuten Erkrankungen und besonders schweren Fällen kann das Skotom so groß sein, daß es nur noch die äußerste Peripherie des Gesichtsfeldes frei läßt (Abb. 168), ja, es kann auch völlige Erblindung Platz greifen. Dann sehen wir aber bei evtl. Rückgang des Leidens die Funktion auch zuerst von der Netzhautperipherie aus wieder eintreten, so daß allmählich das zentrale Skotom deutlich wird. Wenn der Patient den Ausfall in dem Gesichtsfelde als dunklen Schatten spontan empfindet, spricht man von einem „positiven" Skotom, dagegen von einem „negativen" dann, wenn die Lücke erst bei der Aufnahme des Gesichtsfeldes mittels des Perimeters zum Bewußtsein gebracht wird. Negative Skotome treten besonders bei langsam progredienten Prozessen des Opticus und des Tractus (Tumor?) auf.

Wir unterscheiden *akute und chronische Erkrankungsformen*. Die *akute retrobulbäre Neuritis*, die z. B. für die multiple Sklerose typisch ist, kann ein- oder doppelseitig auftreten. Sie setzt meist mit einem rapiden Verfall der Sehschärfe ein, indem gleichzeitig dumpfe Schmerzen in der Stirn, manchmal auch bei Bewegungen des Auges in der Tiefe der Augenhöhle empfunden werden. Drückt man bei geschlossenen Lidern den

Augapfel sanft in die Orbita zurück, dann werden heftige Schmerzen hinter dem Auge geäußert. In anderen Fällen wiederum fehlt jede Empfindlichkeit. Das Sinken der Sehschärfe kann sich in kurzer Zeit bis zum Eintritt völliger Blindheit steigern, wobei die Pupille auch bei einseitiger Erkrankung sich maximal erweitern und starr sein kann. Sonst ist äußerlich und *mit dem Augenspiegel nichts Krankhaftes an dem Auge sichtbar.* Kommt es nur zu hochgradiger Schwachsichtigkeit, dann pflegt im Gesichtsfelde das zentrale Skotom nachweisbar zu sein. Auch in schweren Fällen bleibt jedoch die Sehstörung nur selten in voller Ausdehnung bestehen; nach Verlauf einiger Tage oder auch Wochen pflegt eine Erholung einzutreten, die selbst trotz vorhanden gewesener Amaurose bis zur Herstellung der vollen Sehschärfe führen kann, wie es überhaupt das Kennzeichen fast aller Formen der retrobulbären Neuritis ist, daß sie weitgehend rückbildungsfähig sind.

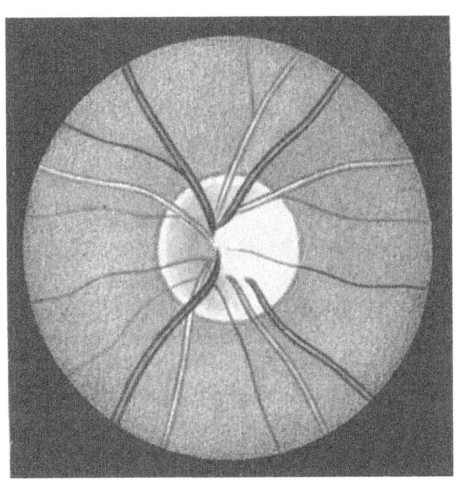

Abb. 170. Temporale Abblassung der Papille infolge retrobulbärer Neuritis bei multipler Sklerose. (Nach KÖLLNER)

Erst nach einigen Wochen prägt sich bei längerem Anhalten des Leidens *die charakteristische Abblassung der temporalen Papillenhälfte* aus (Abb. 170), deren Diagnose Übung in der Beurteilung des Augenhintergrundbildes voraussetzt; denn manche Papille, deren Nervenfasertrichter sich nach der temporalen Seite zu öffnet, erscheint temporal etwas blasser als nasal und ist trotzdem frei von Erkrankung. Die Grenzen der Papille können in den schwereren Fällen unscharf, die umgebende Netzhaut kann trübe werden.

Die chronische (meist doppelseitig auftretende) Form, wie wir sie vor allem bei Tabakrauchern finden (Abb. 171), beginnt schleichend und entwickelt sich allmählich. Sie führt wohl zu Schwachsichtigkeit und zentralem Skotom, aber nicht zu so großen Skotomen, daß Erblindung erreicht wird. Bei der chronischen Neuritis retrobulbaris ist die temporale Abblassung der Papille immer ausgesprochen.

Die *Ursachen* der retrobulbären Neuritis sind mannigfaltig. Zunächst ist darauf hinzuweisen, daß eine akute einseitige oder doppelseitige retrobulbäre Neuritis ein *Frühsymptom der multiplen Sklerose* sein kann. Und zwar sind Fälle beobachtet, in denen die Sehnervenerkrankung bis zu 14 Jahren dem Manifestwerden der anderen Zeichen vorauseilte. Namentlich die flüchtig verlaufenden Fälle von retrobulbärer Neuritis sind immer verdächtig auf multiple Sklerose, wenn es sich um jugendliche

Individuen handelt. Andere akute retrobulbäre Sehnervenerkrankungen wollte man früher auf rheumatische Schädlichkeiten zurückführen; das scheint indessen selten zu sein, wenn auch Erkältungen auf dem Umwege über eine *katarrhalische oder eiterige Affektion der Schleimhaut der pneumatischen Nasennebenhöhlen, insonderheit der Siebbeinzellen und der Keilbeinhöhle,* eine solche Neuritis auslösen können. Die Siebbeinzellen und die Keilbeinhöhle grenzen nämlich vielfach unmittelbar an den knöchernen Kanal des Opticus und sind von ihm nur durch papierdünne Knochenplättchen getrennt, die noch dazu mitunter Defekte aufweisen. So ist es leicht verständlich, daß entzündliche Veränderungen an der Schleimhaut der Nebenhöhlen auf den Sehnerven übergreifen können.

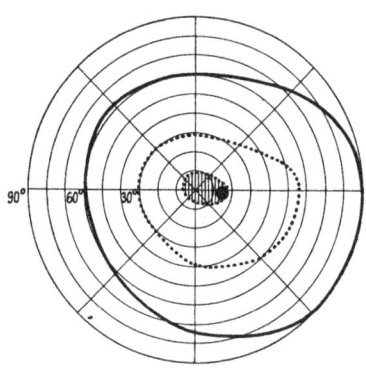

Abb. 171. Zentrales Skotom im Gesichtsfeld des rechten Auges bei Alkohol-Tabak-Amblyopie. (Der Ausfall ist schraffiert. Der schwarze Punkt ist der blinde Fleck.) (Nach H. RÖNNE)

Sowohl bei multipler Sklerose als auch bei Nebenhöhlenerkrankung kann die Erkrankung ein- und doppelseitig, mit und ohne Schmerzhaftigkeit auftreten.

Auch die *Myelitis* vermag eine akute retrobulbäre Neuritis auszulösen.

Ferner kommen als Ursache *Vergiftungen* in Frage. Manche Gifte, wie vor allem *Methylalkohol,* sind in dieser Hinsicht für das Sehorgan ungemein gefährlich. Sie führen binnen wenigen Tagen zu unter Umständen irreparabler Erblindung. Ähnlich verhalten sich die *Toxine bei septischen Prozessen* anderer Körperteile, ohne daß es sich dabei um wirkliche Metastasen der Eiterung handelt. *Filix mas, Blei* und andere Gifte können in gleicher Weise wirken. Auch *Diabetes* sowie *Unterernährung* und Avitaminosen (in Gefangenenlagern!) bringen ähnliche Bilder zustande. In ganz seltenen Fällen sind *tuberkulöse* oder *luische Prozesse* im Nerven an der Sehstörung schuld.

Unter den *chronischen Formen* der Neuritis retrobulbaris nimmt die „*Intoxikationsamblyopie*" durch den Genuß von *Nicotin* (besonders von schlecht fermentiertem Tabak) und *Äthylalkohol* eine besondere Stellung ein. Nie sind bei dieser Form Schmerzen vorhanden. Sie entsteht sehr langsam und zunächst unbemerkt, führt dann zu einem stets doppelseitigen zentralen Skotom von mäßiger Ausdehnung. Häufig ist der Ausfall nur „relativ". Dennoch sind die Sehstörungen erheblich, zumal die Lesefähigkeit stark beeinträchtigt zu sein pflegt und Besserung nur in den Anfangsstadien zu erwarten ist.

Ganz ähnlich verläuft eine bereits in jugendlichem Alter beginnende und familiär auftretende chronische Opticusatrophie, die sog. *Lebersche Atrophie.* Es handelt sich um ein vererbbares Leiden (s. S. 247).

So ist die Erscheinungsweise wie die Ursache der retrobulbären Neuritis ungemein mannigfaltig.

Unsere *Behandlung* muß darauf Rücksicht nehmen. Untersuchung des Nervensystems, der Nebenhöhlen, genaue Nachforschung betreffs etwaiger Intoxikationsmöglichkeiten usw. sind nötig. Bei multipler Sklerose ist eine Behandlung des Grundleidens möglichst anzustreben. Liegen Erkrankungen der Nebenhöhlen vor, so ist die Mithilfe des Nasenfacharztes notwendig. Bei Intoxikationen ist strengste Enthaltsamkeit von den schädlichen Stoffen unerläßlich. Örtlich verordnet man gern Wärme und Kurzwellen; als Allgemeinbehandlung zur Anregung des Stoffwechsels usw. verwenden wir Schwitzbäder und Jod.

Die Methylalkoholvergiftung ist einer erfolgreichen Therapie zugänglich, wenn der Körper *sofort* ausgiebig alkalisiert wird, am besten durch intravenöse Infusionen von Natrium-r-Lactat. Gleichzeitig soll (nach Magenspülung, wenn das Gift vielleicht noch im Magen sein kann) Natriumbicarbonat per os (evtl. Magenschlauch) verabreicht werden, z. B. 4 g alle 15 min (insgesamt 12—100 g in 24 Std). Bestimmung der Alkalireserve im Blut ist aber notwendig!!

Die Stauungspapille. Die Stauungspapille ist in mancher Hinsicht zwar dem Bilde der Neuritis nervi optici ähnlich, ihrer ganzen Bedeutung und Entwicklung nach jedoch von dieser grundverschieden. Die Ursachen der Stauungspapille nämlich sind *raumbeengende Prozesse im Schädelinnern*, die eine erhöhte Produktion von Liquor oder eine Verdrängung des Liquor cerebrospinalis veranlassen. Die Stauungspapille kommt dadurch zustande, daß der aus dem Schädelbinnenraum verdrängte oder vermehrte Liquor cerebrospinalis eine Erhöhung des Flüssigkeitsdrucks in dem Zwischenscheidenraum des Sehnerven herbeiführt. Dadurch gelangt ein Ödem des peripheren Endes des Opticus, also der Papille, zur Entwicklung. Dieser Zustand wird auch dadurch begünstigt, daß innerhalb der Nervenfaserbündel ein Saftstrom normalerweise gehirnwärts fließt, der gestaut wird. Pathologisch-anatomisch findet man vor allem das lockere, die Zentralgefäße umhüllende Bindegewebe, das eine Fortsetzung der weichen Hirnhäute darstellt, mit Flüssigkeit angefüllt. Es sind entwicklungsgeschichtlich Einstülpungen der weichen Hirnhaut, die die Gefäße kanalartig umhüllen und dem Liquor den Weg in die Papille bahnen. Im Vordergrunde steht also das *Ödem des Sehnervenkopfes*; eine *Entzündung der Papille fehlt*, wenigstens in den ersten Stadien der Erkrankung. Sie kann später unter gleichzeitiger Proliferation des Stützgewebes hinzutreten, wenn die Ödem bildende, im Gewebe liegende Flüssigkeit sich zersetzt und damit reizt.

Mit der Neuritis nervi optici hat die Stauungspapille (Abb. 172) die Unschärfe der Grenzen, die hochgradige venöse Hyperämie und die Trübung des Gewebes, später auch das Hinzutreten von Blutungen und fettigen Entartungsherden auf und neben der Sehnervenscheibe gemeinsam. Was sie aber von der Neuritis trennt, ist die charakteristische *Vortreibung der Papille in den Glaskörper* und ihre *starke Verbreiterung auf Kosten der umgebenden Retina*. In diesen Zuständen zeigt sich der Einfluß des das Wesen des ganzen Prozesses bedingenden Ödems. Man spricht von einer „pilzförmigen Vortreibung" der Papille in den Glaskörperraum. Im Gegensatz zur Neuritis nervi optici, wo der Gefäßtrichter meist durch ein Exsudat verdeckt ist, bleibt er bei der Stauungspapille gewöhnlich frei.

Bekanntlich kann man mit dem Augenspiegel im aufrechten Bilde die Refraktion des Auges bestimmen. Wird die Papille vorgetrieben, so ist das Auge an dieser Stelle verkürzt, also hypermetrop. Bei der Neuritis nervi optici beträgt die Vorwölbung der Papille im allgemeinen nicht mehr als $1^1/_2$ bis höchstens 2 D, während die Stauungspapille meist höhere Werte aufweist. Die Messung der Höhe der Papille kann dann als differentialdiagnostisches Moment verwertet werden.

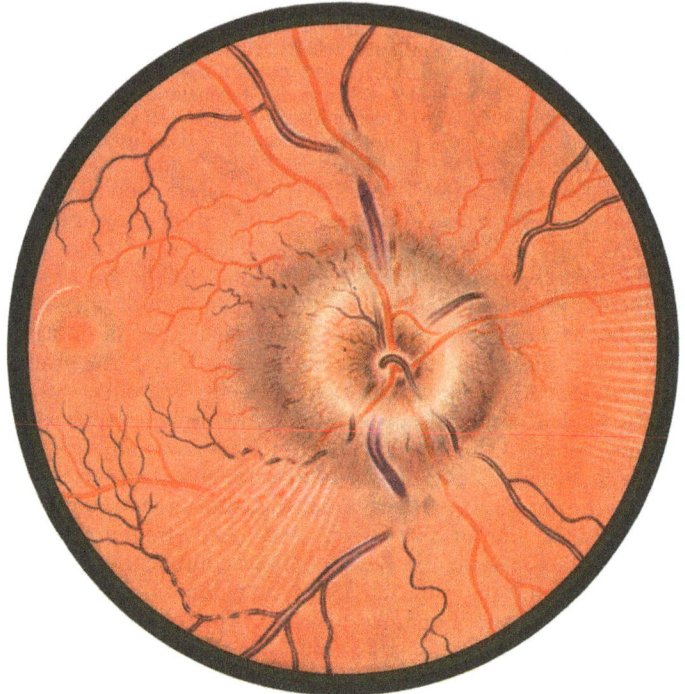

Abb. 172. Stauungspapille. Unscharfe Begrenzung der scheinbar vergrößerten und stark vorgetriebenen ödematösen Papille. Starke Stauung der Venen

Da es sich anfänglich nur um eine Flüssigkeitsdurchtränkung des Sehnervenkopfes handelt, können selbst bei hochgradig entwickelter Stauungspapille die zentrale Sehschärfe und das periphere Gesichtsfeld längere Zeit intakt bleiben. Der blinde Fleck pflegt allerdings vergrößert zu sein. Mit der sekundären Reizung des Gewebes und der allmählichen druckatrophischen Degeneration der Nervenfasern sinkt dann aber auch die Sehschärfe, und in dem Maße, in dem sich die bei lang dauernder Stauungspapille unausbleibliche *Atrophie des Sehnerven* ausbildet, schränkt sich auch das Gesichtsfeld ein. Zuerst leidet, wie bei allen Atrophien, die Empfindung von Grün und Rot, dann Blau, zuletzt Weiß. Mit dem Augenspiegel erkennen wir (Abb. 173) den Eintritt der Atrophie an dem Nachlassen der rötlichen Verfärbung und ihrem Ersatz durch einen mehr und mehr hervortretenden weißlichen Schimmer, bis endlich die

Papille die typische Weißfärbung des atrophischen Stadiums aufweist. Die ophthalmoskopischen Symptome der Atrophie nach Stauungspapille erlauben auch später noch die Diagnose der Entstehung; denn die Papillengrenzen bleiben verbreitert und unscharf, die Schwellung geht infolge starker Wucherung der Stützsubstanz nicht völlig zurück, das Gewebe erlangt die normale Durchsichtigkeit nicht wieder, und deswegen

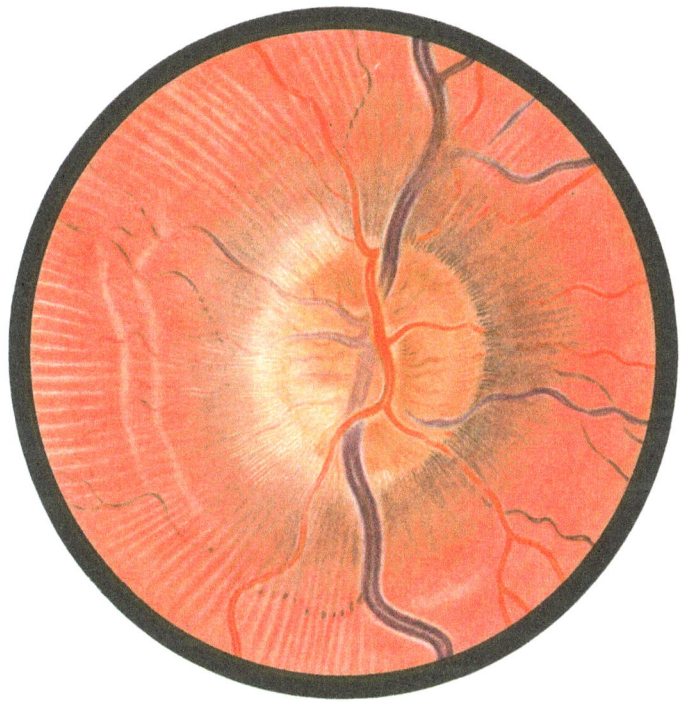

Abb. 173. Beginnende Sehnervenatrophie nach Stauungspapille. Papille kaum mehr vorgetrieben, aber unscharf begrenzt. Beginnende atrophische Verfärbung. Venen noch gestaut

ist die Tüpfelung der Lamina unsichtbar. Die Venen zeigen noch spät Verbreiterung, manchmal auch Einscheidung.

Als *Ursache* kommen in erster Linie *Gehirngeschwülste* in Frage, die vor allem dann eine Stauungspapille erzeugen, wenn sie nahe der freien Gehirnoberfläche liegen. Deswegen machen selbst große Tumoren des Vorderhirns, wenn sie in die Gehirnmasse eingebettet sind, nur selten Stauungspapille, dagegen Tumoren an der Gehirnbasis und im Kleinhirn schon verhältnismäßig früh. Mehr als die Hälfte aller Arten von Hirntumoren weist eine Stauungspapille auf; von den infratentoriellen Tumoren etwa 70%, von den supratentoriellen etwa 60%. Auch *Reizungen der Meningen nach infektiösen Prozessen* des Mittelohrs, nach Meningitis serosa tuberculosa, syphilitica usw. können auf dem Wege übermäßiger Flüssigkeitsproduktion Stauungspapille machen. Die gleiche Rolle spielen Cysticerken in der Schädelkapsel. Ferner findet sich eine

Stauungspapille und später neuritische Atrophie beim Turmschädel. Wie wir bereits erwähnt haben, vermag auch eine allgemeine Blutdrucksteigerung auf dem Wege der Erhöhung des intrakraniellen Drucks eine Papillenschwellung hervorzurufen, so daß sich zu dem Bilde der Retinitis angiospastica das der Stauungspapille hinzugesellt (S. 143). In allen diesen Fällen pflegt die Papillenschwellung doppelseitig aufzutreten. *Einseitige Stauungspapille* kommt zustande, wenn ein Prozeß vorhanden ist, der lediglich die eine Seite der Schädelbasis nahe der Orbita in Mitleidenschaft zieht. So können Tumoren in der Umgebung eines Sehnerven oder schwere von den Siebbeinzellen und der Keilbeinhöhle ausgehende entzündliche Schwellungen einseitige Stauungspapille erzeugen. Es muß aber hinzugefügt werden, daß einseitige Stauungspapille für sich noch kein lokalisatorisches Moment darstellt. Bisweilen findet man auf dem einen Auge eine Stauungspapille, auf dem anderen eine Sehnervenatrophie. Dann liegt meist ein Stirnhirntumor auf der Seite der atrophischen Papille vor (Foster-Kennedysches Syndrom).

Je nach der Natur des zugrunde liegenden Leidens gesellen sich noch andere Symptome hinzu: Kopfschmerzen, Schwindel, Erbrechen, Druckpuls bei raumbeengenden Prozessen in der Schädelkapsel, Gesichtsfeldausfälle und Augenmuskellähmungen bei Sitz der Erkrankung in der Nähe der Sehbahn oder der Kerne und der Bahn des Oculomotorius, Trochlearis, Abducens. Ferner können sich bei einseitigen, in der Orbita selbst lokalisierten Prozessen Vortreibungen und Verdrängungen des Augapfels zugleich mit der Stauungspapille geltend machen.

Zur Festigung der Diagnose eines Hirntumors kann in manchen Fällen auch die *Dynamometrie* Verwendung finden. Man versteht darunter die Messung des intraokularen *Blutdruckes* mit einem federnden Stempel, der auf die Sklera aufgedrückt wird. Mit dem Augenspiegel beobachtet man, wann in den Netzhautarterien Pulsation auftritt (diastolischer Druck) und endlich wieder verschwindet (systolischer Druck). Der arterielle Blutdruck in der A. centr. retinae entspricht annähernd dem halben Brachialisdruck. Bei Hirntumoren kann er vermehrt, in bestimmten Fällen auch vermindert sein. Beides ist von diagnostischer, wenn auch nicht lokalisatorischer Bedeutung.

Die *Behandlung* berücksichtigt einesteils das Grundleiden, muß aber anderenteils darauf ausgehen, daß der Zustand der ödematösen Schwellung des Sehnervenkopfes nicht so lange bestehen bleibt, daß eine Atrophie eintritt. Deswegen müssen wir in solchen Fällen vom augenärztlichen Standpunkt aus auf eine Druckentlastung der Schädelkapsel dringen. Dank der Fortschritte der Hirnchirurgie geschieht diese heute zumeist durch die Exstirpation des Tumors, der Cyste usw., so daß die früher angewandte Palliativtrepanation des Schädels nur noch selten ausgeführt wird.

Bei gelungener frühzeitiger Entlastung geht die Stauungspapille meist vollkommen zurück, ohne Spuren zu hinterlassen. Sonst richten sich die Folgezustände nach dem Grade, in dem schon eine sekundäre Entzündung oder gar eine Atrophie eingesetzt hatte. Bei luischer Meningitis z. B. sehen wir die Schwellung nach spezifischer Behandlung oft restlos abklingen. Ebenso steht es bei den cerebralen Komplikationen nach Ohroperationen, wenn die Meningitis heilt.

Die Sehnervenatrophie. Was sich an den Hintersträngen des Rücken-
marks bei Tabes, an den peripheren Nerven bei Leitungsunterbrechung,
bei Verletzungen und bei degenerativen Prozessen nach Systemerkrankungen abspielt und durch besondere Untersuchungsmethoden erst
festgestellt werden muß, liegt am Auge klar vor uns: wir erkennen mit
dem Augenspiegel das Absterben des Sehnerven; denn *die Papille
wird weiß.*

Allerdings dürfen wir dabei eines nicht vergessen. Die Papille kann schließlich
kein anderes Licht reflektieren, als welches sie von der Lichtquelle erhält. Infolgedessen muß eine Papille bei rotfreiem Licht grellweiß erscheinen. Demgemäß
ist die Wertung der Papillenfarbe daran gebunden, daß man mit einigermaßen
gleichbleibenden Lichtquellen untersucht, damit das Urteil über die Papillenfarbe
genügend gesichert ist. Nichts ist schwieriger, als mit unbekannten Lichtquellen
spiegeln und ein Urteil abgeben zu müssen, ob eine Papille blaß oder rötlich, also
normal ist.

Pathologisch-anatomisch ist das Leiden durch den Zerfall der Sehnervenfasern gekennzeichnet. Wenn keine entzündlichen Prozesse mit-
spielen, dann wird entsprechend dem Schwinden der Sehnervenfasern
auf der Papille die Siebplatte mit ihren feinen Löchern sichtbar. Infolgedessen verliert die Papille mit der Zeit ihre ursprünglich gelbrötliche
Farbe, die einem weißlichen Tone Platz macht. Allerdings wird die
Farbänderung nur in denjenigen Fällen durch die freiliegende Siebplatte
selbst bedingt sein, in denen die Nervensubstanz ohne entzündliche Neubildung von Stützgewebe schwindet. Das ist die Regel bei *einfacher*
(genuiner) *Opticusatrophie*, z. B. bei Tabes oder bei Schädelbasisfraktur,
wobei der Sehnerv im knöchernen Kanal abgequetscht wird und demzufolge eine absteigende Degeneration ohne alle Entzündungserscheinungen an der Papille Platz greift. Für die Augenspiegeluntersuchung
ist die *Papille scharf begrenzt, bläulichweiß und flach.* Die Gefäße sind
eng und verlaufen gestreckt über den Papillenrand.

Ganz anders sieht die Papille aus, wenn die *Atrophie im Gefolge von
Erkrankungen des Sehnerven oder der Netzhaut* zustande kommt. Dann
zeugt das Bild der abblassenden Sehnervenscheibe noch spät von der im
Sehnerven selbst dagewesenen Entzündung. Eine Neubildung von
Stützsubstanz, wie sie bei Ersatz entzündlich geschwundenen Nerven-
gewebes stets zu finden ist, trübt das Bild; die *Grenzen der Papille bleiben
unscharf*, der Einblick auf die Lamina cribrosa ist behindert, und infolgedessen gewährt die Papille in ihrer Gesamtheit das Bild einer *trübweißen*,
unscharf begrenzten Scheibe. Dann sprechen wir von einer *neuritischen
Atrophie* (s. S. 168), an der noch lange Zeit eine stärkere Füllung der
Venen und die Schmalheit der Arterien als Folgezustand der dagewesenen
Entzündung auffällt. Ja, wenn sich die *Atrophie nach Stauungspapille*
(s. S. 174) einstellt, bleibt sogar eine Verbreiterung und mäßige Vortreibung der Sehnervenscheibe zurück, die uns die Entstehung noch
nach Jahren verrät. Wiederum eine andere Form ist die *retinogene
Atrophie*, wie sie sich im Gefolge von Pigmentdegeneration der Netzhaut
(s. S. 152) entwickelt. Dann sehen wir eine ,,wachsbleiche'' Papille mit
verengten Arterien und Venen bei gleichzeitiger Unschärfe der Papillengrenzen.

Mithin ergibt sich, daß wie bei den entzündlichen Veränderungen, so auch bei der Atrophie des Sehnerven die verschiedensten Ursachen vor-- liegen und die Bilder recht wenig einheitlich sind. Sie haben nur die Entfärbung der Papille als Kennzeichen gemeinsam.

Wie fast alle Augenleiden darf man daher eine Sehnervenatrophie nur im Lichte des Zustandes des Allgemeinorganismus beurteilen. Hier prägt sich das Nervensystem in sichtbarer Form als krank aus, mögen nun die Störungen lokal oder allgemein-organisch bedingt sein.

Auch die am Gesichtsfeld erkennbaren Symptome richten sich nach der Ursache. In der Regel leidet zuerst der Sinn für ungesättigtes Grün. Bei Anwendung physiologischer Farben ist zunächst die Außengrenze für Grün und Rot eingeschränkt. Bald stellt sich auch für Gelb und Blau ein ähnliches Verhalten ein, und schließlich verengt sich die Grenze für Weiß. Die Einschränkungen zeigen oft den Typus von sektorenförmigen Einsprüngen, die bis nahe an den Fixationspunkt reichen. Indessen ist gerade die Form des Gesichtsfeldes vielgestaltig, je nach der zugrunde liegenden Ursache. Bei Atrophie nach Glaukom (s. S. 240) kommt es vor allem zu Einsprüngen von der Nasenseite her. Bei Pigmentdegeneration der Netzhaut schwindet das periphere Gesichtsfeld konzentrisch. Bei Schädigung des papillomacularen Bündels dagegen fehlt vor allem die Gesichtsfeldmitte (zentrales Skotom!). Und so gibt es unzählige Varianten der Gesichtsfeldstörung in den einzelnen Fällen.

Eine besondere Würdigung verlangt noch die sog. *genuine, durch Entzündungserscheinungen nicht komplizierte Atrophie*, die sich also auf dem Fundus und in der Funktion geltend macht, ohne daß man am Auge vorher etwas Krankhaftes bemerken konnte.

Sie ist durch die weiße, scharf begrenzte, flache Papille und durch die Unversehrtheit der Zentralgefäße gekennzeichnet. Mithin ist sie der Ausdruck einer Leitungsunterbrechung, die mehr zentral ihren Sitz hat. Der absteigende Charakter vieler genuiner Atrophien wird uns nach *Verletzungen des Nerven* klar, wie sie durch Fremdkörperverwundungen der Orbita, durch Schädelbasisfraktur (Abquetschung des Nerven im knöchernen Kanal) zustande kommen. Es bedarf unter diesen Bedingungen eines Zeitraumes von mehreren Wochen, bis die Abblassung der Sehnervenscheibe eintritt, d. h. bis die Degeneration der Nervenfasern im Auge selbst anlangt. Ähnliche Verhältnisse liegen bei Tumoren an der Basis cranii vor. Auch *Lues cerebri* kann zur einfachen Sehnervenatrophie führen.

Die wichtigste Form der genuinen Sehnervenatrophie ist aber die bei *Tabes* oder *progressiver Paralyse*. Wie an den Hintersträngen so prägt sich auch an der Papille eine eigentümlich grau erscheinende Entfärbung aus. Die *Sehschärfe* sinkt allmählich; das *Gesichtsfeld*, das zunächst sektorenförmige Einschränkungen aufweist, verfällt mehr und mehr. Meist finden sich gleichzeitig enge Pupillen mit *reflektorischer Pupillenstarre* (s. S. 115). Die Sehnervenatrophie schreitet fast immer unaufhaltsam fort. Die Prognose ist also schlecht. Viele Fälle erblinden vollständig. Antiluische Kuren können zwar mit Vorsicht versucht werden.

Bisweilen hat man aber den Eindruck, daß sie den Verfallsprozeß geradezu beschleunigen.

Eine Behandlung ist natürlich auch bei denjenigen Fällen, in denen es sich um eine Kontinuitätstrennung der Nervenfasern handelt, ausgeschlossen. Sonst richtet sie sich nach den ursächlichen Zeichen. Die üblichen Methoden, den Opticus mit schwachem faradischem oder gal-

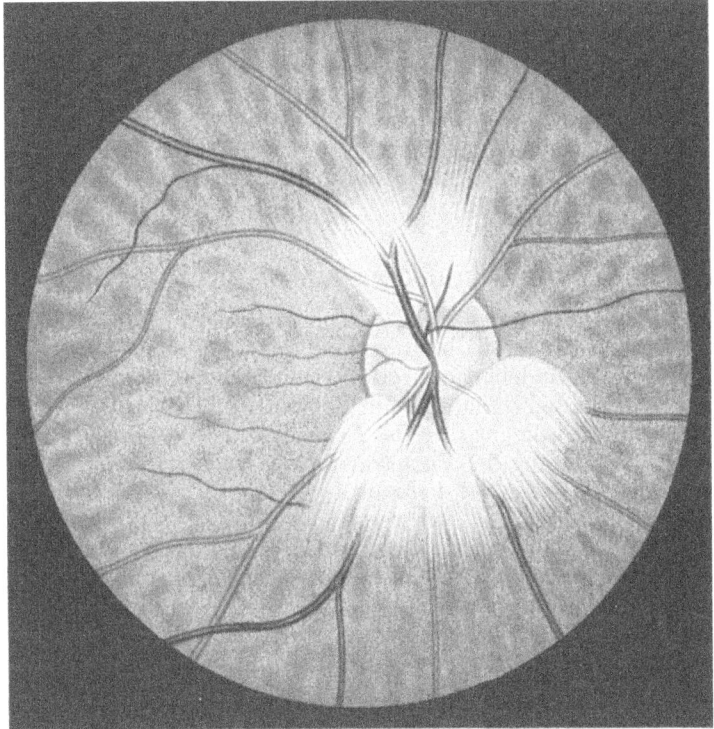

Abb. 174. Markhaltige Nervenfasern

vanischem Strom oder mittels Diathermie beeinflussen zu wollen, sind in ihrer Wirksamkeit fragwürdig.

Markhaltige Nervenfasern. Die Nervenfasern verlieren beim Durchtritt durch die Siebplatte ihre Markscheiden und liegen als nackte Fasern auf der Innenfläche der Retina (Abb. 7, S. 8). Ab und zu bleibt aber auch noch in der Netzhaut das Mark eine Strecke weit erhalten, sei es in unmittelbarer Nachbarschaft der Papille (Abb. 174) oder sei es weiter peripher. Dadurch entstehen flammig begrenzte hellweiße Flächen, die teilweise die Äste der Zentralgefäße zudecken. Der Befund hat nur kasuistisches Interesse; man muß ihn aber kennen, damit man nicht etwa eine Krankheit des Fundus diagnostiziert.

Geschwülste des Sehnerven. Die *Opticustumoren* sind selten. Die eigentlichen Tumoren des Sehnerven, die ihren Ausgang vom Gliagewebe nehmen, wachsen meist ziemlich langsam, sie drängen aber durch ihre Lage genau hinter dem Bulbus diesen schon sehr bald nach vorn, ohne seine Beweglichkeit wesentlich zu behindern. Dagegen ist die Sehschärfe frühzeitig stark beeinträchtigt oder gar erloschen. Die Papille erscheint dann atrophisch. In der Regel handelt es sich um *Gliome* (*Spongioblastome*, die mit dem sog. „Glioma" retinae, dem Retinoblastom, gar nichts zu tun haben). Das Wachstum dieser Geschwülste geschieht nur per continuitatem; sie sind also relativ gutartig. Etwas bösartiger sind andere Tumoren, die als *Meningeome* von den Scheiden des Sehnerven ausgehen. Sie zeigen entsprechend ihrer Wachstumsform meist auch eine stärkere seitliche Verdrängung des Auges in der Orbita. Temporäre Resektion der äußeren Orbitalwand nach KRÖNLEIN ermöglicht die Stellung einer exakten Diagnose und unter Umständen Entfernung der Sehnerven samt Tumor unter Erhaltung des Bulbus (s. auch Erkrankungen der Orbita, S. 212).

Die Erkrankungen der Sehbahn

Die Erkrankungen der Sehbahn vom Chiasma aufwärts lassen sich selbstverständlich nur aus bestimmten Funktionsausfällen der Leitung diagnostizieren. Mit dem Augenspiegel sind die Veränderungen nur selten festzustellen; vorzüglich dann, wenn die Störung innerhalb der intracerebralen Leitungsstrecke liegt, ist das Augenhintergrundsbild ganz normal.

Um die Bedeutung der Funktionsausfälle voll ermessen zu können, bedarf es der Kenntnis des *Verlaufs der Sehbahn.*

Die im Sehnerven das Auge verlassenden Fasern des 3. Neurons der Netzhaut ziehen vom Sehnerven zum *Chiasma nervorum.* Hier findet eine *Halbkreuzung der Nervenfasern* statt, so daß im rechten Tractus opticus diejenigen Fasern zusammengefaßt sind, welche die rechte Netzhauthälfte des rechten und des linken Auges versorgen, und der linke Tractus alle zu den linken Netzhauthälften ziehenden Bahnen enthält und die rechte Gehirnhälfte den beiden rechten, die linke Gehirnhälfte den beiden linken Netzhauthälften zugeteilt ist. Da aber die Netzhaut umgekehrte Bilder der Außendinge empfängt, kann man auch sagen, daß die rechte Gehirnhälfte die linke Gesichtsfeldhälfte vertritt, die linke entsprechend die rechte Gesichtsfeldhälfte beider Augen.

Das 3. Neuron der Sehleitung findet in den primären Opticusganglien an der Rückfläche des Gehirnstammes sein Ende. Diese werden von Zellen im äußeren Kniehöcker (Corpus geniculatum laterale), im Pulvinar thalami optici und in den vorderen Vierhügeln gebildet (Abb. 175).

Wichtig ist, daß sich hier diejenigen Nervenfasern von der Sehleitung trennen, die von der Netzhaut aus den Lichtreiz zur Pupille leiten. Die *Pupillenbahn* zweigt hier zu dem Kerngebiet des Oculomotorius an dem Boden des Aquaeductus Sylvii ab und kehrt von hier über die Oculomotoriusfasern und das Ciliarganglion in den Bulbus zurück, wo dann in der Iris die Pupillenmuskulatur eine dem Lichtreiz sofort antwortende Steuerung erfährt, so daß wir mit dem Moment der Änderung der Belichtung eine Änderung der Pupillenweite feststellen.

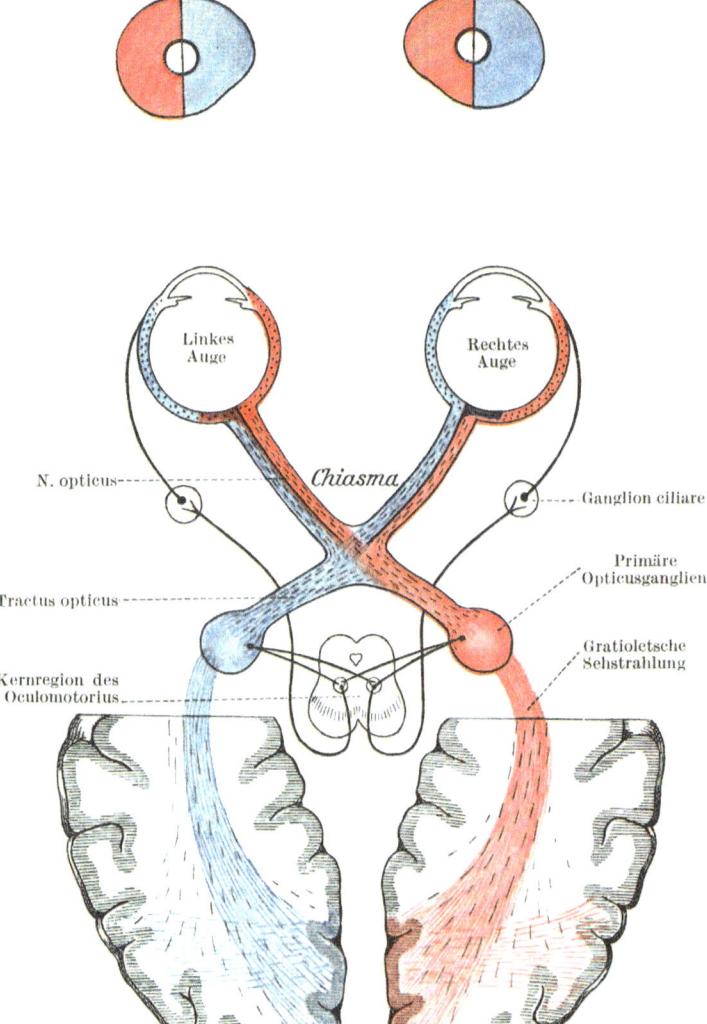

Linkes Gesichtsfeld   Rechtes Gesichtsfeld

Linkes Auge   Rechtes Auge

N. opticus   Chiasma   Ganglion ciliare

Primäre Opticusganglien

Tractus opticus   Gratioletsche Sehstrahlung

Kernregion des Oculomotorius

Linker   Rechter
Hinterhauptslappen

Abb. 175. Die Sehbahn

Die eigentliche *Sehbahn* geht aber weiter nach rückwärts in die Gratioletsche Sehstrahlung hinein, welche in die *Rinde des Hinterhauptlappens* führt. Hier liegt das *Sehzentrum* (Abb. 176). Wir finden es an der der Falx cerebri zugekehrten Innenfläche des Hinterhauptlappens, und zwar in unmittelbarer Nachbarschaft der *Fissura calcarina*. Die

oberhalb der Fissur liegenden Rindengebiete versorgen die obere Netzhauthälfte; d. h. eine Läsion der Gegend oberhalb der rechten Fissura
calcarina würde einen Gesichtsfelddefekt auf beiden Augen nach links
unten zur Folge haben. Die Begrenzung der Fissur entspricht also der
horizontalen Trennungslinie in beiden Gesichtsfeldern, während die
vertikale Trennung der beiden Gesichtsfeldhälften rechts und links durch
den Zwischenraum gegeben ist, der zwischen beiden Hinterhauptlappen
liegt und von der Falx cerebri eingenommen wird. Die Vertretung der
Macula selbst, also des scharfen zentralen Sehens, hat ihren Ort in der
Hirnrinde unmittelbar am hinteren Pol des Hinterhauptlappens.

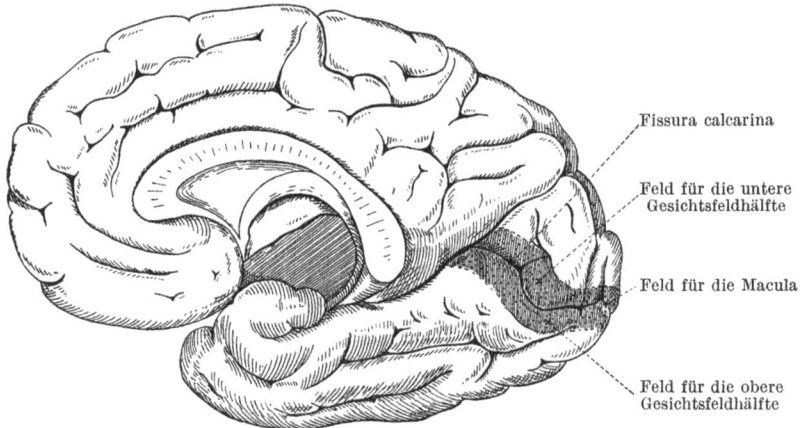

Fissura calcarina

Feld für die untere
Gesichtsfeldhälfte

Feld für die Macula

Feld für die obere
Gesichtsfeldhälfte

Abb. 176. Das Sehzentrum. Rechte Hemisphäre. Innenfläche

Nach diesem Leitungsverlaufe ergeben sich folgende Möglichkeiten
eines Funktionsausfalls.

Eine das *Chiasma* mitten durchsetzende Läsion (z. B. ein Tumor der
Hypophysis) durchtrennt die sich kreuzenden Nervenbahnen des Opticus
und verursacht einen Funktionsausfall der medialen Netzhauthälften,
also das Fehlen beider temporalen Gesichtsfeldhälften (heteronyme
Hemianopsie Abb. 177). Hingegen bringt eine Zerstörung der Sehbahn
im *Tractus* und weiter aufwärts eine Erblindung der beiden rechten
oder der beiden linken Netzhauthälften zuwege, je nachdem der rechte
oder der linke Strang der Sehbahn befallen ist (homonyme Hemianopsie
Abb. 178). Die Läsion kann auf dem Wege vom Chiasma bis zur Oc-
cipitalrinde liegen. Indessen haben wir an der oben dargelegten Ab-
zweigung der Pupillenbahn in Höhe der primären Opticusganglien zum
Oculomotoriuskern hinüber einen weiteren Anhaltspunkt, um die Lo-
kalisierung der Störung noch mehr zu umgrenzen. Wir untersuchen die
Funktion der einzelnen Netzhauthälften in bezug auf die Weiterleitung
des Pupillenreflexes, indem wir unter besonderen Vorsichtsmaßregeln
(vermittelst des „Hemikinesimeters" von HESS) das Licht einer scharf
umschriebenen Lichtquelle nur auf eine Netzhauthälfte fallen lassen,
und beobachten, ob der Pupillenreflex ausgelöst wird oder nicht. Liegt

die Unterbrechung der nervösen Leitung auf der Strecke *vom Chiasma bis zur Gegend der primären Opticusganglien*, dann ist auch die Leitung zum Oculomotoriuskern und von da aus zur Irismuskulatur unterbunden,

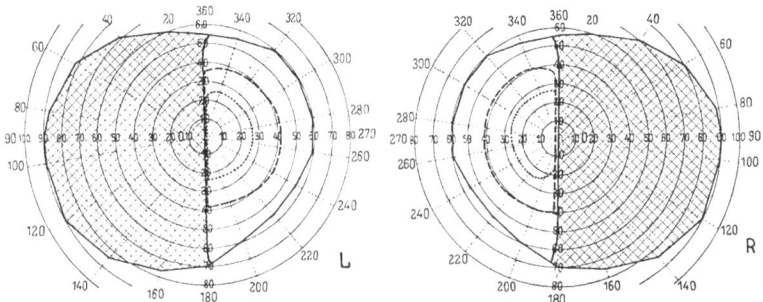

Abb. 177. Bitemporale Hemianopsie bei Hypophysentumor, der das Chiasma nervorum geschädigt hat

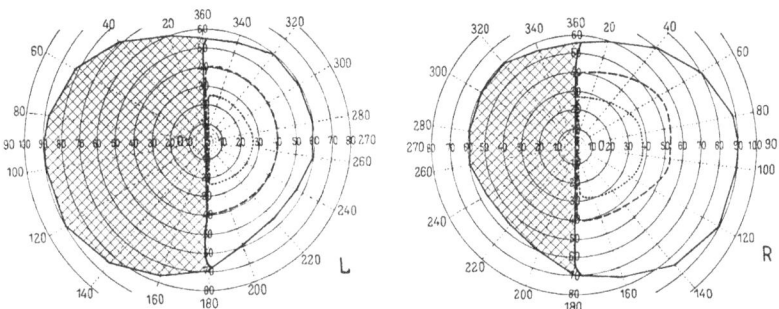

Abb. 178. Linksseitige, homonyme Hemianopsie bei Erkrankung des rechten Tractus opticus. Der Gesichtsfeldausfall geht mitten durch die Stelle des deutlichsten Sehens hindurch (vgl. auch Abb. 179)

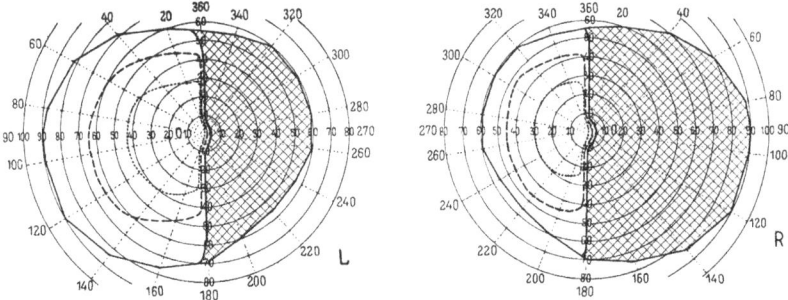

Abb. 179. Rechtsseitige homonyme Hemianopsie bei Verletzung der linken Occipitalhirnrinde. Maculare Aussparung (Unterschied gegenüber der Tractushemianopsie)

d. h. bei Belichtung der nicht sehenden Netzhauthälfte bleibt die Pupille unverändert *(hemianopische Pupillenstarre)*. Sitzt die *Störung* aber weiter *zentral*, dann springt trotz vorhandener Unterbrechung der

Leitung des Lichtreizes der Bewegungsimpuls für die Pupille zum Oculo-motoriuskern über, und die Pupillarreaktion tritt prompt ein, da der Reflexbogen nicht gestört ist.

Bei den durch krankhafte Prozesse in der *Occipitalhirnrinde* bedingten Hemianopsien pflegt außerdem, im Gegensatz zu den Tractushemi-anopsien, die dem macularen Sehen entsprechende Stelle des Gesichts-feldes auch auf der sonst ausgefallenen Gesichtsfeldhälfte jederseits erhalten zu sein, so daß also die gesunde Ge-sichtsfeldhälfte hier auf die kranke Seite über-greift: *maculare Aussparung* (Abb. 179).

Bei der hier gebotenen Schilderung sind des leichteren Verständnisses wegen zunächst einige typische Beispiele herausgegriffen worden. In der Praxis liegen jedoch die Verhältnisse vielfach komplizierter.

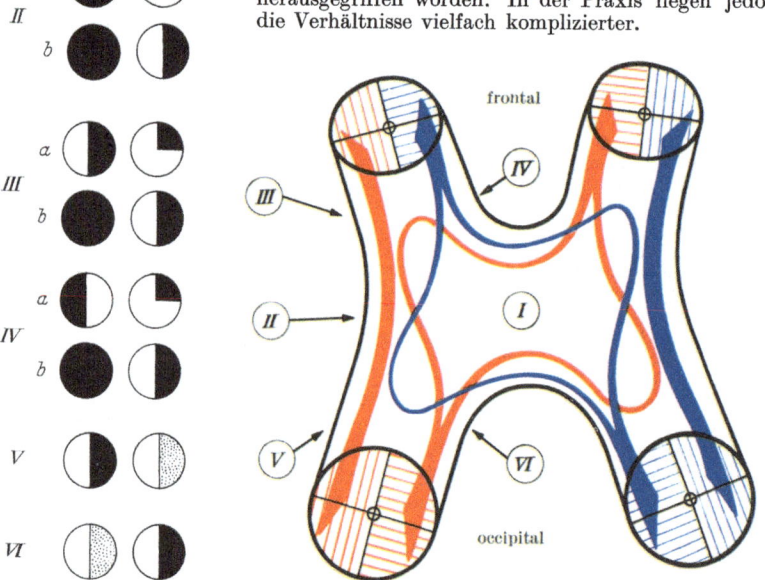

Abb. 180 u. 181. Anordnung der Sehnervenfasern im Chiasma und die den verschiedenen Schä-digungen der Sehbahn entsprechenden Gesichtsfeldausfälle (nach DUKE-ELDER)

Angesichts der ungeheuren Wichtigkeit für die Praxis des Arztes sollen hier deshalb noch einige Schemata angeführt werden, die den verschiedenen Möglich-keiten im einzelnen Rechnung tragen. Ich verdanke sie der freundlichen Erlaubnis von Sir DUKE-ELDER. Die ersten beiden Bilder (Abb. 180 und Abb. 181) stellen die Anordnung der Nervenfasern im Chiasma dar und die typischen Gesichtsfeld-defekte, die bei Druck auf die verschiedenen Teile desselben zu erwarten sind.

I. Druck in der Mitte des Chiasmas: bitemporale Hemianopsie.

II. Druck von lateral: a) gleichseitige nasale Hemianopsie und temporale Quadrantenausfälle, die sich diagonal gegenüberliegen; b) gleichseitige Amaurose und temporale Hemianopsie der gegenüberliegenden Seite.

III. Druck von lateral-vorn: a) gleichseitige nasale Hemianopsie und obere temporale Quadrantenanopsie der gegenüberliegenden Seite; b) gleichseitige Amaurose und temporale Hemianopsie der gegenüberliegenden Seite.

IV. Druck von vorn-medial: a) gleichseitige temporale Hemianopsie und obere temporale Quadrantenanopsie der gegenüberliegenden Seite; b) gleichseitige Amaurose und temporale Hemianopsie der gegenüberliegenden Seite.

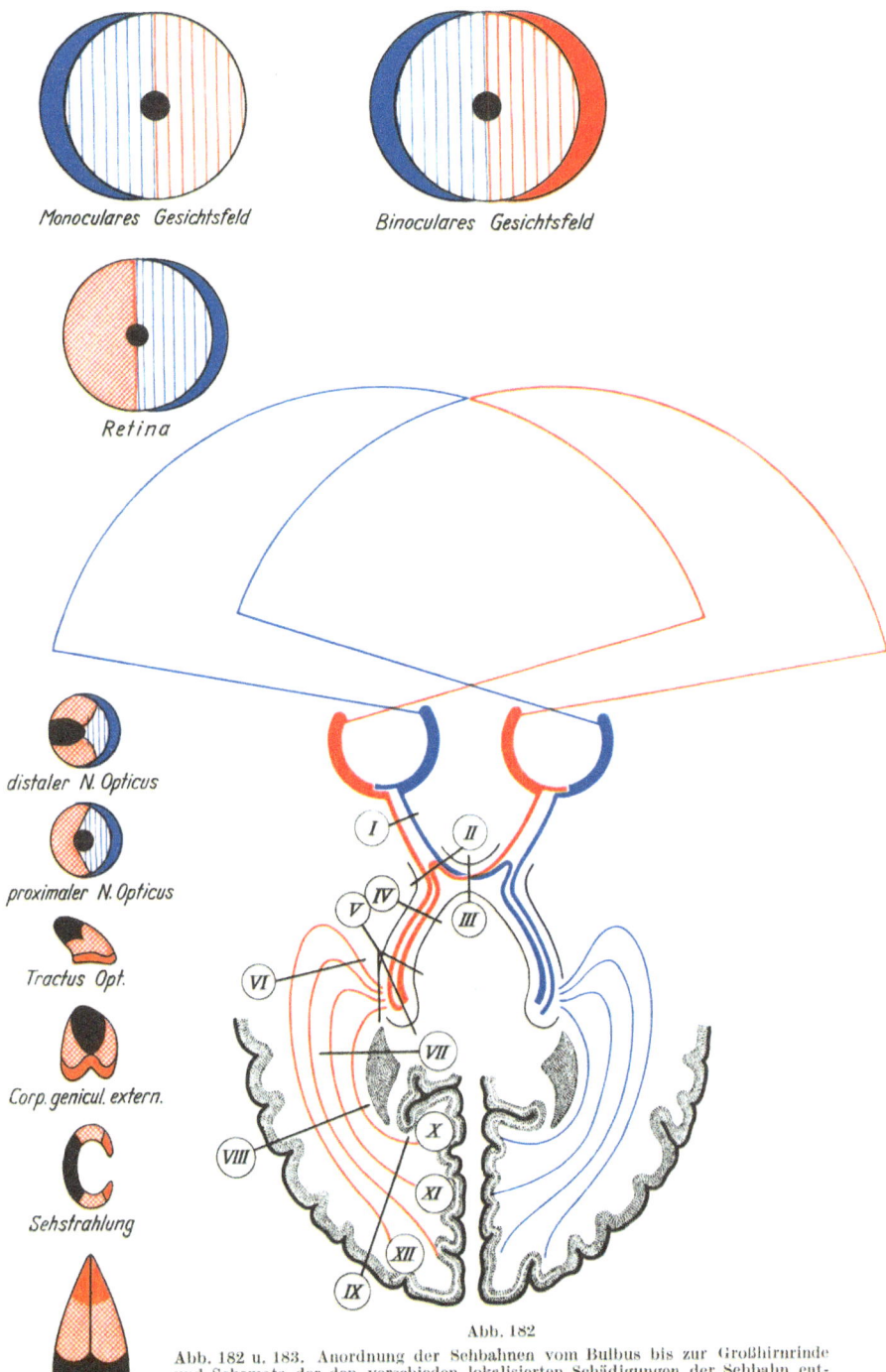

Monoculares Gesichtsfeld

Binoculares Gesichtsfeld

Retina

distaler N. Opticus

proximaler N. Opticus

Tractus Opt.

Corp. genicul. extern.

Sehstrahlung

Calcarina

Abb. 182

Abb. 182 u. 183. Anordnung der Sehbahnen vom Bulbus bis zur Großhirnrinde und Schemata der den verschieden lokalisierten Schädigungen der Sehbahn entsprechenden Gesichtsfeldausfälle (DUKE-ELDER)

V. Druck von lateral-hinten: gleichseitige nasale Hemianopsie, gefolgt von temporaler Hemianopsie der gegenüberliegenden Seite.

VI. Druck von medial-hinten: temporale Hemianopsie der gegenüberliegenden Seite, gefolgt von nasaler Hemianopsie der gleichen Seite.

Das folgende Bild (Abb. 182) zeigt die optischen Leitungsbahnen und die zugehörigen Gesichtsfelder.

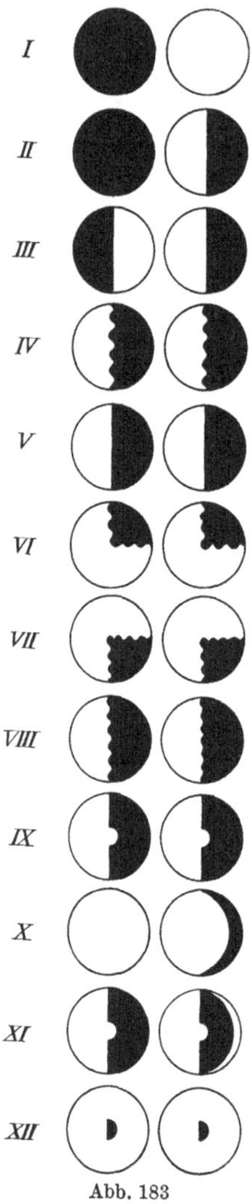

Abb. 183

Oben links das Schema des linken monokularen Gesichtsfeldes, rechts das des binokularen Gesichtsfeldes. Die blau und rot schraffierten Sektoren entsprechen dem binokularen Anteil des Gesichtsfeldes, die massiv blau und rot gezeichneten Bezirke dagegen stellen denjenigen Anteil dar, der auch beim beidäugigen Sehen jeweils nur mit einem Auge wahrgenommen wird (monokulare temporale Sichel).

In dem als *Retina* bezeichneten Schema (des linken Auges) stellt der rote Bezirk die Projektion auf die temporale Hälfte der Retina dar, der blau gestrichelte die Projektion auf die nasale Retinahälfte; die massiv blaue Sichel entspricht der monokularen temporalen Sichel des Gesichtsfeldes.

Links von dem Schema der Sehbahnen sind *topographische Diagramme der Faseranordnung* im distalen und proximalen Teile des linken Nervus opticus, des linken Tractus opticus, im Corpus geniculatum externum, in der linken Sehstrahlung und in der Calcarina wiedergegeben.

Rot gepünktelt: nasales Gesichtsfeld (temporale Retina) des linken Auges und binokularer Teil des temporalen Gesichtsfeldes (nasale Retina) des rechten Auges.

Massiv rot: monokulare temporale Gesichtsfeldsichel des rechten Augen, die im linken Tractus ihre Leitung besitzt.

Blau gestreift: binokularer temporaler Gesichtsfeldanteil (nasaler Retinateil) des linken Auges.

Massiv blau: monokulare temporale Gesichtsfeldsichel (verschwindet im Chiasma).

Schwarz: maculafasern.

Das letzte Schema (Abb. 183) gibt die Gesichtsfeldausfälle wieder, die bei Läsionen der verschiedenen Stellen der optischen Leitungsbahnen auftreten. Die römischen Ziffern neben den Gesichtsfeldern entsprechen den im Schema der Leitungsbahnen (Abb. 182) vermerkten Orten.

I. Nervus opticus: gleichseitige Amaurose.

II. Nervus opticus am Chiasma (Hinteres Ende des Nervus opticus): gleichseitige Amaurose mit temporaler Hemianopsie der anderen Seite.

III. Mediales Chiasma: bitemporale Hemianopsie.

IV. Tractus opticus: stark inkongruente homonyme Hemianopsie.

V. Hinteres Ende des Tractus opticus, Corpus geniculatum externum oder unterer Teil der Sehstrahlung: scharf begrenzte homonyme Hemianopsie ohne Maculaaussparung.

VI. Vordere Schleife der Sehstrahlung: stark inkongruente obere Quadrantenausfälle in den ungleichnamigen Gesichtshälften.

VII. Innerer Teil der Sehstrahlung: gering inkongruente untere Quadrantenausfälle in den ungleichnamigen Gesichtsfeldhälften.

VIII. Mittlerer Teil der Sehstrahlung: gering inkongruente homonyme Hemianopsie der ungleichnamigen Gesichtsfeldhälften ohne Maculaaussparung.

IX. Rückwärtiger Teil der Sehstrahlung: kongruente homonyme Hemianopsie der ungleichnamigen Gesichtsfeldhälften mit Maculaaussparung.

X. Vorderer Teil der Calcarina: kontralateraler Ausfall der temporalen monokularen Gesichtsfeldsichel.

XI. Mittlerer Teil der Calcarina: kongruente homonyme Hemianopsie der ungleichnamigen Gesichtsfeldhälften mit Maculaaussparung und Erhaltenbleiben der kontralateralen temporalen monokularen Gesichtsfeldsichel.

XII. Occipitalpol: kongruentes homonymes hemianopisches Zentralskotom in der ungleichnamigen Gesichtsfeldhälfte.

Die Erkrankungen der Linse

Entwicklungsgeschichte, normale Anatomie. Struktur und Erkrankungsarten der Linse versteht man nur im Lichte der Entwicklungsgeschichte. Noch im 1. Fetalmonat stülpt sich von dem Ektoderm aus eine blasenförmige Abschnürung in den Becher der sekundären Augenblase ein (Abb. 184). Bald trennt sich die Einstülpung von dem Ektoderm vollständig durch Zwischenschieben einer Mesodermschichte (Anlage des Irisvorderblattes und der Hornhaut). Während der Epithelzellenbelag der vorderen Wandung des so entstandenen Linsensäckchens aus annähernd kubischen Zellen zusammengesetzt bleibt, strecken sich die Zellen der rückwärtigen Wandung und bilden so einen in das Blaseninnere vorspringenden Wulst. Wir haben schon den Typus des Linsenbaues vor uns (Abb. 185): vorn einschichtiges schmales Epithel, hinten aus Epithelzellen durch Längswachstum entstandene Fasern. Wo die Vorderfläche der Kugel in die Hinterfläche übergeht, am *Äquator*, findet sich auch der allmähliche Übergang der Epithelzellen in die Fasern. Bald umgibt sich das ganze Gebilde durch eine Tätigkeit der Zellen mit einer *Kapsel*, die somit auch rein epithelialer Herkunft ist wie die Linsensubstanz selbst. Beim weiteren Wachstum füllen die Linsenfasern das Innere der ehemaligen Blase völlig aus. Um die zuerst ausgebildeten Fasern legen sich durch Auswachsen neuer Epithelzellen am Äquator immer wieder junge Faserschichten schalenartig herum. Die Linse wächst also nur „per appositionem". Die im Innersten der Fasermassen liegenden alten Fasern werden durch Wasserabgabe mit der Zeit dünn, ihre Konturen schmelzen zu einem „*Linsenkern*" zusammen, und außen legen sich während des ganzen Lebens immer neue Schichten als „*Linsenrinde*" an. So nimmt der Kern langsam an Volumen zu, indem sich auf seine alten Fasern immer neue auflagern und mit ihm verschmelzen. In demselben Maße wird die Rinde immer schmäler, wenn sie auch bis ins Alter hinein durch die am Äquator noch auswachsenden Fasern etwas neues Material hinzugewinnt.

Mit der Vollendung des 3. Jahrzehnts hebt sich der Kern durch seine Härte und Größe schon deutlich von der weichen, klebrigen und elastischen Rinde ab, und im 7. Jahrzehnt ist meist die ganze Linse sklerosiert, d. h. die Linse besteht nunmehr nur noch aus Kernmaterial, die Rinde ist ganz in dem großen Kern aufgegangen.

Bildung des Kerns (Nucleus) auf Kosten der Rinde (Cortex) bis zur totalen Linsensklerose sind also physiologische Erscheinungen, auf denen unter anderem die Entwicklung der Alterssichtigkeit (s. S. 46) *beruht.*

Betrachten wir die *ausgebildete* Linse, so sehen wir sie in einem Aufhängeband (Zonula Zinnii) ringsum an den Fortsätzen des Corpus ciliare befestigt (s. auch Abb. 3, S. 2). Die Zonulafasern treten in der Gegend der vorderen Netzhautgrenze (Ora serrata) aus den hintersten Abschnitten des Strahlenkörpers aus, heften sich dann an die Fortsätze an und ziehen von hier aus teils direkt zum Äquator, teils an die vordere, teils an die hintere Linsenkapsel (s. Abb. 3, S. 2 und Abb. 186).

An der alternden Linse selbst unterscheiden wir (Abb. 186): die Vorderfläche mit vorderer Kapsel und dem unmittelbar dahinter liegenden vorderen Kapselepithel; dann folgt die vordere Rindenschicht, dann in der Mitte des Gebildes der Kern, wobei man gewöhnlich noch den *Embryonalkern* und *Alters-*

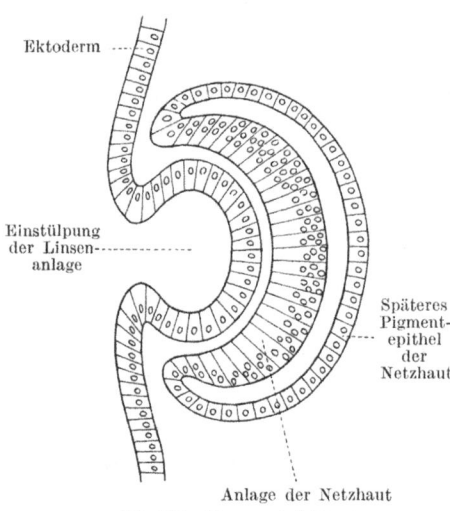

Ektoderm

Einstülpung der Linsenanlage

Späteres Pigmentepithel der Netzhaut

Anlage der Netzhaut

Abb. 184. Linsenentwicklung

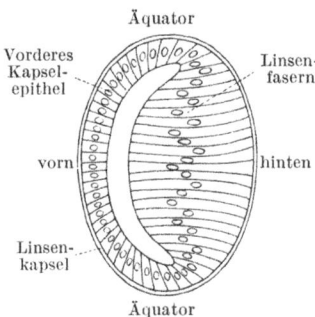

Äquator

Vorderes Kapselepithel

Linsenfasern

vorn

hinten

Linsenkapsel

Äquator

Abb. 185. Wachstum der Linse

kern unterscheidet, hierauf die hintere Rindenschicht und dann die hintere Kapsel, deren Epithel zu Linsenfasern umgebildet wurde, und die deshalb kein Epithel hat. Die Rückfläche der Linse ist in die tellerförmige Grube des Glaskörpers eingebettet, die Vorderfläche wird vom Kammerwasser umspült und berührt im Umfange des Pupillarrandes die Hinterfläche der Iris, die auf der Linsenkapsel beim Pupillenspiel hin und her gleitet.

Für die *Ernährung der Linse* spielt die Kapsel eine bedeutsame Rolle; denn sie läßt als semipermeable Membran die notwendigen Stoffe auf osmotischem Wege durchtreten. Doch kommt Ernährungsmaterial nur den äußeren Faserschichten zu, während die zentral gelegenen wie die (ebenfalls epithelialer Herkunft entstammenden) Nägel und Haare biologisch absterben und zu einem dem übrigen Körpereiweiß fern stehenden Stoff werden. Wahrscheinlich wird das zum Haushalt des Linsenstoffwechsels nötige Material an gelösten Salzen vom Corpus ciliare abgeschieden und der Linse vom Äquator aus zugeführt.

Pathologische Zustände können sich an der Linse nur durch Trübungen, Änderungen des Aussehens und der Lage, nie durch entzündliche oder gar exsudative Vorgänge äußern, weil die Voraussetzung eines Blut-

oder Lymphgefäßsystems hier völlig fehlt. Da die Linse auch keine Nerven hat, kommen Schmerzen nur dann vor, wenn andere Teile des Augeninnern in Mitleidenschaft gezogen werden.

Linsentrübung (Katarakt). Das normalerweise transparente Linseneiweiß kann unter krankhaften Verhältnissen undurchsichtig werden, und zwar entweder schon in der Entwicklungszeit von vornherein getrübt ausgebildet sein *(kongenitale, stationäre Katarakt)* oder im Laufe des Lebens infolge von Schädlichkeiten seine ursprünglich vorhanden gewesene Durchsichtigkeit verlieren *(erworbene, progressive Katarakt).*

Das Wort Katarakt (man sagt: *die* Katarakt) ist dem Griechischen entnommen und heißt in der Übersetzung ,,Wasserfall'', weil die Alten glaubten, daß eine geronnene Flüssigkeit sich vor der Linse über die Pupille ergossen habe. Das deutsche Wort ,,Star'' kommt von Starren her.

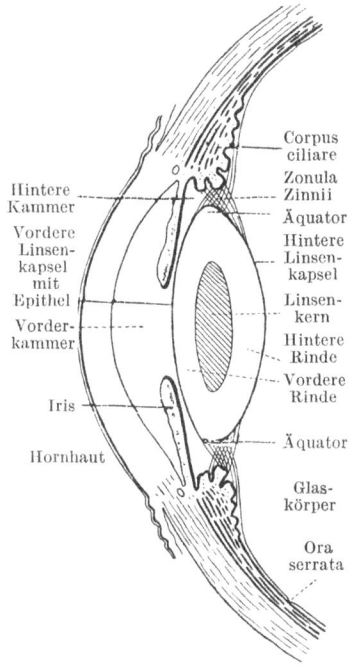

Zur Untersuchung von Linsentrübungen muß man stets zwei sich ergänzende Methoden anwenden: Die *fokale Beleuchtung*, bei der Linsentrübungen (im auffallenden Lichte) grau, grauweiß, bläulich, bisweilen auch bräunlich aussehen, und zweitens die *Durchleuchtung* (z. B. mit dem Planspiegel), bei welcher Medientrübungen als schwarze Schattenrisse vor dem rot erscheinenden Hintergrunde stehen. In den seltenen Fällen, wo die fokale Beleuchtung im senilen Auge einen diffusen grauen Reflex erkennen läßt, die Durchleuchtung aber keine Trübung ergibt, handelt

Abb. 186. Schema der Linse im Alter von 50 Jahren

es sich nicht um eine Katarakt, sondern um den sog. *Altersreflex* der noch durchsichtigen Linse.

Störungen bei der Entwicklung der Linse werden im Hinblick auf die oben beschriebene Anlage als Epithelblase und dann als zwiebelschalenartiges Gebilde bei frühzeitigem intrauterinem Auftreten die ältesten, zentralliegenden Fasern betreffen, bei Einsetzen in späteren Schwangerschaftsmonaten oder in den ersten Lebensjahren die mehr oberflächlichen (Rinden-) Schichten zur Trübung bringen.

Unter den **angeborenen Katarakten,** die in vielen Fällen auf hereditäre Einflüsse zurückzuführen sind (s. S. 250), unterscheiden wir Kapsel- und eigentliche Linsentrübungen.

Kapseltrübungen kommen vor als *Cataracta polaris anterior und posterior.* Hemmungen beim Abschnürungsvorgang der Linsenepithelblase vom Ektoderm erzeugen einen feinen oder gröberen weißen Punkt in der Mitte der Vorderkapsel, oft mit einer zeltförmigen Verdickung derselben (Cataracta pyramidalis). Hingegen markiert sich in Fällen von abnorm langem Bestehenbleiben der A. hyaloidea des fetalen Glaskörpers an dem Mittelpunkt der hinteren Kapsel ein ganz ähnliches Gebilde (Cataracta polaris posterior) (Abb. 187a).

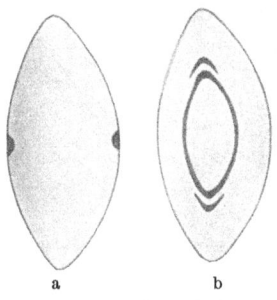

a   b

Abb. 187a u. b. a Cat. polaris anterior et posterior (Polstare); b Cat. zonularis (Schichtstar)

Innerhalb der Linsenfasermassen kommen zur Beobachtung: die *Cataracta fusiformis (Spindelstar)*, die *Cataracta zonularis (Schichtstar)* und die *Cataracta punctata*.

Der *Spindelstar* stellt eine in sagittaler Richtung die Linse von vorn nach hinten durchsetzende Trübung dar, die in der Mitte spindelig aufgetrieben ist. Sie verdankt ihre Herkunft Störungen in der ersten Linsenanlage und setzt sich manchmal nach vorn und hinten in einen Polstar fort.

Der *Schichtstar* (Abb. 187b u. 188) schwebt wie eine ovale Blase inmitten der Linse. Je früheren Wachstumsperioden er seine Entstehung verdankt, desto kleiner ist seine Ausdehnung, je späteren, desto mehr deckt er das Pupillargebiet zu. Seine Genese ist so zu erklären, daß zunächst die Linsenentwicklung durch Bildung durchsichtiger Fasern normal einsetzt. Dann kommt eine Periode, in der z. B. auf dem Boden einer Stoffwechselstörung, ein pathologisches Wachstum Platz greift: die gerade in der Umbildung zu Linsenfasern begriffenen Kapselepithelien der Äquatorzone wachsen zu trüben Fasern aus, die sich als milchig aussehende Schicht um die älteren Fasern herumlegen. Hält die Störung lange an, dann wird die trübe Schicht entsprechend dicker. Läßt aber schließlich der krankhafte Zustand nach, so kommt es nun wieder zur Ausbildung

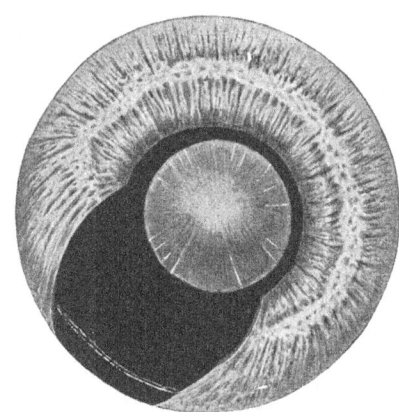

Abb. 188. Schichtstar mit ausgeführter optischer Iridektomie.
(Das Kolobom ist übertrieben groß gezeichnet, um den Linsenäquator sichtbar zu machen)

normaler Gewebe. Diese legen sich als Schichten durchsichtiger Fasern auf die getrübten; die kranke Faserzone schwebt also in der Linse, gesunde Fasern umhüllend und von gesunden Fasern selbst umhüllt. Manchmal sieht man zwei Schichtstare ineinander gekapselt; dann war ein Rückfall der Störung eingetreten, nachdem schon eine Schicht durchsichtiger Fasern wieder geliefert worden war.

Von vorn nach hinten treffen wir daher beim Schichtstar folgendes
Verhalten an. Unter der transparent bleibenden Linsenkapsel liegt eine
Schicht durchsichtiger vorderer Rindenfasern, dann kommt eine trübe
Schicht der vorderen Rinde, dann der klare Kern (daher: Cataracta
perinuclearis), dann die trübe Schicht der hinteren Rinde, dann die
klare Schicht und schließlich die klare hintere Kapsel. In der Regel
liegen über der eigentlich getrübten Zone noch mehr oder weniger zahlreiche radiär gestellte Einzeltrübungen, die der Schichttrübung wie die

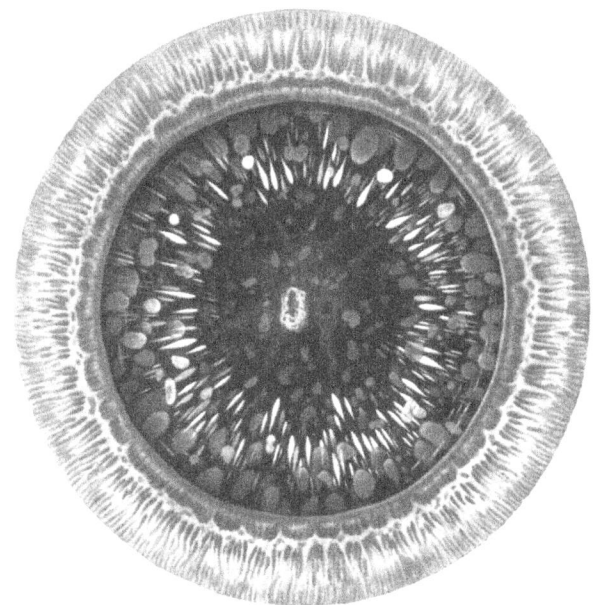

Abb. 189. Cataracta coronaria (coerulea); gleichzeitig ist in der Mitte eine Cataracta polaris posterior
erkennbar

„Reiterchen" einer chemischen Waage aufzusitzen scheinen und deshalb
auch als *Reiterchen* bezeichnet werden (vgl. Abb. 187 b).

Demgegenüber stellt die *Cataracta punctata* eine über die ganze
Linse regellos verteilte Entwicklungsstörung dar; sie besteht in der
Bildung feiner graublauer Punkte *(Cataracta coerulea)*, die sich bei
stärkster Vergrößerung in gruppenweise Ansammlungen allerkleinster
hellglänzender Stäubchen auflösen lassen. Sie können aber, wie die
Cataracta zonularis, auch in ganz bestimmten Schichten angeordnet sein,
und da an den äquatorialen Umschlagsstellen die Trübungen etwas gröber
zu sein pflegen, entsteht oft das Bild eines bläulichen Kranzes, so daß man
von einer *Cataracta coronaria* spricht (Abb. 189).

*Den angeborenen Staren ist die Eigentümlichkeit gemeinsam, daß die
Trübungen nicht fortschreiten.* Allerdings hat man den Eindruck, daß
kongenitale Katarakte dazu neigen, in späteren Lebensjahren von hinzu-
kommenden, mit der Entwicklung nicht zusammenhängenden Linsentrübungen befallen zu werden.

Nicht alle angeborenen Stare sind vererblich, denn ein Teil derselben entsteht durch Schädigungen der Linse während des Embryonallebens, die mit der Erbsubstanz als solcher nichts zu tun haben. Dahin gehören z. B. viele Formen der Cataracta zonularis. Oft ist die Ursache nicht erkennbar, bisweilen läßt sich eine Störung des Kalkstoffwechsels feststellen. Manchmal ergibt die Anamnese, daß die Mutter während der ersten Monate der Schwangerschaft an Röteln erkrankt war. In diesem Falle weist später der Säugling *regelmäßig* eine Katarakt auf. Gleichzeitig können andere schwere Schädigungen bestehen, am Auge z. B. Chorioretinitis, Mikrophthalmus, Hydrophthalmus, Kolobome usw. Diese Störungen werden unter dem Namen einer *Embryopathia rubeolosa* zusammengefaßt. Auch die *Toxoplasmose* (s. S. 157) kann Katarakt hervorrufen. Noch häufiger findet man allerdings bei dieser Erkrankung eine recht typische Chorioretinitis centralis oder ihre Folgeerscheinungen, Sehnervenatrophie, angeborene Iritis usw.

Die *Behandlung* der angeborenen Katarakte kann nur eine *operative* sein. Man wird sich dazu entschließen müssen, wenn die hervorgerufenen Sehstörungen zu hinderlich sind und durch Korrektion mit Brillengläsern nicht beseitigt werden können. Die mehr zentral gelegenen Trübungen des Spindelstars und kleinerer Schichtstare können schon durch den wenig schweren Eingriff der optischen Iridektomie (s. Abb. 188 und 99, S. 96) so weit umgangen werden, daß eine erhebliche Besserung des Visus erreicht wird. In allen Fällen, in denen eine große Differenz im Sehvermögen bei enger und erweiterter Pupille festzustellen ist, erscheint die Iridektomie nasal- oder temporal-unten aussichtsvoll. Wenn der Schichtstar aber dicht getrübt und so umfangreich ist, daß bei erweiterter Pupille nur die Peripherie durchsichtig bleibt, hat freilich der Versuch einer Iridektomie keinen Zweck mehr. Die seitlichen Teile der Hornhaut und der Linse sind optisch so wenig brauchbar, daß sie doch keine scharfen Bilder gewährleisten, wenn man in ihrem Gebiete einen Eingriff ausführt. Es bleibt dann nur übrig, die ganze Linse durch Discission und Extraktion (s. S. 201) zu entfernen und die Notwendigkeit in Kauf zu nehmen, daß der Patient später eine Starbrille für die Ferne und eine zweite für die Nähe tragen muß, während bei optischer Iridektomie die Linse und damit die ursprüngliche Refraktion und vor allem auch die Akkommodation erhalten bleiben.

Erworbene Stare sind solche, die sich erst während des Lebens — unter den verschiedensten Bedingungen — entwickeln und also im Gegensatz zu den angeborenen Formen auch fortschreiten.

Der Altersstar *(Cataracta senilis)* und die entsprechenden endogenen juvenilen Starformen. Einen Star erkennt man zwar in fortgeschrittenen Fällen an der weiß oder grau getrübten Pupille. Aber man darf nicht jede trüb aussehende Pupille kritiklos als Ausdruck einer Katarakt ansprechen; denn wir haben gesehen, daß vor der Linsenkapsel im Anschluß an Iritis fibrinosa (s. S. 119) Pupillarexsudate und Schwarten zustande kommen, oder sich dichte weißgraue Glaskörpertrübungen hinter die Linse legen können. Das Merkmal für einen Star ist daher die Lage der Trübung unmittelbar in der Linse selbst.

Jugendliche Stare sehen, wenn die weichen Rindenschichten vollständig getrübt sind, milchig-weiß aus, Altersstare infolge der geringen Dicke der Rinde und wegen der Größe des Kerns nur grau (grauer Star). Ist der Kern stark verhärtet, so schimmert er als braune Masse durch die graue Rindenschichte hindurch (Cataracta brunescens). Im hohen Alter kommt es auch vor, daß der große nunmehr die ganze Linsenmasse ausfüllende Kern eine dunkelbraune Farbe annimmt, die nicht mehr genügend Licht durchtreten läßt und daher dieselbe Sehbehinderung wie der eigentliche Altersstar nach sich zieht. Eine solche nicht eigentlich typische Startrübung heißt Cataracta nigra.

Die *Entwicklung der erworbenen Stare* geht nicht mit einem Male vor sich. Namentlich der Altersstar braucht Zeit. Wir unterscheiden daher

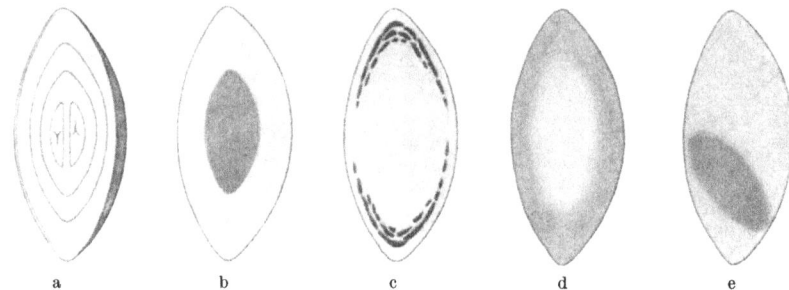

a   b   c   d   e

Abb. 190a—e. a Normale Diskontinuitätsflächen und Katarakt der hinteren Schale; b Cataracta nuclearis; c Cataracta corticalis incipiens; d Cataracta matura; e Cataracta hypermatura (MORGAGNI)

bei der Cataracta senilis verschiedene Stadien: Cataracta incipiens, Cataracta immatura oder intumescens, Cataracta matura und Cataracta hypermatura (Abb. 190—194).

Untersucht man bei erweiterter Pupille die Linsen alter Leute, so findet man fast ausnahmslos in der Peripherie feine Trübungen. Von einem beginnenden Star im klinischen Sinne sprechen wir aber erst dann, wenn die Trübungen anfangen, sich in das Pupillargebiet vorzuschieben und Sehstörungen zu verursachen (Abb. 191). Dann erblickt man bei der gewöhnlichen Form des sich in der Rinde entwickelnden Altersstars mehr oder weniger ausgesprochene weißgraue, radiär gestellte Striche (Speichen), die in nächster Nähe der Vorderkapsel gelegen sind. Oft sind sie schon bei Tageslicht sichtbar, doch werden sie bei seitlicher Beleuchtung im Dunkelzimmer viel deutlicher und können in der ganzen Ausdehnung am besten nachgewiesen werden, wenn man mit dem Planspiegel oder auch mit dem Augenspiegel Licht in die Pupille wirft und hinter den Spiegel Vergrößerungslinsen (Lupenspiegel; s. S. 15) vorsetzt. Selbst die zartesten Trübungen erscheinen dann als schwarze Schatten auf rot leuchtendem Grunde: Cataracta corticalis incipiens (Abb. 190c u. 191). Mit der Spaltlampe erkennt man in der Regel als feinere Veränderungen außerdem kleine rundliche Wassertropfen und länglichere Wasserspalten.

Was sich in der vorderen Rindenschichte abspielt, vollzieht sich genau so auch in der hinteren; nur können wir hier die Veränderungen meist nicht so gut nachweisen, weil die Trübungen vorn die rückwärtig gelegenen verdecken. Der Kern bleibt aber von den Trübungen frei. Er ist ein Fremdkörper, der sich nicht mehr wesentlich ändert.

Zur Beurteilung der Ausdehnung und der Lage der Trübung in bezug auf ihre Tiefe dient die *Beobachtung des Irisschlagschattens.* Leuchtet man mit einer elektrischen Taschenlampe, einer anderen Lichtquelle oder bei der fokalen Beleuchtung seitlich in die Pupille (Abb. 192), so wirft der der Lichtquelle zugekehrte Abschnitt der Iris auf die Linse einen Schatten. Ist diese ganz klar, so erscheint die Pupille selbstverständlich schwarz. Liegen aber in der Linse Trübungen, dann fangen diese die Strahlen der Lampe auf, und zwar so, daß unter der Kapsel sitzende unmittelbar am Pupillarrand schon hell aufleuchten, während tiefer liegende durch einen entsprechend breiten Schatten vom Pupillarrand getrennt werden. Nahe der hinteren Kapsel befindliche Trübungen werden vom Irisschlagschatten erst in der Gegend der Pupillenmitte getroffen. Je schmaler also der Schlagschatten, desto näher ist die Linsentrübung bereits der vorderen Linsenkapsel gerückt, desto fortgeschrittener ist die Katarakt.

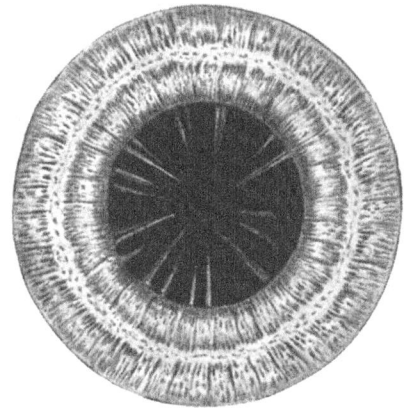

Abb. 191. Beginnender Altersstar (Speichen)

Nach und nach werden bei dem subcapsulären und supranucleären Rindenstar immer weitere Gebiete von speichenförmigen und wolkigen Trübungen befallen, bis die ganze Rinde, soweit sie sichtbar ist, in der Trübung aufgegangen ist (Abb. 193). Dies geschieht manchmal unter starker Wasseraufnahme der Linsenfasern, wodurch eine solche Quellung zustande kommen kann, daß die vordere Kammer seicht wird (Cataracta intumescens). Dieser Zustand ist aber nur vorübergehend. Nach einigen Monaten ist durch Entquellung die frühere Gestalt der Linse wieder erreicht und die Kammer besitzt wieder die normale Tiefe. Die Linse ist aber inzwischen vollständig getrübt, so daß die Iris keinen Schlagschatten mehr werfen kann, obwohl die Kapsel in der Regel klar bleibt. Immer noch erkennt man aber in der Linse die eigentümliche radiäre Strukturzeichnung. Der Star ist „reif" (*Cataracta matura,* Abb. 190 d und 194).

In diesem Zustande hat das Auge die Fähigkeit, Gegenstände zu erkennen, völlig verloren. Es kann nur noch hell und dunkel und *die Richtung des einfallenden Lichtes* unterscheiden. Dieser erhaltene Funktionsrest ist aber ungemein wichtig, damit wir sicher sind, daß der Glaskörper nicht schwer verändert und die Netzhaut in der Tiefe des Bulbus hinter der getrübten Linse noch voll leistungsfähig geblieben ist. Vor Ausführung einer Staroperation überzeugen wir uns daher stets davon, ob das Auge auch schwaches Licht noch wahrnimmt und allseitig im

Außenraum richtig lokalisiert. Zu diesem Zwecke prüfen wir den „*Licht-schein*" und die „*Projektion*".

Wir stellen im verdunkelten Zimmer eine Lichtquelle, deren Leuchtkraft man drosseln kann, seitlich hinter den Patienten, verschließen das gesunde Auge mit einem Wattebausch oder dem Handteller und lassen nun unter ständigem Wechsel der Richtung von allen Seiten nacheinander schwaches Licht in die Pupille des starkranken Auges fallen, indem wir mit dem Planspiegel die Lichtstrahlen auffangen und in die Pupille werfen. Macht der Patient in der Angabe, von woher das Licht kommt, keine Fehler, so spricht man von „richtiger Projektion". *Richtige Projektion ist eine unbedingte Voraussetzung* für die Möglichkeit der Staroperation.

Im Stadium der „Reife" (Cataracta matura) kann der Star mehrere Jahre verharren. Allmählich macht sich aber eine Auflösung und Verflüssigung der getrübten Linsenfasern zu einem Brei geltend. Für die

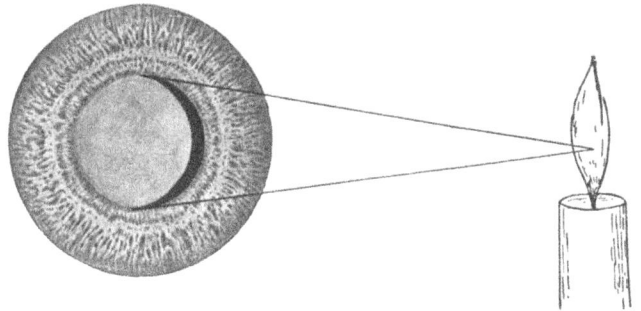

Abb. 192. Irisschlagschatten bei noch nicht völlig reifer Katarakt

fokale Beleuchtung ist die bei der reifen Katarakt noch erkennbare Strukturzeichnung verlorengegangen, die Pupille sieht mehr homogen grau-weiß aus. Wir bezeichnen diesen Zustand als „überreifen" Star *(Cataracta hypermatura)*. Der Kapselsack ist anfangs noch prall gespannt, wird aber allmählich leicht faltig, und der Kern sinkt in der schlaff gewordenen Kapsel inmitten des Breies zu Boden (Abb. 190 e und 195). Bei raschen Bewegungen des Auges sieht man ihn als bräunliches Gebilde in dem unteren Teile des Kapselsackes hin und her schlottern *(Cataracta hypermatura Morgagni)*. Ja, er kann bei einer heftigen Ruckbewegung sogar die Kapsel sprengen und durch Selbstentbindung entweder in die Vorderkammer oder in den Glaskörper hineingleiten. Mit ihm tritt auch der Rindenbrei aus und die Pupille wird wieder klar. Indessen freuen sich die Patienten meist nicht lange dieser Wunderheilung, weil die Sehkraft in vielen Fällen durch nachträgliches Hinzutreten eines sekundären Glaukoms zugrunde geht (s. S. 235). Von der bisher geschilderten Starform, die in der Rinde beginnt *(Cataracta corticalis)*, unterscheidet man eine andere, etwas seltenere, bei welcher sich zuerst der Kern trübt, während die Rinde zunächst noch weitgehend durchsichtig ist *(Cataracta nuclearis, Abb. 196)*. Diese Starart findet man z. B. bei der hochgradigen Kurzsichtigkeit, wo sie besonders störend wirkt und oft nur langsam fortschreitet, obwohl der Patient längst nicht mehr lesen und schreiben kann.

Wundstar (Cataracta traumatica) tritt ein, wenn bei durchdringenden
Verletzungen die Linsenkapsel aufgerissen oder bei stumpfen Traumen

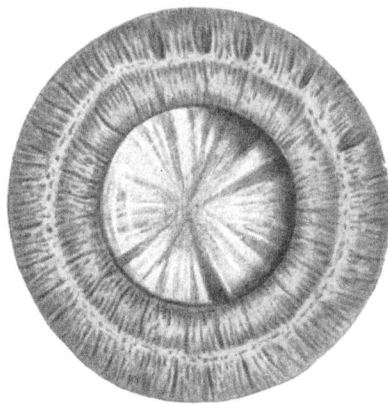

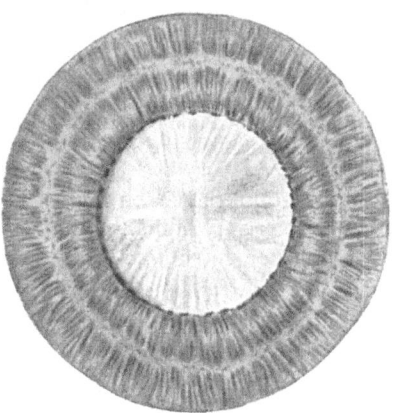

Abb. 193. Fast reifer Altersstar   Abb. 194. Reifer Altersstar

durch schwere Gewalteinwirkung zum Bersten gebracht wird. In einem
solchen Falle bekommt das Kammerwasser ungehinderten Zutritt zu
den Linsenfasern, deren Eiweiß dann
durch eine chemische Veränderung
seine Durchsichtigkeit einbüßt.

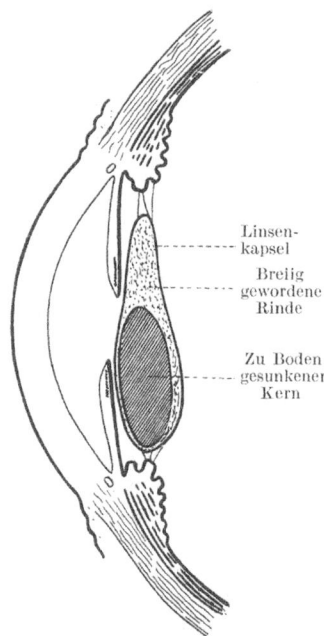

Linsen-
kapsel

Breig
gewordene
Rinde

Zu Boden
gesunkener
Kern

Abb. 195. Cataracta hypermatura

Auch beim Wundstar sehen wir
den Einfluß des Alters des Patienten
deutlich. Solange noch in jugendlichen
Jahren reichlich Rinde vorhanden ist,
saugt sich die Linse schnell mit Kammerwasser voll. Die Linsenfasern zerfallen zu weißen Flocken und quellen
oft so stark in die vordere Kammer
hinein, daß sogar sekundäre Drucksteigerungen (s. S. 235) durch Behinderung des Kammerwasserabflusses
infolge Verstopfung des Bälkchenge-
flechtes im Kammerwinkel (s. Abb. 3,
S. 2) vorkommen. Je älter aber die
Linse und je größer der Kern auf
Kosten der Rinde geworden ist, desto
weniger lebhaft reagiert die Linse auf
Kapselverletzungen. Die Linse ist dann
schon zum größten Teile ein harter
unwandelbarer Körper geworden.

Diese wichtige Differenz in dem
Verhalten der jugendlichen und der
alten Linse zwingt auch dazu, *juvenile von senilen Starformen zu trennen*;
denn wie beim Wundstar, so verhält sich auch bei dem gewöhnlichen

erworbenen Star die Linse in den Lebensaltern ganz verschieden. *Die juvenilen Katarakte sind weiche, leicht zerfallende Gebilde*, die man schon durch eine schmale Operationswunde aus dem Auge herausbringen kann, während *die harten senilen Katarakte* die Eröffnung der Vorderkammer mit einem großen Schnitt fordern, durch welchen die harte Linse in ihrer ganzen Größe austreten kann.

Ursachen der Starbildung. Zweifellos ist die Ursache der erworbenen Starbildungen nicht einheitlich. Der traumatischen Katarakte wurde

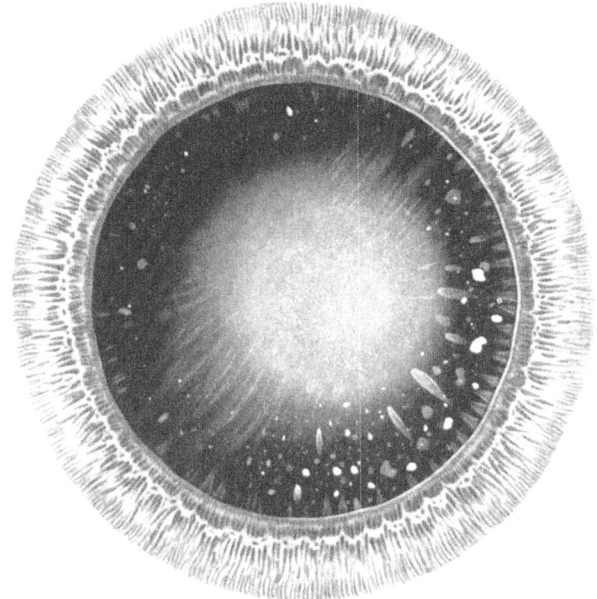

Abb. 196. Cataracta nuclearis; in den äquatorialen Rindenteilchen eine Cataracta coronaria

bereits gedacht. Die *Genese vieler gewöhnlichen juvenilen und senilen Stare* ist noch unbekannt. Über die durch Infektionskrankheiten der Mutter bedingten Stare des Embryos wurde bereits S. 192 berichtet. In anderen Fällen liegen wahrscheinlich örtliche Ernährungsstörungen zugrunde. Erblichkeit spielt bei den frühzeitig auftretenden Formen eine unverkennbare Rolle, aber wohl auch zum Teil beim Altersstar. Für diesen, den *Altersstar*, hat man auch Erkrankungen des Corpus ciliare oder die Einwirkung strahlender Energie (vor allem der ultravioletten Strahlen der Sonne) angeschuldigt. Andere dachten an innere Sekretionsstörungen, z. B. eine leichte Form der senilen Tetanie. Im allgemeinen pflegt der Altersstar zur Gruppe der Altersveränderungen an sich gerechnet zu werden, doch ist damit natürlich nicht viel erklärt.

Für gewisse Starformen können wir wohlbekannte *Stoffwechselerkrankungen* verantwortlich machen, so z. B. die Störungen des Kohlenhydratstoffwechsels für die beim Diabetes mellitus auftretenden Linsentrübungen *(Cataracta diabetica)*. Sie sind symptomatisch vom gewöhnlichen Altersstar nicht immer zu unterscheiden. Andere Krankheitserscheinungen, die wir beim Diabetes am Auge antreffen, sind die Retinopathia diabetica, Veränderungen des Sehnerven und auch der Regenbogenhaut (Quellung der Zellen des Pigmentepithels; Rubeosis iridis).

Sehr gut bekannt ist ferner die *Tetaniekatarakt*, welche im Gefolge der als *Tetanie* bezeichneten Erkrankung der Epithelkörperchen auftritt. Hier liegt eine Störung des Kalkstoffwechsels vor. Der Kalkspiegel im

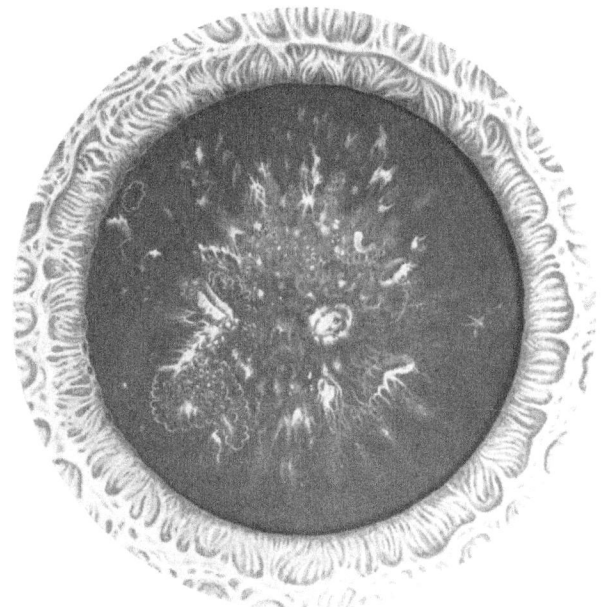

Abb. 197. Cataracta electrica durch Blitzschlag

Blut ist zu niedrig. Man findet außerdem eine *elektrische Übererregbarkeit* der peripheren Nerven *(Erbsches Symptom)*, *mechanische Übererregbarkeit* z. B. bei Beklopfen des Facialisstammes vor dem Ohr *(Chvosteksches Phänomen)* und künstliche Krampfzustände der Armmuskulatur: Geburtshelferstellung der Hände *(Trousseausches Phänomen)*. Zur Vorbereitung der örtlichen Therapie ist die Verabfolgung von AT 10, einem hydrierten Tachysterin, angezeigt.

Auch der seltenere *Myotoniestar* beruht wahrscheinlich auf einer Störung von Drüsen mit innerer Sekretion.

Durch chronische übermäßige Erhitzung, vielleicht durch die dabei wirksame Ultrarotstrahlung, findet sich bei Glasbläsern und verwandten Berufen als Gewerbekrankheit der sog. *Glasbläserstar*. Leicht und mit Sicherheit ist er als solcher erkennbar, wenn man an der Vorderfläche der Linse im Pupillargebiet die *Zonulalamelle aufgesplittert* sieht.

Zu starke Radium- oder Röntgenbestrahlung des Auges, vor allem mit „weichen" Strahlen (mehr als 300 R), bewirkt die *Röntgenkatarakt*,

die ebenfalls ganz charakteristische Symptome, hier am hinteren Linsen-
pol, macht, wo im Anfang eine eigenartige Ringtrübung erkennbar ist.
Später wird dann allerdings die ganze Linse kataraktös. Die Bestrahlung
des Kopfes — nicht nur der Augen! — darf deshalb nur vom Röntgen-
facharzt vorgenommen werden, der mit den möglichen Gefahren für das
Sehorgan vertraut ist. Auch durch starke elektrische Ströme, die den
Körper, insbesondere am Kopf, durchschlagen, z. B. durch Blitzschlag,
entsteht Star *(Cataracta electrica)*.

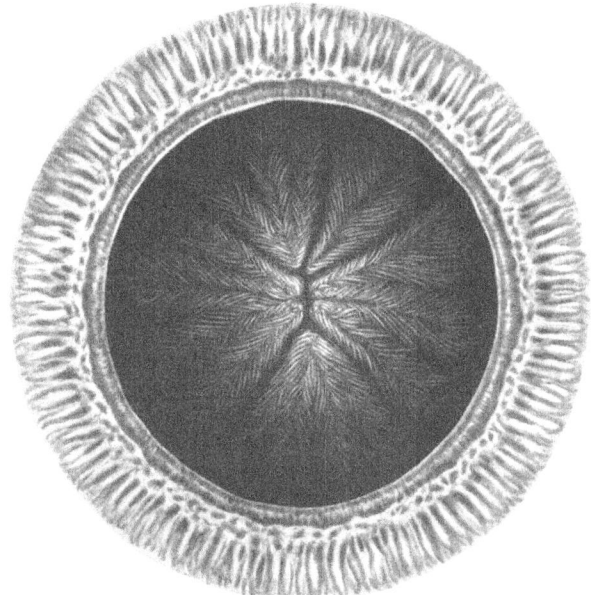

Abb. 198. Kontusionskatarakt der hinteren Schale

Ferner können verschiedene *Vergiftungen* Ursache einer Starbildung
abgeben (z. B. Naphthalinstar, Ergotinstar, Dinitrophenolstar usw.).

Nach Kontusionen kann es auch ohne eine erkennbare Verletzung
der Linsenkapsel zu Starbildungen kommen. Vielfach sieht man dann
im Bereich der hinteren Rinde schalenförmig angeordnete relativ zarte
Trübungen, die sich der Struktur der Linsenfasern anschließen. Diese
Trübungen brauchen nicht fortzuschreiten (Abb. 198).

Von einer *Cataracta complicata* sprechen wir dann, wenn die Linsentrübungen als Komplikationen anderer Erkrankungen des Augapfels
auftreten. So wissen wir, daß im Gefolge von Entzündungen des vorderen Tractus uvealis (chronische Iridocyclitis mit ihren Komplikationen)
oft Linsentrübungen vorkommen, die zur praktischen Erblindung und zu
Eingriffen zwingen können.

Bei der malignen *Myopie* findet man nicht selten sehr langsam fortschreitende Kerntrübungen der Linse; auch Pigmentdegeneration der
Netzhaut, Glaukome und Amotionen der Netzhaut führen oft schließlich
zur Katarakt.

Befindet sich ein durch perforierende Verletzung eingedrungener Fremdkörper aus Eisen oder Kupfer längere Zeit im Auge, so kommt es im Zuge der Verrostung (Siderosis) bzw. Verkupferung (Chalkosis) auch zur Starbildung (vgl. S. 254).

Endlich sei noch der sog. *Heterochromiekatarakt* gedacht, einer Krankheit, die wahrscheinlich auf dem Boden einer Sympathicusstörung zu-

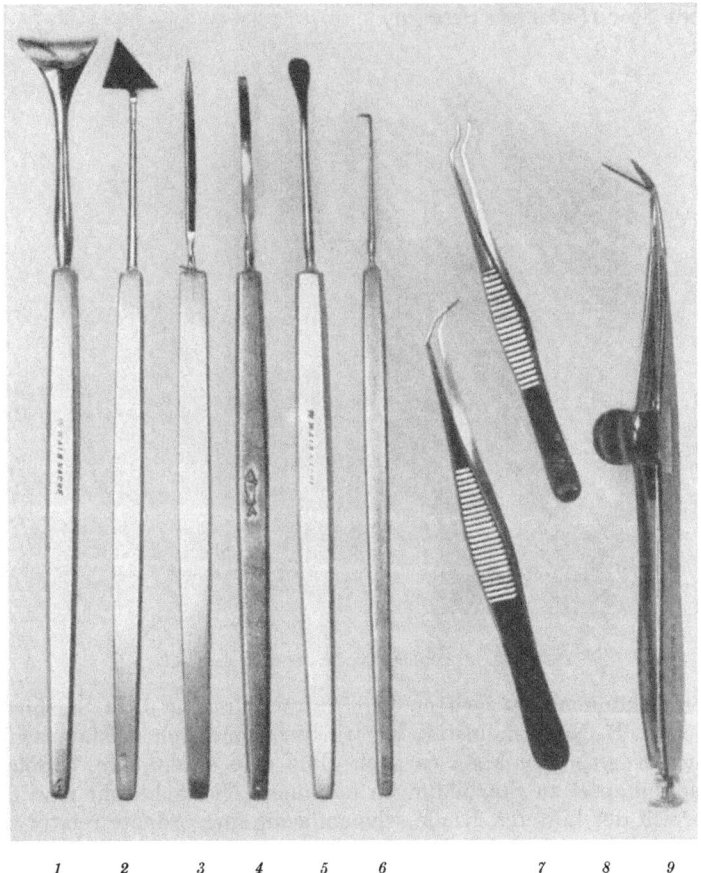

Abb. 199. *1* Desmarresscher Lidhalter, *2* abgebogene Lanze, *3* Schmalmesser nach v. GRAEFE, *4* Spatel, *5* Davielscher Löffel, *6* Cystitom, *7* Kapselpinzette, *8* Irispinzette, *9* Weckersche Pinzetten-schere

stande kommt. Die Iris verändert dabei Farbe und Zeichnung. Sie erscheint in fortgeschrittenen Stadien stahlgrau; es entstehen feine Präcipitate an der Hornhauthinterfläche ohne sonstige Zeichen einer Cyclitis, und endlich trübt sich die Linse. Die Prognose bei der Operation ist günstig (vgl. auch den Hornerschen Symptomenkomplex S. 49).

Die **Staroperation.** Eine konservative Starbehandlung zur Beseitigung vorhandener Linsentrübungen gibt es nicht. Katarakte, die zu einer erheblichen Beeinträchtigung der Sehschärfe geführt haben, müssen operiert werden. Dabei sind die anzuwendenden Methoden je nach der Art der vorliegenden Starform verschieden.

Eine durchsichtige *jugendliche* Linse ist von zäh-klebriger Konsistenz. Erst wenn sie getrübt wird, nimmt sie eine weiche flockige Beschaffenheit an, und nur in diesem Zustande läßt sie sich bequem extrahieren.

Sind wir daher gezwungen, eine erst teilweise getrübte jugendliche Linse zu entfernen (z. B. bei einem nicht ausgedehnten Schichtstar), dann machen wir zunächst dadurch die Trübung zu einer totalen, daß wir eine *Discission* ausführen.

Eine feine Starnadel (Discissionsnadel) wird innerhalb der Sklera unmittelbar im Limbusgebiet eingestoßen. Mit der Spitze der Nadel zielt man auf die Pupille und reißt durch mehrere Schnitte die vordere Linsenkapsel auf. Nun hat das Kammerwasser, wie bei einem Wundstar, freien Zutritt zu den Linsenfasern und vollendet das Werk der Trübung. Bei Kindern kann unter Umständen schon die Discission genügen, um

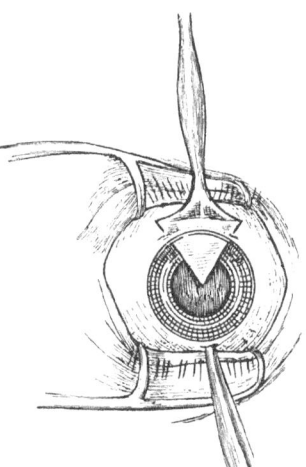

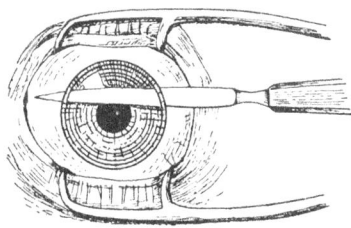

Abb. 200. Lineare Extraktion einer Cataracta mollis mit Lanze

Abb. 201. Lappenschnitt mit Schmalmesser bei Cataracta senilis

die Pupille klar zu machen. Die aus dem Kapselsack hervorquellenden Linsenfaserflocken gelangen in die Vorderkammer, werden dort vom Kammerwasser allmählich aufgelöst und in fein verteiltem Zustande mit ihm aufgesogen. Nur muß man achtgeben, daß nicht durch Verstopfen des Kammerwinkels durch größere Brocken ein Sekundärglaukom auftritt (s. S. 235).

Gemeinhin schließt man einige Zeit nach der Discission die *lineare Extraktion* an. Diese kann auch ohne vorangegangene Discission sofort vorgenommen werden, wenn die Linse schon von selbst genügend getrübt ist, wie z. B. bei dem jugendlichen Totalstar, der Cataracta mollis.

Das Instrument, mit dem wir die vordere Kammer eröffnen, ist in diesem Falle die *Lanze* (Abb. 199, 2). Sie hat eine Spitze und von dieser ausgehend zwei in einem Winkel zueinander verlaufende geschliffene Seitenschneiden. Wo das Instrument in den Schaft übergeht, ist es winklig über die Fläche gebogen. Mit der Lanze sticht man am Limbus ein und führt die Spitze parallel zur Irisebene bis etwa zur Pupillenmitte vor (Abb. 200). So schafft man sich eine lineare, tangential zum Limbus gelegene Wunde, deren Größe man durch mehr oder weniger weites

Vorschieben der Lanze beeinflussen kann. Ist die Kapsel, wie nach geschehener Discission oder nach Verletzungen, schon hinreichend aufgerissen, so genügt ein leichter Druck mit der Fläche der Lanze nach rückwärts, um die Wunde zum Klaffen zu bringen und die Linsenflocken austreten zu lassen. Leichtes Massieren mit einem Spatelchen oder Löffelchen vollendet den Akt der Linsenentbindung. Ist die Kapsel noch intakt, wie bei primärer Linearextraktion, so macht man mit der Lanzenspitze durch eine Hebelbewegung einen Schnitt in die Linsenumhüllung und verschafft sich so den Zugang zu den Fasermassen. In gewissen Fällen ist es zweckmäßig, die Vorderkammer während dieser Operation durch Spülung mit steriler physiologischer Kochsalzlösung von den gequollenen Linsenmassen vollständig zu befreien.

Wenn eine einzige Extraktion nicht alles Linsenmaterial herausschafft, kann man die Operation nach einiger Zeit nochmals wiederholen und dann den Rest der gequollenen und getrübten Fasern beseitigen.

Beim *Altersstar* wenden wir andere, etwas umfangreichere Operationsmethoden an, weil wir nicht eine breiige Masse, sondern einen harten, dem Alter der Patienten entsprechend großen Kern entbinden müssen.

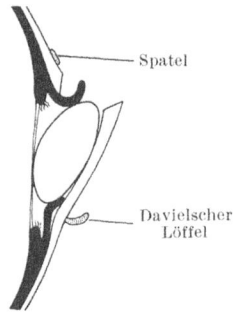

Spatel

Davielscher Löffel

Abb. 202. Entbindung der Linse aus der Kapsel. Die hinteren Teile der Linsenkapsel verbleiben im Auge

Deswegen verwenden wir nach Anlegen einer Zügelnaht unter den Rectus superior ein *Schmalmesser* (Abb. 199, *3*), dessen Spitze wir am temporalen Limbus einstoßen und an der gegenüber befindlichen Stelle des Limbus wieder ausstoßen (Abb. 201). Durch sägende Züge schneidet man dann den Limbus nach oben hin durch, so daß je nach der Größe der zu entbindenden Linse ein *Lappen* gebildet wird, der etwa $^2/_5$ des ganzen Hornhautumfanges umgreift und zugleich einen um ungefähr 2—3 mm breiten Bindehautstreifen mit ablöst. Die Größe der beim Altersstar nötigen Wunde birgt Gefahren in sich, die erheblicher sind als bei der linearen Extraktion mit der Lanze; denn mit der Ausdehnung der Wunde wächst die Möglichkeit, daß Keime aus dem niemals völlig sterilen Bindehautsack in das Augeninnere eindringen und die Wunde infiziert wird. Dann aber besteht auch während der Operation und noch während einiger Tage später die Gefahr, daß Glaskörper vorfällt. Reichlicher Glaskörperverlust zieht aber leicht Netzhautablösung nach sich.

Der zweite Akt der Operation ist die Eröffnung der Linsenkapsel. Die *Aufreißung der Kapsel* geschieht mittels des Cystitoms oder mittels der Kapselpinzette. Das Cystitom (Abb. 199, *6*) hat eine kleine dreieckige, scharfe Schneide und die Kapselpinzette (Abb. 199, *7*) Zähnchen, mit denen die Kapsel gefaßt wird. Nach Eröffnung der Kapsel ist alles zur eigentlichen Extraktion vorbereitet. Während oberhalb der Wunde ein schmaler Spatel vorsichtig auf die angrenzende Lederhaut drückt, wird durch den Davielschen Löffel oder einen gebogenen Haken, den man an den unteren Limbus von außen anlegt, die Linse mit ihrem unteren Äquatorumfang nach rückwärts gedrängt, so daß sich der obere Äquator in die Wunde einstellt (Abb. 202). Hierauf schieben massierende Bewegungen des Löffels die Linse aus der Wunde heraus. Meist streift der durch die Wunde hindurchtretende Kern die Rindenschicht ab, so daß man die zurückgelassenen Reste noch besonders herausstreichen muß. Zum Schluß wird die Iris mit dem Spatel in ihre normale Lage zurückgestrichen und an der Basis mit einem kleinen Einschnitt *(Iridotomie)* oder Ausschnitt *(basale Iridektomie)* versehen, damit nicht nachträglich durch den intraokularen Flüssigkeitsstrom die Iris an die Wunde gedrängt wird.

Nach Vollendung der Extraktion bleibt also die aufgerissene vordere Kapsel und die intakt erhaltene hintere Kapsel als Scheidewand zwischen vorderem und hinterem Bulbusabschnitt zurück. Nicht immer gelingt es jedoch, alle Linsenfasern restlos zu entfernen. Oft setzen sich Reste in den Falten der Kapsel fest, die dann mit der Kapsel verkleben und mit ihr zusammen den *Nachstar* bilden (Abb. 203). Diese „*Cataracta secundaria*" ist vielfach der Grund, warum zunächst für das Sehvermögen kein hinreichender Erfolg erzielt wird; denn abermals deckt eine mehr oder weniger dichte, wenn auch nur dünnhäutige Trübung die Pupille zu (Abb. 204). Man muß sich dann zur *Nachstaroperation* entschließen.

Ist das Häutchen sehr zart, dann genügt die Durchreißung mit der Nadel, andernfalls wird der Nachstar nach abermaliger schmaler Eröffnung der vorderen Kammer mittels der Lanze dadurch gespalten, daß man eine feine Schere (Scherenpinzette) einführt (Abb. 199, *9* u. 205), deren spitzes Blatt man durch das die Pupille verschließende Häutchen hindurchsticht und dann den Scherenschlag vollendet (*Scherendiscission*).

Nunmehr ist die trennende Haut zwischen Glaskörperraum und Kammer gefallen, und die Pupille ist klar (Abb. 206).

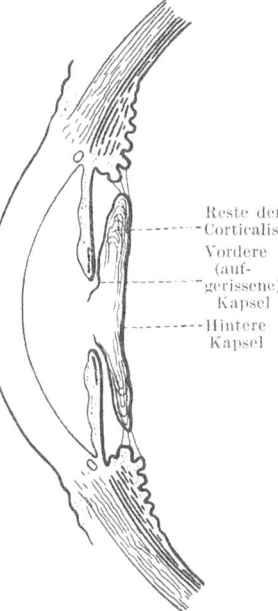

Reste der Corticalis

Vordere (auf- gerissene) Kapsel

Hintere Kapsel

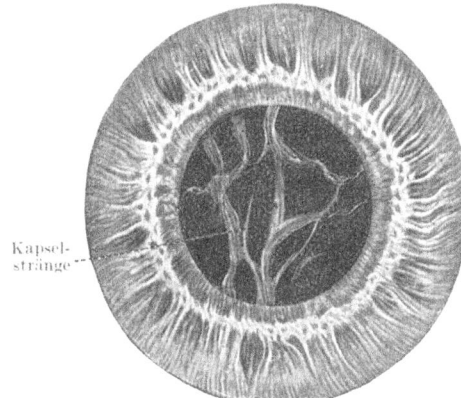

Kapsel- stränge

Abb. 203. Nachstar   Abb. 204. Nachstar

Da bei der oben geschilderten Operation die Linse aus der Kapsel heraus entbunden wird, spricht man auch von einer *extracapsulären Extraktion*. In neuerer Zeit ist man nun dazu übergegangen, die Linse als Ganzes, also einschließlich der unverletzten Kapsel, aus dem Auge zu entfernen. Das geschieht durch *intracapsuläre Extraktion* (Abb. 211).

Bei diesem Eingriff wird nach dem Starschnitt mit einer stumpfen Pinzette die Linse vorn-unten an der Kapsel gefaßt, ohne daß diese zerreißt, mit dem unteren Rande nach vorn gestülpt und schließlich nach oben aus der Wunde herausgezogen (Abb. 207—211). Die Iris wird mit dem Spatel zurechtgeschoben; dann folgt, wie bei der extracapsulären Extraktion, die basale Iridektomie. Die Operation hat den Vorteil einer von Anfang an absolut klaren Pupille und eines besonders reizlosen Heilverlaufs. Andererseits ist die Gefahr einer Glaskörper- hernie in die Vorderkammer und wohl auch die des Glaskörperprolapses während der Operation etwas größer, als wenn die hintere Linsenkapsel vor dem Glaskörper stehenbleibt. Viele Operateure verzichten bei der Anlage des Schnittes auf einen Bindehautlappen, um nach der Operation die Wunde sogleich durch eine oder mehrere Nähte, die heute in jeder beliebigen Feinheit zur Verfügung stehen, zu schließen.

Ist das Linsensystem nicht intakt, insofern die Linse in ihrem Aufhängeapparat gelockert ist, dann besteht die Gefahr, daß beim Versuche, die Linsenkapsel aufzureißen oder die Linse herauszuziehen, eine Luxatio lentis in den Glaskörperraum eintritt, in welchem sie dann verschwindet,

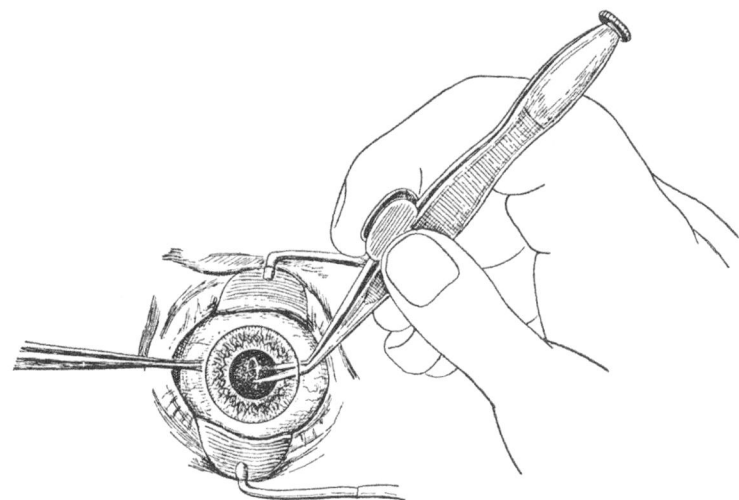

Abb. 205. Nachstardurchschneidung mit Scherenpinzette

ohne gefaßt werden zu können. In solchen Fällen versichert man sich der Linse, indem man unmittelbar nach vollendetem Hornhautschnitt eine *Drahtschlinge* hinter sie schiebt und sie, in dieser gehalten, gleichsam samt der Kapsel herauszieht. Natürlich nimmt man dabei einen möglichen Glaskörperverlust in Kauf, weil keine Schranke mehr den Glaskörper zurückhält.

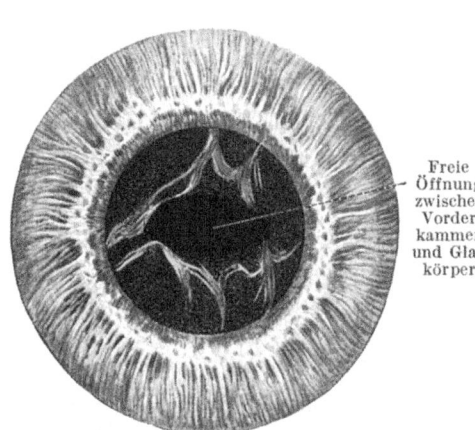

Freie Öffnung zwischen Vorderkammer und Glaskörper

Abb. 206. Durchschnittener Nachstar

Im überreifen Stadium des Altersstars muß man ebenfalls gelegentlich zur Extraktion in der Schlinge greifen.

Die gewöhnliche Staroperation wird in örtlicher Betäubung durch einige Tropfen Cocain durchgeführt. Sie ist völlig schmerzlos und stellt an den Patienten keinerlei besondere Anforderungen. Man kann in der Regel einseitig (oder höchstens für einen Tag doppelseitig) verbinden und den Kranken bereits am Tage nach der Operation aufsitzen lassen.

Im allgemeinen verordnet man etwa 12 Tage nach der Operation die erforderlichen Starbrillen. Dabei braucht ein linsenloses Auge bei früherer Emmetropie ein Konvexglas von etwa 12 D, ein früher kurzsichtiges ein entsprechend geringeres, ein übersichtiges ein stärkeres. Durch den operativen Eingriff entsteht zumeist eine Veränderung der Hornhautkrümmung (Astigmatismus), die durch Zylindergläser zusätzlich ausgeglichen wird (s. S. 38), wobei aber zu berücksichtigen ist, daß der Astigmatismus im Laufe weniger Monate teilweise wieder zurückgeht. Das Starleseglas muß natürlich 3—4 D stärker sein (s. S. 46).

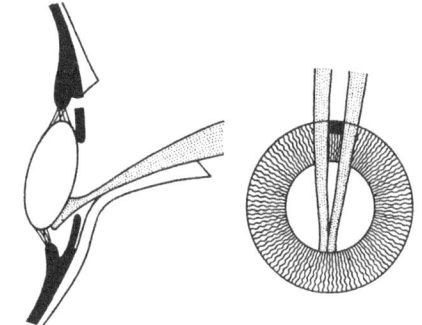

Abb. 207. Die Linsenkapsel nach dem Starschnitt mit einer stumpfen Pinzette gefaßt

Die Lageveränderungen der Linse. Normalerweise ist die Linse durch die Fasern der Zonula Zinnii so fixiert, daß sie zwar beim Akkommodationsakt ihre Brechkraft vermehren und vermindern kann, im übrigen aber fest in die tellerförmige Grube des Glaskörpers eingebettet erscheint. Ist der Kranz der Zonulafasern unvollkommen ausgebildet oder teilweise zerstört, so kann bei Augenbewegungen die Linse zittern. Man erkennt das daran, daß die ihr vorgelagerte Iris schlottert

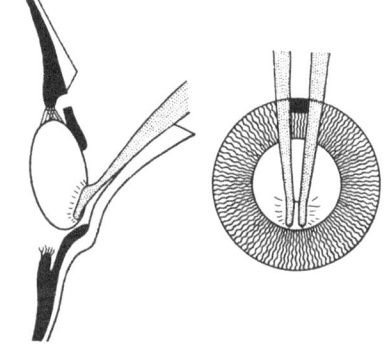

Abb. 208. Durch seitliches Hin- nnd Herbewegen wird die Linse von den Zonulafasern abgelöst

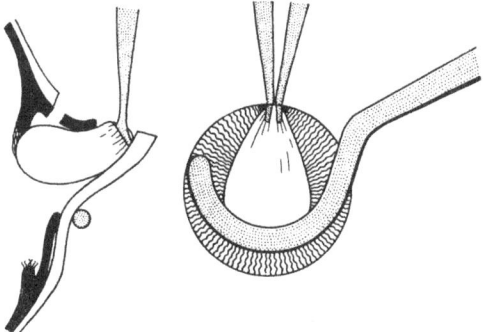

Abb. 209. Die Linse wird durch Zug an der Kapsel und gleichzeitigem Druck mittels des gebogenen Hakens entbunden
Abb. 207—209. Nach ARRUGA. Intracapsuläre Staroperation

(*Iridodonesis*). Irisschlottern ist also ein Zeichen für *Linsenschlottern*, das immer krankhaft ist.

Liegt eine erkennbare Lageveränderung der Linse vor, so sprechen wir von einer *Subluxation der Linse*, solange die Verschiebung nur so

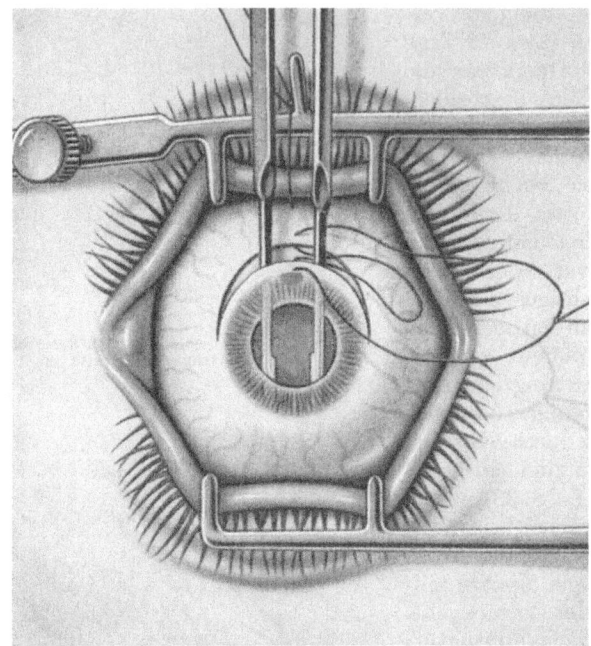

Abb. 210. Die Linsenkapsel wird mit einer stumpfen Pinzette gefaßt. (Man beachte die vorgelegte Corneo-Skleratnaht) (vgl. Abb. 207)

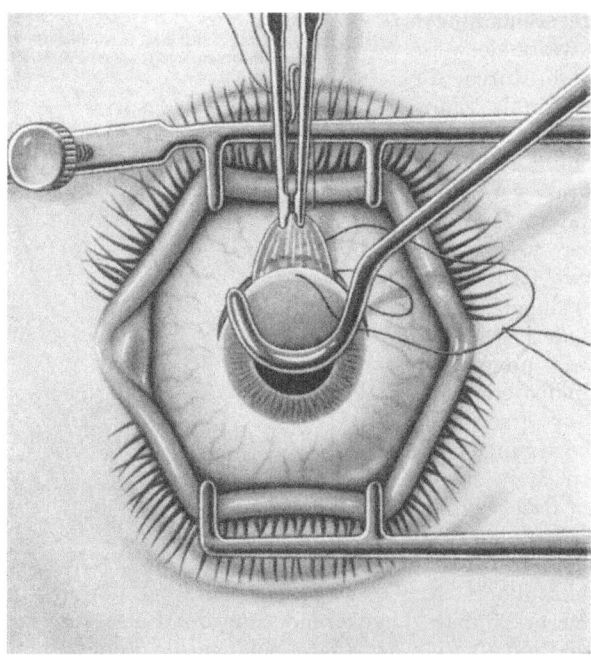

Abb. 211. Die Linse wird durch Zug an der Kapsel und gleichzeitigem Druck mittels des gebogenen Hakens entbunden (vgl. Abb. 209). Abb. 210 u. 211 nach ARRUGA

gering ist, daß die Linse sich noch teilweise in der tellerförmigen Grube befindet. Ist sie dagegen völlig aus ihrem Verbande gelöst, so handelt es sich um eine *Luxation der Linse.* Derartige Lageveränderungen kommen angeboren und erworben vor, letzteres z. B. durch Schlag oder Stoß gegen den Bulbus, wobei die Zonula zerreißt und die Linse aus ihrem Bette verschoben wird.

Es gibt aber, wie gesagt, auch angeborene *Ektopien der Linse.* Bei diesen besteht ein kongenitaler Defekt der Zonula, so daß die Kinder

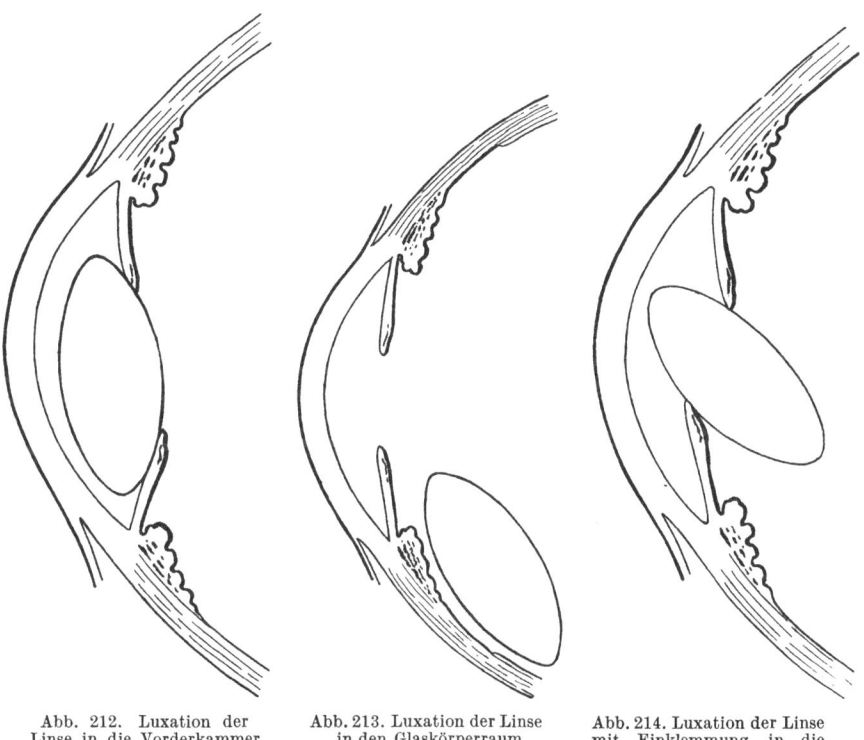

Abb. 212. Luxation der Linse in die Vorderkammer   Abb. 213. Luxation der Linse in den Glaskörperraum   Abb. 214. Luxation der Linse mit Einklemmung in die Pupille

bereits mit verlagerten Linsen auf die Welt kommen. Die Linsen sind dabei oft, wenn auch nicht regelmäßig, auffallend klein und als *Kugellinse* ausgebildet. Das Leiden ist dann meistens doppelseitig und oft mit einer Verlagerung der Pupillen *(Korektopie)* nach der entgegengesetzten Richtung verbunden (z. B. Ektopie der Linsen nach oben-innen, der Pupillen nach unten-außen). Auch wenn anfangs nur eine Subluxation der Linse besteht, kann diese im Laufe der Jahre zu einer vollständigen Luxation werden. In vielen Fällen ist die kongenitale Linsenektopie mit anderen Störungen des Körpers verknüpft, z. B. mit Spinnenfingrigkeit (Arachnodaktylie). Es handelt sich dann um das Krankheitsbild einer *Dystrophia mesodermalis congenita* (Marfansches Syndrom).

Eine *totale Linsenluxation* kann erfolgen: 1. in die vordere Augen-kammer (Abb. 212 und 216), 2. in den Glaskörperraum (Abb. 213), 3. schräg gestellt in die Pupille (Abb. 214) und 4. infolge von stumpfen Verletzungen (s. S. 252), bei gleichzeitigem Bersten der Sklera am Limbus corneae, unter die Binde-haut (Abb. 217).

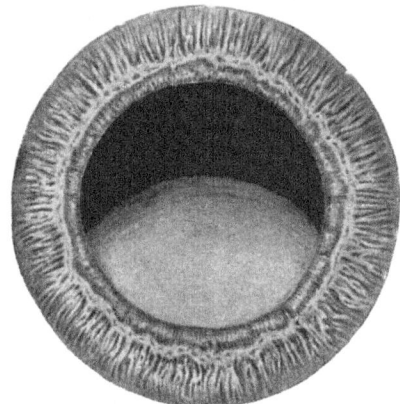

Die *in die vordere Augen-kammer geglittene* Linse ist (Abb. 212 und 216), solange sie durchsichtig bleibt, einem im Kammerwasser suspendierten großen Öltropfen sehr ähnlich. Man sieht einen hellen, den Äquator darstellenden Ring von glänzendgelber Farbe und die Iris entsprechend nach rückwärts ge-drängt, sog. „Goldrand" der luxierten Linse. Bei Luxation einer getrübten Linse liegt natür-lich eine graue linsenförmige Scheibe in der Kammer. Da die in der Vorderkammer befind-

Abb. 215. Subluxation der Linse. Der Linsen-äquator ist in der Mitte der Pupille sichtbar

liche Linse den Kammerwinkel größtenteils verstopft, ist eine sekundäre Drucksteigerung die unausbleibliche Folge.

Hängt die Linse noch an Teilen der Zonula fest, so kann sie ihre Lage nur unvollständig ändern. Sie neigt sich dann mit einem Teile ihres

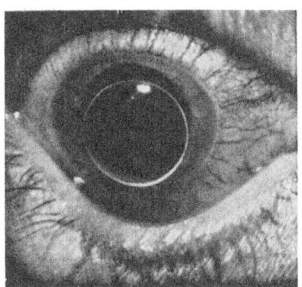

Abb. 216. Luxation der durchsichtigen Linse in die vordere Kammer (Sekundärglaukom)

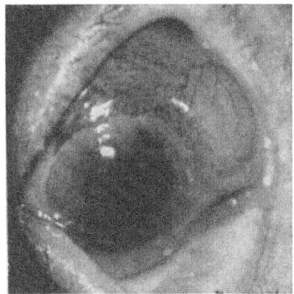

Abb. 217. Luxation der Linse unter die Binde-haut nach oben-außen durch Kuhhornstoß. Die Sklera war subconjunctival rupturiert

Äquators nach hinten in den Glaskörperraum. Dabei kann es geschehen, daß der Äquator der durchsichtigen Linse in der Mitte der Pupille erscheint (Abb. 215). Dann sieht man mit dem Augenspiegel den Hinter-grund doppelt: einmal klein durch die stark gewölbte Linse und ein zweites Mal größer durch das aphakische Gebiet der Pupille. Umgekehrt kann dann natürlich auch der Patient mit *einem* Auge doppelt sehen, ähnlich wie bei der Iridodialyse, wo aber die optischen Verhältnisse natür-lich ganz anders sind (s. Abb. 133). Es besteht also *monokulares Doppelt-*

sehen. Meist trübt sich aber bald die Linse, und auch das Sekundärglaukom pflegt nicht lange auf sich warten zu lassen, weil die als Fremdkörper wirkende Linse bei jeder Augenbewegung an die Rückfläche des Corpus ciliare anstößt und eine Sekretionsneurose auslöst, welche eine übermäßige Menge Kammerwasser produziert. Die Zerfallsprodukte der frei beweglich gewordenen Linse rufen außerdem leicht eine Entzündung des Uvealtractus hervor.

In seltenen Fällen treffen wir die luxierte Linse in schräger Lage in der Pupille eingeklemmt an (Abb. 214), so daß sie mit einer Hälfte in den Glaskörperabschnitt, mit der anderen in die Vorderkammer hineinragt.

Linsenverschiebungen sind nur unter bestimmten Bedingungen einer Behandlung zugängig. In Frage kommt nur die Linsenextraktion, und zwar, da die Operation an einem Auge vorgenommen werden muß, das zwischen Glaskörperraum und Vorderkammer keine Scheidewand mehr besitzt, die Extraktion in der Kapsel mit der Schlinge. Sofort nach Vollendung des Starschnittes muß man die Linse auf die Schlinge nehmen und unter mehr oder weniger Glaskörperverlust herausziehen. Die Operation ist bei Luxation in die Vorderkammer verhältnismäßig einfach, bei Luxation in den Glaskörper jedoch manchmal unmöglich, weil man die Linse nur mit dem Augenspiegel sieht und bei der Operation nicht aufs Geratewohl im Glaskörper herumfischen kann, ohne profusen Glaskörperverlust mit anschließender Netzhautablösung herbeizuführen.

Bei schwerer Quetschung des Augapfels, z. B. durch Kuhhornstoß, kann die Lederhaut in der Nähe der Hornhaut bersten, ohne daß die elastische Bindehaut verletzt wird. Dabei wird unter Umständen die Linse aus dem Bulbus herausgeschleudert und fängt sich unter der Bindehaut, wo sie liegenbleibt (Abb. 217), sich trübt und endlich festwächst, wenn sie nicht operativ entfernt wird. In vielen Fällen heilt die Bulbuswunde wieder zu, und das (aphakische) Auge wird wieder sehfähig.

Die Erkrankungen der Orbita

Die Augenhöhle wird nach allen Seiten begrenzt durch die mit einem Periostüberzug versehene knöcherne Wandung. Jenseits derselben liegen als Nachbarorgane die Nebenhöhlen der Nase, nach oben zu die Stirnhöhle, medial und hinten die vorderen und hinteren Siebbeinzellen sowie Teile der Keilbeinhöhle, nach unten zu die Oberkieferhöhle. Alle diese Hohlräume sind für die Erkrankungen der Orbita von großer Bedeutung.

Der knöcherne vordere Rand der Orbita wird oben durch das *Stirnbein* gebildet, außen und unten durch das *Jochbein*. Medial schließt sich der *Oberkieferknochen* an; mit seinem Stirnfortsatz, hinter dem das Tränenbein mit der *Fossa lacrimalis* gelegen ist, reicht der Oberkieferknochen hinauf zum Stirnbein.

Nach vorn zu ist die Augenhöhle durch den Fascienapparat der Lider, das *Septum orbitale,* verschlossen. Dieses erstreckt sich als eine zusammenhängende bindegewebige Haut (Fascia tarso-orbitalis) etwa vom Rande der Orbita bis zur Vorderfläche der Lidknorpel, an deren orbitalem Rande es angeheftet ist. Seitlich gewinnt das Septum orbitale auch Beziehungen zum medialen und lateralen Lidbändchen.

Den wichtigsten *Inhalt der Orbita* bildet der Bulbus, der von der Tenonschen Kapsel (s. S. 6) umgeben ist und in einem Polster von Fett-

und Zellgewebe ruht, das die Augenhöhle ausfüllt. Außerdem enthält die Orbita noch den Sehnerven, der sie durch das Foramen opticum verläßt, die Äste des Trigeminus, den Augenmuskelapparat mit seinen Nerven, die Blut- und Lymphgefäße sowie die Tränendrüse.

Betrachtet man einen Patienten von der Seite her, so bemerkt man, daß das Auge den Orbitalrand um einige Millimeter überragt: *exorbitale Prominenz*; ist es durch krankhafte Prozesse weiter nach vorne gedrängt, so spricht man von einer *Protrusio bulbi* bzw. von *Exophthalmus*. Außerdem kommen aber natürlich auch Verdrängungen nach rechts und nach links, nach oben und nach unten vor.

Entzündliche Prozesse der Orbita. Diese können entweder an Ort und Stelle entstehen oder von der Nachbarschaft weitergeleitet sein. In vielen Fällen ist der Bulbus selbst der Ausgangspunkt der Entzündung, nämlich dann, wenn bei infizierten Verletzungen oder metastatischen intraokularen eitrigen Prozessen Giftstoffe oder Eitererreger auf das orbitale Fettzellgewebe übergehen. Wir haben dann das Bild der **Panophthalmie** oder, je nach dem, der **metastatischen Ophthalmie** vor uns:

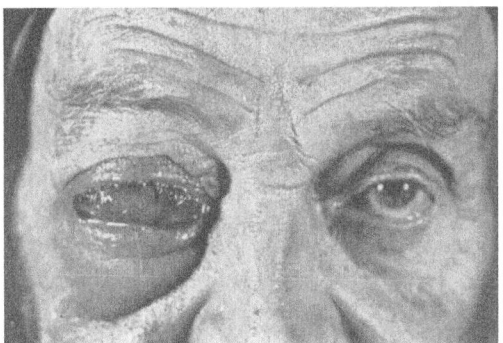

Abb. 218. Orbitalabsceß rechts nach Heugabelverletzung

Am Auge selbst sieht man die Kennzeichen der innerlichen Vereiterung, ein trübes Exsudat in Glaskörper und Vorderkammer mit heftiger Iritis, und evtl. Hypopyon. Es bestehen eine starke gemischte Injektion, schweres Lidödem, glasige Schwellung der geröteten Bindehaut. Der Bulbus ist vorgetrieben *(Protrusio bulbi)* und von dem prall gespannten entzündlich infiltrierten Orbitalfettgewebe eingemauert, so daß seine Beweglichkeit beschränkt oder aufgehoben ist. Dabei bestehen heftige Schmerzen.

Die Behandlung einer Panophthalmie ist lediglich eine operative. Wartet man das Wegschmelzen des Bulbus ab, so erfordert dies Wochen und Monate qualvollen Leidens. Die Entfernung des Eiterherdes geschieht durch Auslöffelung des Bulbusinhaltes nach Abtragung der Hornhaut (Exenteratio, Evisceratio bulbi). Die Enucleatio bulbi ist hier ein Kunstfehler; denn bei der Herausnahme des ganzen Auges müssen wir die Sehnervenscheiden, in denen Liquor cerebrospinalis zirkuliert, durchtrennen. Somit entsteht die Gefahr, daß der Liquor durch die Keime, die in dem Orbitalgewebe liegen, infiziert und eine eitrige Meningitis herbeigeführt wird.

Bei orbitalen Entzündungen, die nicht vom Augapfel ausgehen, kann die entzündliche Infiltration des Orbitalgewebes entweder metastatisch von anderen infizierten Körperstellen aus entstanden oder *vom Periost oder den Nebenhöhlen der Orbita* weitergeleitet sein. Meist ist das letztere der Fall. Insonderheit kommt es bei Empyemen des Sinus frontalis leicht zum Durchbruch von Eiter oder Granulationen in die Augenhöhle, zunächst unter das Periost des Orbitaldachs, dann in die Orbita selbst. Da die Infiltration des Orbitalgewebes in solchem Falle oben einsetzt, wird der Bulbus nach unten und etwas nach außen vorgedrängt; er behält jedoch noch seine Beweglichkeit, wenigstens in beschränktem Umfange. Nimmt die Infiltration durch Bildung eines *Orbitalabscesses* noch weiter zu, dann ist der Zustand zwar der Panophthalmitis sehr ähnlich, aber von dieser dadurch grundverschieden, daß der Bulbus intakt gefunden wird. Höchstens sieht man auf dem Fundus eine stärkere Füllung der Venen (Abb. 218).

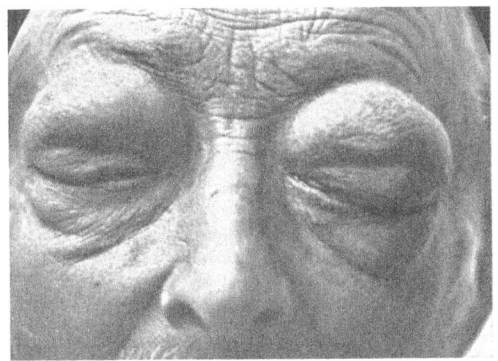

Abb. 219. Aleukämische Lymphadenose der Orbita beiderseits, später durch Röntgenbestrahlung vollständig geheilt

Sind die vorderen Siebbeinzellen der Ausgangsort des Durchbruchs in die Orbita, so entsteht eine Verschiebung des Bulbus nach vorn, außen und unten. Röntgenaufnahmen, Durchleuchtung der Nebenhöhlen und Nasenuntersuchung sind zur Aufdeckung der Ursache nötig, und die Behandlung fußt auf dem so erbrachten Ergebnis. Der Augenarzt wird deshalb in denjenigen Fällen, die eine der Nebenhöhlen als Ausgangspunkt des entzündlichen Prozesses vermuten lassen, die Mithilfe des Rhinologen erbitten.

Es kann aber auch vorkommen, daß ein Orbitalabsceß zur Incision drängt. Man geht dann unmittelbar an der knöchernen Wandung der Orbita mit einem spitzen Skalpell in die Tiefe, um den durch Fluktuation kenntlichen Eiterherd zu eröffnen, und wird mit dem Einstich keine wichtigen Teile verletzen, wenn man die Gegend der Mitte des oberen Orbitalrandes (M. levator palpebrae sup.!) und der Trochlea (oben-innen, M. obliquus sup.!) sowie des unteren inneren Umfangs der Orbita (M. obliquus inf.!) vermeidet.

Sehr gefürchtet sind phlegmonöse Entzündungen, die sich im Anschluß an Furunkel oder ähnliche eitrige Entzündungen der Oberlippe, der Nase oder anderer Teile des Gesichtes als *Orbitalphlegmonen* im Gewebe der Orbita ausbreiten. Klinisch sind sie den Orbitalabscessen sehr ähnlich, ja nicht selten mit ihnen vergesellschaftet. Durch Fortschreiten entlang dem Venenplexus nach dem Schädelinneren zu führen sie nicht selten zum Tode.

Eine auffallende Anschwellung und Rötung der oberen äußeren Partie der Augenhöhle legt den Gedanken nahe, daß die *Entzündung* von der *orbitalen oder palpebralen Tränendrüse* ausgeht (s. S. 62). Hier genügen meist warme Umschläge, um den Prozeß zurückzubringen.

Tumoren der Orbita. Vortreibung des Bulbus ohne Infiltration und ohne entzündliche Symptome des Orbitalgewebes kommt bei Entwicklung von *Tumoren der Orbita* zustande.

Bei den in der Orbita selbst entstehenden, also „*primären*" *Orbitaltumoren* kann man solche, die sich vom Sehnerven aus entwickeln, klinisch meist daran erkennen, daß sie den Augapfel ziemlich genau nach vorn drängen und sehr früh den Sehnerven und damit die Sehkraft zerstören (neuritische Atrophie!), während die Beweglichkeit des Auges lange erhalten bleibt. Hier handelt es sich in der Regel um relativ gutartige *Gliome des Sehnerven* (Spongioblastome s. S. 180).

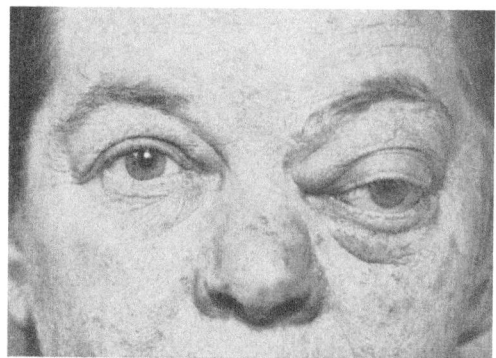

Abb. 220. Osteosarkom der linken Orbita. Verdrängung des Augapfels vor allem nach unten

Hat dagegen eine Orbitalgeschwulst ihren Sitz nicht unmittelbar am Sehnerven, so findet sich außer dem Exophthalmus eine frühzeitige Verdrängung des Auges nach einer Seite, nach unten oder oben, je nach der Lage des Tumors. Oft ist auch die Beweglichkeit eingeengt, der Visus aber noch gut erhalten. Dann können Doppelbilder auftreten. Histologische Untersuchungen haben ergeben, daß am häufigsten relativ bösartige Geschwülste vorliegen, die sich von neuroektodermalen Gewebskeimen ableiten. Diese wurden während der embryonalen Entwicklung von primitiven Ganglienleisten der Orbita abgesprengt. Je nach dem Grade der Reife, die solche Tumoren erreicht haben, unterscheidet man undifferenzierte *Neuroblastome*, weiterentwickelte *Neuroepitheliome* und noch reifere *Meningeome*. Aber auch die gutartigen *Hämangiome* sind hier nicht selten; sie sitzen oft tief hinten in der Orbita, wo sie sich langsam vergrößern. Klinisch kann man sie bisweilen, aber keineswegs immer, daran erkennen, daß sie bei tiefhängendem Kopfe das Auge auffallend hervortreten lassen.

An dritter Stelle folgen Prozesse, die klinisch als Orbitalgeschwülste unklarer Genese imponieren, sich aber bei der histologischen Untersuchung nachträglich als chronisch entzündliche „*Pseudotumoren*" erweisen. Ferner kommen echte *Sarkome* (mesenchymaler Abkunft) und *Carcinome* (epitheliale, von den primitiven Kiementaschen stammende Gebilde) vor.

Meningeome und Hämangiome, aber auch Sarkome treten oft bereits im jugendlichen Alter auf.

Von diesen primären Orbitalprozessen muß man als „sekundäre" solche Tumoren unterscheiden, die von der Nachbarschaft auf die Orbita übergreifen, z. B. von den Nebenhöhlen aus (Carcinome, Osteome,

Osteosarkome [Abb. 220], Mucocelen [Abb. 221]), von den Lidern (Carcinome) oder vom Bulbusinnern aus (Melanocytoblastome der Uvea, Retinoblastome). Durch Untersuchung der betreffenden Teile läßt sich der Ausgangspunkt in der Regel feststellen.

Über Tumoren der Tränendrüse, z.B. die Mikuliczsche Erkrankung sowie die aleukämische Lymphadenose (Abb. 219) wurde bereits S. 63 berichtet.

Die Therapie der orbitalen Geschwülste ist operativ. Bei Tumoren, die hinten in der Orbita gelegen sind, z. B. bei Sehnervengliomen, kann es notwendig werden, eine temporäre Resektion der äußeren Orbitalwand vorzunehmen (Krönleinsche Operation), um sich den Zugang zur Geschwulst freizulegen. Steht die Diagnose der Art nicht sicher fest, so wird man zunächst so vorgehen, daß möglichst geringe Zerstörungen in der Orbita entstehen und insbesondere der Augapfel erhalten bleibt. Ergibt die histologische Untersuchung der excidierten Teile ein malignes Wachstum, so muß die radikale Entfernung der Geschwulst angeschlossen werden.

In manchen Fällen ist dazu die Ausräumung der ganzen Orbita *(Exenteratio orbitae)* erforderlich.

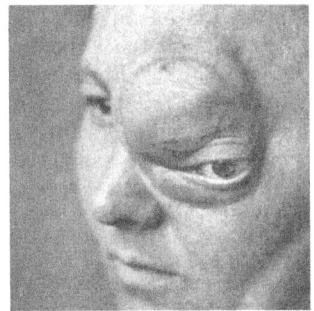

Abb. 221. Mucocele der linken Stirnhöhle mit starker Verdrängung des Augapfels nach unten und außen

Ein pulsierender Exophthalmus kann auftreten, wenn spontan, z. B. bei Arteriosklerose oder durch Trauma, eine Ruptur der Carotis in den Sinus cavernosus entstand: Exophthalmus, sicht- oder fühlbare Pulsation, auskultatorisch hörbare aneurysmatische Geräusche und hie und da Augenmuskellähmungen und Sehnervenschädigungen sind die wichtigsten Symptome. Oft ist auch ein Aneurysma der Carotis interna nachweisbar. Therapeutisch wird zunächst periodisch die Carotis am Halse komprimiert. Wird dieses vertragen, so folgt später die Unterbindung des Gefäßes.

Daß die *Basedowsche Erkrankung* einen Exophthalmus, und zwar meist einen doppelseitigen, erzeugt, sei in die Erinnerung zurückgerufen. Vielfach ist damit ein Zurückbleiben des oberen Lides beim Blick nach unten *(Graefesches Symptom)*, erschwerte Konvergenz *(Moebiussches Symptom)* und verminderte Häufigkeit des Lidschlages *(Stellwagsches Symptom)* verbunden.

Diese Form, der *thyreotoxische Exophthalmus*, entsteht durch ein Übergewicht des von der Schilddrüse gebildeten Thyroxins über das dem Hypophysenvorderlappen entstammende Thyreotropin. Überwiegt dagegen dieses thyreotrope Hormon über das Thyroxin, so kann es zu einer anderen, noch bösartigeren Form von Exophthalmus kommen, dem sog. *thyreotropen* oder *malignen Exophthalmus*. Dieser pflegt mit erheblicher Chemose und einer starken Ödembildung in der Orbita verbunden zu sein und gefährdet allemal das Sehorgan in bedrohlicher Weise. Die Therapie muß die vorliegende Form berücksichtigen.

Eine verringerte exorbitale Prominenz (Enophthalmus) kommt als Folge stumpfer Gewalteinwirkungen zustande, wenn durch die Kontusion das orbitale Fettgewebe Schaden gelitten hat. Es entsteht dann ein *traumatischer Enophthalmus*.

Das pathologische Zurücksinken des Bulbus in die Orbita kann endlich als Teilerscheinung des *Hornerschen Symptomenkomplexes* vorkommen (s. S. 49 und S. 116). Die zugrunde liegende Lähmung des Halssympathicus (infolge von Drüsenschwellungen, Struma usw. sowie Verletzungen) erzeugt auf derselben Seite gleichzeitig eine Verengerung der Pupille *(Miosis)* durch Lähmung des Dilatator pupillae (Cocain ruft dabei keine Erweiterung hervor!) und eine Verengerung der Lidspalte *(Ptosis)* infolge Lähmung der dem Sympathicus unterstellten glatten Lidmuskulatur (s. S. 49), des Müllerschen Muskels.

In allen diesen Fällen muß man sich aber hüten, die Diagnose auf den bloßen Anblick hin zu stellen, ohne das Auge selbst zu untersuchen. Hochgradig myopische Bulbi können durch ihren Langbau Exophthalmus vortäuschen, während Entwicklungsstörungen, Schrumpfungsvorgänge des Auges sowie der im Senium vorkommende Schwund des orbitalen Fettgewebes den Eindruck eines Enophthalmus erwecken können.

Die Erkrankungen der Augenmuskeln

Das Auge dreht sich bei all seinen Bewegungen ziemlich genau um einen bestimmten Punkt, den Drehpunkt. Dies ist bei der Mannigfaltigkeit der Augenmuskelwirkungen nur durch einen sehr komplizierten Halteapparat möglich, an dem wir im wesentlichen drei verschiedene Momente unterscheiden können: 1. Ein besonders strukturiertes *Fettpolster*, 2. die vier geraden und zwei schrägen *Augenmuskeln* und 3. den Bindegewebsapparat der „*Tenonschen Kapsel*" (S. 6) mit seinen Verbindungen zu den Wänden der Augenhöhle, insbesondere mit dem *Retinaculum oculi laterale*, das von der Kapsel aus zur lateralen Wand der Orbita zieht, so daß der Augapfel nicht medialwärts oder nach hinten abgleiten kann.

Die Bewegungen des Einzelauges sind normalerweise im Interesse des binokularen Einfachsehens mit denen des anderen genau koordiniert. Ein mit verschiedenen Teilen der Hirnrinde verbundenes Zentrum leitet die Bewegungen beider Augen, so daß sie zu einem einheitlichen Organ werden. Dabei werden die Augen stets so geführt, daß sich der Gegenstand, dem sich im Raume das meiste Interesse zuwendet, der „fixiert" wird, beiderseits in der Fovea centralis abbildet.

Bei Wendungen des Blickes auf entfernte Gegenstände führen beide Augen gleichsinnige Bewegungen aus, bei Betrachtung von Dingen in der Nähe gesellt sich noch die gegensinnige Einwärtsdrehung der Augen (Konvergenz) hinzu. Alle diese Bewegungen erfolgen zwangsläufig; eine willkürliche Höherrichtung der einen Sehachse ist ebenso ausgeschlossen wie eine willkürliche Führung eines Auges nach außen über die Parallelstellung hinaus.

Die Ruhelage der Augen. Betrachtet man einen im Unendlichen liegenden Gegenstand, so sind die Gesichtslinien beider Augen normalerweise auf ein und denselben Punkt gerichtet, stehen also parallel. Ver-

deckt man nun mit der Hand das eine Auge und gibt es dann wieder frei,
so kann man an dem Auge, das verdeckt wurde, folgendes beobachten:
Nach der Freigabe steht das Auge parallel wie zuvor; dann haben die
Augen auch unter Aufgabe der binokularen Zusammenarbeit eine *normale
Ruhelage*. Oder das Auge macht eine kleine Einstellbewegung, um wieder
am binokularen Sehakt teilzunehmen. Kommt es dabei von innen her,
so ergibt sich daraus, daß es in der Ruhelage etwas zu weit in Adduktionsstellung war; diesen Zustand bezeichnet man als *Esophorie*, kommt es
von außen, so stand das Auge unter der verdeckenden Hand etwas nach
außen; in diesem Falle sprechen wir von *Exophorie*. Es gibt auch Abweichungen in anderen Richtungen (z. B. Hyperphorie und Hypophorie).
In allen diesen Fällen handelt es sich um latentes Schielen (Heterophorie),
das aber nicht in Erscheinung tritt, weil die Augen zur Vermeidung von
Doppelbildern sogleich wieder parallel gerichtet werden. Die Voraussetzung für die korrigierende Einstellbewegung ist natürlich, daß der
Patient die Fähigkeit zur binokularen Zusammenarbeit besitzt.

Binokularer Sehakt. Wir unterscheiden 3 Stufen des Binokularsehens: 1. Den primitivsten Grad einer binokularen Zusammenarbeit
der Augen stellt die *binokulare gleichzeitige Empfindung* dar. 2. Ist der
Patient in der Lage, eine ebene Figur, z. B. ein Dreieck, so zu sehen, daß
sich der Eindruck, den das rechte Auge empfängt, mit dem des linken
genau deckt, so spricht man von *Verschmelzung oder Fusion*. Diese muß
auch geringe Grade von Heterophorie überwinden können. 3. Die best-
mögliche Form der Zusammenarbeit beider Augen ist aber erst dann
gegeben, wenn ein körperlicher Gegenstand, z. B. ein Würfel, der ja stets
den beiden Augen in einer etwas verschiedenen Richtung und also mit
einem Unterschied in der Quere (unter *Querdisparation*) erscheint, von
beiden Augen gemeinsam so zu einem einheitlichen Bilde verarbeitet
wird, daß der Eindruck eines *körperlich-plastischen* Dinges entsteht. In
diesem Falle besitzt der Patient die Fähigkeit *stereoskopischen oder
räumlichen Tiefensehens*. Die Prüfung des binokularen Sehaktes geschieht
mittels des „Übungsstereoskops", in welchem besonders konstruierte
Bilder dargeboten werden, die den erwähnten drei Stufen des binokularen
Sehaktes angepaßt sind. Der Spezialist benutzt darüber hinaus noch
kompliziertere Apparate, z. B. ein *Synoptophor*.

Um die beim Begleitschielen (s. unten) auftretenden funktionellen
Störungen besser zu verstehen, ist es notwendig, sich einige speziellere
Eigentümlichkeiten des Binokularsehens zu vergegenwärtigen: Bei der
Beobachtung eines in der Unendlichkeit gelegenen Gegenstandes, z. B.
eines Sternes, sind bei normaler Ruhelage der Augen die Gesichtslinien
beider Augen genau parallel, und der Gegenstand bildet sich jederseits
auf der Fovea ab. Ein Gegenstand, der sich im einen Auge, etwa dem
linken, exzentrisch abbildet, z. B. um 5° temporal von der Fovea, wird
von diesem Auge im Raume um 5° nach rechts befindlich lokalisiert.
Das gleiche gilt aber auch vom anderen Auge, im Beispiel also vom
rechten Auge. Für beide Augen liegt der Gegenstand wieder an der
gleichen Stelle des Raumes und wird also nach wie vor einfach gesehen;
die von dem Gegenstand gereizten Netzhautstellen werden deshalb als

korrespondierende Netzhautpunkte bezeichnet und die dabei auftretende Sehweise als *normale Korrespondenz.*

Ist aber die Gesichtslinie des einen Auges, z. B. des rechten, *nicht* parallel zu der des linken Auges, sondern weiter nach links gerichtet (wie das beim Einwärtsschielen der Fall ist), dann bildet sich der vom linken, führenden Auge fixierte Gegenstand zwar auf der Fovea ab, im rechten, schielenden Auge aber auf einer mehr nasalen Netzhautstelle. Der Gegenstand bildet sich also im Doppelauge *jetzt nicht mehr auf korrespondierenden Netzhautstellen* ab. Unter diesen Umständen wird dann entweder der Gegenstand doppelt gesehen (so liegen die Verhältnisse z. B. beim Lähmungsschielen, S. 219), oder der Eindruck des schielenden Auges wird unterdrückt bzw. tritt nicht ins Bewußtsein. Eine dritte Möglichkeit ist die, daß der Gegenstand zwar mit beiden Augen gleichzeitig wahrgenommen wird und sogar an der gleichen Stelle des Raumes und ohne störende Doppelbilder; in diesem Fall müssen aber dann Netzhautstellen, die an sich nicht korrespondieren, eine *neue funktionelle Korrespondenz* übernommen haben, die natürlich nicht den normalen Korrespondenzverhältnissen entspricht. Wir sprechen dann von *anomaler Korrespondenz.*

Sei es als Ursache, sei es als Folge des Begleitschielens spielen diese Besonderheiten des Binokularsehens eine große Rolle. Natürlich stellt die anomale Korrespondenz eine *unterwertige Form des Binokularsehens* dar, die durchaus unerwünscht ist.

Nur nebenbei sei erwähnt, daß es bei Schielenden noch eine Reihe anderer, z. T. sehr komplizierter Formen abnormer binokularer Zusammenarbeit gibt. Diese interessieren aber ebenso wie gewisse Formen des Umbaus des monokularen Sehens in Zusammenhang mit vorhandenem Schielen — z. B. parafoveale Unterwertigkeiten und die dadurch beim Lesen von Sehzeichen auftretenden Trennschwierigkeiten — nur den Fachmann.

Die Kenntnis dieser Verhältnisse ist für die Lehre von den Stellungsanomalien und Augenmuskelstörungen von entscheidender Bedeutung.

Abweichungen von der gemeinsam geregelten Stellung beider Augen nennen wir **Schielen** (Strabismus). Nach der Schielrichtung unterscheiden wir Einwärtsschielen (Strabismus convergens), Auswärtsschielen (Strabismus divergens), Aufwärts-, Abwärtsschielen usw. Nach der Ursache teilen wir die Schielformen ein in *gewöhnliches* oder *Begleitschielen (konkomitierendes)* und in *Lähmungsschielen (paralytisches).* Das eine ist nur eine Stellungsanomalie, das andere eine wirkliche Erkrankung.

Das Begleitschielen, Strabismus concomitans. Stellen wir uns vor, daß von einem als Antagonisten wirkenden Augenmuskelpaar (z. B. M. rectus medialis und lateralis) der eine Muskel das Übergewicht besitzt, so wird das Auge die Neigung haben, in eine entsprechende Schielstellung zu gehen. Dabei kann aber die Funktion der Muskeln selbst völlig ungestört sein. Ob in solchem Falle wirklich Schielen auftritt oder nicht, hängt in erster Linie davon ab, ob der binokulare Sehakt bei dem Patienten vollkommen arbeitet oder nicht. Im ersteren Falle werden die Augen trotz des Überwiegens eines Muskels zur Vermeidung störender

Doppelbilder stets parallel eingestellt bleiben, und der Patient schielt nicht. In solchem Falle kann man von latentem Schielen oder Heterophorie sprechen (vgl. S. 215), während der Zustand der normalen Ruhelage als Orthophorie bezeichnet wird. Fehlt aber die Fähigkeit zum räumlichen Tiefensehen und zur Fusion, so besitzen die Augen gar keinen Antrieb, ihre gegenseitige Stellung aufeinander abzustimmen. Jedes Auge wird vielmehr, sofern störende Doppelbilder nicht vorhanden sind, seiner Ruhelage oder funktionellen Inanspruchnahme entsprechend gerichtet werden: Das eine Auge fixiert, das andere schielt. Haben beide Augen annähernd gleich gute Sehschärfe, dann kann abwechselnd das eine oder das andere die Führung übernehmen (Strabismus alternans). Sehr häufig ist aber das eine Auge schwachsichtig oder hat eine höhere Refraktionsanomalie. Dann schielt dieses Auge. Die Schielamblyopie ist häufig funktionell, durch den Nichtgebrauch des Schielauges bedingt, in anderen Fällen angeboren.

Der *Schielwinkel*, den wir beim Blick des Patienten in die Ferne beobachten, ist der sog. *primäre* Schielwinkel. Verdecken wir das führende Auge, so geht nun dieses in die Schielstellung und das andere fixiert; der jetzt vorliegende Schielwinkel ist der *sekundäre* Schielwinkel. Beim Begleitschielen sind primärer und sekundärer Schielwinkel gleich groß, da ja eine Bewegungsstörung der Augen nicht vorliegt. Der Schielwinkel ändert sich deshalb auch nicht bei den Bewegungen der Augen.

Das Begleitschielen hat eine aus mehreren Komponenten zusammengesetzte Ursache: Als erstes Moment kommt eine *pathologische Ruhelage* in Betracht, weil ohne diese die Augen keine Veranlassung zum Schielen haben. *Entscheidend ist eine Unterwertigkeit des binokularen Sehaktes*, weil sie das unbemerkte oder jedenfalls nicht störende Abweichen eines Auges überhaupt erst zuläßt. In der Tat entsteht Begleitschielen häufig unbemerkt, tritt zunächst nur zeitweise auf und meist ohne störende Doppelbilder. Als drittes Moment findet sich oft eine *Refraktionsanomalie*.

Hat sich durch die erwähnten Faktoren ein Begleitschielen ausgebildet, so entstehen leicht *Folgeerscheinungen*, die den Sehakt der beiden Augen auf die Dauer beeinträchtigen. Eine der häufigsten und wichtigsten Folgeerscheinungen länger bestehenden Schielens ist eine funktionelle Amblyopie des Schielauges. Sekundär kann es sogar endlich auch zu einer entsprechenden Umbildung der Augenmuskulatur kommen. Aus all diesen Gründen, d. h. also im Interesse der Hebung des binokularen Sehaktes und nicht etwa in erster Linie zur Behebung eines Schönheitsfehlers, ist eine konsequente Behandlung des Schielens erforderlich.

Strabismus convergens concomitans. Übersichtigkeit führt häufig zum Strabismus convergens. Der Hypermetrope muß ja infolge der im Verhältnis zur Achsenlänge zu schwachen Brechkraft des optischen Systems schon beim Blick in die Ferne akkommodieren, um deutlich zu sehen. Da nun die Innervation des Akkommodationsapparates normalerweise nur benutzt wird, wenn man ein Objekt in endlichem Abstande betrachten will und die Einstellung der Augen auf die Nähe gleichzeitig eine entsprechende Konvergenzbewegung voraussetzt, so besteht zwischen Akkommodation und Konvergenz eine bestimmte Verknüpfung. Der Übersichtige neigt deshalb dazu, schon beim Fernblick zu konvergieren und verzichtet darauf im allgemeinen nur im Interesse der ungestörten binokularen Zusammenarbeit beider Augen. Ist diese unterwertig, so geht das Auge in Schielstellung nach innen (Strabismus convergens). Alle Fälle von Strabismus convergens müssen deshalb auf das Vorhandensein einer Hypermetropie untersucht werden. Und zwar ist nicht nur die manifeste, sondern die totale Hypermetropie auszukorrigieren, um diese Schieldisposition auszuschalten. Manche Fälle von Einwärtsschielen werden dadurch bereits behoben.

Strabismus divergens concomitans. Wie der Strabismus convergens mit Hypermetropie, so ist der Strabismus divergens häufig mit Myopie verbunden. Da der Kurzsichtige auch für die Nähe keine Akkommodation braucht, so entfällt für ihn in der Regel die Anspannung des Konvergenzimpulses. Eine gewisse Außerdienststellung der M. recti mediales ist damit verbunden. Darüber hinaus aber gewöhnt sich der höhergradige Myope, der z. B. bei einer Kurzsichtigkeit von 10 D einen Fernpunktabstand von 10 cm hat, auch in der Nähe nur mit einem Auge zu sehen; denn die starke Konvergenz der Sehachsen auf einen Punkt in 10 cm Abstand kann er nur mühevoll oder gar nicht aufbringen. So fängt das eine Auge an, nach außen abzuweichen. Begünstigt wird dieser Zustand noch dadurch, daß ein höher myopes Auge eine eiförmige Gestalt annimmt und deswegen mit seiner vergrößerten Längsachse am bequemsten in der Orbita ruht, wenn es sich in der nach vorn divergierenden Richtung der Orbitalachse befindet. Gewisse Fälle von Auswärtsschielen lassen sich durch Vollkorrektion der Myopie bessern.

Auch ein blindes Auge, dem die Kontrolle über seine Stellung fehlt, weicht gern nach außen ab.

Die Behandlung des Begleitschielens setzt sich die Ausschaltung der verschiedenen Ursachen bzw. Schieldispositionen zum Ziele. Es versteht sich von selbst, daß sie so frühzeitig wie nur möglich einzusetzen hat. Die in Refraktionsanomalien (Hyperopie, Myopie usw.) gegebenen Schieldispositionen werden durch Gläserkorrektion ausgeschaltet.

Das Binokularsehen, bei der Geburt noch ganz unvollständig ausgebildet, entwickelt sich erst in den ersten 4—5 Lebensjahren allmählich zur vollen Funktionsreife. Andererseits können aber Schielamblyopie, maculare Exklusion der Eindrücke des Schielauges usw. relativ bald entstehen. Deshalb muß schon frühzeitig mit der Behandlung, zunächst durch sinnvoll angewandte einseitige Okklusivverbände begonnen werden. Dabei verzichtet man allerdings vorerst auf die so wichtige Zusammenarbeit beider Augen.

Deshalb sollen die Maßnahmen zur Hebung und Übung des binokularen Sehaktes einsetzen, sobald das Schielkind seiner geistigen Entwicklung nach dazu reif ist. Derartige Übungen müssen durch viele Monate oder gar Jahre hindurch mit Konsequenz und Sachkenntnis durchgeführt werden, wenn ein überzeugender Dauererfolg erzielt werden soll. Die Anwendung komplizierter Apparate und Methoden ist dazu erforderlich. Größere Augenkliniken verfügen heute über ein eigens dazu geschultes Personal (Orthoptistin) und entsprechendes Laboratorium. Die Methoden zur Hebung der zentralen Sehschärfe sowie der Verringerung der „Trennschwierigkeiten" werden als *Pleoptik*, die zur Verbesserung der beidäugigen Zusammenarbeit durch Herstellung einer normalen Korrespondenz, Hebung des Fusionsvermögens usw. als *Orthoptik* bezeichnet.

Wird das Schielen durch diese Maßnahmen nicht behoben, so tritt die operative Therapie in ihre Rechte. Zu welchem Zeitpunkt diese angewandt wird, muß der Augenarzt je nach Lage des Falles entscheiden. Die konservativen Heilmethoden werden im Gesamtheilplan dazu abgestimmt. Für die operative Behandlung stehen grundsätzlich zwei Wege zur Verfügung, um das Übergewicht eines Muskels über seinen Antagonisten auszuschalten: die Schwächung des zu stark wirkenden Muskels durch Rücklagerung seines Ansatzes an der Sklera *(Rücklagerung)* oder die Stärkung des zu schwach wirkenden Muskels durch *Vorlagerung*. Die Entscheidung hängt im einzelnen Falle davon ab, ob sich bei der Prüfung der Augenbewegungen eine Über- oder Unterfunktion diese soder jenes Muskels herausstellt. Der Strabismus convergens wird häufiger durch die dosierte Rücklagerung eines oder beider Recti interni behandelt, während man beim Strabismus divergens im allgemeinen zur Vornahme von Vorlagerungen gezwungen ist.

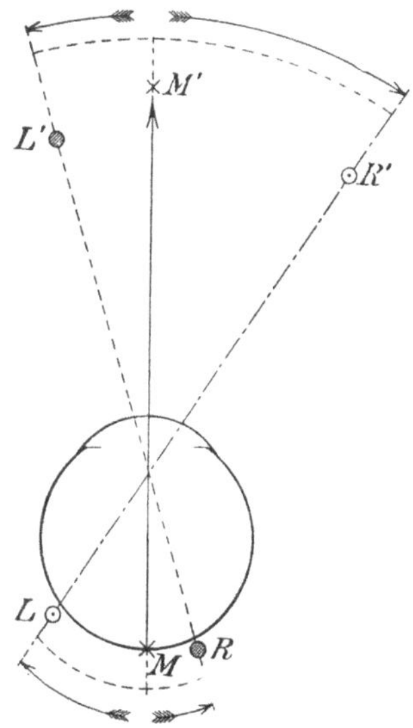

Abb. 222. Schema des Raumwerts der Netzhautsinnesepithelien. Die Macula (× *M*) gibt bei Augen in normaler Ruhelage den Eindruck geradeaus (*M'*). Der Punkt ⦸ *R*, der rechts von der Macula gelegen ist, hat einen Raumwert nach links ⦸ *L'*. Der Punkt ⦿ *L* liegt links von der Macula und hat also einen Raumwert nach rechts ⦿ *R'*

Bei der *Rücklagerung* trennt man den zu stark wirkenden Muskel von der Insertion am Bulbus ab und verlagert ihn um ein gemessenes Stück nach rückwärts, um ihm dort, also weiter hinten, an der Sklera eine neue Insertion zu geben.

Die *Vorlagerung* des zu schwach leistungsfähigen Muskels dagegen geschieht in der Weise, daß man seine Insertion am Augapfel weiter nach vorn verlegt. Meist wird dabei die Sehne entsprechend verkürzt (Vorlagerung mit Resektion).

Das Lähmungsschielen (Strabismus paralyticus). Im Gegensatz zum Begleitschielen tritt das Lähmungsschielen meist plötzlich auf und macht sich durch *Doppeltsehen und Schwindelgefühl* dem Patienten außerordentlich unangenehm bemerkbar.

Will man verstehen, warum es zur Entstehung von Doppelbildern kommt, und wo im Raume die Trugbilder bei den verschiedenen Augenmuskellähmungen wahrgenommen werden, so muß man sich den normalen Vorgang der Lokalisation der Sehdinge im Raum vergegenwärtigen.

Die Wahrnehmung eines Bildes an einer bestimmten Stelle des Raumes ist das Ergebnis einer komplizierten Zusammenarbeit von Netzhaut und Gehirn. Bei normaler Ruhelage des Auges deckt sich die Gesichtslinie, d. h. die von der Fovea centralis zum Knotenpunkt des Auges verlaufende Linie mit der Sagittalachse des Kopfes. Gegenstände, die sich auf der Fovea abbilden, werden dann (in Übereinstimmung mit den Wahrnehmungen durch den Tastsinn) als „gradeaus" befindlich lokalisiert; Objekte, die sich auf der nasalen Netzhauthälfte abbilden, werden als temporal gelegen, solche, die sich auf der temporalen Netzhauthälfte abbilden, als nasal gelegen wahrgenommen. Die Lokalisation der Gegenstände im Raume richtet sich also bei vorhandener Ruhelage des Auges nach dem Ort der belichteten Netzhautstelle: *Netzhautort* (vgl. Abb. 222). Die Vorstellung einer *Bewegung* im Raume wird bei ruhig geradeaus gerichtetem Blick dadurch hervorgebracht, daß sich bewegende Dinge nacheinander verschiedene Netzhautorte reizen.

Unterliegt aber das Auge selbst einem Bewegungsimpulse, z. B. dem Impuls einer Seitenwendung nach rechts, so wird nun der Stärke dieses Impulses entsprechend das, was sich jetzt auf der Fovea abbildet, als „rechts im Raume" wahrgenommen. Neben dem *Netzhautort* tritt hier also die Wirkung eines *Stellungsfaktors* in Erscheinung. Wieweit der gesehene Gegenstand nach rechts verlagert erscheint, hängt von der Größe des Innervationsimpulses ab, nicht aber von dem Erfolg desselben, also der tatsächlich vollzogenen Bewegung des Auges. Deshalb kann ein Gegenstand nach seitlich verlagert wahrgenommen werden, auch wenn das Auge wegen einer Augenmuskellähmung die intendierte Bewegung gar nicht oder nur unvollkommen ausgeführt hat. Der Gegenstand erscheint dann an einer Stelle des Raumes, an der er sich objektiv gar nicht befindet.

Grundsätzlich ist also die Lokalisation der Gegenstände im Raume abhängig vom Netzhautort *und* vom jeweiligen Stellungsfaktor.

Normalerweise sehen wir nun aber stets mit beiden Augen gemeinsam.

Das Doppelauge nimmt die Bilder auf, als wenn es ein einheitliches Organ wäre, das wie ein Zyklopenauge sich inmitten der Nasenwurzel befinde. Die Beurteilung unserer eigenen Stellung im Raum geschieht dabei so, daß wir unseren Ort auf eine Linie beziehen, die den Winkel, den beide Sehachsen bei der jeweiligen Stellung des Augenpaares bilden, halbiert. Diese Linie ist die Sehrichtungslinie (HERING). Hieraus ergibt sich, daß das Zurückbleiben eines Auges in einer Blickrichtung infolge von Augenmuskellähmung falsche Lokalisation im Raume hervorrufen muß; denn einmal ist ein Mißverhältnis zwischen Innervationsimpuls und ausgeführter Drehung des Auges vorhanden, und zweitens zielt die Sehrichtungslinie nicht mehr auf den fixierten Punkt, so daß unsere eigene Einordnung in den Außenraum falsch wird. Das erzeugt ein *Schwindelgefühl*, welches sich bis zu körperlichem Unbehagen steigern kann. Die Unterwertigkeit des binokularen Sehaktes beim Begleitschielen, womöglich verbunden mit einseitiger Schwachsichtigkeit, läßt diese Empfindungen beim gewöhnlichen Begleitschielen meist nicht zum Bewußtsein kommen, und insofern binokulare gleichzeitige Empfindung

vorhanden ist, lernen die Patienten den Seheindruck des in Schielstellung befindlichen Auges unter Anwendung einer neuen Richtungs-
lokalisation einordnen. Sie sehen dann trotz Offenhaltens beider Augen
einfach.

Wenn aber infolge Lähmung eines Augenmuskels das kranke Auge
nicht so eingestellt werden kann, daß sich der fixierte Gegenstand in der
Netzhautmitte abbildet, sondern z. B. ein lateral von der Macula
gelegenes Sinnesepithel reizt, so vermittelt dieses fälschlich gereizte
Glied in dem Mosaik der Sinneszellen einen Raumwert, der sich mit dem
des gesunden Auges nicht deckt. An Stelle der Übereinstimmung der

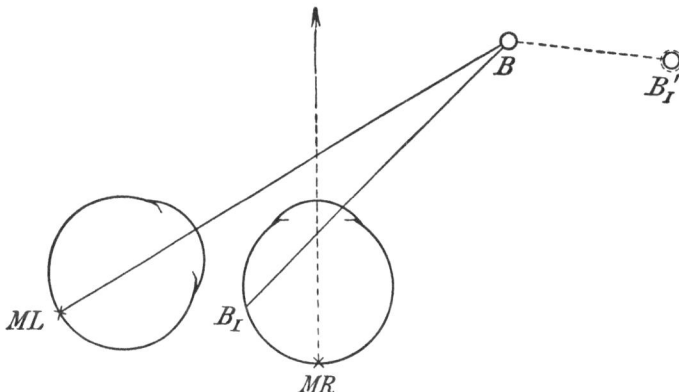

Abb. 223. Doppeltsehen beim Blick nach rechts und bei rechtsseitiger Abducenslähmung. Anstatt
den Punkt B zu fixieren, sieht das rechte Auge geradeaus. Infolgedessen bildet sich der Punkt B
auf der Netzhaut des rechten Auges auf dem Sehelement B_I ab, welches links von der Macula liegt
und infolgedessen ein Trugbild $B_{I'}$ liefert, das rechts neben B im Raum steht. MR Macula des
rechten, ML des linken Auges

Meldungen beider Augen empfängt das Zentralorgan zwei verschiedene
Raumeindrücke der Außenwelt; der Patient sieht also den vor ihm
liegenden Gegenstand zweimal abgebildet, und zwar sind die beiden
Bilder gegeneinander verschoben, er hat Doppelbilder.

In welcher Richtung die Verschiebung erfolgt, hängt von der Wirkung
des gelähmten Muskels ab. Kommt er bei der betreffenden Blickrichtung
überhaupt nicht zur Mitwirkung, dann werden sich die Bilder beider
Augen decken; der Patient sieht einfach. Soll aber eine Bewegung beider
Augen ausgeführt werden, bei der er mitzuarbeiten hat, so macht sich
die Schielstellung des gelähmten Auges geltend, und dann sieht der
Patient doppelt. Der am leichtesten zu verstehende Fall ist die so häufig
zu beobachtende Lähmung des N. abducens, der den M. rectus lateralis
versorgt. Nehmen wir an, daß der rechte Abducens betroffen ist, dann
wird der Patient bei der Blickwendung nach links einfach sehen; denn
in dieser Richtung wird im wesentlichen der Rectus medialis des rechten
Auges gebraucht. Will er aber die Augen nach rechts wenden (Abb. 223),
dann bleibt das rechte Auge zurück. Es dreht sich nicht über die Mittellinie nach rechts hinüber. In dem Maße, in dem es zurückbleibt, bildet
sich aber nun der vom linken Auge richtig fixierte Punkt nicht mehr in

der Fovea centralis des rechten Auges ab; vielmehr fällt das Bild des vom linken Auge fixierten Punktes auf ein Sehelement, welches in der

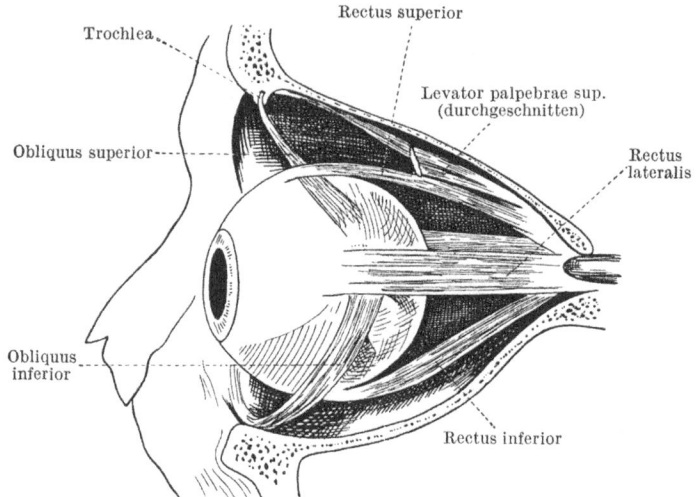

Abb. 224. Seitliche Ansicht der Orbita mit Augenmuskeln. (Nach CORNING)

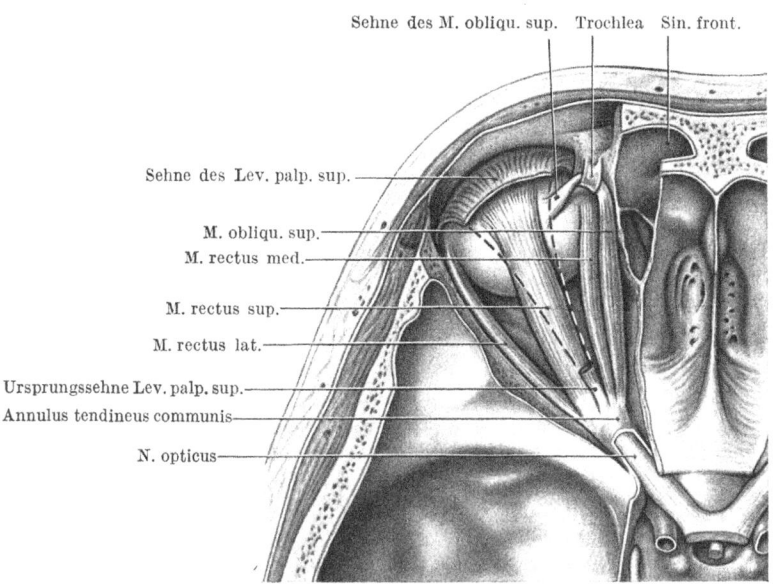

Abb. 225. Muskeln des linken Bulbus von oben nach Wegnahme des Orbitaldaches (modifiziert nach RAUBER-KOPSCH)

Retina des rechten Auges links von der Macula angeordnet ist, und zwar wandert das Bild auf dem Augenhintergrunde um so mehr nach links,

je weiter der Punkt, den das Auge fixieren soll, im Außenraume nach
rechts liegt. Wir brauchen uns aber nur daran zu erinnern, daß der
Raumwert der Netzhautelemente um
so weiter nach rechts lokalisiert wird,
je weiter nach links von der Macula sie
liegen. So wird verständlich, daß für
den Patienten ein zweites Bild auftaucht, welches rechts von dem vom
gesunden Auge fixierten Gegenstande
zu liegen scheint. Das Trugbild, welches
das rechte Auge vermittelt, steht also
um so weiter nach rechts im Raume,
je weiter nach rechts der Gegenstand
sich befindet, der fixiert werden soll.
Wenn das *Trugbild* auf derjenigen Seite
im Raume gesehen wird, die dem gelähmten Auge entspricht, heißt das
Trugbild *gleichnamig* oder ,,unge-
kreuzt''; bei rechtsseitiger Abducenslähmung steht das Trugbild rechts.
Unschwer können wir das vom rechten
Abducens Gesagte auf die Lähmung
des Antagonisten, des rechten Rectus
medialis übertragen. Dieser Muskel
zieht das rechte Auge nach links; folglich taucht bei Linkswendung des
Blickes und Lähmung des rechten
Rectus medialis ein Doppelbild auf,
das auf der linken Seite des wirklichen
Bildes steht. Das Trugbild bei Lähmung
des Rectus medialis ist also ,,*gekreuzt*'':
das dem rechten Auge zukommende
Bild steht im Raume links. Genau das
gleiche gilt mutatis mutandis für die
Heber und Senker des Auges. Stets
gilt also die Regel, *daß das Trugbild
neben dem wirklichen in derjenigen Richtung im Raume auftaucht, nach welcher
der gelähmte Muskel das Auge normalerweise drehen sollte.*

Die Kenntnis der physiologischen
Wirkung der Augenmuskeln vermittelt
uns also zugleich diejenige von der
Stellung der Doppelbilder im Raume,
wenn der eine oder der andere der
Muskeln paretisch wird.

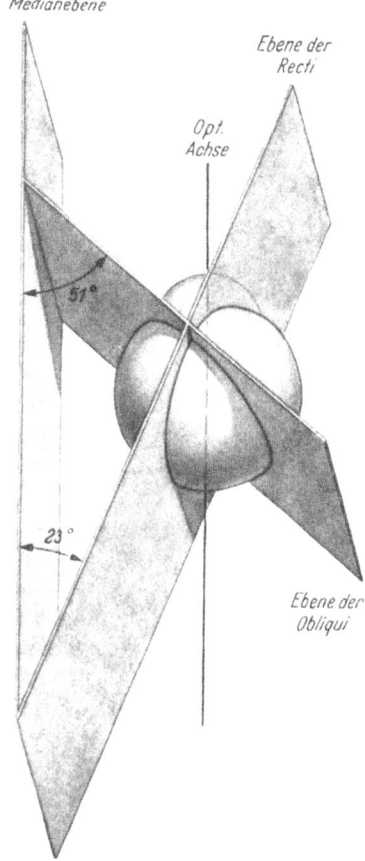

Abb. 226. Die Zugrichtungen der Recti
und Obliqui in ihrer Beziehung zur Medianebene des Körpers und zur optischen Achse
(nach Cogan). Die Achse der Orbita, in
der Rectus superior und Rectus inferior
verlaufen, bildet mit der Medianebene und
also auch mit der optischen Achse einen
spitzen Winkel von etwa 23°. Der Rectus
superior hebt deshalb nicht nur das Auge,
sondern adduziert es zugleich und rollt es
um die optische Achse, und der Rectus inferior senkt das Auge, adduziert es und rollt
es um die optische Achse. Die Ebene der
Obliqui bildet mit der optischen Achse
einen noch größeren Winkel, etwa 51°;
bei diesen Muskeln ist deshalb die rollende Wirkung stärker, die hebende bzw.
senkende Wirkung schwächer als bei den
Recti. Beide sind zugleich Abduzenten
(vgl. auch Abb. 224 u. Abb. 225)

Wir haben drei Antagonistenpaare: je einen Seitenwender nach
außen und nach innen (Rectus lateralis und medialis), je zwei Heber

(Rectus superior und Obliquus inferior) und zwei Senker (Rectus inferior und Obliquus superior). Von diesen haben nur die beiden Seitenwender eine unkomplizierte Funktion; denn sie entspringen in der Tiefe des Orbitaltrichters und ziehen gerade nach vorn, um sich in der horizontalen Mittelebene des Bulbus außen bzw. innen anzuheften. Somit können sie nur eine Seitenwendung ausführen; auf die Höhe und auf die Drehung des Auges um die sagittale Achse haben sie keinen Einfluß (Abb. 227).

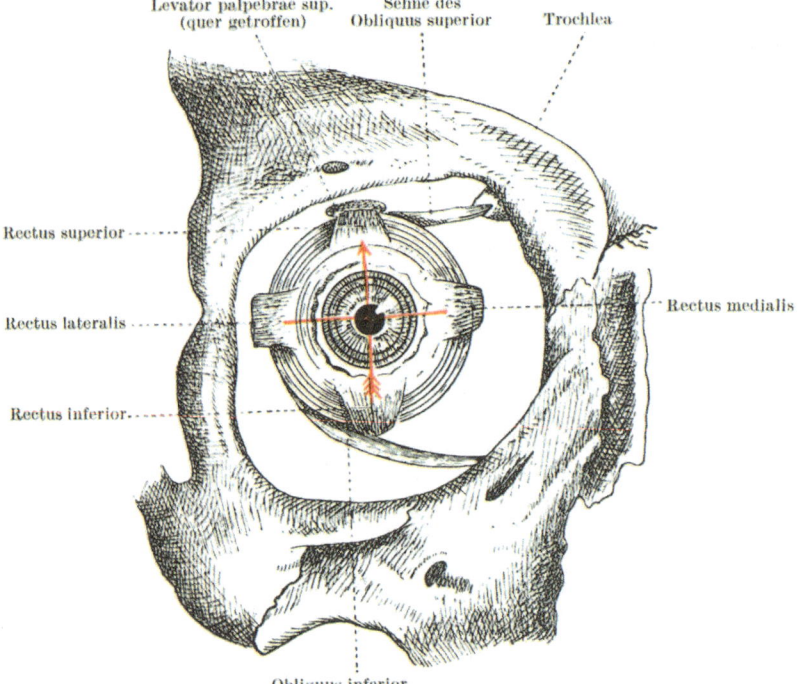

Abb. 227. Rechter Bulbus mit Augenmuskeln. (Nach MERKEL-KALLIUS.)
Rot: Vertikaler und horizontaler Meridian

Bei den anderen vier Augenmuskeln liegt dagegen eine kompliziertere Funktion vor. Der Rectus superior und inferior entspringen ebenfalls in der Tiefe der Orbita unmittelbar ober- bzw. unterhalb des Foramen opticum. Da aber die Achse der Orbita jederseits nicht mit der Sagittal-ebene des Körpers zusammenfällt, sondern einen nach vorn offenen Winkel mit ihr bildet (Abb. 225 u. Abb. 226), während die Augenachse selbst genau nach vorn gerichtet ist, so bilden auch Gesichtslinie und Verlaufsrichtung der erwähnten beiden Augenmuskeln einen nicht un-beträchtlichen Winkel miteinander. Der Rectus superior ist deshalb kein reiner Heber, sondern adduziert außerdem das Auge und rollt es ein wenig nach innen. Analoges gilt vom Rectus inferior (Abb. 228). Unter Rollung des Auges versteht man die Drehung desselben um seine sagittale Achse.

Die Funktion der Obliqui (Abb. 224) ergibt sich aus der Tatsache, daß beide Muskeln im Gegensatz zu den Recti am vorderen Rande der Orbita entspringen (Abb. 224 und 227). Für den Obliquus superior gilt dabei die bindegewebige Schleife (Trochlea), durch die er nach Verlauf in dem Orbitaltrichter nach vorn oben-innen hindurchtritt, als funktioneller

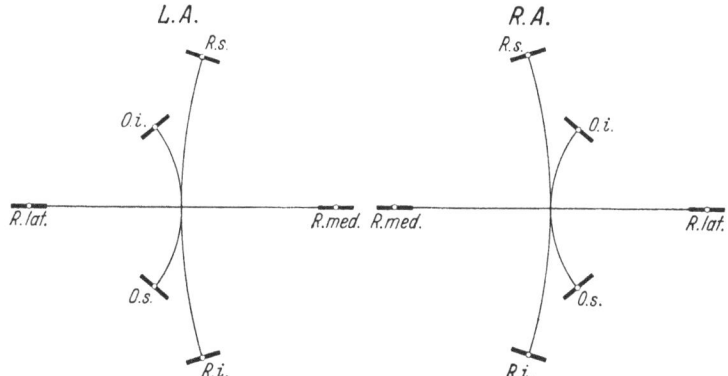

Abb. 228. Schema der physiologischen Wirkung der Augenmuskeln. (Nach HERING.) Erläuterungen im Text S. 222—225

Ursprung. Der Obliquus superior zieht nun von der am oberen inneren Orbitalrande befindlichen Trochlea aus schräg nach hinten temporal, um über den oberen Äquator des Auges hinweggreifend seinen Ansatz

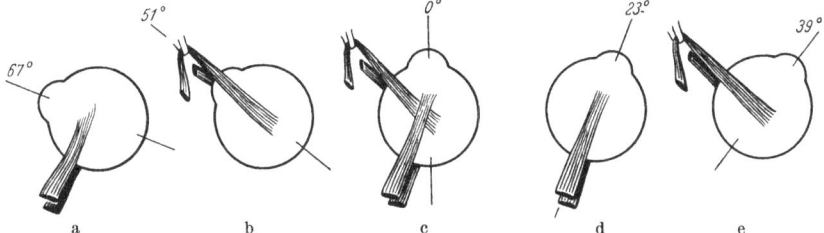

Abb. 229a—e. Wirkung der „geraden" und der schrägen Augenmuskeln bei verschiedenen Stellungen des (rechten) Auges. a Wirkung der Recti bei starker Adduktion; b der Obliqui in der gleichen Stellung; c Wirkung beider Gruppen in der Primärstellung des Auges; d Wirkung der Recti bei Abduktion; e der Obliqui in der gleichen Stellung. Bei Adduktion wirken die Recti als Roller, die Obliqui als Heber bzw. Senker, bei Abduktion umgekehrt die Recti als Heber und Senker, die Obliqui als Roller. (Nach COGAN)

am oberen hinteren temporalen Quadranten des Bulbus zu finden. Der Obliquus inferior verläuft mit ihm ganz symmetrisch von dem unteren inneren Umfange der Orbita unter dem unteren Äquator des Bulbus hinüber zum unteren hinteren temporalen Quadranten. Die Insertion beider Muskeln an der Bulbus*hinter*fläche (hinter dem Äquator des Auges) und ihr Ursprung an der *vorderen* Öffnung des Orbitaltrichters bedingen eine Wirkung auf die Höhe in dem Sinne, daß der Obliquus superior die Hornhaut senkt und der Obliquus inferior sie hebt. Ihre Anheftung temporal von der vertikalen Mittellinie bewirkt aber außerdem eine Mithilfe bei der Auswärtsdrehung des Auges und hinsichtlich

der Meridianneigung oder Rollung für den Obliquus superior eine
Drehung des oberen Endes des senkrechten Meridians nasenwärts, für
den Obliquus inferior schläfenwärts (Abb. 228 u. 229).

Am einfachsten prägt man sich die Funktion der Augenmuskeln an
Hand des Schemas von HERING ein, das ich hier wiedergebe (Abb. 228).
Die Linien geben Richtung und Ausmaß der Funktion der einzelnen

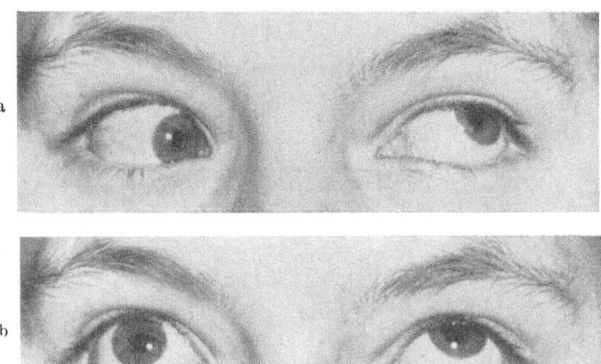

Abb. 230a u. b. Parese des rechten M. obliquus inferior; a beim Blick nach links-oben bleibt das
rechte Auge auffallend zurück, weil bei dieser Blickrichtung die Heberwirkung des Muskels am
größten sein müßte; b beim Blick nach oben verdeckt die Wirkung des M. rectus superior die fehlende
Heberwirkung des Obliquus inferior teilweise

Augenmuskeln meines Auges an, wenn ich das Schema anblicke. Fällt
ein Muskel aus, so muß das Trugbild dem Linienzug entsprechen, der
die Funktion des betreffenden Muskels darstellt. Die relative Lage der
Doppelbilder zueinander kann also grundsätzlich aus dem Schema leicht
abgelesen werden, wenn sie sich im einzelnen auch mit den Bewegungen
der Augen verändert.

Die Wirkung der einzelnen Augenmuskeln auf die Höhenrichtung,
die Seitenwendung und die Rollung des Bulbus ist aber verschieden,
je nach der Stellung des Auges. Zum Beispiel ist der Einfluß des Obliquus

Muskel	Nerv	Seitenwirkung	Höhenwirkung	Neigung des oberen Endes des vertikalen Meridians
Rectus lateralis	Abducens	Abduktion	—	—
Rectus medialis	Oculo-motorius	Adduktion	—	—
Rectus superior	Oculo-motorius	Adduktion	Hebung der Cornea	nach innen
Rectus inferior	Oculo-motorius	Adduktion	Senkung der Cornea	nach außen
Obliquus inferior	Oculo-motorius	Abduktion	Hebung der Cornea	nach außen
Obliquus superior	Trochlearis	Abduktion	Senkung der Cornea	nach innen

superior als Senker dann am größten, wenn das Auge stark nach einwärts gerichtet ist, in Adduktionsstellung also (vgl. Abb. 231), weil der
vertikale Meridian dabei in die Richtung des Muskelverlaufes zu liegen
kommt; aber die Wirkung auf die Rollung ist dann eine ganz geringe.
Ist das Auge nach auswärts gedreht (abduziert), dann ist die rollende
Komponente des Obliquus superior sehr ausgiebig, der Einfluß auf die
Senkung geringer, auf die Abduktion wiederum größer. In analoger
Weise schwanken die Funktionen des Rectus superior, Rectus inferior
und Obliquus inferior. Abb. 229 zeigt diese Verhältnisse in anschaulicher
Weise.

Somit können wir die Funktion aller sechs äußeren Augenmuskeln in
vorstehender Tabelle übersichtlich zusammenstellen, wobei auf die soeben

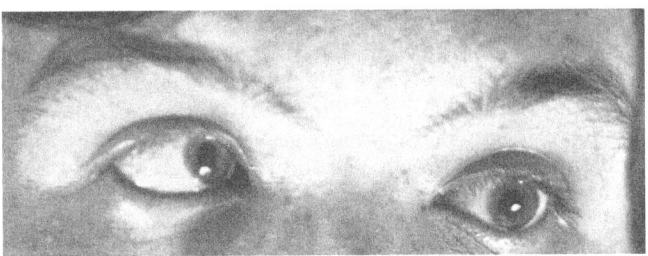

Abb. 231. Parese des rechten M. obliquus superior. Beim Blick nach links-unten bleibt das rechte
Auge besonders stark zurück

auseinandergesetzte Änderung der Wirkungsweise der vier kompliziert
arbeitenden Muskeln, je nach der Augenstellung, zu achten ist.

Aus der Tabelle sehen wir, daß die Einwärtswendung und Auswärtswendung in der Horizontalen lediglich durch die Antagonisten Rectus
medialis und lateralis ausgeführt wird. Bei der Blickhebung wirken
gleichzeitig der Rectus superior und Obliquus inferior. Sie ergänzen sich
in der Höhenwirkung, gewährleisten aber eine Hebung in der Vertikalen
dadurch, daß sie in bezug auf Seitenwendung und Meridianneigung
Antagonisten sind. Ist der eine von beiden paretisch, so kann der andere
zwar allein auch noch die Hebung in mäßigem Grade bewerkstelligen;
der Bulbus wird aber dann zugleich seitlich abgelenkt und sein Meridian
gedreht. Ähnlich liegen die Verhältnisse bei der Senkung des Blickes.
Hier summiert sich die Wirkung des Rectus inferior mit derjenigen des
Obliquus superior, die wiederum in bezug auf Seitenwendung und
Meridianneigung entgegengesetzt arbeiten. Ferner zeigt uns ein Blick
auf die Tabelle, daß der Rectus lateralis vom Abducens, der Obliquus
superior vom Trochlearis, die anderen vier aber vom Oculomotorius
innerviert werden. Außerdem versorgt der Oculomotorius noch den
Levator palpebrae superioris und den Sphincter pupillae sowie die
Ciliarmuskulatur der Akkommodation.

Bei einer *Lähmung aller äußeren Äste des Oculomotorius (Ophthalmoplegia externa)* bleibt also durch die Unversehrtheit des Abducens nur
die Seitenwendung nach außen und durch Wirkung des Trochlearis noch
eine Möglichkeit der Senkung der Hornhaut mit gleichzeitiger Wendung

nach außen und Rollbewegung des Auges im Sinne einer Neigung des oberen Endes des vertikalen Meridians nach einwärts bestehen. Dagegen sind die Hebung der Cornea über die Horizontale und ihre Einwärtswendung über die vertikale Mittellinie hinaus aufgehoben, da diese Leistungen sämtlich der Innervation des Oculomotorius unterliegen. Hinzu tritt eine Ptosis (Lähmung des Hebers des oberen Lides). Eine *komplette* auch die Muskeln der Regenbogenhaut und des Strahlenkörpers erfassende *Oculomotoriuslähmung* verursacht außerdem eine weite Pupille und eine Lähmung der Akkommodation (Ophthalmoplegia externa et interna sive totalis).

Außer der Oculomotoriuslähmung beobachtet man an isolierten Augenmuskelstörungen besonders solche des Rectus lateralis und des Obliquus superior. Liegt eine *Abducenslähmung* vor, so bemerkt man einen Strabismus convergens, der Schielwinkel wird größer, wenn der Patient nach der Seite des gelähmten Muskels blickt, kleiner beim Blick nach der entgegengesetzten Seite. Beim Blick geradeaus bestehen ungekreuzte Doppelbilder. Bei der *Trochlearislähmung*, z. B. des rechten Trochlearis, kann man den Bewegungsausfall der Senkung besonders gut feststellen, wenn der Patient bei adduziertem Auge den Blick senken will, weil der Trochlearis dann ein fast reiner Senker wird (Abb. 231). Der Ausfall der Rollung tritt umgekehrt bei Abduktion am deutlichsten in Erscheinung. Beim Blick geradeaus steht das Trugbild (des rechten Auges) tiefer, etwas rechts, also ungekreuzt, und mit der Spitze nach links geneigt (vgl. Abb. 228, S. 225).

Bei einer Lähmung des *M. obliquus inferior* wird der Ausfall der hebenden Komponente besonders in der Adduktionsstellung deutlich (Abb. 230a), während bei Abduktion die Heberwirkung des M. rectus superior die Lähmung des M. obliquus inferior weniger auffallend erscheinen läßt (Abb. 230b).

Die *Untersuchung auf Augenmuskellähmung* wird folgendermaßen vorgenommen: Die einfachste objektive Methode, sich von der Stellung der Augen zu überzeugen, ist die, daß man bei dem geradeaus blickenden Patienten mit einer kleinen Taschenlampe genau von vorn das Purkinjesche Hornhautbildchen erzeugt. Steht das Auge geradeaus, so befindet sich das Bildchen auf der Hornhautmitte (den Winkel γ, der meist 2—4⁰ beträgt, muß man allerdings in Rechnung ziehen). Befindet sich jedoch ein Auge in Schielstellung, z. B. bei der Abducenslähmung nach innen, dann liegt das Bildchen temporal von der Mitte, oder bei zu hoch stehendem Auge nach unten. *Und in der gleichen Richtung wie das Hornhautbildchen wird der Patient ein von ihm wahrgenommenes Trugbild sehen.*

Für eine eingehendere Prüfung läßt man zunächst die Augen einen Gegenstand (Bleistiftspitze) fixieren und bewegt ihn nach allen Richtungen, indem man genau beobachtet, ob ein Auge nach irgendeiner Richtung hin zurückbleibt. Dann vergewissert man sich darüber, ob und in welcher Richtung Doppelbilder auftauchen: Man hält im verdunkelten Zimmer vor das in der Bewegung behinderte Auge ein rotes Glas und läßt beide Augen eine Lichtflamme fixieren, die man in einem Abstande von ungefähr 3 m von dem Patienten nach den verschiedenen Richtungen bewegt. Dabei darf der Patient der Flamme nur mit den Augen, nicht mit dem ganzen Kopf folgen. Werden bei einer bestimmten Blickrichtung Doppelbilder angegeben, so erkundigt man sich nach der Lage der Doppelbilder zueinander, ob das rote Bild höher, tiefer, rechts oder links steht und ob die Kerzenflamme beider Bilder parallel nach oben oder die eine schräg gestellt erscheint. Wie das *Trugbild im Raume dorthin* verlegt wird, *wohin der gelähmte Muskel das Auge führen sollte.*

z. B. beim rechten Rectus lateralis nach rechts in der Horizontalen, beim Rectus superior nach links und oben, so wird *die Flamme des Trugbildes auch so schräg gesehen, wie die Meridianneigung von dem gelähmten Muskel beeinflußt werden würde.* Bei einer Lähmung des rechten Rectus superior kommt also als dritte Komponente außer dem Höherstand und der Verschiebung des Trugbildes nach links noch eine Neigung desselben in dem Sinne zustande, daß die Flamme, wie der Meridian eigentlich geneigt werden sollte, also mit dem oberen Ende nach links geneigt

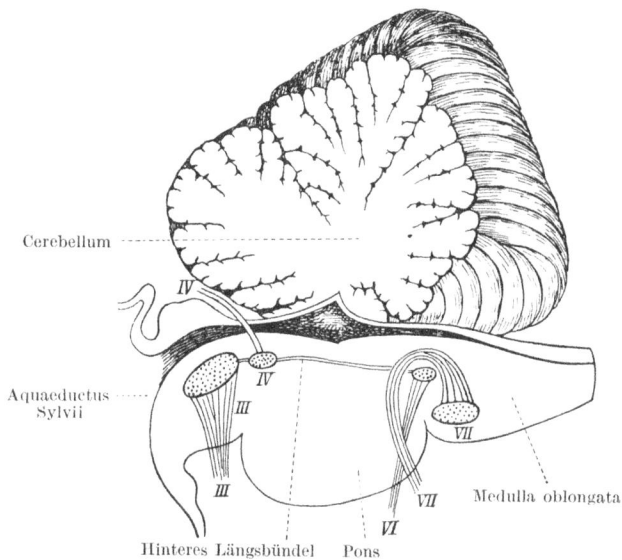

III Oculomotorius, *IV* Trochlearis, *VI* Abducens, *VII* Facialis

Abb. 232. Lage der Kerne der Augenmuskelnerven

gesehen wird. Der Grund ist genau der gleiche wie bei dem eingangs gewählten Beispiel der rechtsseitigen Abducensparese. Das gelähmte Auge bleibt nicht nur in der Hebung zurück, sondern rückt auch durch alleiniges Wirken des Obliquus inferior etwas in Abduktionsstellung. Dadurch fällt das Bild der Flamme auf die temporale Netzhauthälfte, deren Sehelemente mit Raumwerten nach der nasalen Seite ausgestattet sind. Deswegen geht das Trugbild eine Wenigkeit nach links hinüber. Außerdem bewegt aber der gleichzeitige Einfluß des Obliquus inferior auf die Meridianneigung das Auge im Sinne einer Rollung des oberen Endes des vertikalen Meridians nach außen, was die dadurch in schräger Richtung nebeneinander gereizten Netzhautelemente mit Umwertung im Raume in entgegengesetzter Schrägrichtung beantworten. Mithin neigt sich die Spitze des Trugbildes nach links.

Unterschiede zwischen Begleit- und Lähmungsschielen

Begleitschielen	*Lähmungsschielen*
1. Erste Entstehung meist unbemerkt; oft zunächst nur zeitweiliges Schielen.	Plötzliche Entstehung unter Beschwerden.
2. Primärer und sekundärer Schielwinkel sind gleich.	Der sekundäre Schielwinkel ist größer als der primäre.

3. Bei Augenbewegungen ändert sich der Schielwinkel nicht.	Bei Augenbewegungen ändert sich der Schielwinkel; er nimmt zu in der Richtung der normalen Funktion des gelähmten Augenmuskels.
4. Der binokulare Sehakt ist unterwertig. (Unterwertigkeit oder Fehlen der Fusion und des stereoskopischen Sehens. Häufig anomale Korrespondenz.) Oft sekundäre Amblyopie des Schielauges.	Der binokulare Sehakt ist intakt. Fast immer normale Korrespondenz.
5. Spontane Doppelbilder fehlen in der Regel.	Es treten Doppelbilder auf. Das Bild des kranken Auges liegt in der Richtung der normalen Funktion des gelähmten Augenmuskels. Bei gekreuzten Sehachsen bestehen ungekreuzte, bei ungekreuzten Sehachsen gekreuzte Doppelbilder.

Die *Ursache der Augenmuskellähmungen* kann in einer zentralen oder peripheren Läsion der Nerven begründet sein. In den Abb. 232 und 233 ist die Lage der Augenmuskelkerne im anatomischen Bilde angegeben. Die Kernregion des Oculomotorius liegt als paariges Gebilde rechts und links von der sagitalen Mittellinie am Boden des Aquaeductus. Zwischen beiden Oculomotoriuskernen sehen wir einen unpaaren Kern für die innere Augenmuskulatur. Unmittelbar nach rückwärts vom Oculomotoriuskerngebiet schließen sich die Kerne der beiden Trochleares an, die im Gegensatz zu den übrigen Augennerven das Gehirn an der Rückfläche durchbohren und sich sofort kreuzen. Der Kern für den rechten Trochlearis liegt also auf der linken Hirnseite. Hingegen liegt der Abducenskern viel weiter rückwärts. Wir begegnen ihm dort, wo die Brücke in die Medulla oblongata übergeht, und zwar liegt er in der Schleife, welche die Fasern des Facialis beschreiben. Oculomotorius- und Trochleariskern haben aber eine Verbindung mit dem Abducenskern durch das hintere Längsbündel. Außerdem haben die beiden rechts und links von der Mittellinie gelegenen Kerne des Oculomotorius wieder Verbindungen untereinander (Abb. 233).

Die Nervenbahnen können durch luische und andere infektiöse Prozesse im Zentralorgan und an der Schädelbasis alteriert werden, ebenso ist es möglich, daß Apoplexien die Kernregion oder die Nerven schädigen. Tumoren und Erweichungsherde, Veränderungen bei multipler Sklerose, Traumen, Systemerkrankungen, vor allem Tabes und Paralyse, spielen vielfach eine Rolle.

Therapeutisch ist wenig zu erreichen, wenn es nicht gelingt, die Grundursache zu beheben. Die Patienten helfen sich selbst, indem sie den Kopf so halten, daß sie durch Kopfdrehung den Muskelausfall

ersetzen. Zum Beispiel hält ein Patient mit rechtsseitiger Abducensparese den Kopf nach rechts gewendet, damit er die Anforderungen an
die seitliche Bewegung des Auges nur mit dem M. medialis zu bestreiten
braucht. Außerdem lernen manche Patienten mit der Zeit das störende
Bild des gelähmten Auges psychisch zu unterdrücken. Bis eine solche
Angewöhnung aber eingetreten ist, wird das kranke Auge durch ein
verdeckendes schwarzes oder Mattglas ausgeschaltet.

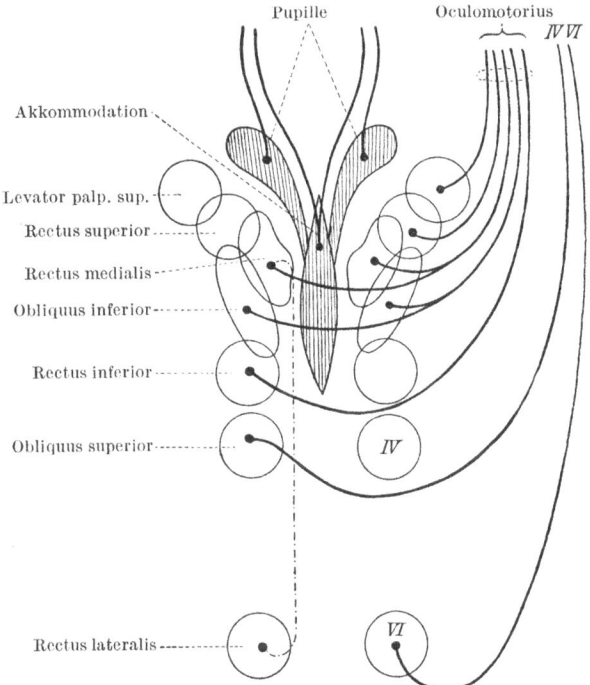

Abb. 233. Schema der Verbindung der Kerne der Augenmuskelnerven untereinander.
IV Trochlearis, *VI* Abducens

Örtlich sucht man den gelähmten Muskel durch Elektrisieren zu
beeinflussen; ein Erfolg ist natürlich aber nur dann zu erwarten, wenn
der Sitz der Störung ein mehr peripherer ist.

Von den eigentlichen Augenmuskellähmungen sind die *Blicklähmungen*
zu unterscheiden. Während bei jenen die Tätigkeit eines bestimmten
Muskels oder der durch einen Nerven innervierten Muskelgruppe in
Wegfall kommt, zeichnen sich die Blicklähmungen dadurch aus, daß
bestimmte *zusammengeordnete Tätigkeiten beider Augen*, wie z. B. die
„Konvergenz", „seitliche Blickwendung" usw. unmöglich geworden
sind, obwohl die dabei in Betracht kommenden Augenmuskeln nicht
gelähmt sind. Diese „assoziierten Blicklähmungen" entstehen, wenn
supranucleare Bahnen oder Zentren erkrankt sind. Doppelbilder sind
dabei naturgemäß nicht zu erwarten.

Nystagmus (Augenzittern). Unabhängig von den willkürlich ausgeführten Augenbewegungen beobachten wir bei manchen Patienten
zuckende Augenbewegungen *(Rucknystagmus)* oder pendelnde *(Pendelnystagmus)*, welche dem Willen nicht unterworfen sind. Beim Pendelnystagmus ist die Hin- und Herbewegung der Augen von gleicher Ge-
schwindigkeit, beim Rucknystagmus unterscheiden wir eine langsame
primäre und eine schnellere ruckartige *sekundäre Phase.* Bei manchen
Gehirnerkrankungen beobachtet man durch das Überwiegen des ,,To-
nus'' der einen Gehirnseite ein dauerndes Abweichen beider Augen nach
der entgegengesetzten Seite — Déviation conjuguée, also gleichsam die
isolierte primäre Phase. Das typische Beispiel für einen Rucknystagmus
ist der experimentelle labyrinthäre Nystagmus. Geschehen die Bewegungen in der Horizontalen, so sprechen wir von *Nystagmus hori-
zontalis*, bei Rollung der Augen im Sinne von kongruenten Meridian-
neigungen von Nystagmus rotatorius.

Diese unsteten Augenbewegungen, die nicht selten bei dem Versuche, einen
Gegenstand zu fixieren, zunehmen, haben verschiedene Ursachen. Vielfach handelt
es sich um angeboren schwachsichtige Augen, z. B. infolge Albinismus, totaler
Farbenblindheit, Mißbildungen, vor allem Aderhautkolobomen usw. Auch Augen,
die durch Gonoblennorrhoe der Neugeborenen früh dichte Hornhautnarben davon-
trugen, führen zum Nystagmus. In all diesen Fällen sprechen wir von einem
okularen Nystagmus. Der Pendelnystagmus ist fast immer ein okularer Nystagmus.
Häufig ist aber eine besondere Ursache im Auge nicht zu erkennen. Beim okularen
Nystagmus erklärt man sich das Augenzittern daraus, daß — aus diesem oder jenem
Grunde — der Fixationsmechanismus nicht zur vollen Ausbildung gelangt ist,
d. h. die Fähigkeit, die Augenstellung durch Erfassen eines im Mittelpunkte des
Interesses stehenden Gegenstandes mit der Netzhautmitte zu regulieren. Das
Augenzittern kann aber auch von vornherein mit einer Anomalie oder einem Leiden
des Zentralnervensystems zusammenhängen, so z. B. mit *Tumoren*, etwa des Klein-
hirns, oder bei Kleinhirnbrückenwinkeltumoren usw. Auch die multiple Sklerose,
die auch sonst Intentionszittern hervorruft, ist hier zu nennen. In gewissen Fällen
ist der Nystagmus eine Berufserkrankung, insofern ein Teil der Kohlenbergwerks-
arbeiter, die unter Tage mit gehobener Blickrichtung arbeiten, davon befallen wird.
Schließlich kennen wir auch einen labyrinthären Nystagmus, ausgelöst von einer
Reizung des Vestibularis, wie ihn die Otologen zur Prüfung der Erregbarkeit des
Labyrinthes systematisch hervorrufen.

Glaukom (grüner Star)

Glaukom (grüner Star). Der im Augeninnern herrschende Druck
hängt von sehr verschiedenen Momenten ab, vor allem von der Wandungs-
festigkeit bzw. Rigidität der Sklera und dem Inhalt des Augapfels. Der
letztere besteht aus Aderhaut und Netzhaut, Linse und Glaskörper, aus
dem in den Gefäßen kreisenden Blut und dem Kammerwasser. Von
diesen Bestandteilen zeigt der gallertige Glaskörper, der nur einen ganz
trägen Stoffwechsel besitzt und kaum elastisch ist, praktisch nur geringe
Volumschwankungen. Bestimmend für den jeweiligen Inhalt des Bulbus
sind deshalb die Gesamtmenge des die Augengefäße durchströmenden
und füllenden Blutes und das Volumen des den Glaskörper durchsetzenden und besonders in der hinteren und vorderen Augenkammer
befindlichen Kammerwassers. Dieses wird, wie schon erwähnt (S. 10),
von den Fortsätzen des Ciliarkörpers durch Filtration oder Sekretion

abgesondert und tritt in kaum meßbarem, aber kontinuierlichem Strome zunächst in die hintere Kammer und den Glaskörperraum ein, sodann durch die Pupille in die vordere Kammer und verläßt endlich den Bulbus vor allem im Kammerwinkel. Dabei wird die Flüssigkeit durch die Räume zwischen den Bälkchen des Trabeculum corneosclerale in den Schlemmschen Kanal abgefiltert, von wo der weitere Abtransport durch Kammerwasser führende Venen, von denen einige manchmal an der Binokularlupe ohne weiteres sichtbar sind (Kammerwasservenen), erfolgt. In geringem Umfange verläßt introkulare Flüssigkeit das Auge wohl auch durch die Lymphräume der Foramina ciliaria sclerae, das Foramen opticum sclerae und andererseits durch die Venen der Uvea und Retina. Soll kein Überdruck entstehen, so muß das dem Augeninnern zugeführte und durch den Kammerwinkel abgeleitete Quantum Flüssigkeit sich genau die Waage halten. Übermäßige Produktion oder Behinderung des Abflusses erzeugen notwendig eine Drucksteigerung (Hypertension).

Aber auch durch Vermehrung der in den Gefäßen des Augeninneren, vor allem in dem Schwammkörper der Aderhaut befindlichen Blutmenge kann der Druck gesteigert werden. Für die Regulierung der Gefäßfüllung aber sind die Tätigkeit des Gefäßnervensystems (Sympathicus) und hormonale Einflüsse von Bedeutung.

Wäre das Gefäßnetz der Uvea und der Retina ohne jede Schranke in den allgemeinen Kreislauf eingeschaltet, dann müßten sich auch die Blutdruckschwankungen unmittelbar auf die Spannung des Auges übertragen, ja das Auge müßte, da seine Hüllen nicht nachgeben können, wie ein Plethysmograph durch seinen Binnendruck die Schwankungen anzeigen. Jedes Bücken und Pressen, jede auf psychische Einflüsse eintretende Gefäßerweiterung würde sich im Augendruck kundtun. Das ist jedoch unter normalen Verhältnissen durchaus nicht der Fall. Tierexperimente haben ergeben, daß eine Steigerung des allgemeinen Blutdruckes sogar von einer Erniedrigung des Augendruckes begleitet sein kann. Wir kommen daher zu der Überzeugung, daß ein besonders fein arbeitender vasomotorischer Apparat die im Gesamtkreislauf eintretenden Druckschwankungen durch entsprechende Kaliberverengerung der intraokularen Gefäße so vom Auge fernhält, daß eine übermäßige Blutfülle im Bulbus vermieden wird. Im Gegensatz zum Gesunden sind aber bei manchen Glaukompatienten Parallelen zwischen Blutdruck- und Augenspannung deutlich nachweisbar. Der Grund kann in einem Versagen des vasomotorischen nervösen Apparates oder auch in sklerotischen Veränderungen des Gefäßsystems gesucht werden. Jedenfalls ist das Glaukom — dessen auffälligstes *Symptom* ja die intraokulare Drucksteigerung ist — zwar klinisch ein einheitliches Krankheitsbild, im Grunde aber ein Symptomenkomplex von verschiedener Bedeutung.

Normalerweise besitzt das Auge einen Binnendruck von etwa 16 bis 27, höchstens bis 30 mm Quecksilber. Der Druck ist rechts und links im allgemeinen annähernd gleich, schwankt aber in einem tageszeitlichen Rhythmus, wobei der Druck vormittags in der Regel höher ist als nachmittags. Während der Nacht steigt der gegen Abend abgesunkene Druck langsam wieder an.

Die Messung geschieht mit dem *Tonometer* von SCHIÖTZ (Abb. 234), einem Instrument, welches auf die durch 1%iges Holocain (Pantocain, Psicain) unempfindlich gemachte Hornhaut aufgesetzt wird (Cocain kann bei zu Glaukom neigenden Augen den Binnendruck steigern, während es an gesunden Augen den Druck senkt). Ein Stäbchen, dem Grammgewichte aufgeschraubt werden, drückt die Hornhaut leicht ein, und ein Zeigerhebel, der von dem Stäbchen gehoben wird, weist die Tiefe der entstehenden Grube nach. Je geringer der Eindruck des Stäbchens in der Hornhaut, desto kleiner der Ausschlag des Zeigers und desto höher der intraokulare Druck. Das Instrument, das durch eine gabelförmige Handhabe gehalten wird, stellt gleichsam eine kleine Waage dar, die empirisch geeicht ist. Auf einer beigegebenen Skala liest man die Druckwerte in Millimeter Quecksilber ab.

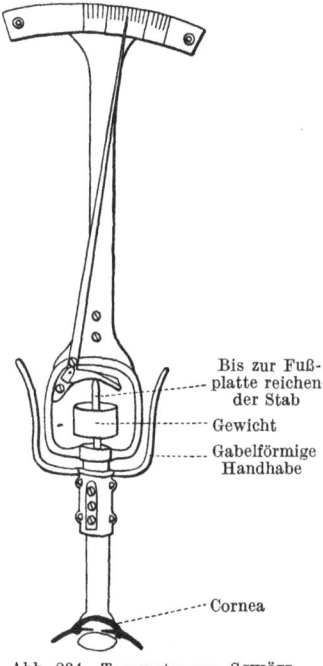

Bis zur Fuß-
platte reichen-
der Stab

Gewicht

Gabelförmige
Handhabe

Cornea

Abb. 234. Tonometer von SCHIÖTZ

Läßt man das Tonometer über eine längere Zeit hin (etwa 5 min lang) auf der Hornhaut ruhen, so wird der anfangs durch die Last des Tonometers künstlich erhöhte Druck durch einen vermehrten Kammerwasserabfluß aus dem Augeninnern wieder niedriger — ähnlich wie nach einer Massage des Auges. Besteht aber, z. B. infolge einer Verlegung des Kammerwinkels, ein erhöhter Abflußwiderstand, so bleibt diese Erniedrigung des Druckes mehr oder weniger aus. Man kann also mit Hilfe solch einer verlängerten Tonometrie, deren Druckwerte graphisch aufgezeichnet werden können

(„*Tonographie*"), geradezu das „*Abflußvermögen*" im Bereich des Kammerwinkels messen, was für die Beurteilung der jeweils vorliegenden Glaukomform von Bedeutung ist.

Für bestimmte Zwecke, z. B. bei Glaukomen mit hochgradiger Myopie, die, mit dem gewöhnlichen Tonometer gemessen, oft einen auffallend wenig gesteigerten intraokularen Druck aufweisen, verwendet man einen besonderen Apparat, das *Applanationstonometer* von GOLDMANN, das durch seine sinnreiche Konstruktion erlaubt, den intraokularen Druck unbeeinflußt von der Rigidität der Bulbushülle zu verfolgen und eben dadurch die Rigiditätsverhältnisse mit einzukalkulieren. Dabei offenbart sich dann unter Umständen, daß der intraokulare Druck doch höher liegt, als die einfachen (Schiötz-) Tonometerwerte vermuten ließen.

Krankhafte Änderungen des intraokularen Druckes können nun grundsätzlich nach zwei verschiedenen Richtungen hin auftreten, nämlich im Sinne einer Druckverminderung oder einer Drucksteigerung.

Druckverminderung (Hypotension) wird z. B. beobachtet, wenn bei perforierenden *Verletzungen* Kammerwasser oder Glaskörper abfließt. Aber auch starke Quetschungen des Augapfels ohne Verletzung der Bulbuswand sowie Massage des Augapfels führen zur Erweichung. Bei schweren *Regenbogenhautentzündungen* tritt Hypotension ein, wenn der Ciliarkörper seine Funktion ganz oder teilweise eingestellt hat. Endlich werden Druckverminderungen auch bei der *Netzhautablösung* und im *Coma diabeticum* beobachtet.

Andererseits gibt es eine ganze Reihe verschiedener Momente, die zu **Drucksteigerung (Hypertension)** führen. Die Folgeerscheinungen einer solchen Druckerhöhung bilden den Symptomenkomplex des Glaukmos. *Intraokulare Drucksteigerung ist also das wichtigste Symptom des glaukomatösen Zustandes.*

Das Sekundärglaukom. Ist die Drucksteigerung Folge einer anderen erkennbaren Augenerkrankung, so sprechen wir von einem *Sekundärglaukom.* Wir haben dafür bei den einzelnen Augenerkrankungen schon mannigfache Beispiele kennengelernt. So verursacht die in den Glaskörperraum luxierte Linse (s. S. 208) durch Anstoßen an die Fortsätze des Corpus ciliare eine Sekretionsneurose und pathologisch gesteigerte Kammerwasserabscheidung. Die in die Vorderkam-

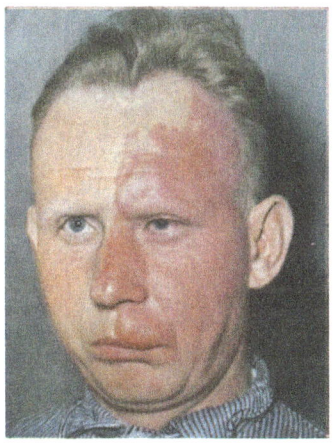

Abb. 235. Glaukom bei Naevus flammeus

mer luxierte Linse dagegen verschließt den Kammerwinkel und ruft so Glaukom hervor. Auch die Folgezustände der Iritis (s. S. 119) können eine Stauung des Kammerwassers herbeiführen, und zwar in der hinteren Kammer bei Seclusio und Occlusio pipillae, in der vorderen Kammer bei der Iritis serosa oder fibrinosa, wenn die Exsudationen das Ultra-filter verlegen. Ferner ist die Thrombose der V. centralis retinae in ihrem späteren Verlauf sehr oft mit unangenehmen Drucksteigerungen verknüpft. Endlich lernten wir auch bei intraokularen Tumoren glaukomatöse Zustände kennen.

In allen diesen Fällen entsteht ein „*sekundäres Glaukom*".

Das primäre Glaukom ist demgegenüber eine Erkrankung, bei der die Drucksteigerung Augen befällt, die vorher ganz gesund waren. Die Ursachen des primären Glaukoms sind erst teilweise bekannt und jedenfalls nicht einheitliche. Mehr und mehr lernen wir erkennen, daß es sich hier um einen Symptomenkomplex und nicht eine scharf umschriebene Krankheit handelt. Bei den typischen Formen spielt wahrscheinlich die Innervation der Gefäßmuskulatur eine führende Rolle. Bei Naevus flammeus des Gesichtes findet man häufig ein Hämangiom der Uvea und Glaukom der gleichen Gesichtshälfte (Sturge-Webersches Syndrom, Abb. 235). Auch psychogene Einflüsse sind unverkennbar.

Das *primäre Glaukom* kann als *Glaucoma simplex* und als *Glaucoma inflammatorium* verlaufen. Im ersteren Falle nimmt die Druckerhöhung in einem sehr chronisch verlaufenden Prozeß zwar solche Grade an, daß die Sehnervenscheibe samt Siebplatte allmählich nach rückwärts gedrückt wird und damit eine langsam fortschreitende Sehstörung bis zur schließlichen Erblindung zustande kommt; die intraokulare Spannung läßt

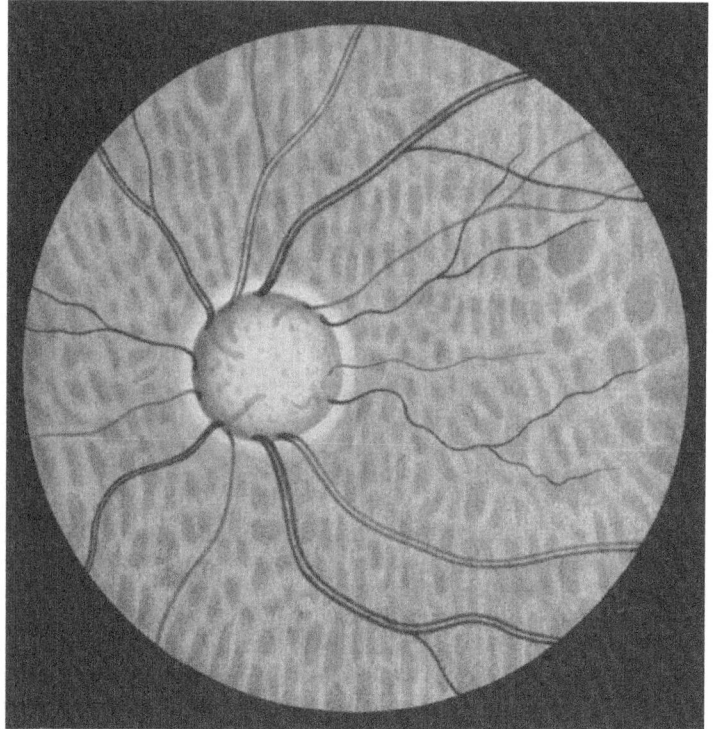

Abb. 236. Glaukomatöse Exkavation der Papille mit nasaler Verdrängung der Zentralgefäße, Abknickung derselben am Rande und Halo glaucomatosus

aber immer noch die Blutzirkulation im Bulbus unbehelligt. Sie erschwert sie, drosselt sie aber nicht ab. Im letzteren Falle dagegen greift die Drucksteigerung entscheidend in die Blutversorgung des Auges ein. Es kommt unter heftigen Schmerzen zu schweren Stauungszuständen mit sekundärem Ödem. Die Stockung in der Zirkulation des Auges löst einen „*akuten Glaukomanfall*" aus, während das Glaucoma simplex als chronisches Leiden ohne solche akute Steigerung der Symptome verläuft. Indessen sind beide Arten nur durch ihren klinischen Verlauf und ihre Weiterentwicklung unterschieden; im Grunde genommen haben wir die gleiche Krankheit vor uns. In Analogie zur Lehre von den Herzfehlern kann man die Abweichungen beider Formen voneinander dadurch vielleicht umschreiben, daß das *Glaucoma simplex* als *kompensiertes*, das *Glaucoma inflammatorium* als *unkompensiertes Glaukom* bezeichnet wird.

Daraus ergibt sich, daß, wie der Herzfehler, so auch das Glaukom jederzeit aus dem kompensierten Stadium in das unkompensierte übergehen kann. Dennoch gibt es viele Fälle, die zeitlebens niemals einen Glaukomanfall bekommen, so daß sich die erwähnten beiden Typen ziemlich gut voneinander trennen lassen.

Glaucoma simplex. Die Krankheit beginnt in der Regel schleichend, so daß sie dem Patienten oft lange Zeit verborgen bleibt. Im Gegensatz zum Glaucoma acutum (vgl. S. 240) verläuft nämlich das typische Glaucoma simplex sehr chronisch (Glaucoma chronicum). Bisweilen bemerken die Patienten erst an der Abnahme des Visus oder des Gesichtsfeldes, daß ihr Auge nicht gesund ist. Sie suchen den Arzt lediglich auf, um eine neue Brille zu bekommen u. dgl. Bei sorgfältiger Beobachtung würden die meisten trotzdem wohl gewisse prodromale Erscheinungen haben bemerken können, insbesondere Nebelsehen und Regenbogenfarben um Lichtquellen. Aber diese Symptome pflegen sich nicht aufzudrängen. Kopfschmerzen oder Rötung der Augen können vollständig fehlen.

Für den Arzt ist das Symptomenbild dann folgendes: Das Auge ist blaß und reizlos, die Cornea klar, die vordere Kammer nicht oder doch nur wenig abgeflacht, die Pupille beweglich und nicht erweitert. Am Augenhintergrunde entsteht allmählich die — also je nach der Dauer der Erkrankung mehr oder weniger ausgeprägte *glaukomatöse Exkavation* (Abb. 236, 239 und 240). Am Auge des Erwachsenen setzt nämlich die Sklera dem intraokularen Druck einen erheblichen Widerstand entgegen. Nur an einer allerdings besonders wichtigen Stelle befindet sich ein Locus minoris resistentiae: am Sehnerveneintritt. Dort, wo die Siebplatte das sonst feste Gefüge der Sklera lockert, damit durch ihre Poren die Nervenfaserbündel des Opticus hindurchtreten können, gibt die Bulbuswandung mit der Zeit nach. Eine „*physiologische Exkavation*" zeigen schon viele normale Papillen, wenn dort, wo der Nervenfasertrichter sich in der Mitte zuspitzt, in einem kleinen Felde die Lamina cribrosa sichtbar wird (Abb. 237). Beim Glaukom aber wird die Siebplatte in den Nervenstamm hineingedrängt. Dabei gehen Sehnervenfasern zugrunde, und entsprechend ihrem Schwund und der Verdrängung der Lamina cribrosa nach hinten wird die Aushöhlung größer und größer, bis endlich die Lamina in der ganzen Ausdehnung der Papille deutlich sichtbar wird und die Gefäße am Rande der atrophischen Sehnervenscheibe bajonettartig abgeknickt erscheinen — *glaukomatöse Exkavation* (Abb. 239, 240). (Beim Glaucoma acutum findet sich im Anfang auch beim Anfall noch keine Exkavation!)

Auch die der Papille benachbarten Teile der Aderhaut können zugrunde gehen, so daß um den Sehnerveneintritt herum ein weißer Hof der Lederhaut sichtbar wird, der *Halo glaucomatosus*.

Der intraokulare Druck pflegt nur mäßig erhöht zu sein (30—40— 50 mm Hg). In manchen Fällen erweist sich beim Tonometrieren in der Sprechstunde der Druck geradezu als normal. Das beweist aber gar nichts gegen das Vorhandensein eines Glaukoms. Man muß dann planmäßig zu verschiedenen Tages- und Nachtzeiten den Druck prüfen, nötigenfalls unter Anwendung von sog. Provokationsmitteln, z. B. nach Aufenthalt im Dunkeln, in liegender Körperlage, nach Genuß von Coffein oder reichlichen Flüssigkeitsmengen (vgl. S. 243).

Der Visus braucht zunächst nicht oder nur wenig herabgesetzt zu sein. Das Gesichtsfeld zeigt eine Vergrößerung des blinden Fleckes in Form des sog. Bjerrum-Skotoms (Abb. 241), später auch eine periphere Einengung, besonders von der nasalen Seite her (Abb. 242).

Wird das Glaukom nicht sorgfältig behandelt, so nehmen Visus und Gesichtsfeld allmählich immer weiter ab, bis endlich völlige Erblindung eintritt (Glaucoma absolutum, S. 242).

Das Glaukomvollbild läßt folgende *drei Stadien* wohl erkennen: die *Prodromalerscheinungen,* den *Glaukomanfall* (Glaucoma inflammatorium acutum), die *Erblindung durch Glaukom* (Glaucoma absolutum).

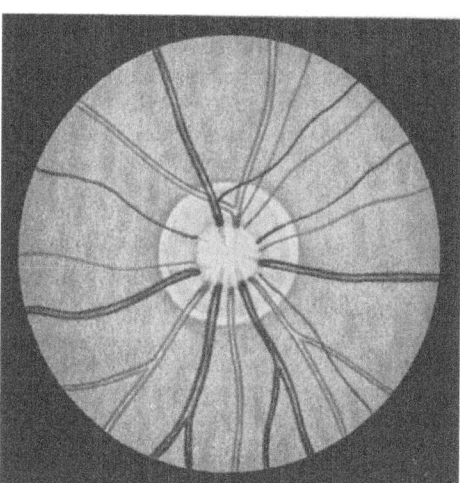

Abb. 237. Große physiologische Exkavation.
(Nach H. Köllner)

Das Prodromalstadium. Aufmerksame Patienten beobachten in diesem Zustande folgendes: Unter einem leichten Spannungsgefühl, das sich bis zu einem dumpfen Druck in der Stirn steigern kann, legt sich an manchen Tagen ein zarter Schleier vor das Auge: *Nebelsehen.* Vorübergehend sinkt die Sehschärfe, und auch die Naheinstellung des Auges leidet, so daß die Patienten zu solchen Zeiten beim Lesen das Buch weiter abhalten müssen. Um Lichter treten Kreise von *Regenbogenfarben* auf. Untersucht man die Patienten in dieser Periode, dann sieht man eine leicht hauchige Trübung des Kammerwassers, geringe Abflachung der Vorderkammer und Neigung der Pupille zur Erweiterung bei mangelhafter Reaktion auf Belichtung. Auf der Sklera treten vordere Ciliargefäße als rote Linien hervor. Das Augenhintergrundsbild ist etwas verschleiert.

Mit dem Fortschritt des Leidens bereiten sich auf dem Fundus die ersten Zeichen der Druckwirkung auf die Sehnervenscheibe vor: Die Zentralarterie zeigt zeitweise Pulsation, nämlich dann, wenn der Augenbinnendruck sich so weit steigert, daß sich das Blut nur in der Systole Eintritt erzwingt (Venenpuls ist eine normale Erscheinung!). Bald werden auch die Zentralgefäße im umgekehrten Bilde nach der temporalen Seite zu hinübergedrängt. Einzelne Gefäße zeigen auch bereits am Papillenrande eine Abknickung, und im Verlaufe der weiteren Entwicklung des ganzen Krankheitsprozesses sehen wir dann zunächst den

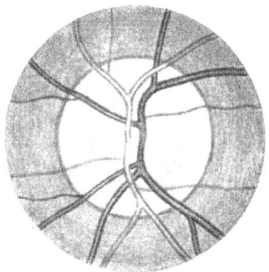

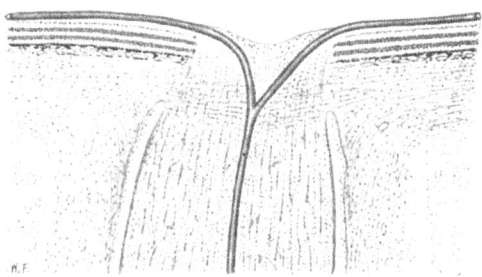

Zentralgefäß
Abb. 238. Physiologische Exkavation

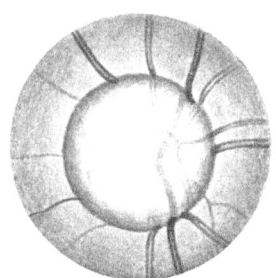

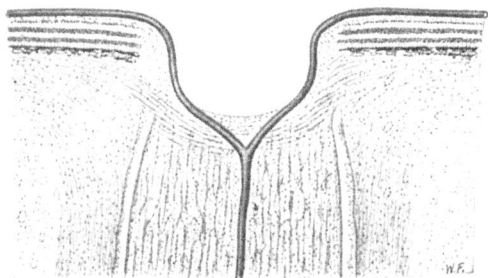

Zentralgefäß
Abb. 239. Glaukomatöse Exkavation

Beginn, später aber den ausgebildeten Zustand einer *glaukomatösen Exkavation.*

Ausschlaggebend für diese Vorgänge ist die Erhöhung des intraokularen Druckes. Diese ergibt eine erhebliche Spannungsvermehrung (Werte von 40, 50 oder 60 mm Hg sind nicht selten).

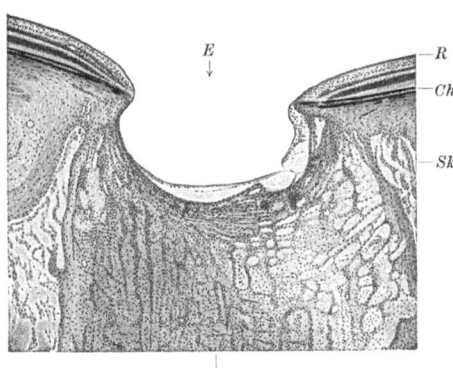

Abb. 240. Vollständige Exkavation des Sehnerven mit überhängendem Rande bei Glaukom. (Nach R. THIEL.) *E* Exkavation; *R* Retina; *Ch* Chorioidea; *Skl* Sklera; *O* Opticus

Mit der Atrophie der Sehnervenfasern sinkt allmählich die Sehschärfe und wird im weiteren Verlaufe des Leidens immer geringer. Es treten *Ausfälle im Gesichtsfelde* auf: zunächst vor allem im Anschluß an den blinden Fleck, so daß sichelförmige Skotome zustande kommen (*Bjerrum-Skotome,* Abb. 241); später engt sich das Gesichtsfeld auch von der Peripherie her ein, besonders in den nasalen Quadranten (*nasaler Sprung,* Abbildung 242).

Der Glaukomanfall (Glaucoma inflammatorium oder acutum). Steigt der Druck aber noch mehr an, dann wird eine bei den einzelnen Individuen ganz verschieden hohe Grenze erreicht, deren Überschreiten einen

links

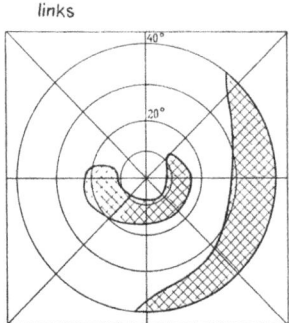

Abb. 241. Bjerrum-Skotom beim Glaukom: sichelförmiger Gesichtsfeldausfall im Anschluß an den blinden Fleck; außerdem bereits beginnender nasaler Sprung

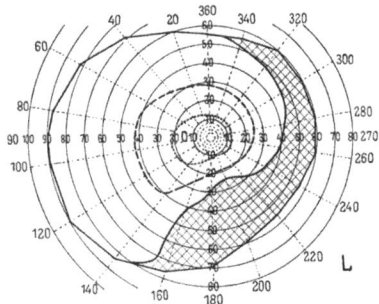

Abb. 242. Gesichtsfeldausfall beim Glaukom. Typischer sog. nasaler Sprung

akut einsetzenden Umschwung im ganzen Krankheitsbilde herbeiführt; die intraokulare Blutzirkulation wird gedrosselt, der **Glaukomanfall** bricht aus. Wahrscheinlich hat die Absperrung der Zirkulation ihren Grund darin, daß die Vortexvenen (s. Abb. 6, S. 8) das aus der Aderhaut abfließende Blut nicht mehr herauslassen. Sie durchbohren ja die Lederhaut nicht senkrecht, sondern ganz schräg. Lastet nun auf der Sklera ein Druck in senkrechter Richtung zu ihrer Fläche, dann wird der schmale schräge Kanal, der die Vene durchtreten läßt, komprimiert. Die Folgen sind Strangulierung des Blutabflusses, schwere venöse Stase und rapides Ansteigen des intraokularen Druckes, unter Umständen bis zur Höhe des arteriellen Blutdruckes. Das Auge fühlt sich steinhart an. Die Stauung bringt ein Ödem mit sich, die brechenden Teile des Auges werden trübe, die Netzhaut setzt infolge von Unterernährung ihre Funktion aus. Außerdem werden die in dem Bulbus verlaufenden Endigungen der Ciliarnerven gequetscht und schwere Neuralgien ausgelöst. So haben wir folgendes Bild vor uns: Die Lider sind gedunsen. Die Bindehaut ist hochrot injiziert und zum Teil glasig. Unter ihr liegt eine intensive bläulichrote ciliare Injektion, aus der sich einige strotzend gefüllte größere Gefäße besonders abheben. Die Hornhautoberfläche ist matt, manchmal mit feinblasiger Abhebung des Epithels (Keratitis bullosa). Das Corneagewebe ist hauchig trübe. *Die stark abgeflachte Vorderkammer* enthält leicht getrübtes Kammerwasser. *Die Pupille erscheint stark erweitert*, oft entrundet, starr. Linse und Iris sind nach vorn gedrängt. Aus der Pupille erhält man bei Tageslicht einen graugrünen Reflex ("grüner Star"), während die Spiegeluntersuchung nur mattrotes Licht aus dem Fundus, aber keine Einzelheiten erkennen läßt. Würde man die Papille sehen können, so fände man, wenn es sich um den ersten Anfall handelt, noch keine glaukomatöse Exkavation. Handelt es sich aber um eine bereits länger bestehende Erkrankung, so ist natürlich auch die Papillenveränderung schon vorhanden. Das Auge ist hart gespannt (70—80—90 mm Hg!), seine Funktion auf das Wahrnehmen von Handbewegungen oder Fingerzählen in einigen Metern Abstand herabgesetzt. Dabei klagen die Patienten über heftige Kopfschmerzen in der dem Auge entsprechenden Halbseite, Neuralgien, die in die Stirn, Backe, Schläfe, in die Zähne ausstrahlen, und ein unerträgliches Druckgefühl in der Augenhöhle, "als wenn das Auge herausgepreßt werden sollte". Die Schmerzen können so stark sein, daß sie selbst durch Morphiuminjektionen nur schwer zu stillen sind. Häufig stellt sich Erbrechen ein, was die Patienten bisweilen zu der irrigen Auffassung verleitet, magenkrank zu sein.

Differentialdiagnostisch kann der Glaukomanfall manchmal Anlaß zu Verwechslungen mit heftiger akuter Iritis geben. Achtet man jedoch auf die Pupille, welche bei Iritis in solchen Fällen stets die Neigung zur Verengerung hat, so wird die beim Glaukom typische Pupillenerweiterung die richtige Wertung des Krankheitsbildes erleichtern. Ferner ist bei Iritis die vordere Augenkammer normal tief oder sogar tiefer, bei Glaukom aber abgeflacht. Nicht minder bewahrt die Palpation des Bulbus vor einer Fehldiagnose. Im Glaukomanfall ist der Bulbus deutlich hart, bei Iritis ändert sich für gewöhnlich in der Spannung nichts Wesentliches. (Ausnahmen s. Iritis serosa S. 117.)

Der Glaukomanfall kann Tage, ja Wochen anhalten. Je länger er währt und je öfter er wiederkehrt, desto unheilvoller sind seine Folgen. Ab und zu kommt es vor, daß schon ein einziger Anfall genügt, um dauernde Erblindung herbeizuführen. Die Ursache ist dann wahrscheinlich die völlige Blutabsperrung zur Netzhaut, deren feine Elemente absterben.

Zwischen den Anfällen kann im allgemeinen Ruhe herrschen, wenn auch mit jedem Anfall etwas Sehschärfe und Teile des Gesichtsfeldes unwiderbringlich verlorengehen. In anderen Fällen kehrt das Auge nicht zur Reizlosigkeit zurück, sondern es bleibt auch zwischen den einzelnen Exacerbationen gerötet und entzündet (chronisch entzündliches Glaukom).

Schließlich tritt dann endgültige Erblindung ein. Das Stadium des *Glaucoma absolutum* ist erreicht. In der Regel beruhigt sich dann das Auge und macht, wenn auch erblindet, keine Schmerzen mehr. In anderen Fällen allerdings halten die Beschwerden an, so daß man versuchen muß, durch Röntgenbestrahlungen Schmerzlosigkeit zu erreichen, oder gar, wenn auch das nichts hilft, zur Enucleation des Bulbus gezwungen wird.

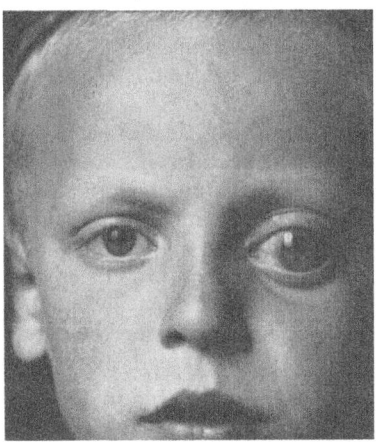

Abb. 243. Linksseitiges infantiles Glaukom (Hydrophthalmus oder Buphthalmus)

Als eine ungewöhnlich bösartige Abart des Glaukoms ist noch das *hämorrhagische Glaukom* zu erwähnen, das durch flächenhafte Blutungen in die Netzhaut und evtl. Ergüsse in den Glaskörper gekennzeichnet ist und meist deletär verläuft, so daß infolge der Schmerzen Enucleation erfolgen muß.

Glaucoma absolutum. Sobald das Auge an Glaukom erblindet ist, spricht man von *absolutem Glaukom*. Solche Augen können sehr verschieden aussehen. Sind gar keine oder nur kurz dauernde Glaukomanfälle über dasselbe hinweggegangen, dann erkennt man immerhin die Veränderungen an der Papille, welche zur Erblindung geführt haben (Abb. 236, 239 und 240). Während unter normalen Verhältnissen die Sehnervenfasern nach Durchtritt durch die Lamina trichterförmig auseinanderweichen, die Zentralgefäße annähernd in der Mitte der Papille sich in ihre Äste teilen und in geradem Verlaufe nach oben und unten zu über den Papillenrand hinwegtreten (Abb. 238), erblicken wir an Stelle des Trichters eine Aushöhlung (Abb. 236, 239 und 240), auf deren Boden einige nasal ziehende Gefäße sichtbar werden. Sie verschwinden am Rande der Höhle und tauchen an einer anderen Stelle wieder auf, um nun den Weg auf die Netzhaut fortzusetzen. Man nennt die Gefäße ,,randständig abgeknickt''. Der Boden der Aushöhlung (Exkavation) ist grellweiß, hier und da unterbrochen von den grauen Löchern der Siebplatte. Die Papille ist ringsum von einem atrophischen Bezirk der Aderhaut (*Halo glaucomatosus*, s. Abb. 236) umgeben.

Wenn das Auge aber schwere Glaukomanfälle überstanden hat, dann hellt sich der Glaskörper oft nicht wieder hinreichend auf, und man kann den Hintergrund nur unscharf zu Gesicht bekommen. Vielfach trübt sich auch infolge Ernährungsstörung die Linse (Cataracta glaucomatosa). Die vordere Kammer bleibt abgeflacht, und die Pupille, rings umgeben von atrophischer Iris, ist maximal erweitert und starr. Ab und zu stellen sich auch in der Gegend des Corpus ciliare buckelförmige Vortreibungen der Sklera ein, durch die das Pigment des Uvealtractus blauschwarz hindurchschimmert (Ciliarstaphylome).

Hydrophthalmus. Eine besondere Form des Glaukoms stellt das infantile Glaukom, der *Hydrophthalmus*, dar. Werden kindliche oder fetale Augen von Drucksteigerungen befallen, so nimmt die in früher Jugend noch nachgiebige und wachstumsfähige Bulbuskapsel vergrößerte Dimensionen an. Bisweilen kommen die Kinder schon mit erheblich vergrößerten Augäpfeln zur Welt, und im Laufe der Zeit werden die Augen immer unförmlicher (Abb. 243). Die Hornhaut ist stark vergrößert, so daß ihr Durchmesser 13, 14, ja 16 mm aufweist. Entsprechend der mächtigen Wölbung ist die *vordere Augenkammer auffallend vertieft* (im Gegensatz zum Glaukom der Erwachsenen!, vgl. Abb. 107, S. 100). Die Hornhaut ist manchmal schon bei der Geburt getrübt, in anderen Fällen aber ganz klar. Mit dem Mikroskop kann man Sprünge in der Descemetschen Membran erkennen. Meistens ist das Auge durch die allgemeine Vergrößerung auch kurzsichtig, und wenn der Zustand der brechenden Medien die Untersuchung des Augenhintergrundes noch zuläßt, erscheint die Sehnervenscheibe exkaviert und atrophisch (glaukomatöse Exkavation). Da sich das Auge nach allen Richtungen hin ausdehnt, ist die Sklera meist erheblich verdünnt, so daß die dunkle Uvea durchschimmert und schon leichte Verletzungen zum Platzen des Auges führen können. Der Verlauf ist in der Regel reizlos, chronisch, aber unaufhaltsam, so daß der größte Teil der Augen endlich erblindet. Das Leiden tritt meist doppelseitig auf und ist erblich. Als Ursache wird eine Mißbildung im Bereich des Kammerwinkels bzw. des Schlemmschen Kanals angenommen, durch welche der geordnete Abfluß der intraokularen Flüssigkeit gehemmt ist.

Die Therapie des Glaukoms ist gebunden an die möglichst frühzeitige Diagnose. Je früher ein Glaukom zur Behandlung kommt, desto sicherer ist unsere Hilfe; denn es kann sich immer nur darum handeln, die bei der Untersuchung noch vorhandenen Funktionen zu erhalten. Da das primäre *Glaukom eine Allgemeinerkrankung* ist und die Bedeutung des Gefäßnervensystems außer Zweifel steht, besteht die erste Aufgabe darin, den nervösen Allgemeinzustand des Kranken nach Möglichkeit zu ordnen. Der Glaukomkranke muß sodann alles meiden, was den intraokularen Druck ungünstig beeinflussen könnte, vor allem also die Mydriatica, weil pupillenerweiternde Mittel den Kammerwinkel durch künstliche Verdickung der Iriswurzel einengen (Abb. 244 und 245) und so eine noch größere Erhöhung des intraokularen Druckes erzeugen. *Die Einträufelung derartiger Mittel, aber auch der innerliche Gebrauch beim Glaukom ist ein schwerer Kunstfehler.* Wir wissen ferner, daß Aufenthalt im Dunkeln, Liegen bei geschlossenen Augen, Genuß von Coffein und von reichlichen Flüssigkeitsmengen den Augendruck steigern. Auch diese „*Provokationsmittel*" sind also verboten.

Die *medikamentöse Therapie* zielt darauf ab, vor allem den Kammerwinkel offen zu erhalten (Abb. 244, 245). Diese Aufgabe wird durch Einträufelung von *pupillenverengenden Mitteln* erfüllt. Je enger die Pupille, desto ausgebreiteter ist die Iris und desto dünner wird die Membran, so daß der Kammerwinkel entsprechend geräumiger wird. Wir verordnen: Eserin. salicyl. 0,01—0,02; Aqu. dest. ad 10,0. Oder: Pilocarp. hydrochl. 0,1—0,2—0,3; Acidi borici 0,3; Aqu. dest. ad 10,0. Man kann die gleichen Mittel auch in öliger Lösung (Physostol, Pilocarpol) oder in Salbenform (Pilocarpini mur. 0,2; Acidi borici 0,3; Vaselin. American. alb. ad 10,0) verordnen. Sie wirken dann noch

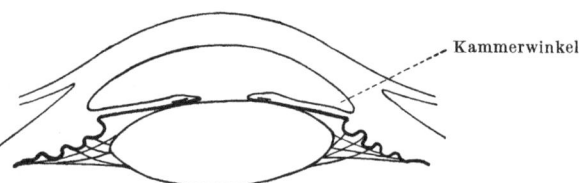

Abb. 244. Pupille durch Eserin verengt. Iris ausgestreckt. Kammerwinkel klafft

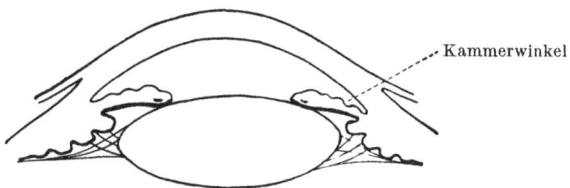

Abb. 245. Pupille durch Atropin erweitert. Kammerwinkel ist schmal. (Nach MERKEL-KALLIUS)

stärker. Als Ersatzmittel, die aber den erwähnten nicht gleichwertig sind, werden Prostigmin 3% oder Doryl 1% empfohlen. Noch stärker wirken Mintacol 1:6000 und DFP-Öl-Winzer (0,05, 0,1, 0,2%).

Neben diesen örtlich zu verabreichenden Mitteln verwendet man zur Einschränkung der Kammerwassersekretion parenteral bzw. peroral das Diureticum *Diamox* (Lederle).

Mit einer solchen Behandlung lassen sich leichtere Fälle von Glaucoma simplex wohl in Schranken halten; man kann auch damit einen eben beginnenden Glaukomanfall noch zurückbringen. Im Hinblick auf die Gefährlichkeit des Leidens und die Unmöglichkeit, den verlorengegangenen Teil der Funktion wieder herzustellen, wird man aber in einer möglichst frühzeitig ausgeführten druckentlastenden Operation die sicherste Hilfe sehen. Die wichtigste Operation zur Bekämpfung des Glaucoma simplex besteht in der Trepanation der Bulbushülle nach der Methode von ELLIOT (Abb. 246).

Nach Bildung eines Bindehautlappens am oberen Hornhautrande wird mittels eines kleinen Trepans von ungefähr 1,8 mm Lochweite die Sklera unmittelbar an der Hornhautgrenze durchbohrt. Daran schließt sich eine basale Iridektomie an. Das Skleralloch bildet dann eine künstliche Fistel, so daß das Kammerwasser von der hinteren Kammer in die vordere und von dort aus in den subconjunctivalen Raum absickern kann. Leider sind Spätinfektionen nicht ganz ausgeschlossen.

Auch der Hydrophthalmus wird im allgemeinen mit der Trepanation behandelt.

Demgegenüber ist bei akutem Glaukomanfall die von ALBRECHT v. GRAEFE angegebene Iridektomie die Methode der Wahl. Sie wird als totale Iridektomie mit breiter Basis durchgeführt (Abb. 247).

In manchen Fällen, besonders des Glaucoma chronicum, aber auch gewisser Formen des sekundären Glaukoms, wird mit Erfolg eine Ablösung des Ciliarkörpers von seiner Anheftung an der Sklera geübt (*Cyclodialyse von* HEINE). Man schneidet dabei in etwa 8 mm Abstand vom Limbus corneae ein kleines Loch in die Sklera und hebt von hier aus mit einem schmalen Spatel den Ciliarkörper von seiner Unterlage ab. Man schafft also für die intraokulare Flüssigkeit einen Abflußweg vom Kammerwinkel in den suprachorioidealen Raum. Gleichzeitig bringt man den Ciliarkörper in dem betreffenden Bereich zur Atrophie. Der Erfolg kann noch verbessert werden, indem man den Spatel gleichzeitig zur elektrolytischen Veröcung (Anolyse) des abgehebelten Ciliarteiles sowie evtl. einer A. ciliaris posterior longa (Abb. 5, S. 7) verwendet (Cilocycloanolyse nach SCHRECK). Von anderen Operationen sei wenigstens erwähnt die Iridenkleisis (HOLTH).

In schweren Fällen ist auch versucht worden, den Ciliarkörper durch Elektrokoagulationen stellenweise zum Schwund zu bringen (VOGT), doch setzt diese letztere Operation jeweils eine spezielle Indikationsstellung voraus.

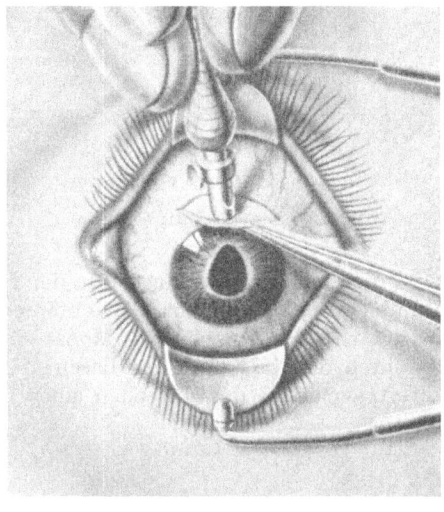

Abb. 246. Trepanation nach ELLIOT bei Glaukom (nach ORRUGA). Einsetzen des Trepans nach Präparation des Bindehautlappens

Die sekundären Glaukome erfordern eine Therapie, die der Ursache gerecht wird. Bei Seclusio pupillae (S. 119) ist zunächst eine *Transfixion* der Iris (S. 119), dann ebenfalls eine Iridektomie angezeigt, bei Iritis serosa (S. 117) eine Kammerpunktion, bei Linsenluxation ein Versuch der Linsenentfernung, eine Cyclodialyse usw.

Gemeinhin vermag die Operation aber nur den weiteren Verfall des Sehvermögens zu verhüten. Sie bringt den verlorengegangenen Teil der Sehschärfe und des Gesichtsfeldes nicht wieder! Somit ist frühzeitige Hilfe nötig. Diejenigen Ärzte, die den Zustand verkennen und womöglich beim Glaucoma simplex dem Patienten raten, abzuwarten, bis die Funktion wesentlich gesunken ist, machen sich einer schweren Unterlassungssünde schuldig. Alle Kranken, bei denen auch nur der entfernteste Verdacht auf Glaukom besteht, müssen umgehend in fachärztliche Behandlung überwiesen werden.

Entwicklungsgeschichte des Auges

Die Augenanlage beginnt noch vor Schluß des Medullarrohres als „Sulcus opticus" im Bereich der Neuralwülste. Gegen Ende des ersten

Fetalmonats findet man am Kopfende des Medullarrohres zwei seitliche blasenförmige Ausstülpungen aus der Vorderhirnanlage des Zentralnervensystems, die sog. *primären Augenblasen*. Diese haben zunächst noch eine rohrartige offene Verbindung mit dem Zwischenhirn, den Augenblasenstiel. Aus diesem wird später der Augenbecherstiel. Die primären Augenblasen, zwischen denen sich die Chiasmaplatte befindet,

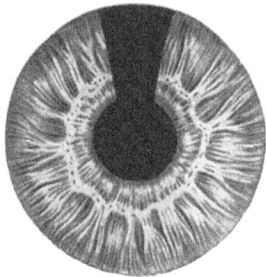 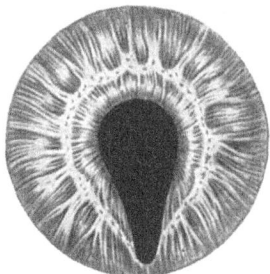

Abb. 247. Operatives Iriskolobom   Abb. 248. Angeborenes Kolobom

sind die erste Entwicklungsstufe der Netzhaut und des Sehnerven, die somit Teilen des Gehirns selbst entsprechen. An diesen *primären Augenblasen* macht sich noch im 1. Monat eine wichtige Veränderung geltend. Dadurch, daß die Kuppe der Blasen im Wachstum zurückbleibt, bekommt die Augenanlage das Aussehen eines Bechers mit doppelter Wandung,

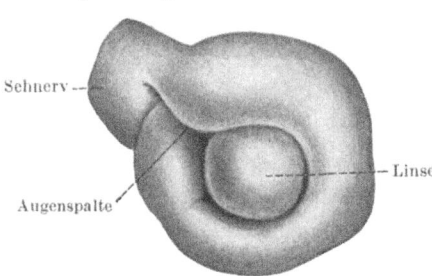

Abb. 249. Sekundäre Augenblase

deren innere Länge späterhin die eigentliche Netzhaut, die äußere das Pigmentepithel der Netzhaut bildet.

Der *Augenbecher* bleibt mit der Gehirnanlage durch den *Augenbecherstiel* dauernd in Verbindung. Aus ihm geht der N. opticus hervor.

Noch aber ist die *sekundäre Augenblase* nicht ringsherum geschlossen (Abb. 249), denn die Einstülpung der fetalen Netzhaut in das spätere Pigmentepithel vollzieht sich nicht nur von vorn her, sondern auch in Gestalt einer Rinne, die unten ventral liegt, die sog. *Augenbecherspalte*. Diese bleibt unter dem Becherrande und am Becherstiel eine Weile offen, und durch sie wachsen die Fortsätze der bipolaren Ganglienzellen des inneren Becherblattes, der späteren Netzhaut, zapfenartig in den Becherstiel. Andererseits dringen durch die gleiche Lücke vom Mesoderm aus Gefäße in das Augeninnere ein. Am Anfang des 2. Monats schließt sich normalerweise die Spalte. Dabei geraten die Blutgefäße in die Achse des Sehnerven, wo wir sie noch beim Erwachsenen als A. und V. centralis retinae finden.

Während der Ausbildung des Augenbechers, der sich durch Vorwachsen des Becherrandes beständig vergrößert, hat sich vom Ektoderm aus die *Linsenanlage* gebildet (Abb. 184. S. 188). Zunächst entsteht dabei eine verdickte Epithelplatte. Diese senkt sich ein und wird bläschenförmig. Dann schnürt sie sich vom Ektoderm ab und senkt sich von vorn her in die Becheröffnung ein. Später wird sie solid (Abb. 185, S. 188 und Abb. 249), liegt endlich hinter dem zum Hinterblatte der Iris gewordenen Rande des Augenbechers.

Zwischen Ektoderm und Linse dringt mesodermales Gewebe vor. Es bildet die hinteren Teile der Cornea mit Ausnahme des Epithels und, nachdem in diesem Gewebe ein Spalt aufgetreten ist, der zur *vorderen Augenkammer* wird, die Pupillarmembran, das vordere Blatt der Iris und anschließend das äußere Blatt des Corpus ciliare. Das innere Blatt der Iris und des Ciliarkörpers stammen vom ektodermalen Augenbecher ab (später: *Pars iridica retinae* und *Pars ciliaris retinae*); ebenso sind Sphincter und Dilatator iridis, die vom Stratum pigmenti abstammen, ektodermaler Herkunft.

Mesodermales Gewebe mit Blutgefäßen umgibt aber auch den ganzen Augenbecher und entwickelt hier *Aderhaut* und *Sklera*; vom Becherrande aus dringen andererseits Gefäße hinter die Linse, diese umspinnend und sich mit Gefäßen verbindend, die vom Sehnerveneintritt aus als *A. hyaloidea* den Glaskörper bis zum hinteren Pol der Linse durchziehen und hier die Tunica vasculosa lentis bilden. Als Residuen dieser Gefäße findet man noch im erwachsenen Auge bisweilen vor der Linse *Reste der Pupillarmembran* und im Glaskörper *Reste der A. hyaloidea.*

Der *Glaskörper* selbst entwickelt sich von Zellen des inneren Blattes des Augenbechers, ist also ektodermaler Abstammung.

Die *Lider* des Auges entstehen als Falten des Ektoderms, die einander entgegenwachsen, zunächst miteinander verschmelzen, sich dann aber noch vor der Geburt wieder trennen.

Die Mißbildungen des Auges

Für das Verständnis der Mißbildungen des Auges ist die Kenntnis der normalen Entwicklung, vor allem der Lage und Bedeutung der Augenbecherspalte von großer Wichtigkeit.

Bleibt unter der Einwirkung hereditärer oder krankhafter (nicht entzündlicher) Einflüsse eine Brücke zwischen dem in den Glaskörperraum verlagerten Teile des Mesoderms und dem die sekundäre Augenblase einhüllenden bestehen, so wird die Schließung der Spalte verzögert oder verhindert. Hierunter leidet ebensowohl die weitere Entwicklung der Netzhaut als auch die geordnete Bildung der Uvea (Iris, Corpus ciliare und Chorioidea) und der Sklera im Bereiche der klaffenden Lücke. Die Folge sind die *kongenitalen Kolobome.*

An der Iris sehen wir eine spaltförmige Vergrößerung der Pupille nach unten zu (Coloboma iridis). Sie unterscheidet sich von den künstlich durch Iridektomie geschaffenen Kolobomen dadurch (Abb. 247 und 248), daß die Pupille in das Kolobomgebiet ohne scharfe Absetzung übergeht und gemeinhin der bräunliche Pupillarrand auch die Spaltbildung umsäumt. Bei der Iridektomie erscheint ferner der Circulus arteriosus iridis minor unterbrochen, was beim kongenitalen Kolobom selbstverständlich nicht der Fall ist. Typische Iriskolobome liegen außerdem am unteren Pupillenumfange, die artifiziellen, wenn nicht besondere optische Gründe maßgebend sind, nach oben. In seltenen Fällen kann die Iris vollständig fehlen *(kongenitale Irideremie)*.

Die Spaltbildungen der Iris können isoliert vorkommen, aber auch mit gleichen Anomalien des rückwärtigen Abschnittes des Uvealtractus

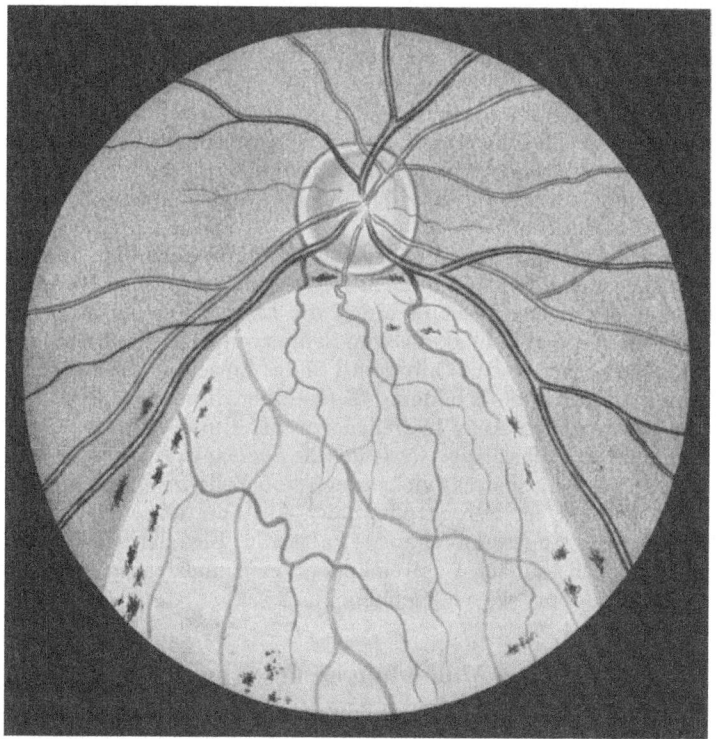

Abb. 250. Coloboma chorioideae

verbunden sein (Abb. 250). Wir erblicken dann als Kennzeichen des *Netzhaut-Aderhautkoloboms* auf dem unteren Fundusgebiete, also in der Richtung der fetalen Augenspalte, einen weißen Bezirk, der sich unter Umständen bis zur Sehnervenpapille erstrecken und sogar diese noch einbeziehen kann (Kolobom des Sehnerven). In der roten Aderhaut klafft eine Lücke, durch welche das weiße, oft Ausbuchtungen zeigende Gewebe der Sklera sichtbar wird. Eingefaßt werden die Ränder des Spaltes in vielen Fällen durch eine pigmentierte Zone. Im Kolobombereich pflegen auch die Gefäße der Netzhaut und Aderhaut mißbildet zu sein oder teilweise zu fehlen.

Auch die Linsenbildung kann durch den Mesodermzapfen, der ins Glaskörperinnere hineinragt und die Schließung der Augenspalte verhindert, in Mitleidenschaft gezogen werden. Wir sehen dann eine Einkerbung ihres Äquators am unteren Umfange *(Linsenkolobom)*.

Hingegen machen isolierte Lochbildungen in der Gegend der Hintergrund-
mitte (Maculakolobome und Opticuskolobome) Schwierigkeiten für die Erklärung.

Andere Mißbildungen hängen mit einer unvollständigen Rückbildung
der fetalen Gefäßnetze zusammen, welche die Linsenvorderfläche umspinnen und den Glaskörper ernähren. So erblicken wir *Reste der Pupillarmembran* in Gestalt von zarten pigmentierten Fasern, die von der
Vorderfläche der Iris, nämlich vom Circulus arteriosus iridis minor aus
über die Pupille hinwegziehen oder als abgerissene Fäden in das Pupillargebiet hineinragen. Man kann diese Gebilde von hinteren Synechien,
die ja eine entzündliche Genese haben, dadurch unterscheiden, daß die
Synechien stets vom Pupillarsaum oder der Hinterfläche der Iris ausgehen. Eine *A. hyaloidea persistens* wiederum erscheint teils als eine
Strangbildung am hinteren Linsenpole, dann meist mit einer Cataracta
polaris posterior (s. S. 189) verbunden, oder als ein Bindegewebsfortsatz,
der aus dem Gefäßtrichter der Papilla nervi optici herausragt, manchmal
als zusammengedrehter Strang.

Die markhaltigen Nervenfasern der Netzhaut wurden schon S. 179 beschrieben;
ebenso ist der kongenitalen Starformen S. 190 Erwähnung getan.

In manchen Fällen findet eine unvollständige Entwicklung des Ge-
samtauges statt, dann kommt es zum *Mikrophthalmus*, der nicht selten
mit anderen Einzelmißbildungen (Kolobom usw.) verknüpft ist, ja unter
Umständen zu scheinbarem Fehlen des Auges führt (kongenitaler Anoph-
thalmus). Der *Hydrophthalmus* beruht wahrscheinlich auf einer Fehlbildung im Bereich des Kammerwinkels.

Es gibt auch kongenitale *Defektbildungen der Augenlider* sowie einen
kongenitalen Verschluß des *Ductus nasolacrimalis* (vgl. S. 61).

Vererbbare Augenleiden

Es gibt so zahlreiche vererbliche Augenleiden, daß hier nur einige
wenige gesondert aufgezählt werden sollen.

In den vorangehenden Kapiteln wurde bereits einer Reihe von hereditären Erkrankungen Erwähnung getan, die in bezug auf die Be-
strebungen, den *erbkranken Nachwuchs* zu bekämpfen, Bedeutung besitzen.
Dabei darf aber nie außer acht gelassen werden, daß die fehlerhaften
Erbanlagen in dem Grade ihrer Ausbildung und damit auch der von
ihnen verursachten Funktionsstörungen außerordentlichen Schwankungen unterliegen.

Man kann dies wohl am besten daran ermessen, daß die eben geschilderten *Spaltbildungen* (s. S. 247) von einer gerade sichtbaren Einkerbung
des unteren Pupillarrandes bis zu breiten Ausfällen des ganzen Augenhintergrundes alle Übergänge durchlaufen und damit die Sehleistung der
betroffenen Personen ebensowohl überhaupt keine Minderung zu erfahren
braucht als auch bis zur höchsten Schwachsichtigkeit herabgesetzt sein
kann. Man schätzt, daß die Kolobome, eine an sich recht seltene Ent-
wicklungsanomalie, sich nur in 20—30% vererben.

Eine besondere Bedeutung haben die hereditär bedingten Leiden der
Netzhaut und des *Opticus*; denn hier handelt es sich um hochwertige
modifizierte Teile des Gehirns selbst. Daß die *Pigmententartung der*

Retina in der Anlage angeboren ist, wenn sie sich auch erst später in ihren fortschreitenden Störungen bemerkbar macht, wurde schon erwähnt. Sie wird wohl in der Regel recessiv vererbt. Gehäuftes Auftreten unter Geschwistern und der Einfluß der Konsanguinität der Eltern sprechen dafür. Doch ist auch Dominanz durch einige Stammbäume wahrscheinlich gemacht. Von Wichtigkeit ist wegen der ihr eigentümlichen Leseunfähigkeit die sog. *Heredodegeneration der Macula lutea* (S. 156). Ferner sei der *Albinismus* erwähnt. Er ist leicht erkennbar an der hellblauen, rötlich durchschimmernden Regenbogenhaut und der Pigmentlosigkeit des ganzen Augapfels. Fast immer ist er mit einer Anomalie der Macula lutea verknüpft: Das Maculagelb fehlt, die Sehschärfe ist auf etwa 5/36 herabgesetzt, es bestehen Augenzittern und Lichtscheu. Der Farbensinn ist erhalten, die Dunkeladaptation normal. Wie man sieht, hat der Albinismus eine gewisse funktionelle Ähnlichkeit mit der ebenfalls erblichen *angeborenen totalen Farbenblindheit*, die aber im übrigen eine völlig andere Erkrankung darstellt (S. 22). Auch die angeborene Hemeralopie, die *Angiomatosis retinae* (sog. v. Hippelsche Erkrankung, S. 166) und die seltene *amaurotische Idiotie* mit ihren charakteristischen Netzhautveränderungen (S. 154) entstehen auf hereditärer Grundlage.

Mit Sicherheit wissen wir auch, daß das *Retinoblastom* zu denjenigen Erkrankungen gehört, welche einer vererbbaren fehlerhaften Anlage entspringen. Wir kennen eine erbliche und eine nichterbliche Form. 60% der erblichen Fälle sind doppelseitig, 40% einseitig. Man hat hierauf bislang zu wenig geachtet, ist wohl auch dadurch getäuscht worden, daß eine Anzahl der Patienten schon im kindlichen Alter zugrunde geht. Es besteht aber kein Zweifel mehr, daß ein auch nur einseitig aufgetretenes Retinoblastom in der Deszendenz zu doppelseitigen Bildungen dieses Tumors führen kann.

Seitens der Störungen im Bereiche des Sehnerven ist eine eigentümliche, hereditär-geschlechtsgebunden bei Männern auftretende Form als „*familiäre Opticusatrophie*" bekannt, die sog. *Lebersche Atrophie*, welche nicht mit auf die Welt gebracht wird, sondern sich erst in späteren Jahren ausbildet. Es handelt sich hierbei um die bevorzugte Schädigung der Leitung im papillomaculären Bündel, also eine Abart der Neuritis retrobulbaris (s. S. 169). Neben der temporalen Abblassung der Sehnervenscheibe ist die Herabsetzung der zentralen Sehschärfe unter gleichzeitigem Vorhandensein eines zentralen Skotoms kennzeichnend. Frauen sind die Konduktorinnen auf dem Vererbungswege.

In neuerer Zeit ist ein weiterer Typus familiärer Opticusatrophie beobachtet worden, der als *dominant vererbte frühinfantile Opticusatrophie* bezeichnet werden kann (JAEGER). Im Gegensatz zur Leberschen Atrophie, die ja auch viel später beginnt, findet sich bei dieser *dominant* vererbten Form kein Zentralskotom aber eine auffallend starke Farbensinnstörung besonders des Blau-Gelbsinnes bei verhältnismäßig guter Sehschärfe. Nur in Ausnahmefällen tritt später Invalidität ein.

Die Trübungen der Linse, sowohl in den angeborenen wie in den erworbenen Formen sind in vielen Fällen vererblich. Aber was für die

Spaltbildungen gilt, kann auch für die *hereditären Linsentrübungen* Anwendung finden; denn hier kommen die größten Verschiedenheiten in der Ausbildung der Stare und der Schädigung des Sehvermögens vor.

Kurz erwähnt seien ferner die *Refraktionsanomalien*, besonders gewisse Fälle *maligner Kurzsichtigkeit* mit ihren verderblichen Folgen für die Aderhaut und Netzhaut, das *infantile Glaukom* (Hydrophthalmus, s. S. 243), überhaupt ein Teil der Glaukome, die verschiedenen Formen der angeborenen Farbensinnstörungen, Ectopia lentis und die Korektopie.

Im allgemeinen ist zu sagen, daß die Vererbung in der Augenheilkunde eine ungeheure Rolle spielt. Hier konnten nur wenige Krankheitsbilder als Beispiele angeführt werden. Stets muß eine eingehende Beurteilung der Begleitumstände, der Familienanamnese usw. bei allen möglicherweise vererbbaren Augenleiden erfolgen. Die Entscheidung muß Sache des Facharztes bleiben, der sich oft genug dabei vor eine schwere Aufgabe gestellt sieht.

Die Verletzungen des Auges und die sympathische Ophthalmie

Bei Verletzungen des Auges kommt es zunächst darauf an, festzustellen, ob die Augenkapsel eine durchdringende Wunde trägt, und ob noch ein Fremdkörper im Augeninnern weilt. Können wir nirgends eine Eröffnung der schützenden Augenhülle nachweisen, so sprechen wir je nach der Art der Gewalteinwirkung von einer nichtperforierenden Verletzung oder von einem stumpfen Trauma, das unter Umständen wohl Substanzverluste an der Hornhaut und Bindehaut-Lederhaut erzeugen kann, aber in seiner ganzen Art ernste Gefahren für die Erhaltung des Auges nur selten einschließt.

Schon sehr geringfügige Verletzungen, wie das Kratzen durch den Fingernagel des Säuglings, können an der Hornhaut sehr schmerzhafte *Erosionen* bewirken, die aber meistens bereits nach 1—2 Tagen wieder geschlossen sind. Über die sog. rezidivierende Erosion wurde bereits oben berichtet, ebenso über oberflächliche Verätzungen und Verbrennungen.

Als *Folgezustände der* **Einwirkung stumpfer Gewalt** kennen wir:

1. *Blutung in die Vorderkammer* (Hyphaema). Am Boden der Kammer liegt eine Schichte Blut, stammend aus geborstenen Irisgefäßen. Ein Hyphaema resorbiert sich meist von selbst. Bleiben größere Blutmengen längere Zeit in der vorderen Kammer, oder ist durch irgendwelche Komplikationen gleichzeitig eine Drucksteigerung vorhanden, so besteht die Gefahr, daß das Blut lackfarben wird, was man an der kaffeesatzähnlichen Verfärbung erkennt, und daß Blutfarbstoff von hinten her in die Hornhaut eindringt. Eine derartige *Durchblutung der Cornea* schädigt stets die Sehkraft dauernd, bedeutet also eine Gefahr. In solchen Fällen ist die Punktion der Vorderkammer, manchmal auch eine Spülung derselben angezeigt. Die Sehstörungen entsprechen der wolkigen Trübung des Kammerwassers und gehen, wenn keine anderen Augenteile verletzt sind, vorüber.

2. *Risse in dem Pupillarrand der Iris* (Sphincterrisse) *und Losreißung der Iriswurzel vom Corpus ciliare* (Iridodialyse, s. S. 126).

3. Vorübergehende oder bleibende *Lähmung der Pupille* in erweiterter Stellung (traumatische Mydriasis) und evtl. verbunden mit einer *Akkommodationsparese* (Lähmung der inneren Äste des Oculomotorius; s. S. 46 und 227).

4 *Ruptur der Lederhaut.* Trifft ein Schlag von solcher Heftigkeit das Auge, daß die Bulbuskapsel platzt, so treten mit Vorliebe konzentrisch

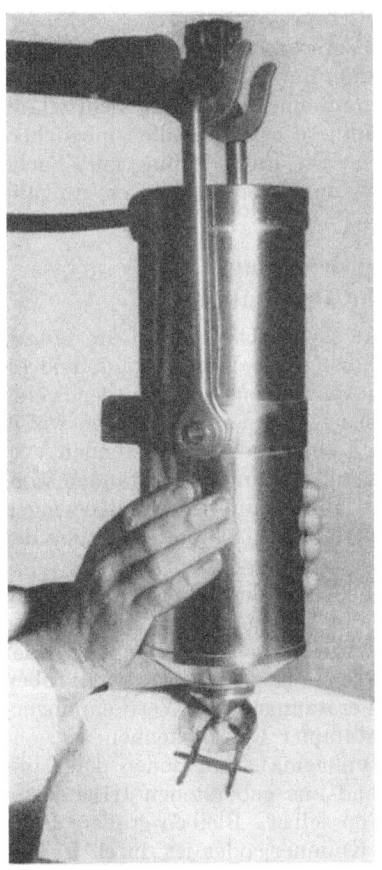

mit dem Hornhautrande in der Lederhaut Einrisse auf, über denen die leicht verschiebliche Bindehaut erhalten bleibt (subconjunctivale Skleralruptur). Bei derartigen Traumen ist also die Bulbuskapsel selbst zwar eröffnet, aber eine freie Kommunikation der Wunde mit dem Bindehautsacke und damit mit der Haut und ihren Keimen nicht gegeben. Man rechnet daher solche Verletzungsfolgen zu den stumpfen Traumen. Tatsächlich geschehen sie auch mit stumpfen Gegenständen (Stockschlag, Kuhhornstoß). In die entstandene Spalte können Iris, Corpus ciliare oder sogar die aus dem Aufhängebande losgerissene Linse vorfallen (s. S. 209). Diese bleibt als ein linsenförmiger Buckel unter der Bindehaut liegen (Abb. 217, S. 208).

Schwere Blutungen in die Vorderkammer und in den Glaskörperraum sind stets damit verbunden; demgemäß ist auch die zurückbleibende Funktionsstörung meist beträchtlich.

Indessen kommen eitrige Infektionen im Anschlusse an diese Art von Verletzungen kaum vor, da die intakte Bindehaut eine gute Schranke gegenüber der Bakterienflora des Bindehautsacks abgibt. Man kann sich daher mit der Anlegung eines Verbandes begnügen

Abb. 251. Der Riesenmagnet, an einem schwenkbaren Arm aufgehängt, wird dem Auge bis zur Berührung genähert. (Stark verkleinerte Aufnahme; vgl. Abb. 252)

und überläßt dem Organismus die Schließung des Risses unter der Bindehaut. Die unter die Conjunctiva geschleuderte Linse kann man später durch Incision entfernen.

5. *Blutungen in den Glaskörper.* Sie sind der Therapie wenig zugänglich, können sich aber allmählich ganz oder teilweise aufsaugen, andererseits aber auch durch Schrumpfung *Netzhautablösung* erzeugen (s. S. 157). Man wendet, sobald die Gefahr der Nachblutung nicht mehr besteht, Kurzwellen und Wärme an.

6. *Linsentrübungen* (Cataracta traumatica; s. S. 196).

7. *Luxation und Subluxation der Linse* (s. S. 205).

8. *Einrisse in die Aderhaut*, meist konzentrisch mit dem Umfange der Papilla nervi optici. Auf dem roten Fundus sind weiße Spalten unter der Retina sichtbar, sobald sich die meist zunächst vorhandenen Aderhaut- oder Netzhautblutungen aufgesaugt haben.

9. *Commotio retinae.* Einige Stunden nach dem Trauma entwickelt sich eine milchige Weißfärbung der Netzhaut (Berlinsche Trübung). Sie beruht wahrscheinlich auf einem Ödem der Nervenfaserschicht und geht nach wenigen Tagen vorüber, ohne ernsthafte Folgen zu hinterlassen; doch bleibt die Netzhautfunktion oft an den betreffenden Stellen unterwertig.

10. *Amotio retinae* (s. S. 157).

11. *Schädigungen der Netzhautmitte.* Nach zu starker Lichteinwirkung auf die Netzhaut, z. B. durch Blicken in die Sonne (bei Sonnenfinsternis!) oder in den Lichtbogen einer Bogenlampe oder des Schweißapparates, aber auch bei schweren Erschütterungen des Bulbus kommt es am hinteren Pole, also in der Gegend der Macula, zu feineren oder gröberen Veränderungen des Sinnes- und Pigmentepithels.

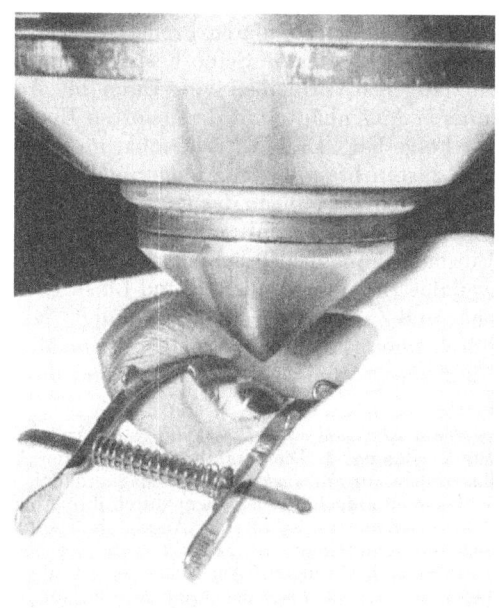

Abb. 252. Die Spitze des Riesenmagneten in annähernd normaler Größe

Sie erfordern wegen ihrer meist nur geringen Ausdehnung sehr genaues Spiegeln der Netzhautmitte im aufrechten Bilde, weil sie sich sonst leicht dem Nachweise entziehen. Trotzdem verursachen sie oft erhebliche Sehstörungen, insbesondere der Lesefähigkeit; sie sind irreparabel.

12. Bei Schädelbasisbrüchen und ähnlichen den Kopf treffenden Gewalteinwirkungen kommt es nicht selten zu einem den Sehnerven schwer schädigenden Hämatom der Opticusscheiden oder auch zur Ausdrehung oder *Scherung des Sehnerven*, der dann alsbald seine Funktion einstellt. Außer der amaurotischen Pupillenstarre sieht man am Auge zunächst keinerlei objektive Veränderungen, da die Papille erst nach etwa 3 Wochen atrophisch wird.

13. *Blutungen in die Orbita* können Exophthalmus mit Einschränkung oder Aufhebung der Beweglichkeit des Bulbus zur Folge haben. Oft

besteht tagelang eine ringförmige bläuliche Verfärbung der Haut um das Auge herum (sog. *Brillenhämatom*). Die Augenmuskeln können geschädigt sein. In manchen Fällen einer Kontusion der Orbita bleibt ein *traumatischer Enophthalmus* durch Schädigung des orbitalen Fettgewebes zurück.

Die **durchdringenden Verletzungen** *der Bulbuskapsel* können dieselben Folgeerscheinungen wie die stumpfen nach sich ziehen; hinzu tritt aber als erschwerendes Moment die Möglichkeit 1. des Verweilens eines Fremdkörpers im Augeninnern, 2. einer Infektion mit Eitererregern, 3. einer Infektion mit Erregern der sympathischen Augenerkrankung.

Von den **intraokularen Fremdkörpern** ist der *Eisensplitter* der wichtigste und häufigste. Seine Feststellung ist deswegen sofort nötig, weil ein längeres Verbleiben von Eisen im Auge durch Imprägnation der inneren Augenhäute mit den gelösten Eisensalzen Verrostung (Siderosis) zur Folge hat. Diese ist erkennbar an einer rostbraunen Verfärbung der Iris, zarten bräunlichen Ablagerungen auf der Linse, unter Umständen auch durch Trübungen des Glaskörpers und Fundusveränderungen. Die Siderosis bulbi ist mit einer fortschreitenden Abnahme der Sehkraft, Einschränkung des Gesichtsfeldes und der Dunkeladaptation verbunden, weil das Eisen nicht nur Iris und Linse, sondern vor allem auch die Stäbchen und Zapfen der Netzhaut schädigt. Nur die Entfernung des Splitters durch einen Riesenmagneten bietet eine Möglichkeit, der fortschreitenden Funktionsstörung Einhalt zu tun und das Auge vor der Erblindung zu retten.

Zum *Nachweis eines Eisensplitters* im Auge stehen uns verschiedene Methoden zur Verfügung: 1. Die sorgfältige und genaue Anamnese, 2. der positive Ausfall der *Sideroskopuntersuchung*; eine Magnetnadel, die an einem Frauenhaar leicht schwingend aufgehängt ist, dient durch ihre Ablenkung bei Annäherung eines mit dem Eisensplitter behafteten Auges als Indicator, 3. *Röntgenaufnahmen.* Zur genauen Ermittlung des Fremdkörpersitzes benutzt man Aufnahmen aus verschiedenen Richtungen. Am sichersten ist die Lokalisationsmethode nach COMBERG, bei der die Lage des Fremdkörpers aus der Beziehung zu vier auf einem Hornhauthaftglase (s. S. 28) angebrachten Marken berechnet wird. 4. Der *Magnetversuch.* Wir nähern einen Riesenmagneten dem Auge, schließen den Strom und beobachten, ob eine Schmerzreaktion auftritt oder eine minimale Verlagerung der Bulbuswand in der Nähe des Splittersitzes erkennbar ist.

Die magnetische Kraft, ausgehend von einem Elektromagneten in Riesen- oder Stabform, benutzt man auch, um den Splitter aus dem Auge herauszuziehen (Abb. 251). Die Anziehungskraft ist um so größer, je größer die Masse des Magneten und des Splitters (!) ist, und je näher der Magnet an den Splitter herangebracht werden kann. Der Magnet ist an einem schwenkbaren Arm im indifferenten Gleichgewicht aufgehängt (Abb. 251). Die Spitze des Instrumentes wird dem durch einen unmagnetischen Sperrer geöffneten Auge bis zur Berührung genähert (Abb. 252). Befindet sich der Splitter hinten im Glaskörper, so kann er evtl. durch die operativ geöffnete Sklera unmittelbar entfernt werden. Oder aber er wird vom Magneten zunächst um die Linse herum in die vordere Kammer gezogen und nach Eröffnung derselben mit einem kleineren ,,Handmagneten" entbunden. Je früher die Operation vorgenommen wird, je weniger fest der Splitter im Bulbusgewebe verankert ist, desto sicherer gelingt die Magnetextraktion, und desto besser ist die Prognose für die spätere Funktion des Auges. Leider verwendet die Technik heutzutage vielfach nichtmagnetisches Eisen, das dann natürlich dem Magneten nicht folgt.

Fast noch gefährlicher als Eisen sind *Kupfersplitter* im Auge, denn diese lassen sich weder magnetisch auffinden noch herausziehen. Die so häufigen Verletzungen mit Zündhütchenteilen gehören daher zu den schwersten Erkrankungen. Sie führen durch Übertritt der Kupfersalze in die Gewebe zur Verkupferung des Augapfels *(Chalkosis)* und sehr oft zu einer chemisch bedingten Eiterung, der das Auge durch Erblindung und Schrumpfung schließlich erliegt.

Quarz, Blei und *Glas* können, wenn es sich um ganz kleine Partikelchen handelt, manchmal einheilen. Auch Aluminiumsplitter haben eine relativ gute Prognose. *Nickelsplitter* werden anstandslos im Auge vertragen, wenn sie nicht durch ihr Gewicht und ihre Form zu Reizzuständen Anlaß geben.

Hat die Untersuchung ergeben, daß kein Splitter in dem Auge vorhanden ist, dann ist Verschluß der Wunde unsere nächste Aufgabe.

Vor allem werden vorgefallene Teile wie Irisprolaps, Glaskörperprolaps usw., vorsichtig aus der Wunde herauspräpariert und abgetragen. Daran schließt sich die Deckung der Wunde. Liegt sie innerhalb des Gebietes der Bindehaut, dann genügt die Anlegung einiger Bindehautnähte. Bei Verletzungen, die die Cornea oder den Limbus getroffen haben, verwenden wir ebenfalls feine Nähte zum Verschluß der Wunde. In gewissen Fällen ist es günstiger, den Defekt durch Bindehaut zu decken. Wir bilden einfach oder doppelt gestielte, verschiebliche Lappen aus der benachbarten Conjunctiva und verlagern diese so, daß sie mit ihrer blutenden Rückfläche die Wunde bedecken. In wenigen Tagen ist dann ein fester Wundschluß gewährleistet. Nachdem die Lappen ihren Zweck erfüllt haben, gleiten sie meist von selbst wieder von der Hornhaut herunter oder sie werden abpräpariert.

Von größter Bedeutung ist nun der *weitere Verlauf* der Verletzungsheilung. Im allgemeinen sind drei Möglichkeiten zu unterscheiden.

Am günstigsten ist der Ausgang, wenn das Auge sich nach Überwinden der unmittelbar dem Trauma folgenden Reizung mehr und mehr beruhigt. Zunächst zeigt natürlich jedes verletzte Auge conjunctivale und ciliare Injektion, manchmal Lidödem, regelmäßig Lichtscheu und Tränenträufeln. Ja, in den ersten Tagen nehmen diese Reizerscheinungen nicht selten noch an Heftigkeit zu. Mit dem 4.—5. Tage pflegt aber in unkomplizierten Fällen die Reizung allmählich abzuklingen: Die Injektion schwindet, das Auge kann besser geöffnet werden, die Hyperämie der Iris läßt nach. So geht das Auge langsam aber stetig der Heilung entgegen.

Allerdings machen hier und da die bei Linsenverletzung in größerer Menge in die Vorderkammer austretenden Linsenflocken (s. S. 197) erneute Reizung, indem sie den Kammerwinkel verlegen und eine Drucksteigerung erzeugen. Eine lineare Extraktion läßt die Flocken dann aus der Vorderkammer in den Conjunctivalsack ab. Bald sehen wir nach der Druckentlastung das Auge sich wieder beruhigen. Es wird immer blasser bis zur vollständigen Reizlosigkeit, die je nach der Schwere der Verletzung in kürzerer oder längerer Zeit erreicht wird. Solche Augen machen dem Arzte dann weiter keine Sorge. Die Rückkehr des Sehvermögens richtet sich selbstverständlich nach der Art der Verletzung und der vorliegenden Zerstörung. Trotz normaler Heilung bleiben viele Augen nach perforierender Verletzung blind, wenn das Trauma weit nach hinten gegriffen und wertvolle Augenteile, z. B. die Netzhaut oder den Sehnerven, zerstört hat. Örtliche und allgemeine Penicillinbehandlung fördert die Heilungsaussichten.

Die zweite Möglichkeit ist die **Infektion mit Eitererregern,** z. B. mit Streptokokken, Staphylokokken, Pneumokokken, Subtilis od. dgl. Keimen. Sie macht sich oft schon am 2. Tage, stets innerhalb der 1. Woche bemerkbar. Schmerzhaftigkeit und ciliare Injektion nehmen zu. Die Wundränder bekommen einen schmierigen Belag, ein trübes Exsudat in der Vorderkammer taucht auf, oder aus dem Glaskörperraum schimmert eine Eiteransammlung als gelber Schein durch (Glaskörperabsceß, Abb. 130). Penicillinbehandlung ist oft machtlos. Den Endausgang bildet dann häufig eine völlige Vereiterung des Augeninhalts (Panophthalmie, S. 98 und 210). Die Infektion kann aber auch zurückgehen, trübt jedoch stets die Prognose wesentlich, weil die schrumpfenden intraokularen Exsudate in der Vorderkammer Verlegung der Pupille, im hinteren Bulbusabschnitte Glaskörperschwarten oder eine Netzhautablösung erzeugen, oft auch eine Verkleinerung des ganzen Augapfels (Phthisis bulbi) herbeiführen. Das spätere Auftreten von Knochenneubildung in dem schwartigen intraokularen Bindegewebe kann noch nach Jahren durch Schmerzen zur Enucleation zwingen; auch kann die fortgesetzte Reizung der Ciliarnerven, die in die Schwarten eingebettet sind, die Entfernung nötig machen (Phthisis bulbi dolorosa). Solche Endausgänge rufen aber schon die Gefahr einer sympathischen Ophthalmie hervor und erfordern von dem Gesichtspunkte aus, daß das andere Auge geschützt werden muß, die größte Beachtung. Damit kommen wir zur dritten Möglichkeit.

Die ernsteste Komplikation des Heilungsverlaufs ist das Auftreten von Anzeichen, daß mit der Verletzung die Erreger der **sympathischen Ophthalmie** eingedrungen sind. Da die im klinischen Bilde zutage tretenden Symptome eine scharfe Abgrenzung gegenüber bestimmten anderen Infektionen des Auges nicht gestatten, gehört die Entscheidung, ob die Gefahr einer sympathischen Ophthalmie vorliegt, zu den schwersten Aufgaben, die einem Augenarzte gestellt werden können.

Bei der sympathischen Ophthalmie handelt es sich um eine *schleichend verlaufende Entzündung des Uvealtractus*, die nach perforierenden Verletzungen zunächst in der Uvea des verletzten Auges entsteht, dann aber *in gleicher Form auf das andere Auge übergehen* und dort dieselben, oft genug zur Erblindung führenden Veränderungen erzeugen kann. Das klinische Bild unterscheidet sich, soweit der vordere Augenabschnitt in Frage kommt, nicht sonderlich von einer schweren Iritis, wie sie ganz ähnlich auch bei chronischer Iristuberkulose zur Beobachtung gelangt.

Auch pathologisch-anatomisch ist es nicht immer leicht, eine sympathische Erkrankung des Uvealtractus von einer bestimmten Form der Augentuberkulose zu trennen. Wir gewinnen damit zwar einen Anhalt, der uns erlaubt, die sympathische Ophthalmie auf die Wirkung von lebenden Erregern zurückzuführen, doch darf die Parallele zwischen beiden Infektionen keinesfalls dahin gedeutet werden, daß sympathische Ophthalmie und Tuberkulose identisch oder verwandt wären. Denn im Gegensatz zur Tuberkulose breitet sich die sympathische Ophthalmie anscheinend ausschließlich als Periangitis und Perineuritis migrans aus; sie schreitet vom Bulbus aus weiter in den Sehnerven, von da über das Chiasma nervorum in den Sehnerven des zweiten Auges oder seine Scheiden und betritt schließlich in der Umgebung desselben das zweite Auge.

Neuere Untersuchungen, die aber noch nicht endgültig gesichert sind, scheinen darauf hinzudeuten, daß die sympathische Ophthalmie durch einen mikroskopisch sichtbaren Erreger erzeugt wird, der offenbar in die Gruppe der Rickettsien gehört *(Rickettsia sympathica?)* und sich leicht auf die Hühneruvea übertragen läßt, wo er eine der menschlichen Krankheit analoge sympathische Ophthalmie erzeugt.

Trotz dieser neueren Erkenntnisse entbehrt die Diagnose einer *drohenden* sympathischen Ophthalmie immer noch der völlig sicheren Grundlage, so daß nur eine größere Erfahrung vor einer Verkennung der Sachlage schützt. Sie kann sich im Hinblick auf das Schicksal des zweiten Auges schwer genug rächen.

Wenn sich an eine Verletzung, die die Augenhüllen eröffnet hat, nach Verlauf der ersten Tage eine mehr und mehr zunehmende Reizung des Auges, vor allem der Iris und des Corpus ciliare anschließt, dann besteht stets die Gefahr, daß das Leiden auf das andere Auge überspringen kann. Deswegen gehören *alle perforierenden Verletzungen unbedingt in fachärztliche Behandlung.* Wichtig ist die Beobachtung eines positiven Tyndallschen Phänomens in der vorderen Kammer, von Präcipitaten, hinteren Synechien, von Glaskörpertrübungen und evtl. einer leichten Verschleierung der Papillengrenzen. Die Reizerscheinungen brauchen aber am *sympathisierenden* (d. h. verletzten und das zweite Auge gefährdenden) Auge nicht besonders stark zu sein. Länger dauernde Injektion und Entzündung des Augapfels sind dagegen immer verdächtig. Als besonders gefährdet müssen auch Augen gelten, bei denen eine eingezogene, womöglich schmerzhafte Narbe in der Gegend des Ciliarkörpers auftritt. Als frühester Termin, in dem das andere Auge in Mitleidenschaft gezogen werden kann, gilt im allgemeinen der 12. Tag. Die gefährlichste Zeit liegt zwischen der 3. und 8. Woche. Damit ist nicht gesagt, daß die sympathische Ophthalmie des zweiten Auges nicht noch nach Jahren ausbrechen könnte. Allerdings kommen dann wohl nur solche Fälle in Frage, welche nach der Verletzung eine kürzere oder längere Zeit darauf verdächtig gewesen sind, daß die unbekannten Erreger in dem verletzten Auge eine Infektion erzeugt hatten. Das Auge beruhigte sich dann; es bleibt aber immer eine Quelle der Sorge. Ein kurzes Aufflammen der Iritis noch nach Jahren kann Ausgangspunkt für den Ausbruch der Erkrankung am zweiten Auge werden. (Das zweite Auge heißt, wenn es erkrankt, das *sympathisierte.*) Somit gibt es für die späteste Möglichkeit des Eintritts der Katastrophe überhaupt keine absolut gültige zeitliche Grenze.

Besonders leicht kommt die *sympathisierende* Entzündung dann zustande, wenn die Iris oder das Corpus ciliare mit verletzt wurde. Folglich sind diejenigen Fälle vor allem gefährlich, die eine Wunde an der Hornhaut-Lederhautgrenze aufweisen, in der womöglich noch Teile des Uvealtractus vorgefallen sind. Weniger neigen diejenigen Verletzungen dazu, die eine wirklich eitrige Infektion zur Folge haben. Vielleicht werden die Erreger der sympathisierenden Entzündung von den Eitererregern überwuchert.

Als Regel kann aber gelten, daß alle Augen mit perforierenden Verletzungen dann eine Gefahr für das andere Auge abgeben, wenn sich über die 1. oder 2. Woche hinaus die ciliare Injektion nicht verlieren will, sondern im Gegenteil noch zunimmt, es sei denn, daß als Ursache dafür bestimmte Prozesse im Augeninnern festgestellt werden können (Drucksteigerung usw.). Die früher als Kennzeichen angesprochene Druckempfindlichkeit der Sklera in der Gegend des Corpus ciliare bestärkt zwar unseren Argwohn, kann aber fehlen. Deshalb ist auf dieses Merkmal kein sicherer Verlaß.

Das zweite, also nicht verletzte Auge wird nach Traumen des anderen oft nur nervös mit gereizt. So kann der Symptomenkomplex der *sympathischen Reizung eintreten, einer Affektion, welche von der wirklichen sympathischen Entzündung grundverschieden ist. Die Reizung ist eine Neurose, die sympathische Ophthalmie eine organische Erkrankung.* Eine sympathische Reizung stellen wir fest, wenn das andere Auge zum Tränen neigt, lichtscheu ist, leicht ermüdet. Alle diese Erscheinungen werden auf nervösem Wege von dem in Reizzustand befindlichen verletzten Auge aus übergeleitet, ohne daß wir eine Spur einer organischen Veränderung an dem zweiten Auge nachweisen können.

Ist das zweite Auge aber an *sympathischer Augenentzündung,* also sympathischer Ophthalmie, erkrankt, dann stellen wir ciliare Injektion und Verfärbung der Iris sowie feine hauchige Trübung des Kammerwassers mit Beschlägen an der Hornhautrückfläche fest, wenn die Erkrankung zuerst im vorderen Teile des Bulbus Platz greift. Gleichzeitig sinkt infolge der Trübungen die Sehschärfe. Allmählich breiten sich die entzündlichen Symptome immer mehr aus. Es kommt zur Bildung von hinteren Synechien, Seclusio und Occlusio pupillae (S. 119). Viele sympathisierte Augen gehen durch sekundäres Glaukom zugrunde. Die sonst oft erfolgreiche Iridektomie ist leider vielfach nutzlos, weil die geschaffene Lücke sich binnen kurzem mit neuen Exsudatmassen wieder verschließt.

Seltener ist der Ausbruch des Leidens zunächst in dem hinteren Bulbusabschnitt des sympathisierten Auges. Es tritt eine Verschleierung der Papillengrenzen auf. Die Sehnervenscheibe rötet sich. Unter gleichzeitigem Auftauchen von Glaskörpertrübungen bedeckt sich die Netzhaut oder Aderhaut mit feinen gelblichen Herden, die allmählich zu größeren Flächen zusammenfließen. Die Netzhaut trübt sich, und unter allmählicher Zunahme der Symptome kann es zu undurchdringlichen Glaskörpertrübungen und schließlich zu Netzhautablösung kommen. Auch der vordere Teil des Uvealtractus erkrankt später in Gestalt einer Iritis mit.

Manchmal allerdings zeigen die im hinteren Bulbusabschnitt ausbrechenden Erkrankungen einen milderen Verlauf als die den vorderen Abschnitt befallenden, obgleich auch hier ein Stillstand oder Rückgang des Leidens gelegentlich beobachtet wird.

Auf alle Fälle entfalten die mit der Verletzung ins Augeninnere eindringenden Erreger zunächst an der Wundstelle, vor allem innerhalb des Uvealtractus, eine Infektion. Für die Übertragung auf das andere Auge ist früher daran gedacht worden, daß die Keime vielleicht in die Blutbahn gelangten und so über den Blutkreislauf unter Umständen auch in das andere Auge getragen werden könnten, wo sie im Uvealtractus wieder einen geeigneten Nährboden anträfen und hier eine Metastase der Entzündung erzeugten. Die Pathogenese und das histologische Bild der sympathischen Ophthalmie sprechen aber so deutlich für eine *Migration* in Form einer Periangitis und Perineuritis migrans über den Sehnerven und das Chiasma in das zweite Auge, daß dieser Übertragungsmodus heute wohl als weitgehend gesichert angesprochen werden darf *(Migrationstheorie)*. Der übrige Organismus bleibt stets von der Infektion verschont, weil die Erreger an anderen Stellen die Bedingungen für ihr Fortkommen nicht finden.

Die *Behandlung* gipfelt in einer gewissenhaften Prophylaxe; denn es kommt alles darauf an, daß die Auswanderung des Prozesses unmöglich gemacht wird. Nur eine *rechtzeitig ausgeführte Enucleation des verletzten und auf sympathisierende Entzündung verdächtigen Bulbus* kann hierfür die Sicherheit geben. Alle Augen, die nach Verletzungen nicht zur Ruhe kommen wollen und die Kennzeichen einer schleichenden Erkrankung des Uvealtractus aufweisen, müssen im Hinblick auf das Schicksal des zweiten Auges geopfert werden. Der Entschluß ist dann nicht schwer, wenn das sympathisierende Auge bereits funktionsunfähig oder doch so schwer geschädigt ist, daß es mit Wahrscheinlichkeit der Schrumpfung oder Erblindung verfallen wird. Bitter ist es allerdings immer, wenn man ein Auge herausnehmen muß, das noch einiges Sehvermögen hat.

Ist jedoch die Erkrankung am zweiten Auge einmal ausgebrochen, so kann eine Enucleation des verletzten Auges nur insoweit Sinn haben, als es gilt, eine weitere Abschwemmung von Keimen zu verhüten. Ein kritikloses Enucleieren ist in einem solchen Falle nicht nur unnütz, sondern auch ein Kunstfehler, solange das verletzte Auge noch Hoffnung gewährt, daß man einen Rest von Sehvermögen retten kann. Mit dem Moment, in dem die ersten Anzeichen des Krankheitsausbruchs sich am zweiten Auge geltend machen, ist die Prognose für den sympathisch erkrankten Bulbus ja ganz ungewiß. Oft genug erblindet das zweite Auge, während auf dem ersterkrankten noch ein Funktionsrest bestehen bleibt. Wir werden uns daher nach ausgebrochener sympathischer Ophthalmie des zweiten Auges nur dann zur Enucleation des ersten bereit finden, wenn dieses blind ist oder der Erblindung sicher entgegensieht.

In einigen wenigen Fällen versagt die sog. Präventivenucleation des verletzten Auges, d. h. wir sehen einige Zeit nach vollzogener Entfernung doch an dem zweiten Auge die Entzündung ausbrechen. Das liegt im Wesen einer migrierenden oder metastasierenden Infektionskrankheit. Wenn zur Zeit der Enucleation des verletzten Auges schon Keime in die Lymphwege oder in die Blutbahn gelangt waren oder sogar sich schon im zweiten Auge angesiedelt hatten, ohne noch in ihren Wirkungen klinisch kenntlich zu sein, dann muß die Enucleation versagen. Der späteste Termin, der beobachtet wurde, liegt ungefähr 2 Monate nach der Präventivenucleation. Alle anderen berichteten Fälle halten der Kritik nicht stand. Überdies ist das Vorkommnis so selten, daß man mit seiner Möglichkeit so gut wie nicht zu rechnen braucht.

Eine ausgebrochene sympathische Ophthalmie oder eine sympathisierende Entzündung des verletzten Auges, dessen Entfernung der Patient verweigert, versucht man durch Schmierkur mit Ungt. cinereum zu beeinflussen. Auch hat man hier und da Erfolge beobachtet, wenn man große Dosen Atophanyl und Cylotropin gibt oder Elektro-Kollargol intravenös einspritzt. Sulfonamide und Penicillin sind nutzlos und sollten nicht verabreicht werden; dagegen ist ein Versuch mit Aureomycin, mit Paraaminobenzoesäure oder Paraaminosalicylsäure (PAS) erlaubt. Auch Corticoide sowie parenterale Milchinjektionen können versucht werden. Eine sichere Therapie gegen sympathische Ophthalmie gibt es aber leider nicht.

Begutachtung

In vielen Fällen sind wir veranlaßt, eine vorhandene Schädigung des Sehorgans *ihrem Ausmaße nach* zu beurteilen. In der Regel handelt es sich dabei um die Begutachtung einer Minderung der Erwerbsfähigkeit. Diese wird in Prozenten ausgedrückt, wobei *alle* Funktionen des Sehorgans *gemeinsam* berücksichtigt werden müssen, vor allem also: Visus, Gesichtsfeld, Dunkelanpassung, Farbensinn, Augenbewegungen, Blickfeld, binokulare Zusammenarbeit (einschließlich Tiefenschätzungsvermögen), aber auch Tränensekretion, Lidschluß usw., ja selbst das Aussehen des Patienten (Entstellungen!).

Für die einfache Herabsetzung des Visus eines oder beider Augen gibt es tabellarische Vorschläge der Beurteilung, die als ,,Rententarife" bezeichnet werden. Am gebräuchlichsten ist der Rententarif von MASCHKE. Er sollte aber jetzt durch den untenstehenden neuen Rententarif, der von der Deutschen Ophthalmologischen Gesellschaft im Jahre 1953 beschlossen ist, ersetzt werden (Rententarif der D.O.G.). Der Grad der Erwerbsminderung wird im allgemeinen bei Herabsetzung des Visus auf *einem* Auge auf etwa $^1/_7$ oder bei einseitiger Linsenlosigkeit mit 15%, bei *Verlust eines Auges* nach Eingewöhnung an den einäugigen Zustand (etwa nach 3 Monaten) mit 25% (bis 33%) angesetzt. Ist ein Auge

A / B	$^5/_5$-$^5/_1$	$^5/_{10}$	$^5/_{12}$	$^5/_{15}$	$^5/_{20}$	$^5/_{25}$	$^5/_{35}$	$^5/_{50}$	$^1/_{20}$	$^1/_{50}$	0
1,0—0,6	0	0	5	5	5*	10	15	15	20	25	25
0,5	0	5	5*	10	10	15	15	20	20*	25	25
0,4	5	5*	10	15	15	20	20	25	25	30	35
0,3	5	10	15	20	20	20*	25	25*	30	35	40
0,25	5*	10	15	20	30	30	30	35	40	45	45*
0,2	10	15	20	20*	30	40	40	45	50	55	55
0,14	15	15	20	25	30	40	50	50	50*	55	65
0,1	15	20	25	25*	35	45	50	60	70	80	80
0,05	20	20*	25	30	40	50	50*	70	80	85	90
0,02	25	25	30	35	45	55	55	80	85	95	95*
0	25	25	35	40	45*	55	65	80	90	95*	100

Rententabelle der D.O.G.

Die senkrechte Spalte B und die horizontale Spalte A geben die vorhandene Sehschärfe an, die zugehörigen Tabellenwerte die entsprechende Minderung der Erwerbsfähigkeit.

erblindet und die Sehschärfe auch auf dem erhaltenen herabgesetzt, so ist die Erwerbsminderung natürlich erheblich größer, z. B. bei einem Visus von $^1/_5$ auf dem letzten Auge 55%. In diesem Falle liegt bereits Invalidität im Sinne des Gesetzes vor (Erwerbsminderung größer als 50%). Beträgt die Sehkraft auf dem letzten Auge nur etwa $^1/_{10}$, so setzt man die Erwerbsminderung auf 80% an. Kann sich der Patient auch in ihm bekannter Umgebung nicht mehr selbständig orientieren, oder ist er aus anderen Gründen pflegebedürftig, so wird eine „Pflegezulage" in Höhe von 25%, im ganzen also 125%, angerechnet.

Außer dem Grade der durch ein Augenleiden bedingten Erwerbsminderung muß *bei Unfällen* in jedem Falle auch noch festgestellt werden, ob und *inwieweit der Unfall Ursache der Erwerbsminderung ist*, weil vom Verletzten vielfach Entschädigungsansprüche gestellt werden. Dabei sind drei Möglichkeiten zu beachten:

1. Der von uns festgestellte Schaden bestand unabhängig vom Unfall bereits vorher (z. B. hochgradige Kurzsichtigkeit mit Fundusveränderungen, angeborene Katarakt, Pigmentdegeneration der Netzhaut oder dgl.); er ist dann natürlich nicht als Unfallfolge anzusehen und auch nicht entschädigungspflichtig, selbst wenn der Patient den Funktionsausfall erst nach dem Unfall bemerkt hat.

2. Der Funktionsausfall ist mit Sicherheit oder doch „mit überwiegender Wahrscheinlichkeit" Folge des Unfalls (z. B. Linsentrübung nach Nadelstichverletzung der Linse, Scherung des Sehnerven oder dgl.). Er ist dann entsprechend den soeben vorgetragenen Richtlinien zu entschädigen.

3. Der Funktionsausfall ist zwar nachweislich in zeitlichem Zusammenhang mit dem Unfall aufgetreten und durch denselben „veranlaßt"; es bestanden aber bereits vorher krankhafte Veränderungen, die die Schwere der Verletzungsfolgen entscheidend mit beeinflußt haben. Dann ist eine vorsichtige Beurteilung hinsichtlich der *Bedeutung der verschiedenen anteiligen Faktoren* erforderlich, die nur vom Augenarzt vollzogen werden kann.

Wenn z. B. ein Patient nach einer an sich harmlosen Erosio corneae ein Ulcus serpens bekommt, das zur Narbenbildung der Hornhaut führt oder gar zum Verlust des Auges, es bestand aber bereits vor dem Unfall eine eitrige Entzündung des Tränensackes, so ist der endgültige Schaden nicht als reine Unfallfolge anzusehen, vielmehr als „Verschlimmerung eines bestehenden Leidens" und also auch nur anteilig zu entschädigen.

Ein anderes Beispiel: Ein Patient hat ausnahmsweise (also nicht als regelmäßige Arbeitsobliegenheit) eine schwere Last gehoben und am gleichen Tage eine Netzhautablösung bekommen. Die Untersuchung ergibt, daß außer der Ablösung eine hochgradige Myopia maligna mit cystoider Degeneration der Netzhaut vorliegt. Es bestand also *eine ausgesprochene Disposition* zur Netzhautablösung, und der Patient würde voraussichtlich auch ohne den „Unfall" in kurzer Zeit eine Netzhautablösung bekommen haben. Auch in diesem Falle handelt es sich höchstens um die „Verschlimmerung eines bestehenden Leidens" bzw. um die „Auslösung" einer Erkrankung, zu der bereits eine Veranlagung bestand, durch ein verhältnismäßig belangloses Moment (das Heben der Last, Bücken usw.), welches für sich nicht als „adäquate Ursache" der Netzhautablösung angesehen werden kann. Der entstandene Schaden ist dann unter Umständen sogar als vom Unfall im wesentlichen unabhängig zu betrachten. Die Entscheidung kann, wie man sieht, selbst für den Augenarzt ungeheuer schwierig sein. Gerade die Beurteilung der Netzhautablösung als Unfallfolge setzt eine große fachärztliche Erfahrung und verantwortungsbewußte Abwägung aller Begleitumstände voraus.

Die wichtigsten Rezepte

Bei Rezepten für Augentropfen wird hinzugefügt: Tropfpipette; bei Augensalben: Glasstab. Außerdem überall die Signatur.

Tropfen, zur Behandlung der Bindehaut:

Rp. Natrii biboracici 0,2
  Acidi borici 0,2
  Aqu. dest. ad 10,0

Rp. Zinci sulfurici 0,1
  Aqu. dest. ad 30,0

Rp. Zinci sulfurici 0,1
  Antistin-Privin ad 30,0
  (Antiallergicum)

Rp. Argenti nitrici 0,025
  Aqu. dest. ad 10,0

Rp. Argenti nitrici 0,1 (—0,2)
  Aqu. dest. ad 10,0
  S. zu Händen des Arztes

Argentum 5% darf vom Arzt an der Haut, aber *nicht* am Auge Anwendung finden.

Argentum 1 oder 2% wird vom Arzte nach Ektropionieren auf die Bindehaut geträufelt. Danach findet Neutralisation mit physiologischer Kochsalzlösung statt.

Rp. Greifswalder Farbstoffmischung (Original Dembach Nr. 2159) 10,0 S. zu Händen des Arztes

(Wird vom Arzt eingetropft; Nachspülen mit physiologischer Kochsalzlösung)

Rp. Targesini 0,3 (—0,5)
  Aqu. dest. ad 10,0

Silberpräparate werden in schwarzen Flaschen (D. ad. vitr. nigr.) oder in schwarzen Töpfen (D. ad oll. nigr.) verordnet.

Gegen Trachom:

Alaunstift und *Kupferstift* werden vom Arzt zum Touchieren der Bindehaut benutzt

Rp. Cupri sulfur. 0,1
  Aqu. dest. qu. sat.
  Ungt. glycerini ad 10,0

(Kupfersalbe gegen Trachom)

Fertige Kupfersalben:

Cuprocitrolsalbe ⎫
Terminolsalbe   ⎬ (Zur Trachombehandlung)
Tracuminsalbe   ⎭

Fertige Tropfen zur Behandlung der Bindehaut:

Ophtopur (Original Winzer)
  (Zink, Bor, Kampfer und Adrenalin)

Visadron (Original Boehringer)
  (Adrianol in Borsäurelösung, zum Abschwellen von Bindehaut und Tränenwegen)

Dulcargan (Original Winzer)
  (Silbertetraborat)

Salben, zum Einstreichen in den Bindehautsack:

Rp. Acidi borici 0,3
  Vaselin. americ. alb. ad 10,0

Rp. Hydragyri praecipitati flav.
  via hum. parat. 0,1 (—0,2)
  Vaselin. americ. alb. ad 10,0
  D. ad oll. nigr.
  (Sog. „gelbe Augensalbe")

Rp. Dionini 0,5
  Vaselin. americ. alb. ad 10,0

Die letzten beiden Salben sind Reizmittel, das Dionin wirkt außerdem anaesthesierend.

Fertige Salben, für Bindehaut oder Hornhaut:

Targesinsalbe 5% (Original Goedecke & Co.)

Dulcargan-Augensalbe (Original Dr. Winzer)
  (Enthält 2% Argentum boric. mit Acid. boric.)

Noviform-Augensalbe 5% (Original Heyden) 5,0

Irgamid-Augensalbe (Original Geigy)
  (15% Sulfonamidsalbe)

Peniazol-Augensalbe (Original
Winzer)

(Kombination von Penicillin G mit
5% Cibazol)

Gelbe Augensalbe 2%
„Dr. Schweißinger" 10,0

(Gelbe Hg-Präcipitatsalbe)

Hydrocerol-Augensalbe (Original
Hahn)

(1% gelbe Präcipitatsalbe)

Dijozol-Augensalbe 2%
(Original Trommsdorff.)

(Bei Herpes corneae)

Ichthocerol-Salbe (Original Hahn)
(Ichthyol 1,5%, Zinc. oxydat 20%,
bei Rosacea)

Fertige Lidsalben:

Ungt. cerophthalm. Hahn „Cer-
ophthol-Augensalbe" (Original
C. Hahn, Leichlingen)

(Hg. amid. chlorat., Diocain, Pb. ac.,
mit gelbem Bienenwachs — Cera
flava — und Vas. und Lanol. als Salben-
grundlage)

Fissan-Augenlidsalbe (Original
Deutsche Milchwerke Zwingen-
berg)

(Emulsion aus kolloidem labilem
Milcheiweiß)

Pupillenerweiternde Mittel (Mydriatica)
1. Am Parasympathicus angreifend:

Rp. Atropini sulfurici 0,1 (—0,2)
Aqu. dest. ad 10,0

(Wirkungsdauer bis 6 Tage, zugleich
Lähmung der Akkommodation)

Rp. Atropini sulfurici 0,1 (—0,2)
Vaselin. americ. alb. ad 10,0

Atropinum sulfuricum, als Substanz

(Wird nur vom Arzt selbst ange-
wendet)

Rp. Homatropini hydrobrom. 0,1
Aqu. dest. ad 10,0

(Wirkungsdauer bis 12 Std)

Rp. Scopolamini hydrobrom. 0,02
Aqu. dest. ad 10,0

(Wirkungsdauer wie beim Atropin)

Rp. Scopolamini hydrobrom. 0,02
Vaselin. americ. alb. ad 10,0

2. Am Sympathicus angreifend:

Rp. Cocaini hydrochlor. 0,4 (0,2
bis 1,0)

Aqu. dest. ad 10,0

(Mäßige Mydriasis, kurze Wirkungsdauer, wird weniger als Mydriaticum,
vielmehr als Anaestheticum angewandt;
Rauschgiftgesetz beachten!)

Rp. Mydrial (Original Dr. Winzer)

(Ausgiebige Mydriasis, Wirkungsdauer bis 12 Std, als diagnostisches
Mittel bei glaukomverdächtigen Fällen
und therapeutisch z. B. bei Iritis mit
Drucksteigerungen angewandt)

Rp. Suprarenini bitartarici 0,1
Vaselin. americ. alb. ad 10,0

(Bei Sekundärglaukom als vorsichtiges Mittel der Pupillenerweiterung)

Pupillenverengende Mittel (Miotica):

Rp. Pilocarpini hydrochlor. 0,1
(—0,3)
Acidi borici 0,2
Aqu. dest. ad 10,0

(Miosis und Drucksenkung)

Rp. Pilocarpini hydrochlor. 0,2
(—0,3) Acidi borici 0,2
Vaselin. americ. alb. ad 10,0

Rp. Boropilocarpin 2% (oder 1%)
(Original Winzer)

Rp. Pilocarpol (Original Winzer)
(2% Pilocarpin-Öl, stärker wirksam
als wäßrige Lösung)

Rp. Eserini salicylici 0,025 (—0,1)
Acidi boric. 0,3
Aqu. dest. ad 10,0

Rp. Eserini salicylici 0,025 (—1,0)
Acidi boric. 0,3
Vaselin. americ. alb. ad 10,0

Rp. Physostol (Original Riedel)
(1% ölige Lösung von Physo-
stigmin)

Weniger gebräuchliche Mittel gegen Glaukom:

Prostigmin 3% (Hoffmann-La
Roche)

Doryl 1% (Original Merck)

Mintacol (Bayer), wäßrige Lösung,
1:6000

DFP-Öl 0,05%; 0,1%; 0,2%
(Original Winzer)

Anaesthetica:

Rp. Cocain hydrochlor. 0,2
(—0,4 bis 1,0)
Aqu. dest. ad 10,0
S. zu Händen des Arztes
(Rauschgiftgesetz beachten)
Zur leichteren Oberflächenan-
aesthesie der Hornhaut und

Bindehaut, z. B. zum Tonometrieren, verwendet man *nicht*
Cocain, sondern z. B. *Pantocain*
$^1/_2$% oder *Psicain-Neu, Eucain,
Holocain, Cornecain*

Cortison:

Cortison-Augensalbe $^1/_2$%; 1%
(Original Hoechst oder Original
Winzer)

Cortison-Augentropfen 1%
(Instillationstube, Ciba)

*Hautmittel, die in der Umgebung des Auges angewandt werden
(nach* SCHOENFELD):

Puder:

Rp. Zinc. oxydat.
Acid. tannic. aa 10,0
M.D.S.-Zinktalkpuder

Rp. Acid. boric. 3,0
Talc. ad 30,0
M.D.S.-Borpuder

Rp. Menthol 0,3
Talc. ad 30,0
M.D.S. Mentholpuder

Zinktrockenpinselung:

Rp. Zinc. oxydat.
Talc. } aa ad 25,0
Glycerini
Spirit. vin. } aa ad 100,0
Aqu. dest.
M.D.S. Zinktrockenpinselung.
Vor Gebrauch zu schütteln

Alkoholfreier, „feuchter" Puder:

Rp. Zinc. oxydat.
Talc. } aa 14,0
Glycerini
Aqu. dest. ad 100,0
M.D.S. Zinklotio. Vor Ge-
brauch zu schütteln
(Trocknet nach der Aufpinselung
nicht vollständig ein)

Pasten:

Rp. *Pasta Zinci*
oder als etwas weichere Zinkpaste:

Rp. Ol. olivarum 30,0
Pastae Zinci ad 100,0
M.D.S. Weiche Zinkpaste

Auswahl von Medikamenten und Fertigpräparaten in alphabetischer Reihenfolge

1. Mittel für örtlichen Gebrauch

Acetylcholin 0,1/2 cm^3	Salzsaures Salz des Acetylcholin	Hoffmann-La Roche	Stärkstes Mioticum bei eröffnetem Auge
Albucid-Augentropfen 20%	Sulfonamid	Schering	
Albucid-Augensalbe 10%	Sulfonamid	Schering	
Alexan	Thrombinlösung	Mack	Haemostypticum
Bepanthen-Augensalbe 5%	Panthenol	Hoffmann-La Roche	Gewebsenzym
Boroatropin 1%	Atropin in Borpuffer	Winzer	Mydriaticum
Boropilocarpin 1 und 2%	Pilocarpin in Borpuffer	Winzer	Mioticum
Boroscopolamin $^1/_5$%	Scopolamin in Borpuffer	Winzer	Mydriaticum
Cantan 100 mg/2 cm^3	Vitamin C	Hoechst	Zur Neutralisation von Laugenverätzungen
Cebion 100 mg/2 cm^3	Vitamin C	Merck	Zur Neutralisation von Laugenverätzungen
Cerophthol-Salbe	Hg, Diocain und Pb	Hahn	Adstringens
Cortison-Augensalbe $^1/_2$ und 1%	17-oxy-11-dehydrocorticosteronacetat	Ciba, Hoechst, Winzer	
Cortison-Augentropfen 1%	17-oxy-11-dehydrocorticosteronacetat	Ciba	
DFP-Öl 0,1%	Diisopropylfluorophosphat	Winzer	Sehr starkes Mioticum
Dijozol-Augensalbe 2%	Dijodiertes Salz der Oxybenzolsulfosäure	Trommsdorff	
Doryl-Z-Augentropfen 1%	Doryl mit Netzmittelzusatz	Merck	Mioticum
Doryl-Z-Augensalbe 1%	Doryl mit Netzmittelzusatz	Merck	Mioticum
Hydrocerol-Salbe 1%	Gelbe Hg-Präcipitatsalbe	Hahn	Desinficiens
Ichthocerol-Salbe 1,5%	Zink-Ichthyolsalbe	Hahn	
Irgamid-Augensalbe 15%	Sulfonamid	Geigy	
Leukomycin-Augensalbe 1%	Chloramphenicol	Bayer	Antibioticum
Links-Glaukosan 2%	L-Adrenalin	Woelm	Starkes Mydriaticum
Lyssia-Salbe	Zinkoxyd, Perubalsam, Ichthyol und Hamamelis	Lyssia	Antiphlogisticum
Mintacol-Tropfen 1:6000	Phosphorsäureester	Bayer	Starkes Mioticum
Mydrial-Augentropfen 2,5%	Tyramin	Winzer	Mydriaticum
Mydrial-Atropin-Augensalbe	2% Atr. u. 2,5% Tyram.	Winzer	Starkes Mydriaticum
Noviform-Augensalbe 2,5% und 5%	Wismutsalz	Heyden	
Ophtopen-Öl 1000 I.E./cm^3	Penicillin	Winzer	Antibioticum

Ophtopur-Tropfen und -Augenbad	Zink, Bor, Kampfer, Adrenalin	Winzer	Mildes Adstringens
Ophtosept-Augensalbe 1%	Gelbe Hg-Präcipitatsalbe	Winzer	Desinfiziens
Pantocain $1/_2$ und 1%	Cocainersatz	Hoechst	Oberflächen-Anaestheticum
Paraxin-Augensalbe 1%	Chloramphenicol	Boehringer	Antibioticum
Peniazol-Augensalbe	1000 IE/g Penicillin und 5% Cibazol	Winzer	
Penicillin-Augensalbe „Winzer"	Penicillin 1000 IE/g	Winzer	Antibioticum
Penicillin-Augensalbe „Goettingen"	Penicillin 10000 IE/g	Beiersdorf	Antibioticum
Pharmacillin-Augensalbe	Penicillin 1000 IE/g	Pharma	Antibioticum
Pilocarpol 2%	Ölige Pilocarpinlösung	Winzer	Mioticum
Priscol 10%	Benzyl-imidazolinchlorhydrat	Ciba	Gefäßerweiterung
Priscol-Augensalbe 10%	Benzyl-imidazolinchlorhydrat	Ciba	Gefäßerweiterung
Prostigmin-Augentropfen 3%	Prostigmin	Hoffmann-La Roche	Mioticum
Psicain $1/_2$%	Cocainersatz	Merck	Oberflächen-Anaestheticum
Spongioprot	Thrombin in Gelatineschwamm	Merck	Haemostypticum zur lokalen Applikation
Sulfocerol-Salbe 10%	Sulfonamid	Hahn	
Targesin 5%	Silber-Eiweiß-Verbindung	Goedecke	Mildes Adstringens
Tracumin-Salbe 5 und 10%	Kupfersalz	Athenstaedt u. Redeker	Adstringens
Tyrosolvin-Tropfen	Tyrothricin 2,5 mg/10 cm³	Byk-Gulden	Antibioticum
Visadron-Augentropfen	Adrinol	Boehringer	Leichte Gefäßverengerung

2. Mittel für allgemeine Anwendung

Adaptinol	Helenien	Bayer
Aminox	PAS	Hoechst
Atophanyl	Acid. phenylchinolincarb. + Salicyl	Schering
Beflavin	Vitamin B_2 = Lactoflavin	Hoffmann-La Roche
Benerva	Vitamin B_1 = Aneurin	Hoffmann-La Roche
Betabion	Vitamin B_1 = Aneurin	Merck
Betaxin	Vitamin B_1 = Aneurin	Bayer
Birutan	Rutin = Vitamin P	Merck
BVK-Roche	Vitamin B-Komplex	Hoffmann-La Roche
Calcipot (auch mit Vitamin C und D)	Calc. citrat und phosphat	Troponwerke
Calcium-Diuretin	Theobrominocalc. salic.	Knoll
Cantan	Vitamin C	Hoechst
Cebion	Vitamin C	Merck
Cibazol	Sulfonamid	Ciba
Citrin	Vitamin P	Hoechst
Clauden	Haemostypticum	Luitpold-Werk
Cylotropin	Urotropin und Salicyl	Schering

Diamox parenteral	Sulfonamidabkömmling (ohne	
Diamoxperoral	antibakteriellen Effekt,	Lederle
	Kammerwasserproduktion	
	hemmend)	
	Diureticum	Lederle
Eupaco-Zäpfchen	Eupaverin und Luminal	Merck
Eucapo-Tabletten	Eupaverin und Luminal	Merck
Eupaverin	Spasmolyticum	Merck
Euphakin	Thyreoidea, Parathyr.	
	Testis, Calc. lact.	Diwag
Evipan	Barbiturat	Bayer
Ferrostabil	Ferrochlorid	Schering
Gardan	Pyramidon und Melubrin	Hoechst
Gelonida antineuralg.	Aspirin, Phenacetin, Codein	Goedecke
Jod-Calcium-Diuretin	Kal. jod. $+$ Ca-Diuretin	Knoll
Kalzan	Calc. lact. u. citr.	Wülfing
Karanum	Vitamin K	Merck
Lactoflavin	Vitamin B_2	Bayer, Merck
Luminal	Phenyl-aethyl-barbiturat	Bayer, Merck
Luvistin	Antiallergicum	Boehringer
MP-Puder	Sulfonamid	Bayer
Multibionta	Vitamin A, B, C, D	Merck
Neoteben	Isonicotinsäurehydrazid	Bayer
Nicobion	Nicotinsäureamid	Merck
Nicotinsäureamid	Nicotinsäureamid	Bayer, Riedel
Nitrolingual	Nitroglycerin	Protina
Nitrotabletten ,,Schering''	Triaethanolamintrinitrat	Schering
Pantopon	Opium-Vollpräparat	Hoffmann-La Roche
Papaverin	Papaver. hydrochlor.	Knoll
Pasalon	PAS	Bayer
PAS	p-aminosalicylsaures Natrium	Bayer
Priscol	Benzylimidazolinchlorid	Ciba .
Pyrifer	Coli-Eiweiße	Asta
Redoxon	Vitamin C	Hoffmann-La Roche
Rimifon	Isonicotinsylhydrazin	Hoffmann-La Roche
Rutinion-Tabletten	Rutin (Vitamin P)	Rhein-Chemie,
Salicylamid		Pharmazell
Sangostop	Galakturonsäuremethylester	Turon Gesellschaft
Scophedal	SEE	Merck
Styptobion	Vitamin C, P, K	Merck
Synka-Vitamin	Vitamin K	Hoffmann-La Roche
Ultravid	Vitamin A $+$ Helenien	Heyl
Vigantol	Vitamin D	Bayer, Merck
Vogan	Vitamin A	Bayer, Merck

3. Antibiotica zur Allgemeinbehandlung und zum örtlichen Gebrauch

1. Penicillin:
   a) wasserlöslich:
       Penicillin G Bayer, Hoechst . . . . 400000 E
   b) Depot-Penicillin:
       Aquacillin Bayer . . . . 400000 E   2 Mill. E
       N.-Penicillin Hoechst . . . . 400000 E   2 Mill. E
   c) spritzfertige Depot-Penicilline:
       Solucillin Bayer . . . . 300000 E
       Solucillin Bayer forte . . . . 600000 E
   d) Kombination mit Omnadin:
       Omnacillin Hoechst . . . . 200000 E   300000 E
                                                400000 E   3 Mill. E

       Omnacillin forte Hoechst
       verstärkt durch wasserlösliche Penicilline . . 200000 E   400000 E

e) Diäthylaminoäthyl-Penicillin:
   (besondere Affinität zu Lunge und Zentralnervensystem)
   Pulmo 500, Grünenthal. . . . . 500 000 E
2. Streptomycin:
   a) Streptomycin-Sulfat Hoechst . . . . 1 g, 5 g
      Streptomycin-Sulfat Grünenthal. . . . . 1 g, 5 g
   b) Dihydro-Streptomycin Hoechst . . . . 1 g, 5 g
      Dihydro-Streptomycin Grünenthal. . . . . 1 g, 5 g
3. Penicillin-Streptomycin-Kombinationen:
   a) Hostamycin Hoechst. . . . . . 500 000 E Penicillin + 0,5 g Streptomycin
      Hostamycin Hoechst forte . . . 500 000 E Penicillin + 1,0 g Streptomycin
   b) Supracillin Grünenthal. . . . . 500 000 E Penicillin + 0,5 g Streptomycin
   c) Omnamycin Hoechst: Omnadin + 500 000 E Penicillin + 0,5 g Streptomycin
4. Chloramphenicol:
   a) Paraxin Boehringer . . . . Kapseln à 50 und 250 mg
   b) Leukomycin Bayer . . . . Kapseln à 50 und 250 mg
5. Aureomycin:
   Lederle. . . . . Kapseln à 50 und 250 mg
6. Terramycin:
   Pfizer . . . . Kapseln à 50 und 250 mg
                                        Injektion intravenös
                                        500 mg, intramuskulär
                                        100 mg Oraltropfen

Zur Lokalbehandlung
1. Penicillin-Augensalbe Dr. Winzer
   Peniazol-Augensalbe Dr. Winzer
   Ophthopen-Augentropfen Dr. Winzer
4. Paraxin-Augensalbe Boehringer
   Leukomycin-Augensalbe Bayer
5. Aureomycin-Augensalbe Lederle

Sachverzeichnis

Die *kursiv* gedruckten Ziffern bezeichnen die jeweils wichtigste Stelle

The manufacturer's authorised representative in the EU is Springer
Nature Customer Service Centre GmbH, Europaplatz 3, 69115 Heidelberg,
Germany. If you have any concerns regarding our products, please
contact ProductSafety@springernature.com

Printed and bound by CPI Group (UK) Ltd, Croydon, CR0 4YY

24/04/2026

02096317-0008